`Jetzt sagen sie mir bloß nicht, dass das psychisch ist, Hr./Fr. Doktor!´

PSYCHOSOMATIK VERSTEHEN

Für Lisa,

Julia und

Christian

Martin Pummerer

Psychosomatik verstehen

Ratgeber für verzweifelte Patienten/innen, Ärzte/innen und Therapeuten/innen

Shaker Media
Aachen 2009

Bibliografische Information der Deutschen Nationalbibliothek
Die Deutsche Nationalbibliothek verzeichnet diese Publikation in der Deutschen Nationalbibliografie; detaillierte bibliografische Daten sind im Internet über http://dnb.d-nb.de abrufbar.

Printed in Germany.

ISBN 978-3-940459-37-4

Shaker Media GmbH • Postfach 101818 • 52018 Aachen
Telefon: 02407 / 95964 - 0 • Telefax: 02407 / 95964 - 9
Internet: www.shaker-media.de • E-Mail: info@shaker-media.de

VORWORT

Auf den ersten Blick scheint mit dem Buch „Psychosomatik verstehen" ein Ratgeber für Patienten vorzuliegen, der auf die schwierige Frage „Ich hab's doch im Bauch und nicht im Kopf, Herr Doktor." eingeht und damit den „geheimnisvollen Sprung von der Seele in den Körper" (S. Freud) erklären will. Dieses Buch geht weit darüber hinaus. Es greift Fragen der Patienten auf, die sie oft noch nicht stellen können, die sie in ein emotionales Dilemma zwischen erlebten Körperbeschwerden unklarer Ursachen stürzen, und gibt differenzierte Antworten nach dem aktuellen Stand neurobiologischer, emotionspsychologischer und psychosozialer Wissenschaften. Es führt durch unglaublich abwechslungsreiche Landschaften der Bedeutungserfahrung des Menschen, der unbewussten Verarbeitung und der molekularen und psychophysiologischen Zusammenhänge und ist eine wissenschaftliche Antwort auf die Frage „Was ist psychosomatische Medizin?"

Dr. Pummerer hat sich während seiner wissenschaftlichen Ausbildung als Internist an der Medizinischen Klinik Erlangen von Beginn an mit der Komplexität autonomer Funktionsstörungen des vegetativen Nervensystems beschäftigt. In seiner heutigen Tätigkeit als Facharzt für Psychosomatische Medizin und Psychotherapie an der Psychosomatischen Klinik in Nürnberg interessieren ihn besonders Fragen von Patienten, die er im subjektiven Gehalt verstehen und nach aktuellem Wissen der psychosomatischen Medizin beantworten will. Daraus entstanden Patientenseminare, die über viele Jahre durchgeführt wurden und aus denen schließlich ein differenzierter Leitfaden resultierte. Das Besondere des Buches ist auch, dass es das Dilemma des Allgemeinarztes darstellt, wie schwierig es für ihn in der Regel ist, dem Patienten morphologisch nicht greifbare Befunde verständlich zu machen. Der verunsicherte Patient sieht sich einem oft verunsicherten Arzt gegenüber. Wie sich beide auf Augenhöhe begegnen können, hierfür ist das Buch eine Grundlage der Verständigung. Es werden genetische, neurobiologische, unbewusste und bewusste Gedächtnisprozesse, die Entwicklungspsychologie und Kognitionswissenschaften auf der Basis gut belegter Befunde zur einer „wissenschaftlichen Ganzheitsmedizin" zusammengeführt. Dabei wird eine Sprache gesucht, die an den Fragen ansetzt und soweit wie möglich die Laiensprache berücksichtigt. Dabei kann der Leser auch nicht geschont werden, zu grobe Vereinfachungen werden vermieden. Durch anatomische und schematische Darstellungen werden die Zusammenhänge anschaulich gemacht.

„Psychosomatik verstehen" ist ein Lehrbuch, welches in ausgezeichneter Weise hilft, den aktuellen Stand der wissenschaftlichen Psychosomatik für ein Verständnis von Krankheits- und Gesundheitsprozessen anzuwenden. Es ist ein Ratgeber für alle im Gesundheitswesen Beteiligten, in besonderer Weise für den Arzt und Patienten, aber auch Krankenschwester und -pfleger, Sozialpädagogen und Psychologen, die sich mit Prozessen der Gesunderhaltung und Krankheitsentstehung auseinandersetzen. Es hilft, sich selbst zu verstehen, aber auch zu verstehen, dass es immer auch des Gegenübers bedarf, der in einer hilfreichen Beziehung Verstehensräume erweitert. Es ermöglicht, aus dem verzweifelten, verunsicherten Leser einen sich verstanden Fühlenden zu machen, der nicht den Begriff psychosomatisch als Ausdruck von Hilflosigkeit und Ohnmacht, sondern als Brücke zur Selbsthilfe, zur vermehrten Kompetenz für besseres Handeln mit dem Körper versteht.

Der Nestor der Psychosomatik, Thure von Uexküll, sagte, „Psychosomatische Medizin ist eine Medizin für neugierige Ärzte." „Psychosomatik verstehen" ist ein Lehrbuch, aus unsicheren Ärzten und Patienten Neugierige zu machen, die die Ergebnisse moderner Wissenschaft durch praktische Hilfe für ihr Gesundheitsverhalten einsetzen möchten. Ich wünsche allen Lesern, dass sie wie ich dieses Buch mit großem Vergnügen und Bereicherung lesen.

Prof. Dr. med. Peter Joraschky
Direktor der Klinik und Poliklinik für Psychotherapie und Psychosomatik
Universitätsklinikum Carl Gustav Carus
an der Technischen Universität Dresden
Anstalt des öffentlichen Rechts des Freistaates Sachsen,
Fetscherstraße 74, 01307 Dresden

INHALTSVERZEICHNIS

TEIL 1: GRUNDLAGEN

KAP. I: HINFÜHRUNG ZUM THEMA

„Ich hab`s doch am Magen und nicht in der Birne, Herr Doktor“
„Was hab ich bloß, ich bin krank und die Ärzte finden nichts, es ist zum Verzweifeln.“

Wenn sie solche Aussprüche kennen oder selbst schon solche Gedanken hegten und sie sich gefragt haben, was mit Ihnen los ist, dann könnte dieses Buch ein hilfreicher Ratgeber für sie sein. Im alltäglichen Arzt-Patientenkontakt kommt es ständig zu Irritationen, Missverständnissen und Informationsmängeln, die leider viele unnötige Maßnahmen und Frustrationen mit sich bringen.

Soziales und psychologisches Know-how wird zunehmend zur Schlüsselkompetenz beim Thema Gesundheit und Gesundung, nicht nur für Profis: Psychologen, Therapeuten, Lehrer und Erzieher, sondern jede/r Mann/Frau kann mit Kompetenz auf diesem Gebiet sein Leben besser bewältigen und gesünder leben. Dieses Buch wurde in erster Linie geschrieben, um die Auseinandersetzung mit einer Erkrankung und die frustrierenden Arzt -Patientenkontakte zu verbessern. Besonderes Augenmerk soll daher auf die Anschaulichkeit der Wissensvermittlung gelegt werden.

Zudem soll das Buch dazu beitragen, dass dem Faktor Psyche in unserer persönlichen Lebensgestaltung, der Gesellschaft und in der Medizin der Stellenwert eingeräumt wird, der ihr gebührt. Eines der größten Probleme in unserem Gesundheitswesen ist, dass psychische Aspekte zu wenig ernst genommen und psychosomatische Leiden zu spät erkannt und ernsthaft behandelt werden. Es gibt immer noch eine große Anzahl von Menschen, selbst Professionelle, die daran zweifeln, dass körperlich spürbare Vorgänge mit psychischen Prozessen zu tun haben. Dies hat **jahrelange Fehlbehandlungen** zur Folge mit Kosten in Milliardenhöhe für unsere Volkswirtschaft. Durch eine effektivere Nutzung des vorhandenen Wissens ließen sich gewaltige Kosten einsparen. Ursache sind **strukturelle Probleme**, vor allem Informationsmängel und tief verwurzelte **Ängste** (s.u.).

Dieses Buch ist im Alltagskontakt mit psychosomatisch Erkrankten entstanden und will den aktuellen Wissensstand an biopsychosozialem Wissen unter medizinisch-therapeutischen Gesichtspunkten darstellen. Insgesamt verfolge ich **vier Ziele:**

- **Prävention**
- **Patientenschulung**
- **Entstigmatisierung**
- **Argumentationshilfe**

Frustrationen psychosomatischer Patienten im Umgang mit den Ärzten

Viele von ihnen haben, bevor sie sich einer psychotherapeutischen/ psychosomatischen Behandlung unterziehen, eine oft **jahrelange Krankheitskarriere** hinter sich mit vielen Arztkonsultationen und frustrierenden Erfahrungen mit Ärzten. Manche Patienten konsultieren einen Arzt nach dem anderen und haben immer wieder das Gefühl, nicht ernst genommen oder verstanden zu werden. Aufgrund der unbefriedigenden, manchmal auch kränkenden Antworten der Ärzte suchen sie dann Hilfe im Familien- und Freundeskreis, bei Heilpraktikern, im Internet und bei sog. Paraprofessionellen. Die Ärzte sind oft ratlos im Umgang mit psychosomatischen Störungen und überweisen an andere Fachärzte, die wieder weiter verweisen. Dieses Phänomen nennt sich auch **Doktor-Shopping**. Besonders häufig kommt dies bei Menschen mit Magen -Darmproblematiken vor. Sie gehen bereits mit einer ängstlichen Erwartung zum Arzt und fragen sich:

- *Wird dieser Arzt mir endlich meine Erkrankung diagnostizieren und mich nicht wie die anderen abspeisen oder sagen, dass alles in Ordnung sei, obwohl ich meine Symptome habe.*

- *Wird der Arzt sich die nötige Zeit nehmen, um zu sehen, dass mein belastendes Leben verändert (oder nicht verändert) werden kann? Wird er mir dabei helfen, mein Leben zu verändern?*
- *Wird mir wieder vermittelt, dass alles nur in meinem Kopf ist.*

Die Verunsicherungen, Sorgen und Frustrationen von vielen erfolglosen Behandlungen bestimmen im Wesentlichen die Dynamik der meisten Sprechstunden. Die Ärzte/innen sind oft psychologisch und professionell nicht auf diese Störungen vorbereitet und sind überfordert, die biopsychosozialen Zusammenhänge zu verstehen und zu erläutern.

Problem der Stigmatisierung – Irren ist menschlich

„Der simuliert nur" – „Die mit ihren ständigen eingebildeten Krankheiten" – „Der ist ja nicht ganz dicht im Kopf" – „Die gehört in die Klapsmühle" – „Herr Doktor bin ich geisteskrank?"

Wer solche Sprüche im Kopf hat, hat bereits Stigmatisierung erlebt, hat Angst selbst etwas Psychisches zu haben und wird sich sehr genau überlegen, wem er was sagt. Betroffene berichten, dass das Unverständnis und die Ablehnung, die ihnen im sozialen Umfeld entgegengebracht wird, so kränkend ist, dass viele es vorziehen nicht mehr von ihrem Leiden zu erzählen und oft gar nicht mehr seelische Probleme mitteilen. Die noch vorhandene gesellschaftliche **Stigmatisierung** psychischer Störungen führt dazu, dass die professionelle Hilfe nicht oder zu wenig beansprucht wird. Ohne offenes Sprechen ist aber eine Hilfestellung nicht möglich. Daher ist es eine vorrangige Aufgabe von Ärzten und Therapeuten,diese Ängste zu bearbeiten.

Der traditionelle medizinische Umgang, mit einer körperlichen somatischen Erkrankung, der man viel Verständnis und Fürsorge entgegenbringt und einer psychischen oder kognitiven (geistigen) Erkrankung, der man mit Angst, Scham und Abwehr begegnet, hat leider zur Stigmatisierung viel beigetragen und die Angst vor einer Psychodiagnose (s.u.) mitbegründet. Psychische Erkrankung ist assoziiert mit Schwäche, Verrücktsein, Zwangsjacke oder Irrenhaus. Psychischem Leid wird auch ein gewisses **Selbstverschulden** unterstellt, nach dem Motto, er wollte es wohl so oder er könnte sich ja zusammenreißen. Dagegen wird bei körperlichem Leid eher ein schicksalhaftes Geschehen angenommen (`er kann ja nicht anders´). Das gegenwärtige **Stigma** unserer Gesellschaft betrifft v.a.: Geistiges Irresein/ Drückebergertum/ Simulantentum und Hypochondertum. All dies ist verwunderlich und man sollte sich fragen, woher diese **Widerstände**, Vorurteile, das Desinteresse, die Ablehnung, Verfolgung und Ausgrenzung betroffener Menschen in der Bevölkerung kommen und warum sich, trotz unseres heutigen Wissensstandes, diese Denkfehler und Vorurteile so hartnäckig halten? Sicher gibt es geschichtliche Wurzeln, die Jahrhunderte zurückliegen, insbesondere hat der unsägliche Umgang mit psychisch Kranken im Dritten Reich, mit der Verknüpfung an **lebensunwertes Leben**, einen heftigen Flurschaden hinterlassen, den wir noch bis heute verdauen müssen. Mittlerweile nimmt diese Angst in Westeuropa ab, bei Migranten aus den ehemaligen Ostblockstaaten sind solche Ängste wohl deshalb noch verwurzelt, weil eine Psychodiagnose auch als **Sanktionierungsinstrument** für politisch mißliebige Personen eingesetzt wurde, nach dem Motto, derjenige sei geistig gestört und gehöre daher verwahrt. Hin und wieder werde ich von verunsicherten Menschen gefragt: "*Hr. Doktor bin ich geisteskrank*".

Ganz allgemein gilt es, jede psychische und psychosomatische Erkrankung von einem Negativimage zu befreien und salonfähig zu machen, so wie es für `nicht seelische´, körperliche Erkrankungen selbstverständlich ist. Irritierte und geängstigte Patienten sollen ermutigt werden, sich möglichst die geeignete psychotherapeutische Behandlung zu holen. Es sollte keinen Unterschied machen, ob sich jemand eine psychiatrische/ psychologische Hilfe oder eine sonstige ärztliche Hilfe holt. An einer psychischen Erkrankung zu leiden und sich psychotherapeutische Hilfe zu holen, hat nichts Anrüchigeres an sich, als sich wegen Karies beim Zahnarzt behandeln zu lassen. Hier gilt es auf allen gesellschaftlichen Ebenen ein Umdenken, sog. **Paradigmenwechsel** anzustreben. Insgesamt werden die **seelischen Grundbedürfnisse** des Menschen viel zu häufig quer durch unsere Gesellschaft vernachlässigt, ignoriert oder schlicht geleugnet.

Aus diesen Gründen plädiere ich dafür den Begriff der `Geistesgestörtheit´ aus unserem Sprachgebrauch zu entfernen. Die Folgen der Stigmatisierung und des problematischen Sprachgebrauchs sind auch teuer. Nicht selten entsteht daraus das sog. **Doktor-Shopping** (Laufen von Arzt zu Arzt) und **Inanspruchnahmeverhalten medizinischer Leistungen** (s.u.). Störungen aus dem psychischen/psychiatrischen Bereich betreffen uns alle immer wieder einmal im Leben, mehr oder weniger,und bekommen gelegentlich auch Krankheitswert. Diese Störungen betreffen die affektiven und kognitiven Funktionen, die Gefühle, das Bewusstsein, das Gedächtnis, die Wahrnehmung etc., wie ich sie unten in Grafik 4 aufgelistet habe. Danach sollte man sie auch bezeichnen, z.B. als Wahrnehmungsstörung, anstatt dies als geistesgestört zu diskriminieren.

Die Angst des Patienten vor der Psychodiagnose

`Sagen sie bloß nicht, dass das psychisch ist!´

Diesen mit Temperament vorgetragenen Satz hat so mancher Arzt, vielleicht auch Psychotherapeut schon gehört. **Ängste** bestimmen in einem Ausmaß unser Denken und Handeln im Alltag, das wir uns kaum bewusst machen. Patienten verweigern sich einem psychosomatischen Verständnisansatz aus verschiedenen Gründen. Die Angst vor der Psychodiagnose ist vor allem eine **Angst** vor **Stigmatisierung**. Sie haben großen Einfluss in den Gesprächen mit unseren Patienten.

Etlichen Menschen fehlt das Vorstellungsvermögen, dass hinter einem körperlichen Symptom psychosoziale Entstehungsfaktoren stecken können. Daneben gibt es persönliche **Haltungen** und **Einstellungen**, wie hart sein gegen sich selber (der eiserne Durchhalter) und die Angst vor Veränderung, vor einer Selbstoffenbarung, Scham- und Schuldgefühle, die den Blick für die Realität verstellen und verhindern, dass man die richtige Hilfe, in Form psychotherapeutischer Unterstützung beansprucht, mit den Folgen einer kostenträchtigen Chronifizierung.

Dieses Akzeptanzproblem einer psychischen / psychosomatischen Erkrankung hat *W. Bartens* in seinem Buchtitel[1]: “**Was hab ich bloß**?“ aufgegriffen. Diese Menschen haben ein **Krankheitskonzept**, welches bei körperlichen Beschwerden einzig und allein ein organisches Leiden annehmen kann. Auf dem Boden dieser Ängste schalten manche sofort auf **Abwehr** und es kommt zum **Vertrauensverlust** in den Arzt, wenn er sie auf psychische Hintergründe verweist. Das Vertrauen in den Arzt ist aber die Voraussetzung, wenn es darum geht zu helfen, und falsche Überzeugungen zu korrigieren und unbegründete Ängste zu verringern. Überlegen sie bitte, ob sie solche Befürchtungen haben und sprechen Sie über diese Befürchtungen mit Ihren Ärzten und Therapeuten. Als Arzt oder Therapeut ist es wichtig zu verstehen, dass solche Ängste, wegen der **Stigmatisierungen** oder sozialen **Benachteiligungen**, nicht unberechtigt sind.

Dabei muss man wissen, dass Betroffene mit krankheitswertigen, psychischen und psychosomatischen Erkrankungen mit 11% eine der **größten Patientengruppen** in der Allgemeinbevölkerung darstellen. Neben all dem Schweren, was eine solche Erkrankung mit sich bringt, wie Sie einen im Alltag quält und behindert, bis hin zur Arbeitsunfähigkeit, mag es vielleicht tröstlich sein, dass in solchen Erkrankungen auch die Chance für einen Neuanfang steckt. Versteht man ihre Botschaft, ist es möglich seinem Leben eine neue, sehr positive Wendung zu geben: **Krankheit als Chance**. Ich möchte alle Menschen mit psychischen Problemen ermutigen, sich kompetente Hilfe zu holen.Dies sollte so selbstverständlich werden, wie einen Zahnarzt zu konsultieren. Diese Hilfe kostet aber Geld. Ein großer Teil dieser Hilfe wird von den Kassen auch bezahlt, allerdings unter der Bedingung, dass eine entsprechende `Psychodiagnose´ gestellt wird. Daher gibt es Probleme mit der

---

[1] *Werner Bartens, Was hab ich bloß? Droemer 2003*

Kostenübernahme, wenn aus falscher Rücksichtnahme unrichtige Diagnosen gestellt werden.Die Kassen unterliegen aber auch der Schweigepflicht, zudem genießt der Patient in unserem Staat einen Rechtsschutz, der ihn vor sozialer Ausgrenzung und Benachteiligung schützt. Seien sie versichert,dass es eine große Anzahl von Menschen gibt, die, wenn sie sich nach längerem Zweifeln auf eine Psychotherapie eingelassen haben, jetzt sehr froh und dankbar darüber sind, endlich die psychischen Hintergründe ihrer Beschwerden verstanden und die entsprechende Hilfe bekommen zu haben.

Das Problem des Arztes mit der Psychodiagnose

Auch die Ärzte scheuen nicht selten davor zurück eine Psychodiagnose zu stellen. Sie befürchten den Patienten zu kränken (**Kränkungsangst**), sein Vertrauen zu verlieren und das Arbeitsbündnis zu gefährden. Daneben spielen Unwissen und Zeitmangel der Ärzte eine Rolle, v.a. im Umgang mit Patienten die sich einer jahrelangen Arzt-Odyssee unterzogen haben. Hinzu kommt, dass Ärzte auch oft unbewusst, die **somatogene Überzeugung** (Überzeugung körperlich erkrankt zu sein) des Patienten übernehmen und verstärken, v.a. wenn sie selbst noch Zweifel bezüglich der Ursache haben. Sie stellen dann Verlegenheitsdiagnosen („Das ist die Abnutzung"), bringen irgendwelche seltene Erkrankungen ins Spiel, die man evtl. übersehen hat oder sie nehmen einen harmlosen Zufallsbefund als Begründung, die dann überbewertet wird. Der Patient nimmt solche Pseudo-Diagnosen dankend an, nicht ahnend, wie unsicher oft die medizinische Diagnosestellung ist. Manchmal heißt es auch:„Ich finde nichts" oder „Sie haben nichts" bzw. „das macht Ihre Psyche". Solche Erklärungsversuche sind für die Patienten äußerst unbefriedigend, da sie sich ja sehr krank fühlen. Sie verlassen dann irritiert und frustriert die Sprechstunde, fühlen sich von Ärzten beschämt und im Stich gelassen. Dazu kommen die Reaktionen der Umwelt, die den Patienten für einen Simulanten halten. Unter dem Rechtfertigungsdruck scheuen Patienten, die gekränkt sind, keinen Aufwand, um zu einer anderen, akzeptablen und möglichst behandelbaren Diagnose zu kommen. Auch möchte man vor den Mitmenschen nicht als Simulant oder eingebildeter Kranke dazustehen. All dies führt zum Aufsuchen vieler Experten (Doktor-Shopping) und dazu, dass irgendwelche Bagatell- oder Nebendiagnosen zur Begründung herangezogen werden. Ärzte tun daher gut daran, den Begriff `psychisch´ erstmal zu meiden und einfühlsam nach Befürchtungen zu fragen, die solchen Ängsten zugrunde liegen. Dann kommt es darauf an mit dem Patienten ausführlich darüber zu sprechen und ihm klar zu machen, dass diese Ängste im Kontakt mit uns, unbegründet sind und wir sehr auf die Einhaltung der Schweigepflicht achten. Er befindet sich bei uns in einem ärztlichen/therapeutischen Schutzraum, in dem es zunächst um die richtige und notwendige Hilfestellung für seine Beschwerden geht, und ihm ohne Berücksichtigung seiner psychischen Probleme nicht wirklich geholfen werden kann.

Ziel Prävention – Verbesserung des Lebensstils

Unser Leben in den Industrienationen ist durch Leistungs- und Zeitdruck, Profitstreben und Egoismus (Gier) geprägt, die mit gesundheitlichen Risiken einhergehen. Die Verbesserung des Lebensstils in Richtung eines **gesundheitsbewußteren Verhaltens** mit Stressprophylaxe und Psychohygiene ist das Gebot der Stunde.Jeder Mensch,der eine mehr, der andere weniger, hat ab und zu psychosomatische Beschwerden. Ein Teil davon steht an der **Schwelle zur Psychotherapie** und kann sich noch nicht dafür entscheiden. Wer will sich schon gerne in sein Innenleben schauen lassen und sich eingestehen, dass er eine solche Hilfe benötigt?Man bewältigt doch sonst auch seine Probleme alleine! Für diese Menschen soll es ein Mutmachbuch sein. Eine **präventive Schulung** in Bezug auf die psychischen Aspekte und psychologischen Hilfsmöglichkeiten kann helfen, dass man sich gesünder halten und kompetenter mit einer bereits bestehenden chronischen Erkrankung umgehen kann. Lebensqualität und Lebensdauer hängen mit dem Gesundheitsbewusstsein, dem Lebensstil und dem Bildungs- und Wissensstand zusammen. Aber erst allmählich setzt sich das Bewusstsein durch, dass jeder Mensch -nicht nur als Patient -ein **medizinisches**

Basiswissen benötigt und ein möglichst individuell ausgerichteter Schulungs- und Trainingsbedarf besteht. Künftig sollte damit bereits in der Grundschule begonnen werden. Mit mehr Kompetenz wäre der Patient nicht nur auf das Gespräch mit dem Arzt besser vorbereitet, er könnte sich auch besser gegen den krankmachenden Stress (z.B. Burn-out) schützen. Bis es einmal soweit ist,gibt es noch viele **strukturelle Probleme** zu lösen, z.B.:
-die **Bereitschaft der Bevölkerung zu verbessern**, sich informieren und systematisch unterrichten zu lassen, v.a. durch Aufklärungskampagnen,
-den noch vorhandenen **Mangel** an **Fachärzten zu beheben**, die psychotherapeutisch-psychiatrisch geschult sind (v.a. auf dem Land),
-die **schlechten Abrechnungsmöglichkeiten zu verbessern**, die bei der Wissensvermittlung und dem **Zeitmangel** in der üblichen Sprechstundenpraxis auftreten,
-die oft **geringe Gesprächskompetenz** derjenigen Ärzte **zu verbessern**, die in der Vermittlung psychosomatischer Zusammenhänge wenig geschult sind und
-die **Mängel** im **medizinischen Ausbildungssystem** zu beheben.
Letztlich bedarf es einer Neuausrichtung unseres **Gesundheitssystems** weg vom Reparaturbetrieb hin zu einem **präventiven Fürsorgebetrieb** und der **Änderung des Lebensstils**. Mittlerweile ist gut belegt, dass bei systematischer Schulung ein Umdenken zu erreichen ist, sich viele unsinnige Maßnahmen für den Einzelnen erübrigen und die Kosten für die Solidargemeinschaft beträchtlich senken lassen. Dem steht ein Wirtschaftssystem entgegen, welches kein Interesse an der Reduktion der Gesundheitskosten hat. Jeder Einzelne ist daher gefragt sich aktiv gesund zu halten und den krankmachenden Strukturen in unserem System entgegen zu treten.

Was bringt mir als Patient ein besseres Psychosomatikverständnis?

Bei den **psychosomatischen Erkrankungen** handelt es sich um chronische Erkrankungen. Daher kommen Sie als Patient auch nicht darum herum, sich selber eine gewisse Kompetenz zu erwerben und geeignete Literatur zu lesen. Hierbei soll Ihnen diese Lektüre helfen und Sie in die Lage versetzen, mit ihrer Erkrankung besser zurecht zu kommen, wie bei einem Zuckerkranken, der auch intensiv geschult wird, um seine Zuckererkrankung managen zu können. Je kompetenter Sie im Umgang mit Ihrer Erkrankung und bei der Einschätzung Ihrer Symptome sind, desto weniger sind Sie auf die Unterstützung Ihrer Ärzte angewiesen und werden wesentlich weniger Arztbesuche benötigen. Es gibt mittlerweile Tausende, die sich auf diesem Gebiet ein fundiertes Basiswissen angeeignet haben und sehr dankbar für die Informationen sind, wie sie in diesem Buch gegeben werden.

Die Psychosomatik-Schulung ersetzt keine Psychotherapie; sie ist Teil oder Ergänzung einer Psychotherapie. Oft ist es auch so, dass sich mit einer Psychotherapie nicht alle körperlichen und seelischen Beschwerden zurückbilden. Abhängig von ihrer Lebenssituation, der Symptomdauer und von spezifischen Stressfaktoren, wird Sie die Symptomatik möglicherweise ein Leben lang begleiten. Bestehen die Beschwerden bereits seit Jahrzehnten ist es unwahrscheinlich, dass die Beschwerden dauerhaft verschwinden, während dies nach kurzem Bestehen noch realistisch ist. Im Alter wird es manchmal auch von alleine besser. **Realistische Ziele** einer solchen Schulung sind:

- *Die Angst vor der Psychodiagnose abzubauen*
- *Ein besseres Symptomverständnis, z.B. als Botschaft der Seele*
- *Der realistische Umgang mit sich selbst und mit seinen Grenzen*
- *Das Erlernen einer besseren Stressbewältigung*
- *Verbesserung der Wahrnehmung und Analyse körperlicher Erregungs- und Spannungszustände*
- *Erkennen unbewusster Konflikte und Verhaltenseinstellungen*
- *Das Erlernen einer besseren Spannungs- und Stresstoleranz*
- *Die Beschwerdelinderung*
- *Eine bessere Lebensqualität*

Patientenschulung aus therapeutischer Sicht

Das Buch wurde als Begleitskript zu einer psychosomatischen Schulung entwickelt, wie sie mittlerweile an vielen Kliniken durchgeführt wird. Gerade im Bereich der psychosomatischen Medizin, aber auch sonst in der Medizin, ist eine gute Kooperation und Mitarbeit des Patienten für den Behandlungserfolg entscheidend, weil es sich meist um chronische Leiden handelt. Daher sollte es aus therapeutischer Sicht ein vorrangiges Ziel sein, den Patienten so zu schulen, dass er **kompetent** mit seiner Erkrankung umgehen lernt und ein **mündiger Partner** des Arztes werden kann. **Ziel** wäre eine möglichst hohe **Selbstkompetenz** im Umgang mit den vielfältigen psychosomatischen Beschwerden. Ohne eine angemessene Schulung wird der Patient mit seiner Erkrankung nicht gut umgehen können und häufige und frustrierende Arztbesuche mit unnötigem Medikamentenverbrauch und Krankheitstagen verbringen.

Dabei gilt es dem Patientenwunsch gerecht zu werden, psychosomatische Zusammenhänge möglichst anschaulich und dem aktuellen Wissensstand angemessen, mit gutem Bildmaterial darzustellen. Viele Betroffene sind auch mangels begleitender Konzentrations- und Verständnisschwierigkeiten nicht in der Lage eintönige, wissenschaftliche Abhandlungen zu lesen.

Für dieses Lernmodell gilt: Das Modell übermächtiger Arzt und unwissender Patienten, der sich ehrfurchtsvoll mit blindem Vertrauen in die Hände seines Arztes begibt, hilft hier nicht weiter. Das Ziel muss der mündige Patient sein, der bis zu einem gewissen Grad sich alltägliche, psychosomatische Beschwerden und Vorgänge selber erklären kann und eine gewisse Unabhängigkeit vom Arzt erreichen möchte. *H. Schipperges* formuliert treffend: *„Mündige Patienten müssen aktive Patienten werden, die sich nicht nur Gesundheit verordnen lassen, vielmehr ihren Lebensstil und ihr Wohlergehen selbst in die Hand nehmen und ihre Gesundheit wieder als Eigentum verwalten."*

Ziel Argumentationshilfe für professionelle Helfer

Es ist nicht einfach die geeigneten **Worte** zu finden und die nötige **Zeit** für die Erläuterung der Psychodiagnose aufzubringen. Hier will das Buch Hilfestellung und den medizinischen und psychosozialen Helfern eine **Handreichung** sein. Manchmal gelingt es erst nach längeren **Erläuterungen** und neuen **Erfahrungen**, den psychosomatischen Zusammenhang plausibel zu vermitteln. Dabei sind die neurobiologischen Erkenntnisse der letzten Jahre hilfreich. Eine Voraussetzung ist auch, dass der Betroffene einen Zugang zu seinen Gefühlen und unbewussten Prozessen finden kann, was in einem psychotherapeutischen Rahmen natürlich einfacher ist, als in der mit knapper Zeitausstattung bemessenen ärztlichen Sprechstunde. Auch wenn sich die Situation in den letzten Jahren gebessert hat, gibt es immer noch etliche Patientenschicksale, die wegen ihrer psychosomatischen Beschwerden viele verschiedene Fachärzte konsultieren. Dabei erhalten sie die unterschiedlichsten organischen Diagnosen und viele Rezepte, die keine Besserung bewirken.

Es ist meine Überzeugung, dass der Arzt und die anderen Helfer im Gesundheitssystem, bei diesem Klientel vorrangig eine **didaktisch-pädagogische Aufgabe** haben, auf die sie schlecht vorbereitet sind. Psychosomatisch Kranke sind oft kaum erreichbar und es ist schwer, sie von ihrem **körperbezogenen** (somatogenen) **Krankheitskonzept** abzubringen.

Zur Auswahl der Informationen

Was Du mir sagst, das vergesse ich.
Was Du mir zeigst, daran erinnere ich mich.
Was Du mich tun lässt, das verstehe ich. (Konfuzius)

Wissen hilft, das gut aufbereitete Wissen umso mehr! Im Bereich **Patienteninformation** oder **psychosomatische Schulung** gibt es wenig geeignete Schulungsunterlagen, geschweige denn etablierte Schulungs- oder Coachingprogramme. Zudem vermitteln die meisten fachgebundenen Lehrbücher kaum psychosomatisches Denken und Sachwissen. Nahezu jeder Therapeut bastelt sich sein eigenes Programm, eine Lücke, die es zu schließen gilt. Aus vielen Gesprächen mit ärztlichen Kollegen habe ich erfahren, wie dankbar sie für geeignete Unterlagen als Argumentationshilfe in ihrer Sprechstunde wären. Daneben ist es wichtig den Patienten zur Selbsterkundung und differenzierten Körperwahrnehmung anzuleiten, so dass er den Ursachen seiner Beschwerden auf den Grund zu gehen lernt. Wenn es gelingt den Patienten auf die dahinterliegenden seelischen Belastungen aufmerksam zu machen, reagieren diese oft mit großer Erleichterung, und die tiefe Beunruhigung und die Hoffnungslosigkeit, an einer unheilbaren Erkrankung zu leiden, schwindet. Manchmal gelingt es damit sogar in kurzer Zeit körperliche Beschwerden zum Verschwinden zu bringen. Dies ist aber selten und Ergebnis eines längeren Entwicklungsprozesses, besonders, wenn es sich um chronische, langjährige Zustände handelt. Vor falschen Erwartungen ist zu warnen, Wunderheilungen gibt es auch in der Psychosomatik kaum.

Um ein komplexes Wissen nutzen zu können, muss es so aufbereitet sein, dass man es verköstigen kann und zwar selektiv. Dies gelingt am besten mit einem anschaulichen Bildmaterial und konkreten Fallbeispielen im direkten Kontakt, damit der Zuhörer auch direkt nachfragen kann. Daher ist der Einsatz anatomischer **Bilder** und **Grafiken**, wie ich sie hier exemplarisch zusammengestellt habe, ein zentraler Baustein der Schulung. Oft gelingt es bei chronifizierten Verläufen erst mit Hilfe der Bilder, ein **biopsychosoziales Krankheitsverständnis** zu transportieren. Eine solche Schulung wird in psychosomatischen Kliniken oft durchgeführt. Für Klinik-Patienten will dieses Buch eine Art Begleitbuch zur Unterstützung sein. Da viele Betroffene aber nicht in den Genuss einer klinischen Schulung kommen, bleibt für sie nur das Selbststudium. Hier will das Buch Hilfe zur Selbsthilfe bieten, auch für Angehörige.

Die Fülle an Detailwissen mag bei Etlichen Kritik hervorrufen. Bedenken sie aber, dass es hilfreich ist, wenn man von einem Symptom betroffen ist, etwas detailliert nachlesen zu können. Qualität hat viel mit der Tiefe des Verständnisses zu tun, sowohl emotional als auch kognitiv. Manches kann man erst gut vom Detail her verstehen. Daher wird in diesem Buch eine Menge an neurobiologischen und anatomischen Details in den einzelnen Kapiteln erläutert mit vielen Querverweisen zum Weiterlesen. Für den naturwissenschaftlich weniger Interessierten ist das Kap. IV eine eher mühsame Kost. Ihm empfehle ich diese Kapitel mehr zum Nachschlagen zu verwenden, um die andernorts verwendeten neurobiologischen Fachbegriffe und Fakten besser verstehen zu können. Orientieren Sie sich auch am **Stichwort**- oder **Inhaltsverzeichnis**.

Der Umfang des hier zusammengetragenen Wissens ist die Quintessenz aus einer Jahre langen Erfahrung mit der Patientenschulung an einer psychosomatischen Abteilung und die **Resonanz** auf die neugierigen Fragen der Patienten. Eine gewisse Ausnahme bildet Kap. IV, dieses spezielle Faktenwissen wendet sich mehr an professionelle Helfer und ist zum Nachschlagen gedacht. Dem professionellen Helfer stellt sich die Frage, wie man bei der knappen Ressource Zeit, den Patienten in seinem Verständnisprozess und/oder psychotherapeutischen Prozess, möglichst gut mit Informationen versorgen, seine Aufmerksamkeit und sein Interesse fördern kann.

Noch ein Wort zu den Medien. Das **Internet** bietet sich heute als wertvolle Hilfe an. Zu vielen der hier abgehandelten Themen gibt es im Internet ausführlichere Informationen, teilweise auch mit Patientenberichten. Durch die **mediale Informationsflut**, ist es heute eher schwerer, sich aus dem Datenmeer die passenden Informationen heraus zu suchen. Zudem tummelt sich hier die Industrie, die mit gezielten Informationen ihre Produkte anpreist. Daher kommt es sehr auf die Auswahl der angebotenen Webseiten an. Bei **wikipedia** findet man oft einen ersten Überblick, den man dann z.B. mit Forschungsberichten von **Universitäten** vertiefen kann.

Bedienungsanleitung für den Leser

Dieses Buch ist ein **Sachbuch** und will Wissen und Verständnis vermitteln. Ihr persönliches Interesse oder Ihre emotionale Berührung sollte die Richtschnur beim Lesen sein. Aufgrund der Komplexität des Themas und der Fülle an Wissen empfehle ich das Buch selektiv zu lesen, und sich das herauszuholen, was sie interessiert. Sie haben dann mehr vom Lesen, weil sie aufmerksamer dabei sind. Wie viel beim Lesen hängen bleibt, hängt von der Lesemotivation und der emotionalen Bewertung des gerade Gelesenen ab. Das was Sie nicht interessiert, wird als Information nicht fruchtbar oder nutzbar. Mit dem Buch versuche ich einem **breiten Klientenspektrum** mit unterschiedlichem Wissensstand geecht zu werden. Jedoch lassen sich dabei nie alle individuellen Bedürfnisse befriedigen. Ein Akademiker braucht eine andere geistige Kost wie ein Landwirt. Ersterer wird sich gerne mit Naturwissenschaft und Zellbiologie auseinandersetzen, letztere wohl kaum. Das meiste davon kann oder muss man sich nicht merken, aber es ist gut, wenn man weiß, wo man etwas nachlesen kann. So ist das Buch auch als Nachschlagewerk mit vielen Querverweisen konzipiert. Stören sie sich nicht so sehr an Begriffen, die sie noch nicht gehört haben. Viele Fachbegriffe, z.B. *Hypothalamus* oder *Serotonin* können nicht ohne weiteres eingedeutscht, sondern nur erklärt werden. Für Ärzte und Psychotherapeuten, aber auch für Patienten, die auf ihrem Überweisungsschein nur eine Ziffer für ihre Diagnose eingetragen finden, habe ich häufige Diagnosen mit den **Ziffern** (z.B. F51 für Schlafstörung) unseres derzeitig gültigen Klassifikationssystems (**ICD 10**, s.u.) versehen.

Die Leitlinie des Buches ist die **Symptom- oder Organzentrierung**. Ich beschreibe, wie die einzelnen Organe des Körpers durch Stress und psychische Störungen in Mitleidenschaft gezogen werden, jedes Organ reagiert dabei etwas anders, gemäß seiner spezifischen Funktion. Daher empfehle ich Ihnen, zunächst von einem bestimmten Symptom auszugehen, z.B. Rückenschmerz. Es sollte ein Symptom sein, das sie speziell interessiert, von dem Sie evtl. selber betroffen sind, und sich zunächst mit den physiologischen Grundlagen zu befassen. Davon ausgehend können Sie sich gezielt mit den Hintergründen beschäftigen, z.B. mit dem Thema Anspannung und Stressbewältigung und sich mit Hilfe der Querverweise weiter durch das Buch durcharbeiten. Das was sie am wenigsten interessiert, z.B. Magenprobleme, weil Sie nicht davon betroffen sind, lassen Sie erst mal weg und lesen es evtl. später. Dabei ist es aufgrund der Fülle **psychosomatischer Symptome** (über 100), nicht möglich, diese alle ausführlich zu besprechen, so dass ich mich auf die Analyse der häufigeren (unterstrichenen) Symptome beschränkt habe. Sollten Sie an einem Symptom leiden, für das Sie keine detaillierte Erläuterung finden, möchte ich Sie damit trösten, dass alle psychosomatischen Symptome einer gewissen Logik folgen. Nach der Lektüre des Buches werden Sie besser in der Lage sein, entweder selbstständig oder mit Anleitung eines/r Therapeuten/in einen Erklärungsansatz für Ihr Symptom zu finden.

Zu erläutern ist noch der Punkt **Psychodynamik/Symbolik**. Dieser Punkt will nur eine Anregung geben, auch bei körperlichen Symptomen in eine gewisse Richtung zu denken und seelische Ursachen in Erwägung zu ziehen. Bitte fassen sie diesen Punkt nicht so auf, dass in einem spezifischen, regelhaften Sinne hinter dem Symptom auch der angegebene seelische Sachverhalt stecken muss, dazu sind die Menschen zu verschieden. Jeder Mensch muss seine Erlebens- und Verhaltensweisen selbst auf die dahinter steckenden Motive, gelernten Muster und Stressfaktoren untersuchen. Die frühere Konzeption in der Psychosomatik, dass hinter einer körperlichen Erkrankung eine bestimmte körperliche Konfliktkonstellation steckt wurde in der heutigen Psychosomatik verlassen, siehe hierzu auch die Erläuterungen beim Thema Konversion. Jeder Mensch muss seine Erlebens- und Verhaltensweisen selbst auf die dahinter steckenden Motive und gelernten Muster untersuchen. Für Anregungen und Ergänzungen des geneigten Lesers bin ich dankbar.

Zur Gliederung des Buches

Die Gliederung erfolgt nach der Dreiteilung: **Anatomie**, **Funktion** und **Symbolik**. Dies soll die Vernetzung der Organisation von Körper, Emotion, Kognition (s.u.) untermauern und auf den möglichen psychodynamischen Kontext der körperlichen Funktionsstörung hinweisen. Dieser wird dann unter der Rubrik **Tiefenpsychologie** erläutert. In den Text werden vertiefende **Exkurse** eingefügt, um Zusammenhänge verständlicher zu machen. Im **Teil I**, den **Kapiteln I-II** geht es um **Allgemeines** und um **Ursachen**. Im **Kapitel IV** werden die **neurobiologischen** und **anatomischen** Grundlagen dargestellt. Das soll Ihnen dabei helfen, die Arbeitsweise des Gehirns und Einwirkung der Medikamente, incl. der Nebenwirkungen, besser zu verstehen. Bestimmte Störungsbilder, wie die posttraumatische Belastungsstörung, sind ohne dieses neurobiologische Wissen kaum zu verstehen. Im **Teil II** geht es um die Fülle der **körperlichen Symptome** und chronische Erkrankungen mit psychosomatischem Hintergrund. Im **Teil III** folgen noch **gesellschaftliche sozioökonomische Aspekte** und allgemeine **Hinweise zur Psychotherapie**.

Grundlegendes zum Thema Psyche, Psychosomatik, Psychotherapie

`Rein somatisch ist gar nichts, es gibt nur psychosomatische Krankheiten´. (Th.v.Uexküll)
`Krankheit betrifft Organe, Kranksein den ganzen Menschen´

Die Frage, ob seelische Prozesse den Körper in Mitleidenschaft ziehen und krank machen, ist wissenschaftlich geklärt. Es ist so! Der Bauchschmerz kann genauso psychosomatische Realität sein, wie die Tränen, die wir bei Schmerz oder Rührung vergießen. Diese Realität gilt es anzuerkennen, psychische Vorgänge lassen nicht nur den Körper leiden, sondern auch ernsthaft erkranken. Je weniger wir dies wahrhaben wollen, umso stärker liegen wir neben der Realität und umso stärker wird uns die Psyche körperlich zusetzen. Jeder Mensch reagiert psychosomatisch von der Kindheit bis ins Alter, nämlich dann, wenn das, was wir als Psyche bezeichnen unter Druck, Spannung oder Stress gerät. Was jedoch weiten Kreisen der Bevölkerung fehlt, ist die Vorstellungskraft und das Wissen dafür, wie dies die Psyche macht. Es geht um **psychosoziales** und **neurobiologisches Grundlagenwissen**. Je besser dieses Wissen ist, desto besser kann sich ein Kranker auf seine Erkrankung einstellen, insbesondere auf Erkrankungen, bei denen psychosomatische Zusammenhänge evident sind. Dadurch verbessert sich die Behandlungssituation und die Stigmatisierung nimmt ab. Zudem haben sich in unserem Bewusstsein falsche kognitive Denkmuster verankert, auch durch unser Medizinsystem, z.B.: "*Dr. XY hat aber gesagt, das ist die Abnutzung*", was den sinnvollen Umgang mit den Beschwerden und dem Heilungsverlauf oft sehr behindert.

Emotionale, geistige und körperliche Prozesse laufen synchron nebeneinander ab und bedingen sich gegenseitig. Sie sind 2 Seiten einer Medaille und gehören immer zusammen. Sie lassen sich nicht ohne Preis trennen. Dem Psychosomatiker kommt die Aufgabe zu, den Menschen ganzheitlich zu betrachten und der Abspaltung und Ausgliederung seelischer Vorgänge entgegenzuwirken. Einen hohen Stellenwert hat dabei auch die Verfügbarkeit von stimulierenden Umweltreizen für die Entwicklung unserer Wahrnehmung, den sensorischen Funktionen. Bei einem Mangel an förderlichen Reizen entwickeln sich unsere sensorischen Systeme schlechter. Die **Wahrnehmung** hat wenig zu tun mit realer Abbildung der Umwelt, vielmehr ist sie eine aktive Konstruktionsleistung des Gehirns und muss in den ersten Lebensjahren entwickelt werden.

Zum Begriff Psyche

Das **Psychische,** das **Geistige** oder das **Seelische** ist etwas Geheimnisvolles, Nebulöses, nicht richtig Greifbares,weil wir Menschen für die komplexen Vorgänge im Gehirn und unserer Psyche nicht mit einer guten Gabe zur Wahrnehmung und geistigen Erfassung ausgestattet sind. Die Summe dessen, was ständig ohne Wahrnehmung in uns passiert und uns weitgehend steuert, ist das Unbewusste. Es bestimmt weitgehend unsere Persönlichkeit und das Verhalten, bereits lange vor Entstehung dessen, was wir als Bewusstsein bezeichnen, bevor wir bewusste Wünsche, Motive und Handlungspläne entwickeln. Das Unbewusste entsteht schon im Mutterleib und wird später durch bewusste Erfahrungen verändert, und dann v.a. durch emotionale Berührung. In den ersten Lebensjahren dominiert ein angeborenes, primäres Bindungsbedürfnis die Entwicklung und unser Selbstgefühl. Daher bleibt uns davon vieles verschlossen, bzw. wird als unverständlich wahrgenommen. Dies hat letztlich dazu geführt, dass viele die Wirkmächtigkeit der geistigen und emotionalen Vorgänge bezweifeln, für nicht existent erklären, ignorieren oder verleugnen.

Unter der früheren **`Blackbox Seele/Psyche´** subsumierte man alles, was sich nicht näher fassen ließ. Daher handelt es sich um einen **Sammelbegriff**, der für eine Fülle von unterschiedlichen psychischen Funktionen steht, vor allem für das Unbewusste (s.u.), aber auch für Dinge wie das Handeln, Wollen, Fühlen und vieles mehr. Auch wenn wir noch lange nicht wissen, wie diese Blackbox genau funktioniert, erscheint sie uns heute nicht mehr so mysteriös. In den letzten Jahren hat uns die **neurobiologische Forschung** ein weites Fenster geöffnet, in dem es ihr immer besser gelingt, dem Gehirn bei der Arbeit zuzuschauen. Dies ist in etwa vergleichbar mit der Verbesserung der Teleskope, mit denen immer tiefere Einblicke in die Weiten des Universums möglich sind. Dank dieser Forschung ist es zunehmend möglich, psychische Vorgänge auf eine biologische Grundlage zu beziehen und das Psychische `sichtbarer, greifbarer´ zu machen und Skeptiker von der Realität der seelischen Urheberschaft vieler körperlichen Leiden zu überzeugen.

Ständig führen wir das **Wort Seele** im Munde, wir sprechen von seelischen und geistigen Störungen. Dabei kommt der Begriff **Seele** in der wissenschaftlichen Psychologie heute genauso wenig vor, wie der Begriff **Geist**. Im Lexikon findet sich die Definition von **Seele** als erlebte und/oder beobachtbare Einheit aller emotionalen und geistigen Vorgänge des Menschen, als Gegenstand von Philosophie, Psychologie, Theologie und Psychopathologie. In Anbetracht der weiten alltagssprachlichen Verbreitung der beiden Begriffe lässt sich nicht ganz auf sie verzichten. In meinem Buch verwende ich den Begriff **Psyche** und vermeide die Begriffe Seele oder Geist, auch wegen ihrer Nähe zu religiösen und metaphysischen Begrifflichkeiten. Die Psyche im psychosomatischen Kontext ist an materielle Vorgänge gebunden und mit dem Ende der materiellen Existenz auch beendet. Dies bedeutet nicht, dass es immaterielle metaphysische Phänomene nicht gibt oder geben kann, nur sind sie nicht Gegenstand der psychosomatischen Betrachtung in diesem Buch oder der gängigen klinischen Versorgungspraxis in unserer Kultur. Ich vertrete die Prämisse, dass psychische Vorgänge ausreichend erfasst und behandelt werden können, wenn man sich mit den bekannten biopsychosozialen Phänomenen, Mechanismen und Strukturen ernsthaft beschäftigt und sich ihrer Wirkmächtigkeit bewusst wird, im Sinne eines Umdenkens (Paradigmenwechsels).

Zum Begriff Psychosomatik

`Psychosomatik ist keine andere Seite der Medizin, aber Medizin von einer anderen Seite´

In diesem Buch geht es um die **Psychosomatik**, ein Begriff der zunächst zu erläutern ist. Er ist abgeleitet vom griechischen Begriff für Seele (**psyche**) und Körper (**soma**). Die Psychosomatik steht in der Medizin für die **Integration** und versucht systematisch zwischen dem seelisch-geistigen Bereich und den materiellen-körperlichen Bereich Brücken zu schlagen und beide Bereiche zu verknüpfen. Gängiger Sprachgebrauch ist es, dann von psychosomatischer Störung zu sprechen, wenn bei körperlichen Beschwerden seelische Prozesse eine Rolle spielen. Dabei wird der Begriff Psychosomatik oder psychosomatisch breiter gefasst und nicht nur auf Störung oder Erkrankung bezogen. Jede organische Erkrankung hat psychische Aspekte und jede psychische Erkrankung hat körperliche Aspekte, das gilt für den Beinbruch oder den Herzinfarkt genauso wie für eine Psychose. Durch den Siegeszug der Naturwissenschaften in der Medizin wurde der biologische Aspekt des Menschseins übergewichtet und eine klare Trennung zwischen Seele und Körper eingeführt. Dies war in den ursprünglichen Kulturen nicht so und ist auch heute noch bei Eingeborenen, aber auch z.B. in der ländlichen Türkei nicht so. Dort wird nicht unterschieden zwischen **Krankheit**, gemeint ist eine organische Erkrankung, und **Kranksein**, als Befindlichkeitsstörung des Individuums, welches unter emotionalem Stress leidet und dies körperlich als Kranksein empfindet. Die Trennung in organisch und nicht organisch krank ist also eine Erfindung der Neuzeit, und es ist für viele verstörend, wenn sie von einem Arzt wieder weggeschickt werden, weil dieser sich für die Psyche nicht zuständig fühlt. Es ist für sie auch befremdlich, dass es den Beruf des Psychotherapeuten überhaupt gibt, da ein Psychotherapeut scheinbar den Körper nicht behandelt. Unter `psychosomatischer Prämisse´ ist alles psychosomatisch und der Arzt hat immer auch Psychotherapeut zu sein und ganzheitlich zu denken. Die psychosomatische Medizin sieht es als primäres Anliegen an, diesen ins Hintertreffen geratenen ganzheitlichen Ansatz in der modernen Medizin zu vertreten, was nicht bedeutet, dass der Psychotherapeut wieder abgeschafft wird, sondern mehr, dass jeder Arzt, der mit Menschen umgeht, diesen wieder in seiner Ganzheitlichkeit wahrnimmt und anspricht.

Zur Aufgabe der psychosomatischen Medizin

*„Die **Psychosomatische Medizin** wird definiert als eine Medizin für Krankheiten und Leidenszustände, an deren Verursachung psychosoziale und psychosomatische Faktoren einschließlich dadurch bedingter körperlich-seelischer Wechselwirkungen maßgeblich beteiligt sind.*“ (Bundesärztekammer 2004). - *„Die Gebildeten unter den Ärzten bemühen sich jedenfalls sehr um die Kenntnis der Seele*“. (Aristoteles)

Die psychosomatische Medizin vertritt mit der biopsychosozialen Betrachtungsweise eine ärztliche Grundhaltung -gemäß dem zitierten Satz von Aristoteles-, und stellt sich damit dem *vorherrschenden medizinischen Denken* entgegen, welches geprägt ist von einer **naturwissenschaftlichen Logik**, dass körperliche Vorgänge unabhängig von seelisch-geistigen Prozessen betrachtet und behandelt werden können, so als würden alle körperlichen Reaktionen streng nach physikalisch-chemischen Gesetzen ablaufen. Dieses rein materielle Denken zerlegt den Körper in einzelne Bestandteile, z. B. Zellen, die man dann im Reagenzglas vom menschlichen Sein losgelöst betrachten und beeinflussen kann. Im Reagenzglas lässt sich eine seelische Steuerung aber nicht finden. Das, was ganzheitlich denkende Mediziner schon immer wussten und praktizierten, ist nun nicht mehr *Außenseiterdenken*, sondern wurde 2004 offiziell von der Bundesärztekammer in der Medizin verankert und salonfähig gemacht. Dieses Denken sollte zur Leitlinie der gesamten Medizin werden (Paradigmenwechsel) und bei allen medizinischen Disziplinen das **biopsychosoziale Krankheitskonzept** zugrunde legen (s.u.).

Als **medizinisches Fachgebiet** behandelt die **klinische Psychosomatik** schwerpunktmäßig **definierte Krankheitsbilder**, wie die sog. Somatisierungsstörung oder die somatoforme Funktionsstörung (s.u.), aber auch depressive-, Angst- und Essstörungen in einem psychotherapeutischen Setting. Dabei zieht zunehmend die **Patientenschulung** (Psychoedukation) in den klinischen Versorgungsalltag ein, da man erkannt hat, welch wichtigen Beitrag diese in der Behandlung psychischer/ psychosomatischer Störungsbilder leisten kann. Dieses Buch ist ein Beitrag dazu.

Thure von Uexküll, prominenter Gründervater der deutschen Psychosomatik und Reformer der Medizin

Psychosomatische Medizin beginnt mit der Entdeckung, dass die Krise der Medizin eine Krise ihrer Philosophie ist, die dem Arzt einseitige Modelle und Konzepte für seine Empirie vorschreibt.“ (Th.v.Uexküll 2001)

Die psychosomatische Medizin hat viele Väter. Bereits in der Antike herrschte ein humanistisch-ganzheitliches Menschenbild, welches dann durch den Siegeszug der Naturwissenschaften im letzten Jahrhundert zugunsten eines einseitigen, rein biologisch ausgerichteten Menschenbildes verlassen wurde. Letztlich war dies, trotz aller Verdienste der naturwissenschaftlichen Medizin, eine Katastrophe für die Menschenwürde. Im rauen Medizinbetrieb wurde der Mensch zunehmend als Nummer und Ansammlung von Molekülen betrachtet und seiner `Seele´ (s.u.) und damit seiner Würde beraubt. Es gab dann eine Reihe von Ärzten, allen voran *Freud*, daneben *v.Weizsäcker*, *Mitscherlich* und viele andere, die sich mit dieser Entwicklung der Medizin nicht abfinden wollten, und versucht haben, dem Medizinbetrieb ein menschliches Antlitz mit integrierter `Seele´ zurückzugeben.

Die Tatsache, dass innerhalb des Medizinbetriebs in Deutschland wieder ein **ganzheitliches Denk- und Behandlungskonzept** (integratives Konzept) Einzug gehalten hat und jeder Mensch als ein Unikat in seiner individuellen Einzigartigkeit gewürdigt wird, trotz noch bestehender Defizite, haben wir v.a. einer prominenten Persönlichkeit zu danken, **Th.v.Uexküll**. Er wurde am 15.3.1908 in Heidelberg geboren und starb am 29. 9. 2004 in Freiburg im Breisgau. Er gilt als der Gründervater der deutschen Psychosomatik in ihrer heutigen Prägung. 1935 begann er seine medizinische Laufbahn an der Berliner Charité und habilitierte sich 1948. In einer konservativ geprägten Universitätslandschaft versuchte er gegen viele Widerstände, mit seiner Forschungs- und Überzeugungsarbeit das Fachgebiet der Psychosomatik im deutschen Medizinbetrieb zu etablieren. Zunächst ab 1955 als Ordinarius und Leiter der Medizinischen Poliklinik an der neu gegründeten Reformuniversität Gießen und später ab 1966 an der Reformuniversität Ulm, wo er den Lehrstuhl für Innere Medizin und Psychosomatik inne hatte. In all den Jahren veröffentlichte er seine Theorien zur integrierten Psychosomatik, die 1979 in der Herausgabe seines legendären Lehrbuchs[2] gipfelten, welches auch in seiner 6. Auflage von 2003 immer noch maßgeblich für unser klinisches Denken und Handeln ist.

Neben dieser Pionierleistung machte sich v.Uexküll an die Reform des Medizinstudiums, indem er konsequent die **Integration** der **psychosozialen Fächer** wie Psychologie und Soziologie in die Medizin forderte. Immer stellte er die Persönlichkeit und Würde des Menschen in den Mittelpunkt seines Denkens und Handelns und versuchte damit, den auf biologische Fakten ausgerichteten Reparaturbetrieb Medizin zu reformieren. Seine Vision von der **psychosomatischen Fundierung der gesamten Medizin** bleibt sein zentrales Vermächtnis (s. obiges Zitat). Damit reiht er sich in die Reihe großer visionärer Persönlichkeiten wie *Mitscherlich* und *V.v. Weizsäcker* ein, und ist mir und vieler meiner Kollegen ein leuchtendes Vorbild.

Das biopsychosoziale Krankheitskonzept

Mit der **biopsychosozialen Betrachtungsweise** tritt die psychosomatische Medizin, der einseitig somatischen Denkweise in der traditionellen *Schulmedizin* entgegen, mit der ein kranker Mensch nur in seiner körperlichen Seite wahrgenommen und behandelt wird. Sie sieht hinter jedem körperlichen Leiden, auch den zellulären Reaktionen, die psychische Seite und schließt diese in ihr Betrachtungs- und Behandlungskonzept mit ein. Mit dieser Haltung vertritt sie zudem einen ethischen Standpunkt innerhalb der Medizin und versucht einem immer noch gängigen Maschinenmodell vom Menschen entgegenzutreten. Dieses Konzept beinhaltet, dass selbst kleinere Zellverbände im Körper einer zentralen Steuerung unterliegen und dass damit seelisch-geistige Vorstellungen, Erwartungen, Ängste, euphorische Gefühle bis hinunter auf die molekulare Ebene und die Genregulation der Zelle wirken. Mittlerweile wurde durch die neurobiologischen Erkenntnisse diese Betrachtungsweise glänzend bestätigt. Auch wenn sich die psychomolekularen Zusammenhänge aufgrund ihrer Komplexität noch nicht bis ins letzte Detail klären lassen, sind jetzt so viele Details bekannt, dass man selbst bei der rationalsten Betrachtungsweise an diesem Faktum nicht mehr vorbeikommt. Also hat jene Naturwissenschaft selbst die Fakten bestätigt, die von ihr noch vor Jahren als nicht objektiv und wissenschaftlich abgelehnt wurden.

Grundlegendes zu Neurobiologie, Tiefenpsychologie, Lerntheorie

Wir haben es in der Psychosomatik mit einer unglaublichen Vielfalt und Komplexität zu tun. Es gibt auch keine Störung bei der nicht ein bestimmter psychischer Faktor ursächlich sein könnte. Sondern es ist immer ein Gefüge psychischer und biologischer Faktoren, die zu großen individuellen Unterschieden führen. Das heutige Psychosomatikverständnis ist

---

[2] *Th. v.Uexküll (HRSG),* ***Psychosomatische Medizin*** *(Urban& Fischer), München 2003*

in Forschung, Lehre und Praxis schulenübergreifend ausgerichtet. Die frühere Konkurrenz der theoretischen Ansätze und Dominanz des psychoanalytischen Ansatzes ist zumindest im Bereich der klinischen Praxis weitgehend einer Koexistenz- und Kooperationspraxis gewichen. Die Ansätze ergänzen sich und sollen auch hier gleichberechtigt nebeneinander stehen. Die drei grundlegenden **theoretischen Verständnisansätze** sind der:

- ***neurobiologische***
- ***psychodynamische*** *(tiefenpsychologisch/analytische/systemische)*
- ***Verhaltens-Lerntheoretische*** *(kognitionspsychologische)*

Weithin gängige Praxis in den Kliniken ist der sog. \`multimodale Therapieansatz´ in dem die 3 Ansätze nebst weiteren Theorien und Methoden in guter Koexistenz miteinander stehen und sich gegenseitig befruchten. Daneben kommt es im sog. störungsspezifischen Therapieansatz sinnigerweise auch zu Schwerpunktsetzungen, da man selbst in der Psychotherapie nicht mehr alles wissen und können kann. Aufgrund meiner theoretischen Grundausbildung ist der Ansatz des Buches **neurobiologisch-psychodynamisch** ausgerichtet. Dabei sollte es möglich sein die Therapiemethode auch nach dem Störungsbild auszurichten.

Die Gretchenfrage: Wie macht die Psyche krank?

Heute geht es also um das **Wie, wie** die Psyche den Körper leiden lässt und **welche Mechanismen** zugrunde liegen? Mit diesem Buch möchte ich dieser Frage nachgehen, in der Überzeugung, dass jeder Mensch mit durchschnittlicher geistiger Ausstattung und Interesse an der Thematik in der Lage ist, diese zunächst als kompliziert erscheinende Thematik zu verstehen. Die eingefügten Details sollen einem interessierten Leserkreis die Voraussetzung für ein adäquates psychosomatisches Verstehen ermöglichen und können auch problemlos übersprungen werden.Ich knüpfe die Hoffnung daran,dass sich auch die Gruppe der Zweifler und Skeptiker, mit hohem Bildungsstand und Problemen mit der psychosomatischen Betrachtungsweise innerhalb der Medizin, für ein Umdenken gewinnen lassen.

Der neurobiologische Ansatz

Wie das Gehirn die Psyche macht (Titel eines diesbezüglichen Vortrags von *G. Roth 2001*).

Der neurobiologische Ansatz ist der neueste der drei Perspektiven und hat in den letzten Jahren in Theorie und Praxis enorm an Gewicht gewonnen. Die Fülle der neurobiologischen Erkenntnisse trägt heute wesentlich zur Erhellung psychosomatischer Vorgänge und zur Befruchtung der Psychotherapie bei. So ist es in den letzten Jahre zunehmend möglich geworden, seelische Vorgänge auf eine biologische Grundlage zu stellen und das Psychische \`sichtbarer, greifbarer´ zu machen. Auch wenn wir noch lange nicht wissen, wie genau die Blackbox Seele funktioniert, erscheint sie uns heute nicht mehr so mysteriös und wir können wesentlich genauer sagen: *Wie das Gehirn die Psyche macht!* Etliche Forscher und Therapeuten sprechen sogar von der neurobiologischen Wende in der Psychotherapie. Dabei wird die **Dominanz** des **Stressbewältigungssystems** zu Grunde gelegt, wie es im Kapitel IV. beschrieben wird, und das Verständnis, dass ein psychosozialer Stress **biologische Folgen**, wie Transmitterveränderungen bis hin zum strukturellen Umbau unseres Gehirns bewirkt. Wegen der Bedeutung der Neurobiologie sind in Tab.1 ihre **wichtigsten Erkenntnisse** der letzten Jahre zusammengefasst:

Tab.1: Liste der wichtigsten neurobiologischen Erkenntnisse der letzten Jahre
1. Die Erkenntnis dass die **Stressbewältigung** (Kap.III) in unserem Fühlen, Denken, Handeln oberste Priorität hat, da es primär um das Überleben in einer feindlichen Umwelt geht.
2. Die **Bedeutung und Struktur von Emotionen** (Kap.III). Die überragende Bedeutung emotionaler Erfahrungen.
3. Die Auswirkungen einer **psychischen Traumatisierung** auf das Gehirn.
4. Die **Bedeutung des limbischen Systems** (Kap.III) als **Zentrum des Stressbewälti-**

gungssystems, als **emotionales Erfahrungsgedächtnis**, als **Bewertungsinstanz.**
5. Die **Bedeutung des Bindungssystems** (Kap.III) und seine Verknüpfung mit dem Stressbewältigungs- und Paniksystems mit dem Nachweis, dass zwischenmenschliche Beziehungserfahrungen biologische Spuren hinterlassen und körperliche Strukturen verändern.
6. Die **Auswirkungen** auf unser **Menschenbild**: die neue Sicht des Unbewussten und des Bewusstseins, die neue Sicht des Leib-Seele-Problems, Synchronie statt Dualismus (Kap.I), die Kompatibilität von Neurobiologie und Tiefenpsychologie.
7. Das **Verständnis der Wahrnehmung als aktive Konstruktionsleistung** (Kap.II) im Rahmen antizipatorischer Prozesse.
8. Den **Vorgang des Lernens** und Bildung des Langzeitgedächtnisses über emotionale Bewertung und wiederholte neuronale Aktivität.
9. Die **neuronale Plastizität** (Kap. IV) mit Erhaltung des Lernvermögens bis ins Alter.
10. Die **dezentrale Organisation** unseres Gehirns.
11. Die **Bedeutung der synchronen Konnektivität** (Kap.IV), die zeitgleiche Verknüpfung einer großen Zahl verschiedenartigster neuronaler Netzwerke als **Grundlage** von Bewusstsein und anderer **mentaler Prozesse**.
12. Den Einfluss emotionaler Prozesse auf die **Genregulation** (Kap.IV).
13. Die **Einflussnahme** externer, **peripherer Zellaktivitäten** (Kap.IV), v.a. durch Immunzellen, auf das Nervensystem. Die Verknüpfung und Rückmeldung des sonstigen Körpers.
14. **Die Entdeckung der Spiegelneuronen (Kap.IV) als Grundlage für die Empathie.**

Die enorme Entwicklung der Neurobiologie bringt nicht nur den Vorteil, die vielen verschiedenen Therapiemethoden miteinander verknüpfen und unfruchtbare Richtungsstreitereien beenden zu können, sondern sie liefert auch **harte Fakten** um die Skeptiker und Kritiker der Psychotherapie/Psychosomatik von der Bedeutung und Mächtigkeit der unbewussten Psyche zu überzeugen. Letztlich trägt sie zur Entwicklung der gesamten Medizin bei.

Der tiefenpsychologische/psychodynamische Ansatz

"Mir schlägt etwas auf den Magen" – „ Ich kann etwas nicht richtig verdauen"

Beim tiefenpsychologischen Ansatz geht man davon aus, dass die Grundlage unseres Verhaltens, Erlebens und vieler körperlicher Reaktionen und Symptome **persönliche, unbewusste Antriebe** sind. Dabei sucht man nach den unbewussten Hintergründen unseres Verhaltens und Erlebens, die ihre Wurzeln meist in unserer **Erfahrungs- und Entwicklungsgeschichte** (Biographie), bis in die frühe Kindheit, haben. Diese Suche nach den früheren Wurzeln wird auch als **analytische Arbeit** bezeichnet. Den Hauptbeitrag zur Erarbeitung des tiefenpsychologischen Wissens verdanken wir der von *Freud* entwickelten **Psychoanalyse**, sie hat große Pionierleistungen für die heutige Theorie und Praxis erbracht. Als Therapiemethode tritt sie in ihrer ursprünglichen Form heute durch die Entwicklung vieler anderer Methoden zurück und hat an Stellenwert verloren. Als Ausbildungsmethode ist sie nach wie vor basal.

Ein wesentlicher Verständnisansatz ist, dass die Psyche den Körper im Sinne einer **„Körpersprache"** (s.u.) benützt, wenn ein psychischer Konflikt anderweitig, vorrangig durch die Sprache, nicht ausgedrückt werden kann, bzw. der Weg über die sprachliche Form der Symbolisierung nicht möglich ist. Die Körpersprache wird zu einer Art Ersatzsprache. Zu diesem Zweck habe ich bei der Symptomerläuterung den **Punkt** der **Symbolik** eingeführt. Diese symbolische oder psychodynamische Symptombetrachtung findet sich in dieser Form in den medizinischen Sachbüchern nicht. Dieser Punkt ist als Hilfsmittel gedacht, um einen möglichen unbewussten, psychodynamischen Hintergrund einer Störung leichter entschlüsseln zu können und für die Psychotherapie nutzbar zu machen, ähnlich wie bei der Methode der Traumdeutung. Ein solches psychodynamisch bedeutsames Körpersymptom lässt sich in der Therapie durch Deutung, Verbalisierung und Lösung von Blockaden manchmal bewusst machen und zum Verschwinden bringen. Dieser symbolische Kontext von Körperreaktionen hat sich über die Jahrhunderte in einem kollektiven

Volksbewusstsein niedergeschlagen und findet sich bis heute in unserem Sprachgebrauch in Form typischer Redewendungen (s.o.).

Bei diesem Vorgang wäre es falsch von Simulation oder Einbildung zu sprechen, sondern es handelt sich um eine funktionelle Störung (s.u.). Der Schmerz, Schwindel, Säurefluss und Durchfall ist genauso real wie bei einer organischen Störung. Unser Gehirn, v.a. das limbische System (s.u.), kommuniziert heftige Gefühle, Stress und Probleme körperlich, u.U. so drastisch, dass wir nicht umhin kommen Hilfe zu holen. Dabei handelt es sich in der Regel um ein sinnvolles Alarmierungssignal, welches wir oft nicht als solches verstehen oder verstehen wollen. Erst wenn längere Zeit keine adäquate Reaktion erfolgt, kann das Symptom chronisch werden und seine Alarmfunktion verlieren. Leider besteht dabei oft die Gefahr, dass wir die Hilfe an der falschen Stelle suchen. So wäre es beim obigen Beispiel sinnvoller zu überlegen, warum die Psyche die Magenmuskulatur anspannt und die Säure fließen lässt, welche aktuelle emotionale Belastung vorliegt, und was zu tun ist, dass die Belastung abnimmt, anstatt ein Medikament zur Säurehemmung einzunehmen. Daher ist die Unterscheidung in symbolische Körpermitteilung (funktionelle Störung) und strukturelle Organerkrankung wichtig. Denn bereits die **Verbalisierung** des unbewussten Sachverhalts führt zu einer inneren Entlastung und u.U. zu einer raschen Symptombesserung.

Der Verhaltens-Lerntheoretische Ansatz

Im **lerntheoretischen Ansatz** geht man davon aus, dass psychische Krankheiten durch Lernprozesse entstehen und aufrechterhalten werden. Er ist verbunden mit dem Prinzip der **Konditionierung** und des **Modelllernens** und die Basis der **Verhaltenstherapie**. Konditionierungen sind Lernvorgänge, bei denen die Dinge die gleichzeitig passieren, z. B. Speichelfluss beim Essen und Klingeln, neuronal verknüpft und auf einen spezifischen Reiz hin wieder aktiviert werden. In unserem Beispiel wird dann der Speichelfluss durch das *Klingeln* ausgelöst. Sind solche mitunter sehr ungünstigen Verknüpfungen entstanden, sollte versucht werden, diese Verknüpfung über eine Dekonditionierung wieder rückgängig zu machen. Besonders bewährt hat sich dies in der Behandlung von Zwangserkrankungen, Essstörungen und beim Verständnis immunologischer Prozesse. Dieser Ansatz kann natürlich mit psychodynamischen und neurobiologischen Erwägungen verknüpft werden.

Zur Kompatibilität von Neurobiologie und Tiefenpsychologie

Bis vor kurzem dachte man, dass **Neurobiologie** und **Tiefenpsychologie** (Psychoanalyse) miteinander unvereinbar wären. Das Erstaunliche ist nun, dass die Neurobiologie eine ganze Reihe älterer psychosomatischer Grundannahmen und die Theorien *Freuds* teilweise bestätigt hat. Wir können also heute feststellen, dass sich beide Herangehensweisen an das Gehirn nicht widersprechen, sondern sogar ergänzen. Damit nicht genug, mittlerweile konnte die Neurobiologie auch den Nachweis führen, dass zwischenmenschliche Beziehungserfahrungen biologische Spuren hinterlassen und körperliche Strukturen verändert. Damit befinden wir uns heute im Vergleich zu früher in der glücklichen Situation, das Auftreten der funktionellen, körperlichen Störungen auch mit den unbewusst in uns ablaufenden Prozessen und den sozialen Lebensumständen verknüpfen zu können.

Grundlegendes zum Thema Menschenbild, Unbewussten und Ich

Das Leib-Seele-Problem, Synchronie statt Dualismus

Seitdem die Menschen selbst über sich nachdenken, viele Philosophen haben sich seit der Antike damit auseinandergesetzt, beschäftigen sie sich mit dem Gedanken, was eigentlich **Seele und Geist** oder den **freien Willen** ausmacht. Die Frage dabei ist immer wieder, wie können geistige Zustände, z. B. einen Brief zu schreiben, aus materiellen Hirnprozessen hervorgehen und dann auch wieder auf das Gehirn selbst zurückwirken? Wie wird aus einem seelisch-geistigen Vorgang ein körperlicher und umgekehrt?

Dem allgemeinen Verständnis von Psychosomatik folgend gibt es das isolierte Auftreten von nur seelischen oder nur körperlichen Prozessen nicht. Es besteht ein **Leib-Seele-Miteinander** im Gegensatz zur gängigen Annahme des **Leib-Seele-Dualismus**, einem Entweder-Oder, welches einem ganzheitlichen Menschenbild nicht gerecht wird. Die bisherige Trennung zwischen den seelisch-geistigen und den biologisch-körperlichen Dingen lässt sich nicht mehr aufrechterhalten. Leib und Seele sind untrennbar miteinander verknüpft.

Der Hirnforscher Prof. *Singer* verwendet hierfür den Begriff der **Synchronie**. Auf der Ebene neuronaler Netze realisiert unser Gehirn die Zusammengehörigkeit und hebt den Körper-Seele-Dualismus auf. Noch ist fraglich, ob sich irgendwann die geistig-seelischen Phänomene umfassend neurobiologisch beschreiben lassen, geschweige denn, ob der Brückenschlag zwischen empirisch-materialistischer Naturwissenschaft und den Konzepten von Subjektivität und Willensfreiheit jemals völlig gelingen wird. Für die tägliche psychosomatische Arbeit ist die Klärung dieser Frage nachrangig. Es ist aber hilfreich anzunehmen, dass alle oft schwer erklärbaren psychosomatischen Phänomene in uns entstehen und kein \`böser Geist´ uns von außen verhext.

Zur Verdeutlichung der **Unbewusst-Bewusst-Synchronizität** oder Zweigleisigkeit sind Formulierungen hilfreich, wie:

*-während das Bewusstsein (**BW**) analysiert, tut das Unbewusste (**UB**) etwas anderes*
-obwohl das BW sich ablenken lässt, lernt das UB gerade was Neues
-während das BW meine Worte liest, nimmt das UB intuitiv auf

Daher beschäftigt uns die Frage: Wie der mysteriöse Sprung von der neuronalen Aktivität zur mentalen, geistigen Funktion, die Verknüpfung zwischen dem Körperlichen und dem Seelisch-Geistigen erfolgt, wie sich die Grenze zwischen den 2 Beschreibungssystemen überbrücken lässt? Die gängige Theorie besagt, dass das phänomenale Bewusstsein und die anderen mentalen Prozesse durch die starke Vernetzung der unterschiedlichen Hirnzentren und dem ungeheuren Informationsfluss zwischen ihnen entstehen. Eine von hundert Milliarden Nervenzellen (10^{11}) verknüpft sich dabei gleichzeitig mit bis zu 10.000 anderen. Dabei erzeugt das Menschenhirn eine Repräsentation von einem Bild und davon eine erneute Repräsentation usf. bis ein **Qualitätssprung** eintritt, der uns als etwas anderes, etwas Immaterielles erscheint. Der Unterschied zwischen dem Menschenhirn und anderen Tierhirnen ist dabei gering, er besteht vor allem darin, dass das Menschenhirn auf deutlich mehr Hirnrinde und mehr Information verarbeitende Hirnareale (insgesamt 110) zurückgreifen kann.

Das Unbewusste aus neurobiologischer Sicht – Ein Wahrnehmungsproblem

„Das kann doch gar nicht sein, dass ich mich schon wieder so doof angestellt habe!“
„Warum nur kann ich mir das nicht merken?“

Unser Gehirn gaukelt uns immer wieder vor, dass nur das existent und bedeutend ist, was wir unmittelbar sehen, wahrnehmen, spüren, denken und was uns bewusst ist. Unser Vorstellungs- und Wahrnehmungsvermögen bewegt sich im Zentimeter bis Kilometerbereich, weil dies für unser Überleben existentiell ist. So war es schon eine große Leistung zu erkennen, dass die Erde eine Kugel ist und sich um die Sonne dreht und nicht umgekehrt, wie uns das die Wahrnehmung vorgaukelt. So etwas wie die Weite des Universums oder der Mikrokosmos unseres Nervensystems und Körpers entzieht sich unserer Wahrnehmungs- und Vorstellungskraft. Erst durch die Entwicklung immer besserer Teleskope, Mikroskope und Röntgenapparate können wir die Welt des Makro- und Mikrokosmos wahrnehmen und feststellen, diese ist genauso existent und wirkungsvoll wie der sichtbare Kosmos. Solange sich diese Bereiche aber der Wahrnehmung entzogen haben, wurde ihre Existenz angezweifelt. Genauso verhält es sich mit der menschlichen Psyche. Dank der heutigen technischen Möglichkeiten gelingt es uns immer mehr von dem, was sich unserer **bewussten Wahrnehmung** entzieht, der `Blackbox´ Seele, `sichtbar´ zu machen und dem Gehirn bei der Arbeit zuzuschauen.

Wir erkennen dabei, dass wir uns von der Vorstellung verabschieden müssen, dass die bewusste Wahrnehmungsform die vorherrschende ist. Es handelt sich also nicht um ein **Existenzproblem**, sondern um ein **Wahrnehmungsproblem**. Immer wieder gilt es sich einzugestehen, dass wir oft nicht Frau/Herr im eigenen Hause sind und sich vieles unserer bewussten Kontrolle oder Ich-Steuerung entzieht. Sprüche wie die obigen zeugen davon. Erst recht kommt uns der Mangel an bewusster Kontrolle zu Bewusstsein, wenn unser Körper -die Atmung, der Herzschlag, die Verdauung nicht mehr so funktionieren- wie wir das gewohnt sind und erwarten. Uns wird dann schmerzhaft und vielleicht mit Erschrecken bewusst, wie viele Vorgänge sich unserer Wahrnehmung und Kontrolle entziehen.

Auch wenn im Einzelnen schwer zu erkennen ist, wie viel vom **UB`en** gesteuert wird und sich bewusster Kontrolle entzieht, müssen wir uns doch vergegenwärtigen, dass wir immer nur die **Spitze eines Eisbergs** im Blickpunkt unseres Bewusstseins (Fokus) haben, vergleichbar dem Akteur im Scheinwerferlicht. Das bewusste, absichtsvolle Handeln ist nur ein kleiner Teil unserer neuronalen-geistigen Aktivität. Daneben oder hinter der Bühne spielt sich zeitgleich vieles ab, von dem wir nichts mitbekommen. Die Psychosomatik hat die Aufgabe, all dies zu vermitteln, die Wahrnehmung für unbewusste Prozesse zu schulen und Licht ins Dunkel des Unbewussten zu bringen.

Die **Existenz** des **UB`s** ist neurobiologisch eine **Lebensnotwendigkeit**, weil es uns endlos überfordern würde, all die zugrunde liegenden, immensen Datenmengen im Detail wahrnehmen zu müssen. Alle Wahrnehmungs-, viele Entscheidungs- und Steuerungsvorgänge sind mit einem sehr hohen **Energieaufwand** verbunden. All das was **unbewusst**, ohne die energieaufwändigen, bewussten Wahrnehmungs- und Entscheidungsprozesse abläuft, läuft quasi automatisiert im **Energie-Sparmodus**. Unser Gehirn ist mit seinen Mrd. Nervenzellen ein Hauptenergieverbraucher im Körper und verbraucht im Durchschnitt etwa 25 Watt Energie, soviel wie eine kleine Glühbirne. Zucker ist sein Treibstoff. Das bemerken z.B. Schachspieler, die während eines längeren Turniers, allein durch ihre geistige Arbeit, mehrere Kilos an Gewicht verlieren. Daher ist es auch aus einer ökonomischen Perspektive erforderlich, Energie zu sparen. Es ist schlicht unmöglich und auch nicht wünschenswert, alles bis ins Kleinste unserer Körperfunktionen steuern zu wollen oder ins Licht des Bewusstseins zu heben.

Das Unbewusste aus tiefenpsychologischer Sicht

> *"Die Vernunft, die ihr so bewundert, auf welche die Menschheit so stolz ist, ist nur ein kleiner Teil an der Oberfläche, eine dünne zerbrechliche Schicht. Darunter regieren starke unbewusste Kräfte: das Chaos der Triebe, Lust, Sex und Gewalt."*(Freud, 1906)
>
> "*Das Wesentliche ist unsichtbar - Man sieht nur mit dem Herzen gut*"(Saint Exupery)

Nichts hat den Blick auf uns Menschen so radikal verändert, wie die Entdeckung des Unbewussten durch ***Freud***. Er entdeckte, dass unser Leben auf rätselhafte Weise von unbewussten Impulsen, Ängsten und Träumen gesteuert wird und verglich das Bewusstsein mit der Spitze eines Eisberges, dessen größter Teil unsichtbar unter der Oberfläche liegt. Bereits vor mehr als 100 Jahren konzipierte *Freud* eine **Theorie der Psyche,** die **Psychoanalyse** mit den folgenden Annahmen (s. obiges Zitat). Das Unbewusste kontrolliert das **Bewusstsein** stärker als umgekehrt, es entsteht zeitlich vor dem bewussten Ich/Selbst (s.u.). Unbewusste Konflikte zeigen sich in Träumen, Fehlleistungen und neurotischem Verhalten. Bei *Saint Exupery* findet sich im kleinen Prinz auch ein bezeichnender Satz (obiges Zitat), der sich gut auf das Unbewusste anwenden lässt. Heute können wir das UB zunehmend entschlüsseln und erstaunlich viel von dem was *Freud* vermutete bestätigen. Es gibt aber auch Dinge zu korrigieren, z.B. misst *Freud* dem UB nicht die umfassende Bedeutung zu, die ihm als Basis unseres gesamten Handelns gebührt. Die Neurobiologie spricht unserem Wachbewusstsein, nicht wie früher gedacht die Spitze des Eisbergs, sondern gerade mal die Größe eines Schneeballs auf der Spitze des Eisbergs zu.

Um uns dem Unbewussten zu nähern, müssen wir uns mit unserer Kindheit und Entwicklung auseinandersetzen. Stellen sie sich ihr Leben als ein Buch vor, in dem jeder Tag eine Seite hat, ihre Autobiographie. Das meiste in diesem Buch können wir zwar nicht bewusst erinnern, aber es enthält eine Art Anleitung für späteres Verhalten, unsere **erlernten Verhaltensmuster**. Diese haben wir durch die Betreuung unserer Eltern und die Erziehung gelernt. All das ist in Zellnetzwerken in unserem Gehirn abgelegt. Dabei haben wir etliches gut, etliches falsch und etliches nicht gelernt. In den ersten Lebensjahren, dem Zeitpunkt unseres größten Lernvermögens, lernen wir viele komplexe Dinge durch Prägung, Lernen am Erfolg, Imitation oder Identifikation. Spielerisch lernen wir dabei Dinge wie das Laufen oder zu sprechen ohne Vokabeln und Grammatik pauken zu müssen. Wird das **Lernen** allerdings durch schlechte Lernbedingungen wie Angst und Stress gestört, kommt es zur Entwicklung von ungünstigen, dysfunktionalen Verhaltensmustern, die schwer korrigierbar sind und uns im späteren Leben Probleme machen. Daraus folgt, auch wenn wir das vielleicht nicht wahrhaben wollen, dass wir in einem großen Ausmaß das Produkt der kindlichen Lebenssituation, der Fürsorge und Aufmerksamkeit unserer Eltern, der Gesellschaft und deren Versäumnisse sind (Kap.II).

Der mysteriöse Sprung vom Seelischen ins Körperliche

Zwischen Psyche und Geist auf der einen und dem Körper auf der anderen Seite fungiert das Nervensystem als Bindeglied, ihm kommt die **Brückenfunktion** zu. Der Übergang vom Seelischen zum Körperlichen erfolgt stufenlos. Es beginnt mit leicht erhöhter Nervenaktivität in einem kleinen Nervenzellbereich und kann dann das ganze Gehirn wie in einem Orkan erfassen und alle Körperfunktionen stören. Nach dem Abklingen der Erregung beruhigen sich das Nervensystem und der in Mitleidenschaft gezogene Körper wieder. Der Vorgang des Sprungs ins Körperliche heißt in der medizinischen Fachsprache **Somatisierung** und wird unten erläutert. Nur wenige von Ihnen haben aber, bevor sie sich in psychosomatische Behandlung begeben, eine Vorstellung davon, wie dieser **mysteriöse Sprung** vom Seelischen ins Körperliche erfolgt. Dabei müssen wir die Erkenntnis zugrunde legen, dass die **seelisch-geistigen Prozesse** in einer **Ansammlung von Nervenzellen** und ihrer **Verknüpfung** untereinander basieren.

Experimentell konnte anschaulich gezeigt werden, dass einem seelisch-geistigen Erleben die gleichen neuronalen-elektrophysiologischen Prinzipien zugrunde liegen wie einem handfesten körperlichen Ereignis.So fand man bei einem faszinierenden Experiment, dass ein psychosozialer Reiz ein gleiches elektrisches Signal im Bereich des Cingulums, (s. Kap. IV), auslöst wie ein physikalischer Reiz. Konkret bedeutet das, dass das elektrische Signal, das entsteht, wenn man sich mit dem Hammer auf den Daumen schlägt, identisch ist zu dem Signal, das entsteht, wenn man plötzlich ungerechterweise aus einer sozialen Gemeinschaft ausgeschlossen wird. Demnach macht unser Gehirn elektrophysiologisch keinen Unterschied zwischen einem heftigen körperlichen Ereignis und einem heftigen emotionalen Ereignis.

KAP. II: DIE PSYCHISCHE STRUKTUR, ABWEHR und PERSÖNLICHKEIT

Die Persönlichkeit eines Menschen ist gekennzeichnet durch eine Kombination von ganz **individuellen Eigenschaften** an Temperament,Gefühlshaftigkeit, Intelligenz und Gewohnheiten, die dauerhaft ausgedrückt und kommuniziert werden. Die Persönlichkeitsforschung geht heute davon aus, dass es insgesamt **fünf Hauptfaktoren** gibt („big five"), die eine Person charakterisieren, die:

- **Extraversion**
- **Verträglichkeit**
- **Gewissenhaftigkeit**
- **Neurotizismus**
- **Offenheit**

Auf weitere Details gehe ich hier nicht ein, wer sich dafür interessiert, dem sie das lesenswerte Buch von *G. Roth* [3]empfohlen: Persönlichkeit, Entscheidung und Verhalten. Für die Psychosomatik ist v.a. der Persönlichkeitsbereich wichtig, der mit dem Thema **Selbstbewusstsein** und **Selbstwertgefühl** zu tun hat.

Die Persönlichkeit eines Menschen entwickelt sich aus den vorgegebenen genetischen Anlagen (ca. 20-50%), den vorgeburtlichen Prägungen (ab der 6 Schwangerschaftswoche), den frühkindlichen Prägungen (bis zum 4. Lj.), den bewussten sozialen Prägungen (ca. bis zum 20. Lj.).

Die Persönlichkeit wird in der Medizin und Psychologie in die drei Bereiche: **Körper** (Soma), **Affekt** (Emotion) und **Geist** (Kognition) gegliedert. Dem **Psychosomatiker** fällt die Aufgabe zu, als eine Art „Integrationsspezialist", die Zusammenschau der Gesamtorganisation Mensch zu bewerkstelligen. Er versucht dann das, was im herkömmlichen Medizinbetrieb zerlegt wird und auseinanderfällt, die Körper/Seele/Geist-Einheit in ihrem Kontext mit dem sozialen Umfeld wieder zusammenzufügen.

Der **Körperbereich** (Soma) besteht aus Organen, die mit naturwissenschaftlicher Methodik mess- und beobachtbar und sich mit Hilfe der modernen Diagnostik heute teilweise bis in den Millimeterbereich hinein auflösen lassen. Organe können erkranken und es kann eine organspezifische Diagnose gestellt werden. Jedem der verschiedenen Organe lassen sich strukturelle Organerkrankungen (z.B. dem Herz: Herzinfarkt, Herzmuskelschwäche etc.) zuordnen. Dies lässt sich auf alle mögliche Organe und Erkrankungen übertragen. Dieser Bereich unserer Organisation ist wegen seiner Messbarkeit/Objektivierbarkeit viel besser erfasst und im Bewusstsein präsent, wie der Emotions- und Kognitionsbereich, so dass ich diesen Bereich nicht weiter erläutere. Im Folgenden gehe ich zunächst auf die Begriffe des Selbst und des Ich und dann auf den großen Bereich Motivation, Affekte und Kognition ein.

Zu den Begriffen `SELBST´ und ` ICH´

Wir brauchen eine kompakte Vorstellung davon, wer wir sind und was wir wollen, die mit den beiden Begriffen **Selbst** oder **Ich** beschrieben wird. Die Definition dieser Begriffe ist in der Literatur uneinheitlich, daher gebe ich nur eine kurze Beschreibung davon, wie die Begriffe m.E. häufig verwendet werden.

Das **Selbst** wird beschrieben als die gesamte **zentrale Repräsentanz** des Menschen, die **Instanz**, die all das, was mit unserer Existenz zu tun hat, integriert und in

[3] *G. Roth: Persönlichkeit, Entscheidung und Verhalten, Klett-Cotta 2007.*

einen Bezug zur Umwelt stellt und das **Fundament** unsere **Identität** bildet. Diese ist geknüpft an das autobiographische Gedächtnis und kann sogar verloren gehen (s.u.). Es macht den Menschen in seinem körperlichen, emotionalen und geistigen Sosein aus. Das **Selbst** sagt uns auch, dass wir unverwechselbar und verschieden von einem Gegenüber, dem DU sind. Das **Selbstkonzept** kann mit unseren realen Möglichkeiten und unserer sozialen Stellung und Rolle im Einklang stehen oder deutlich davon abweichen. Wir können uns zu klein (sog. Kleinheitsselbst) oder zu groß konzipieren (sog. grandioses Selbst, s.u.). Man spricht auch vom `wahren und falschen Selbst´, dem unentwickelten oder abhängigen Selbst´. Bis heute wissen wir jedoch nicht, wie das Gehirn die selbstbezogenen Gedanken erzeugt und zu einem **einheitlichen Selbst** verknüpft.

Das **Ich** dagegen beschreibt mehr den **motivationalen, handelnden** und **kontrollierenden Aspekt** der Persönlichkeit, dem man die Bedürfnisse, sog. Ich-Bedürfnisse, zuordnet. Der Begriff des **Ichs** wurde ursprünglich von *Freud (*1923) konzipiert, zusammen mit den beiden anderen Instanzen, dem **Es** und dem **Über-Ich**. Es bildet die Basis seines **Strukturmodells** und der psychoanalytischen Theorie. Wir sagen: `Ich will, ich mache und ich entscheide´. Die Unterteilung in diese drei Instanzen wird durch die neurobiologische Forschung prinzipiell bestätigt.

Ich-Zentrum, Ich-Funktionen und Ich-Stärke

Aus dem **ICH** kommen all die wichtige **Handlungsimpulse** und Lebensziele, die uns ausmachen und uns voranbringen, z.B. dass wir besser als andere sein oder uns durchsetzen wollen, aber auch, dass wir uns vor Aggression und Ausbeutung schützen wollen. Diese Antriebe, sind jedoch nicht -wie von *Freud* angenommen wurde- der Sexual- und der Todestrieb, sondern sie bestehen aus einer Fülle von **Motiven** und Grundbedürfnissen, die unsere Sicherheit und unser Überleben sichern, sie werden weiter unten erläutert. Unsere Intuition sagt uns, es muss irgendwo im Gehirn ein zentrales, biologisches Steuerungszentrum – **Ich-Zentrum –** geben, nach dem man lange suchte. Die Forschung lehrt uns heute, dass es ein solches Zentrum nicht gibt. Vielmehr gibt es mehrere Ich-Zustände: *das rationale, das emotionale, das soziale und egoistische Ich.* Will man das **Ich** lokalisieren, findet man Teile davon über Dutzende von Hirnarealen verteilt, das ***triebhafte Es*** findet sich v.a. im limbischen System und das ***moralisch kontrollierende Über-Ich*** findet sich v.a. im Stirnhirn (Kap.IV).

Dem Ich kommt im Rahmen der **Stressbewältigung** eine besondere Funktion zu. Bei einem Entscheidungsprozess werden also viele unbewusste Aktivitätsmuster, unser gesammelter Erfahrungs- und Wissensschatz und unsere Erwartungen gleichzeitig aktiviert. Durch diese **synchrone Aktivität** verbinden sich viele Zellverbände zu einem multizentrischen Netzwerk quer durch das gesamte Gehirn und begeben sich in einen Abstimmungsprozess, bei dem sich ein neuronaler Verbund durchsetzt (*the winner takes all*). Diese Prozesse laufen nicht sehr zielgerichtet ab, sondern sind oft dem Zufall unterworfen oder von außen beeinflusst, z.B. durch Gerüche im Kaufhaus. Im Nachhinein werden diese überwiegend unbewusst ablaufenden Entscheidungen dann einer Ich-Instanz zugeschrieben. Dabei werden Begründungen produziert, die meist wenig oder nichts mit den tatsächlichen Abwägungen zu tun hat. Diese Begründungen sollen unsere Vorgehensweise rechtfertigen, einen Vorgang, den man auch **Rationalisierung** nennt. Unser Tun und Wollen ist demnach nicht wirklich frei, sondern unbewusst, neurobiologisch determiniert. Auch die Überzeugung unser Fühlen, Denken und Verhalten sei von uns bewusst und absichtsvoll gesteuert, das sog. **`egozentrische Denken´**, entspricht einem Wunschdenken (s.o.). Daher müssen wir uns eingestehen, dass das **bewusste Ich** selbst nur wenig weiß von seiner Steuerung durch das Unbewusste, es unterliegt der **Illusion** der Selbststeuerung.

Vor dem Hintergrund dieser und anderer neurobiologischer Erkenntnisse, die ich hier nicht weiter ausführe, kommen *Roth* [4]*,Singer* und andere Hirnforscher zu dem Schluss, dass es den **freien Willen**, den wir für uns proklamieren, aus neurobiologischer Sicht nicht gibt. Es gibt noch einen Expertenstreit darüber, was der sog. freie Wille eigentlich ist. Eines ist aber heute klar: Wir halten uns zu Unrecht für sehr vernunftgesteuerte, logische Wesen und schreiben uns auch zu Unrecht eine Stellung innerhalb der Tierwelt zu, die viel zu herausgehoben ist, weil unser Ich das so möchte.

Den Ich-Zuständen werden bestimmte Funktionen, die sog. **Ich-Funktionen** zugeordnet: z.B.: die Selbst- und Körperwahrnehmung, Affektkontrolle, Frustrationstoleranz (Geduld), die Impulskontrolle und Spannungsregulation, das Einfühlungsvermögens in Andere, der Realitätsprüfung, Abgrenzungsvermögen, Beziehungsfähigkeit und anderes mehr. Diese Ich-Funktionen können je nach Entwicklungsbedingungen gut oder schlecht ausgereift sein, letzteres ist z. B. der Fall bei den Persönlichkeitsstörungen (s.u.). Die Kompetenz und das Ausmaß, mit welchem wir über diese Ich-Funktionen verfügen bezeichnet man als **Ich-Stärke**.

Die Entwicklung des Selbst- oder Identitätsbewusstseins

Das **Selbst- oder Identitätsbewusstsein** entwickelt sich in der Interaktion mit unseren ersten wichtigen Bezugspersonen -im analytischen Sprachgebrauch als **Objekte** bezeichnet- im Alter von etwa 2-6 Monaten heraus. Zunächst entwickelt sich das sog. **Kernselbst**, daran schließt sich die Entwicklung des **subjektiven Selbst** an,mit Trennung aus der mütterlichen Symbiose, welche der Säugling durchaus als schmerzlich wahrnimmt, und der Erkenntnis, dass die Mutter ein von ihm getrenntes Wesen ist. Zuvor sprechen wir von der sog. Mutter-Kindsymbiose. Mit ca. 12 Monaten ist die Selbstentwicklung soweit gereift, dass das Kleinkind begreift, dass es eine eigenständige, von der Mutter getrennte Person ist. Es kann sich dann auch im Spiegel erkennen (Spiegeltest). Dieses geht über in das **\`verbale Selbst´**, welches etwa ab dem 15. Lebensmonat die Führung übernimmt.

Die spätere Entwicklung einer starken Persönlichkeit hängt mit der neuronalen Vernetzung im Gehirn, also einer guten Hirnreifung, zusammen. Ein Kind kann dann besonders gut reifen, wenn es in einer geborgenen, geschützten Umgebung aufwächst und man ihm kontinuierlich vermittelt, du bist nicht allein, du bist wertvoll, wichtig und du kannst was. Ein **positives Selbst** und eine stabile Persönlichkeit bildet sich durch lustvolle Anregungen, ein **negatives Selbst** durch frühkindlichen Stress mit frustrierenden Beziehungserfahrungen, die früh verinnerlicht werden. Das **Selbstbild** prägt unser Selbsterleben und die Art, wie wir unsere späteren Beziehungen gestalten. Erst ab dem 21. Lebensjahr bei den Frauen und dem 23. bei den Männern kann von einem stabilen erwachsenen Gehirn gesprochen werden, dann wenn das Stirnhirn (Kap. IV) seine vollständige Reifung erlangt hat.

Frühkindliche Stresseinwirkungen prägen nicht nur das Selbstbild, sondern hinterlassen auch biologische Narben im Gehirn, derart, dass diese Menschen schlecht über sich, ihre Gefühle und ihre Befindlichkeit sprechen können. Ihr **Symbolisierungs- und Verbalisierungsvermögen** ist vermindert,sie vermeiden die Reflektion über sich, bzw. sind unfähig über sich nachzudenken (**Mentalisierung**). Die Psychologen sprechen hier auch von **\`Vermeidung der Mentalisierung´**. Reflektion und Mentalisierung sind aber wichtige Hilfsmittel, um Konfliktspannungen, Stressbelastungen und Traumata bis zu einem gewissen Grad zu bewältigen. Zudem wird die Realitätsbewältigung und Beziehungsgestaltung beeinträchtigt.

---

[4] *(G. Roth, Fokusartikel 24/2004)*

Form, Bezugssystem und Gefühlshaftigkeit von Selbst und Identität

Das Selbstbewusstsein bekommt dann eine **Form**, die uns in einem **Bezugssystem** signalisiert, wo wir da stehen. Zwischen den möglichen Bezugspersonen oder Gegenübern bestehen große Unterschiede, so fühlt sich unsere Identität anders an, wenn wir in der angestammten Heimat z.B. mit einem Geschwister in Kontakt sind, als in Grönland mit einem Eskimo. Bezogen auf ein System sind wir ein Star, ein Nichts oder ein Außenseiter. Damit verbunden sind das **Selbstwertgefühl,** das **Schuldgefühl** und das **Schamgefühl** (s.o.). Diese Gefühle sind nicht angeboren, sondern sekundär durch Erziehung und Sozialisation in einem Bezugssystem erlernt. Sie sind im Gehirn im **emotionalen Erfahrungsgedächtnis** (LS, Kap.IV) neuronal verankert worden. Identität und Selbstbewusstsein können **verletzt** oder **bedroht** sein, wenn wir uns in unserem Bezugssystem nicht geliebt oder wertvoll fühlen können. Dies ist z.B. der Fall, wenn wir als Kind keine sichere Bindung aufbauen konnten oder häufig entwertet wurden. Anzustreben ist ein gesundes, kompaktes oder stabiles Selbstbewusstsein.

Im psychologischen Jargon und in der Umgangssprache gibt es viele mit dem Selbst verknüpfte Begriffe, es hat eine **gefühlshafte Qualität**, z.B.: das **Selbstgefühl**. Das Selbstgefühl hat eine **Größe**, das Selbstwertgefühl/-vertrauen. Diese kann sich im Einklang mit den Wahrnehmungen der Anderen befinden oder sie kann von der Fremdeinschätzung erheblich abweichen, man fühlt sich kleiner oder größer als man in Wirklichkeit ist. Bei einem Minderwertigkeitsgefühl fühlt man sich unterlegen, bei einem Grandiositätsgefühl fühlt man sich überlegen. Je nachdem gibt man sich unterwürfig oder \`trägt die Nase zu hoch´. Dieses Selbstwertgefühl kann auch stark schwanken, manchmal innerhalb von Stunden, besonders bei selbstunsicheren- oder Ich-schwachen Menschen genügt möglicherweise ein strenger Blick, der eigene Blick in den Spiegel oder ein Wort, um das Selbst zum Absturz zu bringen. Dabei werden Schuld- oder Schamgefühle (s.o.) ausgelöst.

Störungen der Selbst- oder Persönlichkeitsentwicklung

Schlechte Entwicklungsbedingungen haben nicht nur prägende Bedeutung für die Funktionstüchtigkeit unseres **Stressbewältigungssystems,** sondern auch für die Entwicklung unseres **Ich- oder Identitätsbewusstseins** und unsere **Persönlichkeitsstruktur**. Sie führen zur Störung der Ich-Funktionen. Alle psychische Erkrankungen können damit zusammenhängen, dazu gehört das Depressions- und Selbstmordrisiko, Angst-Panikstörungen, Übererregungszustände, Dissoziation (s.u.), Somatisierung (s.u.), Sucht, die Persönlichkeitsstörung (s.u.) und das selbstverletzende Verhalten. Bei der sog. narzisstischen Persönlichkeitsstörung (s.u.), ist v.a. das Ich- oder Identitätsbewusstsein gestört.

Das **Selbst** und das spätere **Selbstbild** bilden sich durch Beziehungserfahrungen und die auf das Kind bezogenen Kommentare und Zuschreibungen heraus (s.o.). Negativkommentare fördern ein sog. **Versagerskript**! Das was Therapeuten in Therapiesitzungen zu hören bekommen, entstammt teilweise dem Horrorkabinett, gemäß dem Motto aus Marc Beckers Theaterstück Wir im Finale: „Ich war schon als Kind Scheiße!"

\`Du Missgeburt, du Schlampe, du bist zu allem zu blöd, aus dir wird nie etwas, du findest nie einen Mann, du bist mein Sargnagel, bringst mich noch ins Grab, wegen dir springe ich mal zum Fenster raus, du bist Schuld an meinem Elend, ich hätte dich abtreiben sollen, so ein Krüppel wie du, kann gar nicht mein Kind sein, der schwarze Mann wird dich holen, ich bringe dich ins Heim, du wirst in der Hölle schmoren, etc. ´.

Patienten berichten, dass sich diese Sprüche so in ihrem Kopf eingegraben haben, dass sie sich ständig daran erinnern, wenn etwas nicht so läuft, und denken die Eltern hatten wohl recht damit, dass sie der absolute Versager seien. Diese Menschen haben ein negatives Selbstkonzept. Man muss sich nicht wundern, wenn man so etwas u.U. hundertmal in frühen Jahren gehört hat, dass sich das im Gehirn festgesetzt hat und das weitere Leben bestimmt, besonders dann wenn diese Zuschreibungen in kritischen Zeitfenstern der Selbstwertentwicklung stattgefunden haben. Man fühlt sich dann unnötigerweise schlecht, unfähig und schuldig (s.u. Scham/Schuld). Solche Menschen beziehen auch schnell all das, was in ihrer Umgebung schief läuft auf sich. Menschen mit einem solchen negativen Selbstkonzept entwickeln oft psychosomatische Störungen (s.u.).

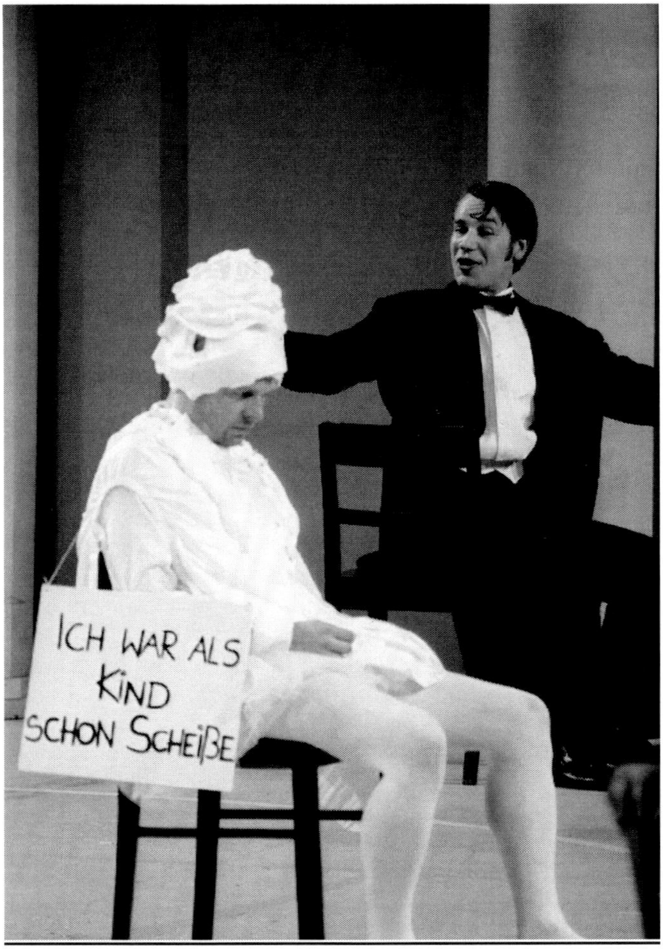

Grafik 1: Negatives Selbstkonzept (© Mario Heinritz, Theater Erlangen) Foto der Inszenierung "Wir im Finale" von Marc Becker, eine Koproduktion des theater erlangen und Theaterhaus Jena, Regie: Christian von Treskow, auf dem Bild: Lutz Wessel, Gregor Henze

Exkurs: Der Umgang mit dem Negativkonzept

Skeptiker meinen, wenn man so etwas 100 mal gehört hat, muss man wahrscheinlich 1000 mal das Gegenteil hören, um solche neuronale Verknüpfungen zu korrigieren. Tatsache ist, dass man hart daran arbeiten muss, um dieses Selbstkonzept zu korrigieren und sich immer wieder selbst bestätigen muss, nach dem Motto: Ich bin o.k. Dazu gehört auch, dass wenn sie herausfinden, dass sie Opfer von Erziehungs- und Betreuungsfehlern ihrer Eltern oder anderer Fürsorgepersonen geworden sind, dass sie die Verantwortung nicht dorthin abschieben. Es hilft nicht im Selbstmitleid hängen zu bleiben oder Wiedergutmachungsleistungen einzufordern, nach dem Motto: `Jetzt kann ich eh nichts mehr ändern´ oder `die haben das vermasselt und sollen es wieder in Ordnung bringen´.

*Diese Erkenntnisse sind allenfalls hilfreich zum Verständnis und zur Begründung. Für die Fehler anderer müssen sie nicht die Verantwortung übernehmen, aber die Schuldzuweisung bringt sie nicht weiter. Daher empfehle ich von **schicksalhafter Fügung** und **Verstrickung** zu sprechen, denn auch unsere Eltern sind u.U. Opfer und eingebettet in gesellschaftliche Rahmenbedingungen und eine Wiedergutmachung von Kindheitsbelastungen gibt es nicht.*

Die gesündeste Konsequenz aus dieser negativen Lebenserfahrung ist, als Erwachsener Verantwortung für sein Schicksal und die Existenz eines solchen Selbstkonzepts zu übernehmen (Schicksalsakzeptanz) und zu versuchen es zu korrigieren, z. B. durch Therapie. Diese Aufgabe ist vergleichbar, wenn man z.B. durch einen Autounfall Schaden genommen hat und nun eine körperliche Behinderung in sein Selbstkonzept integrieren muss. Eine Aussöhnung mit den Eltern ist hilfreich, aber nicht unbedingt für die Gesundung erforderlich. Die Aussöhnung mit dem persönlichen Schicksal und die aktive Trauer um das, was einem das Schicksal zugemutet hat, ist jedoch ein wichtiger Meilenstein auf dem Weg zur Gesundung,da der Blick zurück im Zorn sehr viel Energie bindet, die man besser zur Weiterentwicklung nutzen kann.

Schutz- und Abwehrmechanismen und Stressbewältigung

Die Persönlichkeit muss sich ständig gegen äußere Angriffe, Anforderungen und bedrängende Gefühle und Gedanken von innen, behaupten oder sich gegen das Elend in der Welt bzw. in einem selbst, den sog: **Stress** schützen. Zu einer stabilen belastbaren Persönlichkeit gehört, dass sie in der Lage ist sich gegen unterschiedlichste Stressoren zu behaupten, diese vorübergehend wegzuhalten oder auszublenden. Daher benötigt jeder ein möglichst gut funktionierendes **Abwehrsystem**, welches in der Sprache der Neurobiologie auch **Stressbewältigungssystem (SBS)** heißt.

Zur Gewährleistung der Abwehr braucht es **Schutz- und Abwehrmechanismen**, die weitestgehend unbewusst und automatisiert ablaufen. Dazu gehören solche Mechanismen wie das *Verdrängen, Vermeiden, Verschieben, Verleugnen, Verkehren in sein Gegenteil und die Projektion* etc. Die Psychotherapeuten unterscheiden daneben noch einige andere Abwehrmechanismen, die ich hier nicht erwähne. Diese Abwehrmechanismen mögen sich für manch einen Laien auf den ersten Blick wie ein unmoralisches oder schimpfliches Verhalten anhören. Bitte vergegenwärtigen sie sich dabei, dass sie lebensnotwendig für unser alltägliches Überleben sind, ohne sie wären wir schutzlos allen möglichen äußeren und inneren Bedrängnissen ausgesetzt und würden unsere Alltagstüchtigkeit verlieren. Jeder setzt sie ein, problematisch wird es erst dann, wenn sie einen selbst- oder fremdschädigenden Charakter bekommen und krank machen.

Die Schwäche des Stressbewältigungssystems und psychosomatische Symptombildung

In den Anfangszeiten der Psychosomatik, als es noch kein so differenziertes Stressmodell gab, ging man davon aus, dass psychosomatische Störungen durch spezifische Konflikte, sog. Spezifitätstheorien, bedingt sind. Heute legt man als **Störungsmodell** in der Psychosomatik die **Schwäche des Stressbewältigungssystems** zugrunde. Ob jemand unter dem Einfluss von Stress psychosomatisch reagiert oder nicht, es also zu einer **psychosomatischen Symptombildung** kommt, hängt von zwei Größen ab, der Wirkmächtigkeit eines **Stressors** und den inneren **Abwehrkräften** oder -**mechanismen**, die das Ich mobilisieren kann, um mit dem aktuellen Stressfaktor fertig zu werden. Hierzu nimmt man einen **Ichkern** an, der über einen mehr oder weniger gut ausgebauten Schutz, die **Abwehrkompetenz**, verfügt. Die psychosomatische Symptomatik ist direkt abhängig von der Abwehrkompetenz des Ichs mit seinen Abwehrmechanismen. Ist diese Kompetenz hoch oder funktional, verfügt die Persönlichkeit über eine gute Stressbewältigung und wenig Symptomatik, ist diese niedrig oder dysfunktional, geht das mit schlechter Stressbewältigung und vielen psychischen und psychosomatischen Symptome einher. Daher sollte sich jeder ein Bild davon machen, wie seine persönliche Abwehr funktioniert und ggbflls. an einer Verbesserung arbeiten. Diese **Ich-Abwehr** ist als psychische Organisation in den **neuronalen Strukturen** unseres Gehirns verankert und benötigt Energie, die man auch als **Abwehrarbeit** oder **Abwehrleistung** bezeichnet.

Zum Aufbau der Ich-Abwehr

Bei diesem Thema geht es um die Frage, wie das Ich seine Abwehr aufbaut. Ich habe dies symbolisiert mit einem **Schutzmantel** (s. Grafik 2). Dieser Ich-Schutz ist abhängig von all den **Traumatisierungen** (s.Teil III), den **Ich-strukturellen Schwächen** (Entwicklungsdefiziten) und **unbewussten Konflikten,** die ein Mensch in seinem bisherigen Leben durchlitten hat, und dem Ausmaß ihrer **Bewältigung**. Die Grundlagen der **neuronalen Stressbewältigung** werden ausführlich im Kap. IV dargestellt. Die traditionell neurotischen Abwehrmuster finden sich heute in den Kategorien **Strukturpathologie** und **Konfliktpathologie** (s.u.).

Problematisch ist es, wenn die Abwehrleistung zu schwach und bei Bagatellstress überfordert ist oder durch einen zu starken Angriff überrannt wird. Dies merken wir z.B. daran, dass das normale Empfinden, Erleben, Wahrnehmen, sowie unsere Reaktionen und Denken blockiert sind und wir u.U. unerklärliche körperliche Symptome kriegen. Dadurch werden v.a. auch die Beziehungsfähigkeit und das Sozialverhalten beeinträchtigt. Früher sprach man im psychoanalytischen Sprachgebrauch auch vom **neurotischen Abwehrverhalten**. Die Abwehrmechanismen stellen einen ersten **äußeren Abwehrring** dar. Wenn dieser Abwehrring defekt ist oder überrannt wird, gibt es noch 1-2 **innere Abwehrringe**, die auch das Ich schützen, aber bei Aktivierung mit wesentlich gravierenderen Alltagseinschränkungen einhergehen, z.B. die Dissoziation (s.u.) und der *Verlust der Realitätsprüfung.*

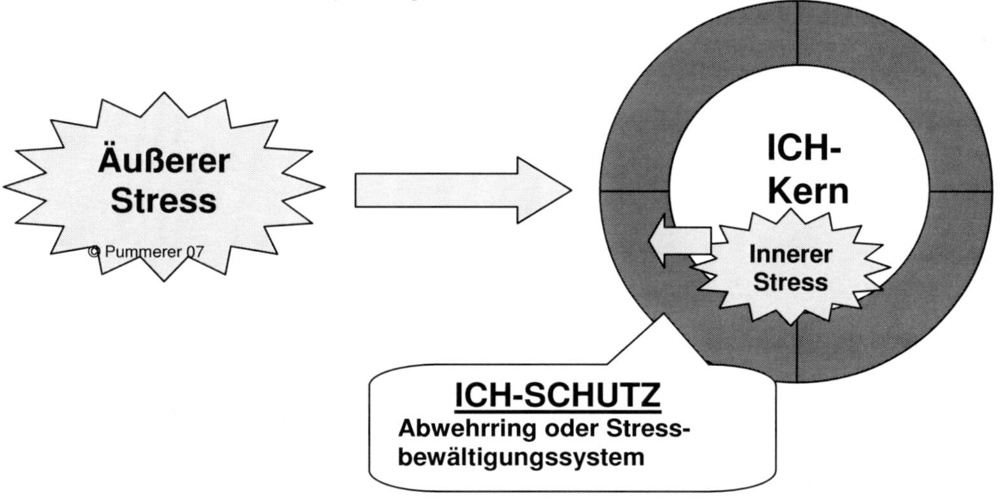

Grafik 2: Darstellung der Ich-Abwehr

Organisation des Ich-Schutzes und Traumatisierung

Der Ich- oder Selbstschutz stellt die Größe dar, die für unser Überleben und die Stressbewältigung existentiell wichtig ist. Dargestellt wird ein hypothetisches **Dreischichtenmodell** einer Abwehr, welches sich am Modell der drei Strukturniveaus anlehnt. Die Idee dabei ist, dass sich die Funktionstüchtigkeit des inneren Schutzsystems abhängig vom Einfluss des äußeren Schutzraumes (Mutter, Familie und sozialem Umfeld) entwickelt. Die Persönlichkeit entwickelt zunächst *`die Bindungssicherheit im Mutterschutzsystem´*, dann folgt der 2. Ring, durch die Entwicklung *`der Bindungssicherheit im Familienschutzsystem´*, und dann der 3. Ring durch die *`Bindungssicherheit im sozialen Schutzsystem´*. In Grafik 3 findet sich der idealtypische Fall, dass alle drei Abwehrringe voll entwickelt und intakt sind. In der folgenden Grafik ist die funktionale, stabile Organisation des Ichschutzes dargestellt. Bei instabiler, dysfunktionaler Abwehr z.B. durch Traumata, wird die Symptombildung unter Stresseinwirkung dargestellt (s.

u.). Daraus folgt, dass sich die psychosomatische Therapie an der Abwehrschwäche und dem davon ableitbaren **Schutzbedürfnis** des Patienten orientieren sollte.

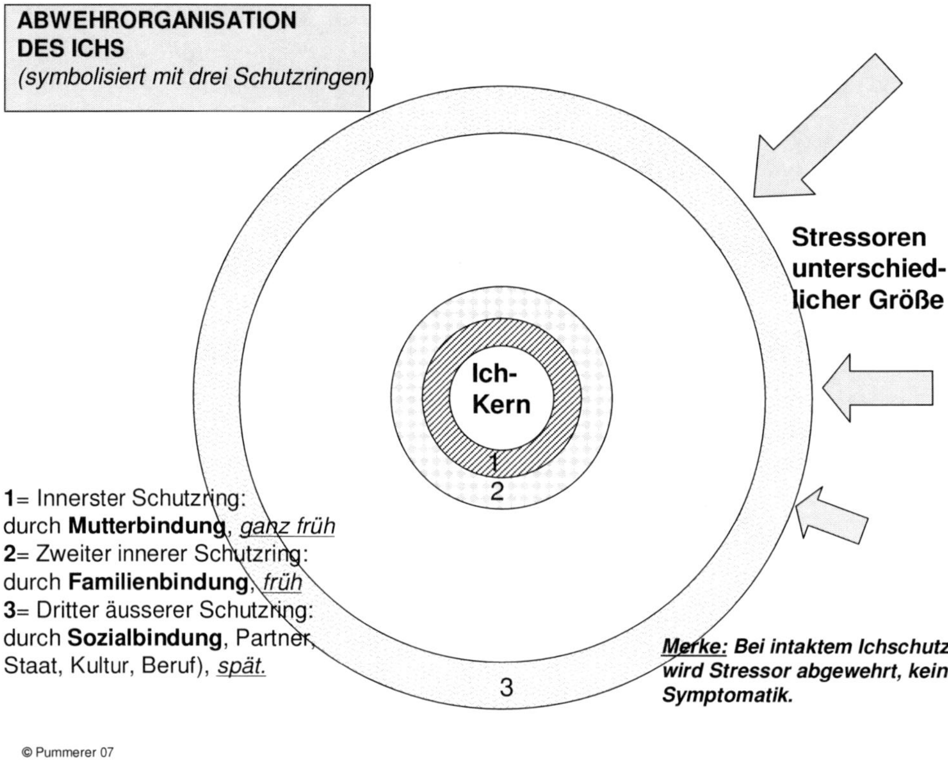

Grafik 3: *Modell einer intakten Abwehr,bei der die 3 Abwehrringe gut entwickelt und intakt sind.*

Der Affektbereich

Der Affektbereich betrifft unsere gefühlshaften Zustände und wird in von der Wissenschaft in vier Teilbereiche gegliedert: **Emotion, Stress, Stimmung** und **Impulse**. Diese Differenzierung beinhaltet, dass Emotion heute eine Untereinheit im Affektsystem ist und nicht synonym verwendet werden sollte, wie dies üblich war und ist. Umgangssprachlich haben sich die Begriffe Gefühl und Emotion so eingebürgert, dass die meisten Autoren, nicht scharf zwischen den Begriffen Affekt, Emotion und Gefühl trennen. Auch ist die wissenschaftliche Kategorisierung dieses Bereichs noch nicht abgeschlossen, so dass Sie je nach Autor unterschiedliche Zuordnungen finden. Ich persönlich favorisiere und verwende den Begriff Affekt, komme aber nicht um die Begriffe Emotion und Gefühl herum. Es ist ungebräuchlich von Wutemotion oder Schuldaffekt zu sprechen, sondern man spricht von Wut- und Schuldgefühl.

Die Affektentstehung und –wahrnehmung erfolgt im Gehirn innerhalb komplexer Netzwerke und lässt sich heute auch bestimmten anatomischen Strukturen, insbesondere dem limbischen System, v.a. der Amygdala und dem Stirnhirn (Kap. IV) zuordnen. Affekte steuern und regulieren unser Verhalten und müssen selber reguliert werden. Sie sind gekoppelt an die Informationsverarbeitung, die Körperphysiologie, das muskuläre-motorische System und Handlungsimpulse. Dieser Bereich wird unten erläutert. Auch sie können gestört sein, entweder isoliert oder in Kombination mit einer psychischen Erkrankung. Dies ist in der Grafik 4 dargestellt.

Die Funktion der Affekte

Affekte dienen unserem genetischen Überleben bis in künftige Generationen hinein. Sie sichern das Überleben der Genträger, der Reproduktion der Genträger und dem Überleben der Nachkommen durch die Sicherung von *Nahrung, Bindung, sozialer Aufstieg und Status, Reproduktion, Partnerbindung und Nachkommenschaft.*

Affekte haben eine lebenswichtige **kommunikative Bedeutung**. Da wir sie fast immer mimisch und szenisch ausdrücken, wenn auch nur für ein paar Sekunden, kann das Gegenüber, meist unbewusst erkennen, was mit uns los ist, und ob wir etwas gegen ihn im Schilde führen. Daher hat die Natur den Affektbereich als unser schnellstes Reizverarbeitungssystem entwickelt, es setzt uns überhaupt erst in die Lage, schnell zu reagieren oder zu entscheiden. Teilweise wird im Bruchteil einer Sekunde über Gefahr oder nicht, über Sympathie oder Antipathie (Liebe auf den ersten Blick) entschieden. Die Grundlage hierfür ist das **limbische Sytem** mit seinem sog. **emotionalen Erfahrungsgedächtnis** (Kap.IV), in dem alle unsere Lebenserfahrungen unbewusst gespeichert sind, so dass wir in den verschiedensten Lebenssituationen darauf als Ratgeber zurückgreifen können. Alle wichtigen Entscheidungen müssen letztlich emotional verträglich sein. Daraus ergibt sich auch, dass die Menschen sehr unterschiedlich reagieren, z.B. dass der eine ein bestimmtes Lebensereignis als besonders bedrohlich und der andere als gar nicht bedrohlich einstuft. Affekte wirken auch unmittelbar über das limbische Sytem (s.u.) in die körperlichen, vegetativen Funktionen hinein und bedingen **psychosomatische Störungen**. Die Grafik 4 soll die Wechselwirkungen zwischen den drei Teilbereichen in einem Dreieck verdeutlichen (Pfeile).

Wenn sie jetzt erschrocken sind über die Erkenntnis, dass wir so stark von unseren Affekten gesteuert sind, beruhigen sie sich schnell wieder. Denn Forschungen haben auch ergeben, dass die Menschen, die angestrengt nachdenken, oft zu schlechteren Lösungen kommen als die Menschen, die einfach dem Gefühl folgen. Es ist also vollauf berechtigt von **emotionaler Intelligenz** zu sprechen. Je komplexer ein Sachverhalt, umso schwieriger wird eine rein rationale Entscheidung und umso wichtiger wird das Gefühl. Der bewusste Verstand mit Sitz im Cortex (Großhirn) arbeitet um ein vielfaches langsamer als das Affektsystem. Eine rationale Entscheidung gelingt dann noch relativ gut, wenn wir bis zu vier verschiedene Parameter als Entscheidungskriterien zu Grunde legen. Bei höherer Komplexität fehlt es zunehmend am verfügbaren Wissen, um wirklich rational entscheiden zu können, und wird das Bauchgefühl wichtiger. Würden wir ausschließlich die komplizierten Abwägungsvorgänge in unserem Großhirn zur Grundlage von Entscheidungen machen, wären wir sehr schnell handlungsunfähig. Bei allen wichtigen, weitreichenden Entscheidungen ist zunächst grosser Wert auf eine ausführliche Analyse zu legen. Aber dann sollte man einmal darüber schlafen und aus einer gewissen Distanz auf sein emotionales Erfahrungsgedächtnisses hören und die Entscheidung auf der Basis dieses Geächtnisses, mit all seiner bisher gesammelten Lebenserfahrung, treffen. Letztlich fallen auch in der Geschäftswelt die Entscheidungen so, obwohl diese als völlig rational hingestellt werden. *Roth*[5] sieht die richtige Mischung aus **Kopf- und Bauchgefühl** als die beste Strategie an.

In der Regel sind also die Affekte die wichtigsten Ratgeber, die **Orientierungshilfe** im Leben, ich spreche von einer **Kompassfunktion**. Wir verlieben uns oder meiden Gefahren **intuitiv**. Sie dienen sowohl der Beziehungsregulation als auch der Nähe-Distanzregulation. Menschen die sich wegen einer emotionalen Störung nicht mehr auf die Gefühle verlassen oder auf sie zurückgreifen können, werden entscheidungsunfähig und taumeln hilflos im Strudel des Lebens. Sie werden immer unselbständiger und oft Opfer einer manipulativen Umwelt. Erst verlieren sie die **Orientierung** und dann die **Freiheit**. Im Folgenden gehe ich auf wichtige Aspekte der **Affektregulation** ein.

---

[5] *G. Roth, Persönlichkeit, Entscheidung, Verhalten, Klett Cotta 2007*

Grafik 4: Biopsychosoziales Krankheitsmodell – Organisation der Persönlichkeit

© Pummerer

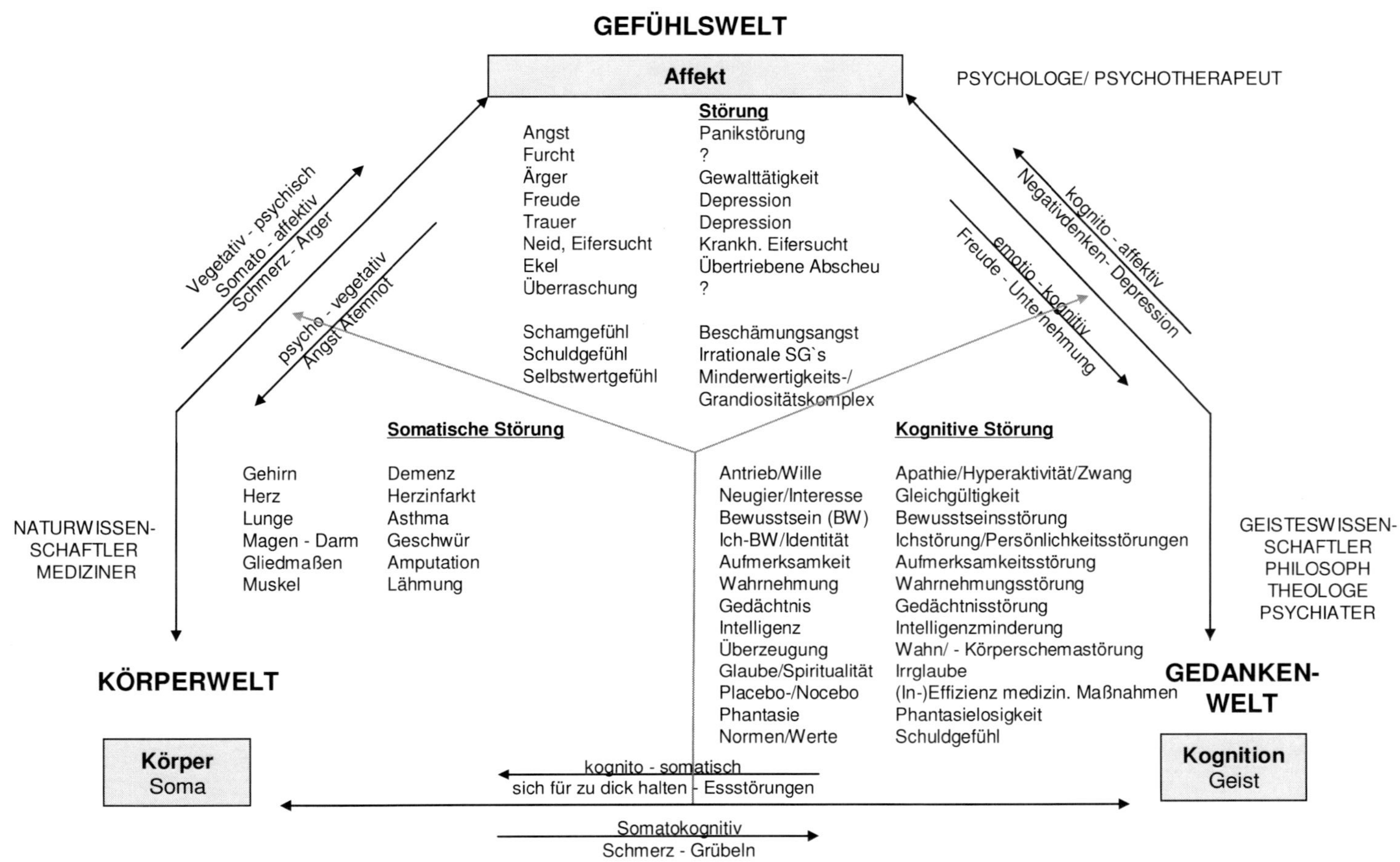

Affektstärke oder die **Macht der Gefühle** – Der Mensch denkt nur, dass er lenkt

Die Affekte treffen uns gelegentlich mit solcher **Wucht**, dass wir z.B. Panik bekommen, im Wutrausch Dinge zerstören, uns verlieben oder umbringen, keinen klaren Gedanken mehr fassen können und handlungsunfähig werden. Aber nicht nur an solchen Gefühlsspitzen erleben wir die Macht der Gefühle, auch sonst im Alltag, müssen wir erkennen, dass die Hauptsteuerung in uns durch **Gefühle**, d.h. **emotional**, weitgehend ohne unser Bewusstsein, erfolgt. Sie beeinflussen unsere Wahrnehmung, Erinnerungen, die Gedanken und die Motivation. Nicht nur in unserer Umwelt, sondern sogar in unserer Innenwelt, unserem Ich (Ego), steuern wir viel weniger als uns bewusst ist und als wir wollen (s.u. bei Ich-Bewusstsein und Selbst).

Zu gerne wären wir der souveräne Schöpfer oder Entscheider im Zentrum des Geschehens um uns herum, weil uns das ein Gefühl von Macht, Kontrolle und damit auch Sicherheit gibt. In Wahrheit ist das, was wir als bewusste **Vernunftentscheidung** ansehen, oft das Ergebnis einer vorgeschalteten, unbewussten **Gefühlsentscheidung**. Dabei kommt es zu Handlungen, die uns beunruhigen, wir verstehen plötzlich unser zwanghaftes Verhalten oder unseren Schmerz nicht mehr oder wir verlieben uns zielsicher immer in den gleichen Typ von Partner, der uns nicht gut tut. Im psychosomatischen Kontext ließe sich daher das Ziel formulieren, weniger krampfhaft zu versuchen, irgendwelchen Prinzipien der Vernunft zu folgen, sondern mehr auf die verschlüsselten Signale des Unbewussten zu achten und einmal darüber zu schlafen. So kommt es oft zu besseren Entscheidungen (emotionale Intelligenz). Durch eine tiefere Analyse unseres Selbst können wir Licht in das Unbewusste bringen und den bewussten Anteil vergrößern.

Affektexpression – Das Ausdrücken von Emotionen

Zu jeder Emotion gibt es einen dazugehörigen Gesichtsausdruck, dieser ist quer durch alle Kulturen identisch. „Wir denken nicht, bevor wir fühlen", erklärt *Eckmann*. Wenn uns ein Gefühl noch gar nicht bewusst ist, taucht der dazugehörige Ausdruck schon im Gesicht auf. Gefühle werden mimisch unterschiedlich stark ausgedrückt, der eine zeigt wenig der andere viel Gefühl. Gefühle werden auch als Mischgefühl oder überexpressiv ausgedrückt (Dramatisierung, theatralisches Ausdrücken).

Es ist aber auch eine lebenswichtige Aufgabe, im Alltag negative Emotionen wie Bestürzung und Ekel zu verbergen und die **Fassade** aufrecht zu halten. Stellen sie sich z.B. einen Arzt oder Psychotherapeuten vor, der einem hilfsbedürftigen Patienten Gefühle von Ekel und Abscheu signalisiert. In der Kindheit werden Emotionen spontan, unverfälscht, mimisch deutlich und anhaltender ausgedrückt. Eine mimische Affektkontrolle fehlt noch. Durch die Sozialisation lernen wir bis zum Erwachsenenalter unsere Emotionen mehr oder weniger bewusst zu kontrollieren und einzusetzen, in extremer Form findet man das beim Pokerface oder Schauspieler. Eine radikale Affektkontrolle ist aber schwer, wie man mittlerweile herausfand, gelang es selbst bei großem Bemühen nicht das wahre Innenleben ganz zu verbergen. Testpersonen verrieten sich durch Mimik und Körpersprache, allerdings nur für einen winzigen Moment. Weniger als eine Viertelsekunde dauern diese verräterischen „Mikro-Gesichtsausdrücke", flüchtige Augenblicke, in denen die Maske fällt und das Antlitz ehrliche Emotionen, wie Abscheu oder Verlegenheit offenbart, ehe ein Lächeln sie wieder verdeckt. Dazu kommen noch „Mikrogesten", wie kurzes Kopfschütteln oder Schulterzucken. Durch den geschickten Einsatz von Emotionen (Verstellung, Vortäuschung, s.u.) kann sich der Mensch im Überlebenskampf auf Kosten anderer Vorteile verschaffen.

Affektwahrnehmung – Eigene Gefühle wahrnehmen

Der Affektwahrnehmung-/regulation oder -kontrolle kommt bei der Alltagsbewältigung sehr hohe Bedeutung zu. Zu starke Gefühle können uns sehr beeinträchtigen, bis hin zur Handlungsunfähigkeit. Viele Menschen tun sich mit der Affektwahrnehmung schwer oder leiden an einer Gefühlsarmut. Heute weiß man, dass es ein normaler, affektregulatorischer Vorgang ist, wenn die Affekte verschieden stark wahrgenommen werden. Die

Wahrnehmung und Expression von Gefühlen ist abhängig vom Temperament, dem kulturellen Umfeld und wird zum großen Teil in der Kindheit im Dialog mit den Bezugspersonen gelernt (konditioniert). Die Resonanz, die das Kind auf seine emotionalen Signale bekommt, führt dazu, dass es seine Gefühle entweder zu stark ausdrückt, z.B. um überhaupt wahrgenommen zu werden oder sie unterdrückt, um nicht ständig sanktioniert zu werden, z.B. „du Heulsuse, ein richtiger Junge weint nicht oder es gibt überhaupt keinen Grund traurig zu sein". Daher werden Gefühle von Mensch zu Mensch unterschiedlich stark wahrgenommen, bzw. gelangen mit **unterschiedlicher Intensität** in unser Bewusstsein.

Affektidentifikation – Die Identifikation von Gefühlen anderer

Das Identifizieren von Gefühlen ist lebensnotwendig, da Menschen sich gegenseitig gefährlich werden können (Kannibalismus, Raub, etc.). Voneinander abgrenzen lassen sich die Gefühle durch die unterschiedliche **mimische, muskuläre Aktivierung**. So ist der Ärger gekoppelt mit einem Senken und Zusammenziehen der Augenbrauen, schlitzförmigen Augen und einem zusammengepressten Mund. Auch das Identifizieren von Gefühlen erfolgt in allen Kulturen gleichartig und blitzschnell durch das limbische System. Gefühle im Gesicht des Anderen bewusst zu entschlüsseln ist schwer und gelingt dem einen besser als dem anderen und wir lassen uns täuschen. Da die **Gefühlsidentifikation** so schnell vor sich geht, läuft sie vorwiegend ohne unser bewusstes Zutun ab. Die Zeichen im Gesicht anderer entschlüsseln Menschen ohne Sprachvermögen (sog. Aphasiker) besonders gut. Sie können auch eine Lüge anhand des Gesichtsausdruckes erkennen, was den Nichtaphasikern nicht gelingt. Sie haben ein regelrechtes AHA-Erlebnis, sobald sie eine Lüge erkennen. Es scheint so, dass Gesunde weniger auf die mimischen Zeichen im Gesicht eines Lügners achten, als auf die verbalen Zeichen. Die Forschung behilft sich mit der Videoanalyse der mimischen Zeichen in Zeitlupe.

Affektregulation

Der Affektregulation oder Affektkontrolle kommt bei der Alltagsbewältigung sehr hohe Bedeutung zu. Zu starke Gefühle können uns sehr beeinträchtigen, bis hin zur Handlungsunfähigkeit. Krankheitswert bekommt der Affektbereich, wenn die Gefühle zu stark wahrgenommen werden und sie zu wenig kontrollierbar sind, man spricht dann z.B. von **Impulsivität**, **Überexpressivität** und **Dramatisierung**. Früher wurde hierfür auch der Begriff Hysterie verwendet, den man heute wegen seines stigmatisierenden Beigeschmacks nicht mehr verwenden sollte. Der Verlust der Fähigkeit die Stärke der eigenen Gefühle adäquat regulieren zu können, die **Gefühlsüberflutung** und die **Impulskontrollstörung**, sind die schlimmsten Folgen von früher traumatisierender Gewalt, Vernachlässigung und Missbrauch (s.u.). Dabei geht die hemmende Wirkung des Frontalhirns auf das limbische Sytemverloren (s.u.).

Hinter dem Vorgang der **Affektunterdrückung**, verbergen sich meist panische Gefühle, die nicht zu ertragen sind. Der Organismus versucht sich dagegen zu schützen, indem er die Gefühle unterdrückt. Aus dieser Affektunterdrückung oder Gefühlshemmung resultieren weitere krankheitswertigen Störungen, z.B. die Körperwahrnehmungsstörung (**Dissoziation**, s.u.) und Identitätsstörung. Finden Menschen keine Worte für ihre Gefühle, haben sie einen Denkstil, der sich nur am konkreten Thema haftet (konkretistischer Denkstil), zeigen sie eine Phantasiearmut und die Tendenz, Konflikte zu vermeiden, und handelt es sich um einen stabilen Charakterzug, spricht man von Gefühlsblindheit (sog. **Alexithymie**).

Zusammenfassend kommt dem Gefühlsbereich die maßgebliche Bedeutung (Intelligenz und Macht) für die Steuerung unseres Lebens zu und wir irren, wenn wir denken, wir könnten sie ignorieren oder gar abschalten. Die Verbesserung der Wahrnehmungsfähigkeit und die Verbalisierung der Gefühle ist eine psychotherapeutische Aufgabe.

Die Systematik der Emotionen

Der Kategorisierungsprozess der Emotionen als Untergruppe der Affekte ist wissenschaftlich noch nicht abgeschlossen, so dass es hierzu noch unterschiedliche Auffassungen und Kategorisierungen gibt. *Newen/Zinck* [6]unterscheiden in ihrer Systematik die **Präemotionen**: Wohlbefinden und Unbehagen. Ersterem ordnen sie die Freude zu, letzterem Angst, Ärger und Traurigkeit. Zudem teilen sie die Emotionen in zwei **Hauptkategorien** ein, in die Basisemotionen und die kognitiven Emotionen. Gefühle, die mit Unbehagen versehen sind, werden auch als **aversive Gefühle** (z.B. Angst, Ekel, etc) bezeichnet. Davon abgrenzen lassen sich Gefühle mit neutralem oder angenehmem Beigeschmack (z.B. Überraschung, Freude). Von besonderer Bedeutung für zwischenmenschliche Beziehungen sind die **nachtragenden Emotionen**, die im Zusammenhang mit Kränkungen auftauchen: Grimm, Groll, Hader, Ressentiment. Diese Gefühle können im Moment ihrer Entstehung kaum kontrolliert werden. Zu den **kognitiven Emotionen** zählen sie bei Wohlbefinden: *Heiterkeit, Zufriedenheit, Liebe, Glück* und bei Unbehagen: *Bedrohung, Beklemmung, Verärgerung, Frustration, Enttäuschung, Niedergeschlagenheit, Scham, Eifersucht, Neid, Zorn, Verachtung, Trauer.*

Relativ einheitlich wird heute, im Jahr 2008, von 7 kategorialen Emotionen (s.u.) oder **Basisemotionen** (s.u.) ausgegangen, die genetisch festgelegt, an bestimmte neuronale Prozesse gebunden und interkulturell vorhanden sind. Jeder **kategorialen Emotion** ist sowohl eine spezifische **Bewertung** als auch eine spezifische **Handlungstendenz** zuzuordnen. Sie können aber im Rahmen einer Psychotherapie besprochen und dann besser beherrscht werden.

Die **sekundären Gefühle** Scham und Schuld entstehen im Rahmen der Identitätsentwicklung und Auflösung der Symbiose und sind stark an das Selbstkonzept und die Identität gekoppelt. Alle Gefühle können übermäßig als neuronale Strukturen im Gehirn ausgebaut und krankmachend wirken.

Tab. 2: Übersicht über die 7 Basisemotionen und ihre anatomische Zuordnung
• **Angst** (limbisches System= LS, v.a. Mandelkern = Amygdala, noradrenerge Netzwerke)
• **Furcht** (LS, v.a. Amygdala, noradrenerge Netzwerke)
• **Aggression (Ärger, Wut, Hass)**,(LS, Amygdala, noradrenerge Netzwerke)
• **Freude** (LS, Dopaminerge und opioide Systeme)
• **Trauer** (LS, Bindungssytem, weitere anatomische Zuordnung noch unklar)
• **Ekel** (LS, weitere anatomische Zuordnung noch unklar)
• **Überraschung** (LS, dopaminerge Systeme)
• **Neid** (LS, anatomische Zuordnung noch unklar) **Eifersucht** (LS, Bindungssystem, anatomische Zuordnung noch unklar)
Sekundäre (erworbene) Gefühle
• **Schamgefühl** (präfrontaler Cortex)
• **Schuldgefühl** (präfrontaler Cortex)

Die Basisemotionen und ihr Krankheitswert

Das Angstgefühl hängt v.a. mit einem fundamentalen, tief sitzenden Gefühl von existentieller Bedrohung, Einsamkeit und sich ungeborgen und verlassen fühlen zusammen. Dieses Gefühl hat seine Wurzeln im Kleinkindalter, wenn sich das Kleinkind von seiner Bindungsperson nicht ausreichend gehalten und geborgen fühlt oder auf diese nicht verlässlich zurückgreifen konnte (Vernichtungsangst des Säuglings: `Mama ist weg´). Die Angst kann sich zur Panik steigern, wir können ihr nichts entgegensetzen und fühlen uns völlig hilflos ausgeliefert ohne Handlungsmöglichkeit. Die verstärkte Ausprägung dieses Gefühls hat vermutlich den höchsten Krankheitswert und führt häufig in

[6] *A. Newen, A. Zinck, wir sind was wir fühlen, Gehirn und Geist Nr. 6/2008, Spektrum*

eine Behandlung. Störungen manifestieren sich als Angst und/oder Panikstörung und sind oft Hinweis auf eine Bindungsstörung.

Das Furchtgefühl gehört zu unserem Schutz- und Vorsorgesystem. Die Begriffe Furcht und Angst werden umgangssprachlich meist synonym gebraucht, sollten aber im psychologischen Sprachgebrauch differenziert werden. Das Furchtgefühl entsteht, wenn wir uns durch eine konkrete Gefahr bedroht fühlen (Einbrecher). Wir reagieren mit zwei angeborenen Verhaltensmustern darauf: „Kämpfen oder Flüchten". Dabei fühlen wir uns nicht hilflos und sehen eine Chance, die Gefahr zu bewältigen oder ihr zu entkommen. Irrationale Befürchtungen beeinflussen uns in vieler Hinsicht im Alltag, z.B. als Phobie. Das Furchtgefühl hat hohen Krankheitswert und manifestiert sich oft in den Phobien.

Exkurs: Übung zur Unterscheidung von Angst-/Panik und Furcht:

Stellen sie sich bitte ein äsendes Reh vor. Plötzlich kommt ein Wolf auf es zugelaufen. Was macht das Reh? Es bekommt Furcht und läuft weg. *Was macht es, wenn ein anderes Reh ihm den Essplatz streitig macht?* Es bekommt Furcht und Ärger und kämpft. *Was macht es, wenn es sich plötzlich von einem Rudel Wölfe umstellt sieht?* Es bekommt Panik, erstarrt und fällt wie tot um.

Drei unterschiedliche Situationen mit unterschiedlichen Verhaltensweisen, jede ist die jeweils sinnvollste um zu überleben. Auch in der letzten Situation gibt es eine Überlebenschance, aber nur wenn die Wölfe nicht sehr hungrig sind, sonst fressen sie Aas.

Ein Angst-Panikgefühl entsteht auch, wenn ein Kleinkind sich plötzlich von seiner Schutzperson (z.B. Mutter) verlassen fühlt, es erlebt die sog. existentielle Vernichtungsangst. Hat ein Mensch solche Situationen immer wieder erlebt (oft als Kleinkind, was nicht erinnert wird), ist ein Angst-Panik Netzwerk konditioniert, was dann bei Bagatellanlässen aktiviert wird, um möglichst früh reagieren zu können. Ein solcher Mensch bekommt dann in allen Verlust- und Trennungssituationen starke Angstgefühle, die ihn bei der Bewältigung neuer Lebenssituationen behindern und vor Neuem zurückschrecken lassen.

Das Aggressionsgefühl (Wut/Ärger/Hass) dient als Abwehrsystem dem Kämpfen oder Flüchten. Es wird aktiviert, wenn wir uns bedroht oder angegriffen fühlen. Es hat hohen Krankheitswert und manifestiert sich oft als Gewalttätigkeit und Dissozialität. Es ist eng mit dem Furchtgefühl assoziiert. Insbesondere die nachtragenden Emotionen (s.o) sind eng diesem Gefühlskomplex assoziiert und erschweren die Alltagsbewältigung.

Das Trauergefühl entsteht bei Trennung und Verlust eines uns nahe stehenden Menschen, Tieres oder Gegenstandes. Es ist dem aversiven System zuzuordnen und ist nötig, um uns auf eine neue Lebenssituation einzustellen. Es ist ein durchaus \`lebendiges Gefühl´ und hat primär nichts mit Depression zu tun. Störungen, z.B. das nicht Trauern können, können aber zu einer depressiven Störung führen, die einhergeht mit dem Gefühl von Leblosigkeit und Starre. Die Störung dieses Gefühls zeigt sich als blockierte oder Pathologische Trauerreaktion sowie als Depression.

Das Ekelgefühl entsteht v.a. durch Gerüche und verdorbene Nahrung. Es ist ein sehr starkes aversives Gefühl, was uns vor dem Eindringen gefährlicher unliebsamer Dinge schützen soll. Es ist mit den Reflexzentren verknüpft, die sofort Übelkeit und Erbrechen auslösen, wenn es nötig sein sollte, sich von einer verdorbenen Speise zu befreien. Es dient also dem Erhalt der körperlichen Integrität und entsteht daher auch bei Grenzverletzung, wenn uns etwas körperlich zu nahe kommt, z.B. beim sexuellen Missbrauch oder wenn ein Fremdkörper in uns eingedrungen ist. Störungen dieses Gefühls manifestieren sich z.B. als Ess- und Zwangsstörung.

Das Überraschungsgefühl erhöht unsere Aufmerksamkeit bei einem unerwarteten Ereignis. Es kann als angenehm oder unangenehm erlebt werden. Eine klinisch relevante Störung dieses Gefühls ist mir nicht bekannt. Die prägnante Ausprägung dieses Gefühls scheint keinen erkennbaren Krankheitswert zu haben.

Das Freudegefühl (Lust, Glück, Euphorie) entsteht, wenn uns etwas Positives widerfährt und lässt uns weiter nach diesen Ereignissen streben. Hierzu gehören Lachen und sexuelle Lust. Es ist dem Belohnungs- und Antriebssystem (s.u.) zuzuordnen und mit Aktivierung bestimmter Hirnregionen und Ausschüttung der Transmitter Dopamin, Oxytocin und den Endorphinen assoziiert. Störungen gehen einher mit Freud- und Lustlosigkeit (Anhedonie) und münden in depressive Störungen.

Das Neidgefühl entsteht aus einem Vergleich mit dem, was andere an Besitz und Lebensqualität haben. Es lässt uns danach trachten, dies ebenso zu erreichen oder zu erwerben, es will uns zu weiterer Anstrengung und Entwicklung anregen, es wirkt als Motivator. Es ist eng an das Selbstwertgefühl, Status und Besitz gekoppelt und lässt v.a. dann nach, wenn man über ein gutes Selbstwertgefühl verfügt. Scheint uns das Neidobjekt aber unerreichbar, kann es in Missgunst umschlagen, destruktive Impulse auslösen und in Zerstörungswut münden.

Die Eifersucht taucht in den gebräuchlichen Kategoriensystemen nicht als eigenständige Emotion auf. Meines Erachtens gehört es in den Bereich Bindung/Beziehung und entsteht, wenn wir befürchten, dass uns eine wichtige Person, die uns Halt gibt, weggenommen werden könnte. Es hat Parallelen zum Neidgefühl. Auch dieses Gefühl ist mit dem Selbstwert verknüpft und lässt nach, wenn wir sozial gut integriert sind und uns auf unsere Bezugsperson verlassen können. Dieses Gefühl kann sich krankhaft ausprägen, v.a. dann, wenn man als Kleinkind nicht genügend Halt und Annahme bekommen hat (Bindungsstörung s.u.) und beides zu wenig in sich selbst finden kann. Daraus resultiert ein zu starkes Klammern in Beziehungen, welches sich zu einem rabiaten Bekämpfen eines vermuteten Nebenbuhlers entwickeln kann, so als ginge es um die Existenz, weil man befürchtet seinen Halt- oder Anker im Leben zu verlieren. Solche Menschen haben ausgeprägte Trennungs- und Verlustängste. Ein pathologisches Eifersuchtsgefühl hat daher einen höheren Krankheitswert als ein pathologisches Neidgefühl.

Die sekundäre Emotionen Scham und Schuld und ihr Krankheitswert

Scham und **Schuld** sind bewertende Gefühle im Zusammenhang mit der **Beurteilung des Selbst**. Sie haben eine wichtige Funktion in der Regulation des Selbst und von Beziehungen, um Bindungen aufrecht zu erhalten. Scham ist nach innen gerichtet, Schuld nach außen. Auch die Reaktionen der Umwelt auf beide Gefühle sind verschieden: Bei Schuld ist die Sanktion Bestrafung, bei Scham das Verlassenwerden. Schuld kann im Unterschied zur Scham teilweise getilgt werden, z.B. durch die Beichte oder eine Kompensationsleistung, z.B. der Mutter bei der Arbeit helfen, wenn man einen Fehler gemacht hat.

Das Schamgefühl ist ein auf das Wertgefühl und die Identität, den **Ich-Kern** der eigenen Person bezogenes Gefühl, das Gefühle der Minderwertigkeit, Inkompetenz, Bloßstellung, Machtlosigkeit und des Versagens umschließt. In Gegenwart anderer fühlt man sich blamiert oder bloßgestellt. Zentrale Aspekte der eigenen Person werden dabei in Frage gestellt. Es kann plötzlich auftreten, wird als sehr schmerzvol erlebt, schmerzvoller als das Schuldgefühl, und kann uns daher sehr verunsichern, ängstigen und den Halt in uns verlieren lassen. Daher ist es besonders häufig assoziiert mit einem körperlichen **Schwindelgefühl** (s.u.). Es bezieht sich weniger auf Verhalten als auf die eigene Existenz, das **Sosein** oder vermeintliche Anderssein. Voraussetzung ist dazu ein sozialer Vergleich und eine Bewertung dessen, was als `normal´ gilt, d.h. es muss ein **Konstrukt von Normalität** geben, was von der jeweiligen Kultur abhängt, in der jemand lebt. Der Betroffene hat Angst vor Bewertung, v.a. der Abwertung oder das Gefühl seinem eigenen Maßstab nicht gerecht zu werden: "So wie ich bin, bin ich nicht normal und für andere, die Gemeinschaft, inakzeptabel". Wenn sich das Gefühl einstellt, möchte der/die -jenige möglichst nicht gesehen werden, sich verkrümeln oder im Erdboden verschwinden.

Das Schuldgefühl bezieht sich weniger auf den Ich-Kern, als auf eigenes **Fehlverhalten** und wird als Sppannung und Reue im Kontext mit einem Wertesystem und einem Konstrukt von Anstand und Moral (sog. Über-Ich) gegenüber Mitmenschen erlebt. "Ich habe das kaputt gemacht". Es kann sich aber auch auf Tiere oder Naturfrevel beziehen, und sogar auf die eigene Existenz, so als hätte man gar nicht das Recht, auf der Welt zu sein, z.B. wenn ein Zwilling vor der Geburt gestorben ist oder die eigene Mutter bei der Geburt gestorben ist oder wenn man als Mädchen an Stelle des so sehr ersehnten Sohnes und Erben geboren wird[7]! Das Schuldgefühl kann auch unbewusst von einer Bezugsperson übernommen werden: z.B. `Sich schuldig fühlen für die Taten des Vaters im Krieg etc.

Schuld- und Schamgefühl gehören eng zusammen und überschneiden sich teilweise. Es gehört leider immer noch zum Erziehungsstil über Schuld und Scham zu disziplinieren: "*Der liebe Gott sieht alles und je mehr du auf deinem Kerbholz hast, ob du das noch mal gut machen kannst, bevor du in der Hölle schmorst, etc.* Scham dagegen ist so gut wie nicht wieder gut zu machen: "*Wegen Dir muss man sich ja schämen.*"

Heftige Scham- und Schuldgefühle untergraben in hohem Maße das Selbstwertgefühl und besonders die Identität. Wenn sie krankhaft ausgeprägt sind, spricht man von einem **Scham- oder Schuldkomplex**, der z.B. in einer sozialen Phobie oder einem starken Vermeidungsverhalten mündet. Ein isoliert auftretender Scham- oder Schuldkomplex als einziges Symptom ist selten. Tiefe Scham berührt uns in unserem Innersten. Wer als Kind oft beschämt wurde und in einer von Scham dominierten Familie aufgewachsen ist, reagiert schneller mit Beschämung. Ein Schamkomplex wird oft von **Schwindelgefühlen** (Lift- oder Fallschwindel, s.u.) und Gangunsicherheit begleitet, weil es einem den Boden unter den Füßen wegzieht. Daneben kommt es zu Selbstanklagen und Unterwerfungen, Wiedergutmachungsbestrebungen und Selbstverletzungen bis hin zum Suizid.

Der Kognitionsbereich

Zum Kognitionsbereich zählen zentral steuernde Funktionen wie Aufmerksamkeit, Bewusstsein aber auch Wahrnehmung, Schmerz- und Gleichgewichtsregulation und Motivation. Die Entstehung dieser Funktionen erfolgt im Gehirn innerhalb komplexer Netzwerke und Strukturen. Jeder dieser Bereiche kann gestört sein, wie unten erläutert.

Der Kognitionsbereich oder geistige Bereich ist im Vergleich zu den beiden anderen Bereichen sehr umfassend und bisher wenig systematisch kategorisiert. Von besonderer Relevanz sind **Aufmerksamkeit** (AM) und **Bewusstsein** (BW). Sie sind die Grundlage auf der wir unser Verständnis von der Welt aufbauen.

Funktionen, die für die Steuerung der Psyche und das Verständnis der Psychosomatik von großer Bedeutung sind habe ich in Grafik 4 aufgelistet. Auf die Bereiche Überzeugung, Glaube, Spiritualität gehe ich im Folgenden nicht ein, hier sei auf das Buch von *J. Faulstich*[8] verwiesen. Den Placebo- und Noceboeffekt beschreibe ich unten. Hier beschränke ich mich auf folgende **7 Hirnfunktionen**:

Tab. 3: Übersicht über die kognitiven Hirnfunktionen und ihre hauptsächliche anatomische Zuordnung
• **Aufmerksamkeit** (noradrenerges und dopaminerges System)
• **Bewusstsein** (vielfältige neuronale Netze, cholinerges System)
• **Ich- oder Selbst-Bewusstsein** (vielfältige neuronale Netze, explizites, autobiographi-

[7] *Anmerkung von E.R. Langlotz*

[8] *J. Faulstich, Das heilende Bewusstsein, Knaur Verlag 2006*

	sches Gedächtnis)
•	**Motivation, Antrieb** (mesolimbisches System, Dopaminsystem)
•	**Wahrnehmung, Sensorik** (propriozeptive Bahnen, Thalamus)
•	**Lernen und Gedächtnis** (limbisches System, aktivierende Netzwerke und vielfältige cortikale und subcortikale Gedächtnisstrukturen)
•	**Bewertung und Bedeutungserteilung** (limbisches System, präfrontaler Cortex)

Die Aufmerksamkeit

Die Aufmerksamkeit (**AM**) ist eine der wichtigsten Basisleistungen des Gehirns, d.h. andere höhere Hirnleistungen sind auf die Intaktheit und Verfügbarkeit von Aufmerksamkeitsleistungen angewiesen. Unser Gehirn ist immer in Bereitschaft, immer darauf eingestellt auch nachts und unter Vollnarkose, einen nicht abreißenden Strom von Wahrnehmungen zu empfangen. Daher bekommen Patienten unter Narkose einiges mehr mit, als man immer glaubte. Hier muss man sich fragen, ob es einen bewusstlosen Zustand überhaupt gibt. Besser ist es wohl von Zuständen verminderter und erhöhter Aufmerksamkeit zu sprechen. Tritt dann ein Ereignis ein, das unser Hirn veranlasst bewusst auf einen Reiz zu achten, wird es in den Brennpunkt gerückt.

Aufmerksamkeit hat ihre Grenzen. Man kann in der Regel nicht mehr als zwei Dinge gleichzeitig intensiv verfolgen und ungefähr fünf einfache Dinge im Kopf behalten. Bei dreien nimmt sie schon stark ab. Am besten funktioniert unser Aufmerksamkeitsvermögen, wenn wir uns voll und ganz auf eine Sache konzentrieren, dies hängt mit der beschränkten Kapazität unseres Arbeitsgedächtnisses ab. Aufmerksamkeitsprozesse können auf vielfältige Weise gestört sein und psychosomatische Störungen bedingen. Durch Lenkung unseres Bewusstseins können wir gewisse Dinge stärker wahrnehmen und gewichten. Tritt ein bestimmter Wahrnehmungsaspekt in den Vordergrund, können andere ausgeblendet werden. Dies passiert z. B. beim Autogenen Training, wenn wir uns auf einen Arm konzentrieren, kann durch die bloße Konzentration heraus der Eindruck entstehen, als würde unser Arm im Verhältnis zum Körper wachsen oder von ihm abgetrennt sein. Durch verstärkte Konzentration, die sog. **Aufmerksamkeitserhöhung** (oder -fokussierung) auf unbewusste, unterschwellige (subliminale) Reize aus unserem Körper, bündeln wir innere Aufmerksamkeits- und Wahrnehmungsprozesse zentral im Gehirn. Minimale körperliche Missempfindungen werden dann bewusster wahrgenommen (sog. Amplifikation). Bei befürchteter Gefahr werden mehrere Netzwerke vom Gehirn zu einem Verbund zusammengeschlossen. Wenig sichernde, Schutz und Halt gebende Milieubedingungen in der Kindheit und spätere Traumata führen zur dauerhaften Erhöhung und Fokussierung des Aufmerksamkeitsniveaus gepaart mit permanent scharf gestellter Alarmanlage und Reduzierung des Reizschutzes. Der Preis sind eine ständige, anstrengende Alarmiertheit und die Konzentration auf bestimmte Reize. Die Folgen sind der Verlust von Übersicht und ein Mangel an Aufnahmekapazität für Anderes, z.B. schulische Anforderungen. Betroffene können das Krankheitsbild des Aufmerksamkeitsdefizitsyndroms (ADS, s.u.) und eine chronische Erschöpfung entwickeln.

Das Bewusstsein

Das Bewusstsein (**BW**) ist ein Spezialfall der Informationsverarbeitung, nicht wie bis vor kurzem angenommen wurde, die dominierende menschliche Errungenschaft, die uns Menschen mit unserem Ich ausmacht. Pro Sekunde nehmen wir etwa 16 Reize bewusst auf. Unbewusst erreichen das Gehirn aber mehrere Millionen Reize. Das bedeutet, dass unser Gehirn ständig eine Herkulesarbeit verrichtet, von der wir gar nichts mitkriegen, und dass wir über einen immensen Speicher an unbewussten Informationen verfügen. Erst wenn das Gehirn, unsere limbischen Strukturen mit dem emotionalen Erfahrungsgedächtnis keine Antwort zu einem Problem finden, werden das Bewusstsein bildende Großhirn eingeschaltet. Das BW ist eingebettet in das viel größere Unbewusste.

Das BW ist eine relativ späte Erfindung der Evolution und entstand mit der fortschreitenden Größenentwicklung des Großhirns, vermutlich in den letzten 5 Mio. Jahren. BW entsteht, wenn das Gehirn durch das gleichzeitige Zusammenschalten der verschiedensten neuronalen Netze **Wissen über seinen aktuellen Zustand** erzeugt und damit eine Metaebene erreicht. Je mehr Vernetzungsaufwand das Gehirn betreibt, desto bewusster wird ein Vorgang und je mehr vorgefertigte Netzwerke für eine bestimmte kognitive oder motorische Aufgabe vorliegen, desto automatisierter und unbewusster erledigen wir diese Aufgabe. Erst die räumliche und zeitliche Verknüpfung **(Konnektivität** und **Synchronizität** s.u.), die schnelle Synchronisation von Hunderten von Millionen Zellen in speziellen Subsystemen führt zu komplexen Wahrnehmungen und Vorstellungen.

Physiologie und Funktion von Aufmerksamkeit und Bewusstsein

Das Auftreten von AM und BW hängt wesentlich mit dem Zustand der *Neuverknüpfung von `selbstreflexiven´ Nervennetzen* zusammen. Beide werden heute als zwei verschiedene Aktivitäten derselben Hirnaktivität aufgefasst. Sinn u. Zweck des AM-BW Systems ist es unser Gehirn auf die Welt und auf uns selbst einzustimmen. Gemeinsam bildet es den Boden, auf dem wir unser **Selbstgefühl** entwickeln. Die Funktionen Bewusstsein, Lernen und Gedächtnis werden über die sog. **NMDA Synapsen** (Kap.IV) reguliert. Um **Aufmerksamkeit** und **Bewusstsein** zu erzeugen benötigt das Gehirn bestimmte **Areale** und **Transmitter** (Botenstoffe). Der Hirnbereich **Formatio reticularis** (im Mittelhirn) ist zuständig für die Aktiviertheit und das Wachbewusstsein. Die zuständigen Areale durchziehen mit ihren Fasern das Gehirn und regen es an. Sie lassen sich gliedern in vier Systeme, die nach ihren maßgeblichen Transmittern benannt sind. Diese werden unten in Kap.IV erläutert, sollen aber schon mal vorab erwähnt sein:

- **das cholinerge System**
- **das noradrenerge System**
- **das dopaminerge System**
- **das serotonerge System**

Eine prominente Rolle spielt dabei das **cholinerge System**, das den Thalamus (s.u.) direkt innerviert und dort Bedingungen schafft, die für die Übertragung von Sinnesinformation günstig sind. Treten dabei Störungen auf, isoliert oder in Kombination, bekommen sie schnell Krankheitswert. Das BW kann auf vielfältige Weise gestört sein, z.B. bei der **dissoziativen Störung** (s.u.) kann es bis zum Bewusstseinsverlust kommen.

Das ICH- oder SELBST-Bewusstsein

Das **Ich-BW** ist ein Sonderfall unseres allgemeinen Bewusstseins mit hoher Relevanz für unsere psychische Existenz. Es ist an die Aktivität entsprechender Hirnbereiche gebunden. Es entsteht in der frühen Kindheit, und ist vorhanden, wenn das, was unsere Individualität oder **Identität** als Person ausmacht, in den Fokus der Aufmerksamkeit genommen wird. Bereits im Tierreich gibt es Ansätze von Identität und den damit verbundenen Gefühlen in sozialen, hierarchisch organisierten Verbänden, v.a. bei den höher entwickelten Affen (Primaten). Man kann dies z.B. daran festmachen, dass sich ein Schimpanse im Spiegel selbst erkennt, und bemerkt, dass er einen roten Punkt auf der Stirn hat. Ein Rhesusaffe dagegen sieht zwar den roten Punkt im Spiegel, ordnet diesen aber vermutlich einem Artkollegen zu, der hinter dem Spiegel sitzt.

Grafik 5: GRÖSSE und REGULATION des SELBST (WERT) GEFÜHLS

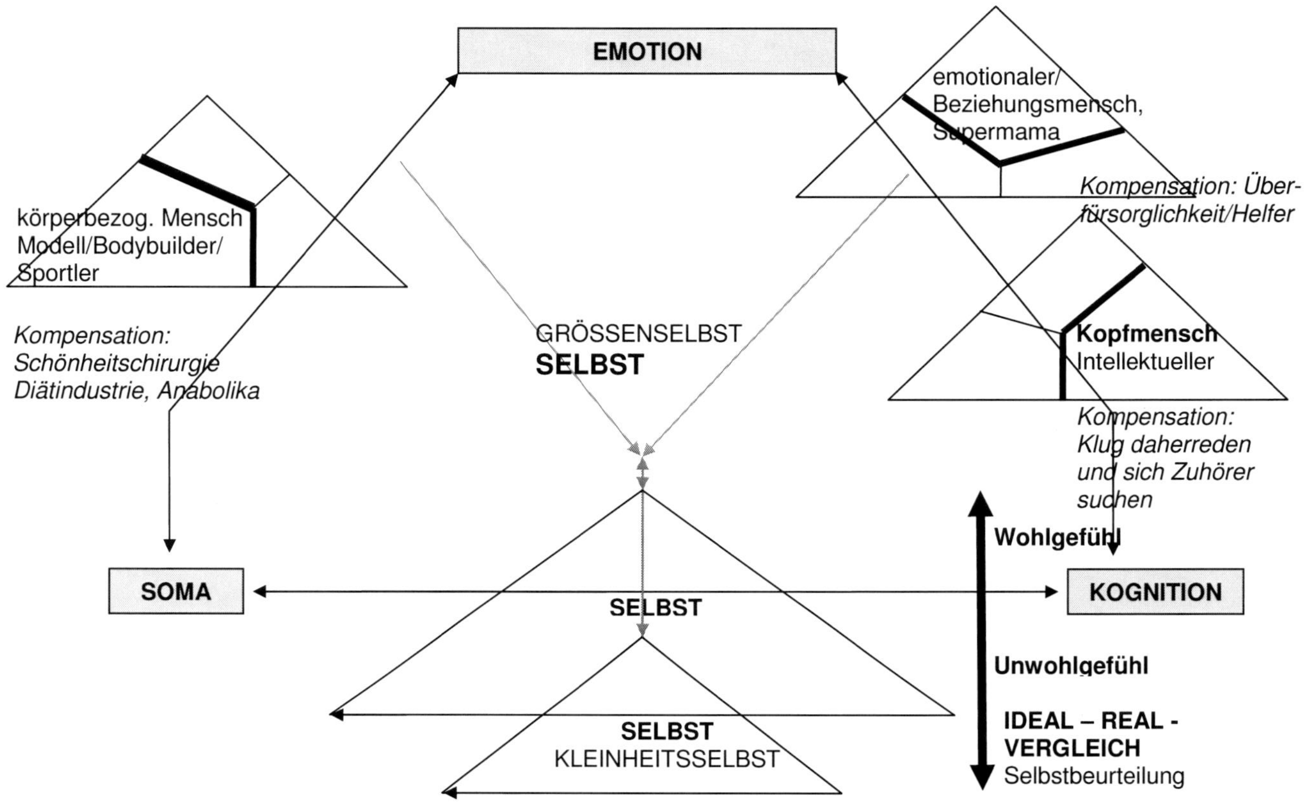

Definition: Beim SG handelt es sich um ein Gefühl eines abgegrenzten, ein auf andere bezogenes Wesen mit eigenständiger Identität und dauerhaften Eigenschaften zu sein. Seine **Aufgabe** besteht in der permanenten täglichen Selbst-und Beziehungs-regulation. **Ziel**: optimale Selbstkohärenz und Beziehungskohärenz, bei Misserfolg, Unzufriedenheit, Unwohlgefühl, Spannung kann Krankheit entstehen.

Grundlegende Muster der Selbstwertregulation

Wir Menschen streben danach unser Selbstwertgefühl zu heben, besonders wenn es uns schlecht geht. Nach Kränkungen und Niederlagen unternehmen wir alle möglichen kompensatorischen Bemühungen um unseren Selbstwert aufzurichten. Diese Bemühungen gründen zunächst in den drei Säulen unserer Organisation: Soma – Emotion – Kognition. Daher bilden sich diese drei Säulen sich regelhaft in den Selbstwertstörungen ab. In Grafik 5 sind sie als Dreiecke dargestellt, je nach dem ob jemand überwiegend aus seinem Körper, den Emotionen oder dem kognitiven Teil seinen Selbstwert bezieht, spreche ich vom **Körper-,** Beziehungs-**(Emotions-)** oder **Kopfmensch**.

Der `***Körpermensch***´ bezieht seinen Selbstwert aus seiner körperlichen Attraktivität, als Modell,seinen Muskeln oder der Funktionstüchtigkeit (Sport) und er baut unter Vernachlässigung anderer Teilbereiche diesen Bereich aus. Wenn der Körper dann nicht mehr so funktioniert oder er/sie älter wird, müssen z.B. Chirurgen ran oder er läuft Gefahr abzustürzen. Der `***Emotionsmensch***´ bezieht seinen Selbstwert überwiegend aus Beziehung und möchte als mütterlicher, fürsorglicher Typ Beachtung finden. Die Familie und Freunde werden dann zum Dreh- und Angelpunkt des seelischen Wohlbefindens. Wehe das Essen, was der Emotionsmensch gekocht hat, schmeckt dann nicht (Liebe geht durch den Magen), dann ist der Absturz vorprogrammiert.` Ich werde nicht geliebt, wenn der Teller nicht leer gegessen ist´. Die Gäste spüren das und essen, auch wenn es nicht schmeckt oder man satt ist, weil der Emotionsmensch sonst zutiefst gekränkt ist. Da er auch ein warmherziger Mensch (mütterlicher Typ) ist, fühlt man sich bei ihm rasch wohl, v.a. wenn man bedürftig nach einer `Mama´ ist. Konflikte sind vorprogrammiert, weil dieser Typ das Gegenüber eher als Kind versorgen möchte und daher seine Autonomiebedürfnisse missachtet. Diese Menschen tun sich schwer darin, ihre Kinder loszulassen. Der `***Kopfmensch***´ bezieht Selbstwert aus seinem Wissen und seinen klugen Reden. Er sieht sich gerne als Redner vor einem Auditorium und bemisst seinen Selbstwert danach, wie viele aufmerksame Zuhörer er hat. Laufen ihm die Zuhörer weg oder zeigen sie Desinteresse, z.B. auch Gähnen, kommt der Selbstwerteinbruch und man kann ihn tief treffen und beleidigte Reaktionen ernten. Er möchte über seine Intellektualität geliebt und gebraucht werden.

Daraus folgt, dass es wichtig ist, seinen Selbstwert möglichst nicht nur auf eine Säule, sondern möglichst ausgeglichen auf die drei Hauptsäulen der Selbstwertregulation, zu stellen. Am besten wäre es, wenn man ihn komplett unabhängig von äußerer Bestätigung regulieren könnte, was aber nur bis zu einem gewissen Grad möglich scheint. Die Selbstwertregulationsstörung kann krankhafte Züge annehmen als sog. **narzisstische Persönlichkeitsstörung** (s.u. Teil III).

Allgemeines zu Bindung und Autonomie

Die beiden Bedürfnisse nach **Bindung** und **Autonomie** haben Priorität. Am Beginn unseres Lebens genießt das Bindungsbedürfnis und die Bindungssicherheit absolute Priorität, später gerät dieses Bedürfnis in zunehmende Konkurrenz zum Autonomiebedürfnis. Jeder Mensch muss im Verlauf seines Lebens den inneren Bindungs-Autonomiekonflikt lösen. Scheitert er daran, gerät er entweder in Abhängigkeit oder wird zum Einsiedler. Dabei sollten wir uns von der Vorstellung Darwinscher Prägung verabschieden, wie *J. Bauer* [9] in seinem Buch überzeugend dargelegt hat, dass der Hauptmotor in uns der Kampf ums Überleben und die Auslese der Tüchtigsten sei und sich der Stärkste/Autonomste durchsetzt. Das Bedürfnis nach ***Annahme, Geborgenheit, Schutz, Willkommensein, Dazugehören, Anerkennung, Wertschätzung*** *(Akzeptanz),* ***Zuwendung*** *und* ***Zuneigung*** *(Nähe, Wärme),* bilden die Triebfeder und die Basis allen menschlichen Strebens, auf der alle weiteren Bedürfnisse aufbauen. Dies führt zur `Entdeckung´ eines **sozialen Gehirns**. Wir sind also nicht primär auf Egois-

[9] *J. Bauer, Prinzip Menschlichkeit, Hoffman&Campe2006*

mus und Konkurrenz eingestellt, sondern auf Kooperation und Resonanz (s.u.).Wenn jedoch die Interaktion zwischen Kind und Bindungsperson gestört ist, und es kein sicheres Bindungsmuster entwickeln kann,tut sich dieser Mensch als Erwachsener schwer, andere Menschen zu umsorgen und eine konstante Beziehung aufrecht zu erhalten. Fühlt sich jemand als Kind nicht geliebt, bleibt zeitlebens eine tiefe innere Wunde im Selbstgefühl zurück, die *Schellenbaum*[1] treffend in seinem Buch als: "*Die Wunde der Ungeliebten*" charakterisiert hat. Erfährt ein solcher Mensch die Wirkung von Drogen ist die Suchtentwicklung vorprogrammiert.

Entwicklung des sicheren Bindungsmusters – Bindungssicherheit

Findet ein Kleinkind diese beschriebenen Grundbedingungen von Annahme und Akzeptanz vor, entwickelt es ein basales **Urvertrauen** oder das sog.**sichere Bindungsmuster**. Diese Milieubedingungen sind also die Voraussetzung für eine gesunde Entwicklung und die spätere seelisch-geistige und körperliche Gesundheit. Der Aufwand, der dafür betrieben werden muss, ist allerdings immens. Durch die Bindungsforschung wissen wir, dass es in hohem Maße -über einen langen Zeitraum-Geborgenheit, Hautkontakt und Wärme braucht, um ein Gefühl von Sicherheit und Vertrauen zu entwickeln. So etwas ist nur in einer gut organisierten **sozialen Gemeinschaft** möglich. Wichtig dabei ist, dass das Kind über sein Verhalten in der Lage ist, auch das **Fürsorgeverhalten** der Eltern zu steuern und sich deren Zuwendung bis zu einem gewissen Grad zu sichern. Voraussetzung hierfür ist eine intakte Mutter (Vater)-Kindbeziehung, in der das Kind mit seiner Bedürftigkeit adäquat wahrgenommen wird und die Eltern feinfühlig auf die kindlichen Signale reagieren. Die Bezugsperson muss die Affekte des Kindes erkennen und ihm bei der Affektregulation z.B. mittels Affektspiegelung (antwortende Mimik) helfen können. Durch die Spiegelung des Affekts im Gesicht und in der Gestik der Bezugsperson wird dem Kind das innere Gefühlserleben sozusagen extravertiert, verbalisiert und mit Gesten verbunden.Die Übertreibung der Mutter in der Nachahmung des Affektgehalts bedingt auch eine Fähigkeit sich davon spielerisch zu distanzieren.

Exkurs: Die **Bindungs-Störung/Unsicherheit** und ihre Auswirkung auf die Beziehungsfähigkeit

*Von einer **Bindungsstörung** spricht man beim Kind, wenn es in der `fremden Situation´,auffälliges Verhalten bei Trennungssituationen zeigt. Wie oben beschrieben, konnten die primären Bindungspersonen (meist die Mutter) ihren Kindern keine verlässliche, haltende Präsenz und Schutz bieten oder es kam zu früh zu **Trennungserlebnissen** (`Mama ist weg´).Während der frühen (symbiotischen) Phase der Beziehung ist das Kind so stark an die Bezugsperson gebunden, dass es die sog. **`Vernichtungsangst´** erlebt, wenn diese plötzlich weg ist.* J. Panksepp *beschreibt, dass dabei das **Paniksystem** (s.u.) aktiviert wird, weil das Kind spürt, dass es ohne Mutter in der Wildnis verloren ist. Daher fängt es nach einer gewissen Zeitspanne an die Mutter zu suchen, wenn es keine hör- oder sehbaren Signale mehr von ihr empfängt. Gelingt es ihm dann nicht, den Kontakt zur Mutter durch Rufen oder Suchbewegungen herzustellen, gerät es immer mehr in Stress bis hin zur Panik und entwickelt in Folge vieler solcher Ereignisse eine **Bindungsstörung.***

*Merkmal für den **unsicheren** oder sonst **schlecht gebundenen** Bindungsmodus ist,dass die Kinder sich ihre Gefühle während und nach der Trennungssituation entweder nicht anmerken lassen oder mit starken Gefühlsreaktionen und überschießender Stressphysiologie reagieren. Experten unterscheiden drei sog. **ungünstige Bindungsstrukturen** (unsicher, ambivalent und desorganisiert gebunden) bei Kleinkindern, z.B. wenn sich Kinder einerseits anklammernd verhalten und getröstet werden wollen,im nächsten Moment aber die Bindungsperson wieder weg stoßen. Andere Menschen sind für diese Betroffenen im späteren Leben eine ständige Quelle der Angst, mit Störung der Affekt- und Beziehungsregulation.*

*Jede Bindung trägt naturgemäß den Aspekt der **Trennung** mit den Gefühlen von Schmerz und Trauer in sich. **Trennungsangst** tritt beim Kind erstmalig zwischen dem 6.-12. Lebens-*

[1] *P.Schellenbaum: "Die Wunde der Ungeliebten", dtv Verlag*

monat auf, wenn es beginnt sich von der Mutter zu lösen. Gelingt die Ablösung nicht, z.B. weil die Mutter das Kind nicht loslassen kann, wird das Kind sich nicht von ihr trennen und später eine sog. ***Abhängigkeitsstruktur*** *entwickeln. Daher muss Trennung gelernt werden. Beim Ablösungsprozess durchlebt das Kind einen* ***Trauerprozess****, der nötig ist, um sich der Mutter wieder neu und eigenständiger zuzuwenden. Die Fähigkeit Trennung zu bewältigen und die Ablösung einzuleiten ist vom Alter und dem Entwicklungsstand abhängig und ein wichtiger Hinweis auf den Entwicklungsstand. Bei abrupten Trennungen entsteht für das noch unreife Kind soviel Stress, dass es ausgeprägte Verhaltensstörungen zeigt und den Trauerprozess nicht adäquat durchlaufen und bewältigen kann. Der Bindungs-Trennungsprozess ist blockiert, es bleibt ein hohes Stressniveau bestehen und es kommt zu Mängeln bei der Stressbewältigung häufig mit Somatisierung. Hat ein Kind eine sichere Bindung aufgebaut und die Trennungen gut bewältigt, entwickelt es* ***Individuation*** *und* ***Beziehungsfähigkeit****. Ein Merkmal hierfür ist, dass es nach der Trennung und Wiederkehr der Mutter Angst, Ärger und Trauer zeigen kann.*

Die Bindungsstörung ist für die Psychosomatik von besonderer Relevanz. Abhängig von ihrem Ausmaß entsteht ein großer Teil der im Teil II beschriebenen ***psychosomatischen*** *Störungen. Besonders betroffen durch eine Bindungsstörung sind das* ***Stressbewältigungssystem*** *(Kap.IV), die Entwicklung der* ***Persönlichkeitsstruktur,*** *die* ***Selbstwertregulation*** *und die spätere* ***Beziehungsfähigkeit****. Wenn die Kinder mit ursprünglicher Bindungsstörung erwachsen werden und Symptome haben, spricht man von* ***früher Störung****.*

Der Motivations-, Antriebs-, Bedürfnisbereich

Wir Menschen verfügen über eine Anzahl differenzierter **Antriebe**, die auf **lohnende Ziele** gerichtet sind, die unser Überleben sichern und die gegenwärtige Wirklichkeit verändern sollen. Dabei sind wir programmiert auf die Erfüllung **elementarer Grundbedürfnisse**. Kommt die Erfüllung dieser Bedürfnisse zu kurz, erleiden wir Stress, der mit verschiedensten psychosomatischen Störungen einhergehen kann. Aus solchen Mangelerfahrungen, z.B. wenn wir hungern, dursten oder frieren, erwachsen Veränderungsimpulse. **Motivation** bedeutet die Gesamtheit der in einer Handlung wirksamen Gründe, sie betrifft unsere Handlungsplanung und Impulskontrolle.

Alle Bedürfnisse werden durch neuronale Netzwerke in unterschiedlichen Hirnbereichen reguliert und können gestört sein. Diese Netze arbeiten in vielfältiger Weise mit den **affektiven** und **kognitiven Systemen** zusammen und werden oft einem dieser beiden Bereiche zugeordnet. Wegen seiner besonderen Bedeutung möchte ich diesen Bereich aber als eigene Kategorie besprechen. Schließlich erwachsen die Bedürfnisse oder Beweggründe aus den Bereichen Körper, Affekt, Kognition als Motive.

Neurobiologisch ist der Motivationsbereich stark an das **Belohnungssystem mit** dem Transmitter **Dopamin** (Kap.IV) gebunden. Das **Dopaminsystem** ist mit dem **Endorphinsystem** verbunden. Vieles was uns Lust macht, wirkt direkt auf das Belohnungszentrum im Gehirn: z.B. Lachen, Probleme lösen, Lernen, angenehme Berührungen und Sex. Es vermittelt Gelassenheit, wirkt beruhigend, lässt uns entspannen und freuen. Lachen fungiert als psychologischer Kitt, es hält Gruppen und Partner zusammen, daher haben es humorvolle Menschen leichter. Übrigens: Das Lachen bei einem Witz entsteht dadurch, dass etwas Unerwartetes passiert.

Zur Kategorisierung des Motivations-Bedürfnisbereichs

Die **Kategorisierung** der motivationalen Systeme ist bisher uneinheitlich und abhängig von verschiedenen Schulen. Die große Zahl an Antrieben ist aus historischen Gründen begrifflich sehr unterschiedlich gefasst, z.B. als: **Affekte, Wünsche, Strebungen** oder **Triebe**. Hierzu zählen so unterschiedliche Begriffe wie: *Bindungsbedürfnis, Hunger, Schlafbedürfnis, Sexualtrieb, das Bedürfnis nach Identität und Selbstwert u.a.m..* Zu unterscheiden ist zwischen den lebenserhaltenden **Primär- oder Grundbedürfnissen** und den Bedürfnissen, denen im Zwiespalt im Gehirn **Priorität** eingeräumt wird. Die

Grundbedürfnisse sind genetisch vorgegeben und werden zentral reguliert. Der Antrieb kann per se gestört sein, was auf der einen Seite zu **Apathie** führt und auf der anderen Seite zu **Hyperaktivität**.

Weit verbreitet ist die Kategorisierung nach *Lichtenberg* [11] neben den **physiologischen Bedürfnissen**: Atmung, Hunger und Durst, körperliche Funktionslust, untergliedert er in 5 eigenständige Systeme: *Bindung und Verbundenheit, sexuelle Erregung und sinnliches Vergnügen, Exploration und Kompetenz, Selbstbehauptung, Abgrenzung und Distanz, Rückzug.* Diese Gliederung sollte jedoch m.E. an die neuen neurobiologischen Erkenntnisse angepasst werden.

Neben diesen Grundbedürfnissen gilt es eine Fülle weiterer emotionaler/kognitiver Bedürfnisse zu befriedigen, z.B. nach: Positivität, Selbsteffizienz, Freiraum, Rückzug, Abgrenzung, geistige Herausforderung, jemanden als Vorbild haben, Abwechslung, Lust auf Abenteuer, Glauben an eine bessere Welt u.a.m. Unser Gehirn will, vorausgesetzt es geht ihm gut und die Primärbedürfnisse sind befriedigt, vor allem eins: **Lernen** und **Erleben** und sich nicht langweilen. Auch hierfür müssen wir Sorge tragen. Je besser es uns Tag für Tag gelingt, all diese Bedürfnisse zu befriedigen, desto besser wird es uns gehen, desto gesünder leben wir, umso weniger psychosomatische Störungen quälen uns. In diesen Bereichen liegt ein Ressourcenpotential, das Chancen für die Gesundung enthält. Wir müssen es nur im Sinne einer Psychohygiene und Prävention nutzen.

Unter Berücksichtigung der neurobiologischen Erkenntnisse gliedere ich hier in **11 Motivationssysteme**, die man auch als **Grundbedürfnisse** charakterisieren könnte und unterscheide zwischen primären und nachrangigen Grundbedürfnissen. Diese Kategorisierung erhebt dabei keinen Anspruch auf wissenschaftliche Korrektheit und Vollständigkeit. Im Text unten gehe ich auf einige dieser Bedürfnisse und kurz auf dazugehörige **Krankheitsaspekte** ein.

Die Grundbedürfnisse

Merkmal der **Grundbedürfnisse** ist, dass sie zu bedienen sind, sonst droht chronische Unzufriedenheit, innere Spannung, psychische Dekompensation und letztlich Krankheit. Genauso wie man täglich den Körper pflegt und isst, gilt es den **Emotions-/Beziehungsbereich** und den **kognitiv-intellektuellen Bereich** zu befriedigen.Dabei hat man Zielerwartungen im Rahmen des Selbstkonzepts an sein Leben, die zu hoch oder zu niedrig sein können. Diese sollten möglichst realistisch sein und dann angestrebt werden. Wenn dieser Ideal-Ich/ Real-Ich Abgleich erfolgreich ist, entsteht Wohlbefinden. Liegt dieser Abgleich auseinander, weil die Erwartungen an das Selbst zu hoch sind, entsteht Unwohlsein und Missstimmung. Hier ist an den eigenen Zielvorstellungen zu arbeiten.

Neben den in Tab. 4 und Grafik 6 gelisteten Bedürfnissen gibt es **weitere Bedürfnisse**, auf die ich nicht weiter eingehe, z.B. das Bedürfnis nach Abenteuer (Erlebnishunger), Sinn, Humor etc., ohne Anspruch auf Vollständigkeit.

Tab. 4: Grundbedürfnisse
Primäre Grundbedürfnisse
• Bindungsbedürfnis,
• Sicherheitsbedürfnis
• Essbedürfnis
• Schlafbedürfnis
Nachrangige Grundbedürfnisse
• Autonomiebedürfnis
• Bedürfnis nach Identität, Selbstwert und sozialer Beachtung

[11] *Lichtenberg, Forum der Psychoanalyse 1991*

• Lernbedürfnis
• Berührungsbedürfnis
• Sexualtrieb
• Fortpflanzungsbedürfnis
• Bewegungsbedürfnis

Hauptmotor Bindungsbedürfnis - Das Bedürfnis, dazu gehören zu können

Jeder der im Zoo oder Film einmal erlebt hat, wie sich das Affenbaby bei Gefahr in das Fell der Mutter klammert und von der Mutter aus der Gefahrenzone gebracht wird, hat gesehen, was Bindung bedeutet. Diese Affenbabys heissen **Traglinge**. Auch Menschenkinder sind Traglinge, nur krallen sie sich nicht an der Mutter fest. In der Tierwelt erlebt man selten, dass Elterntiere ihre Kinder wegstoßen oder anderen zum Fraß überlassen, weil sie mehr Instinkt gesteuert sind. Bei der Spezies Mensch dagegen kommt es schon mal vor, dass Instinkte durch rationale Entscheidungen überlagert werden und die Kraft des Bindungsbedürfnisses zu den Kindern nachlässt mit traumatischen Folgen (s.u.).

Dem Bindungsbedürfnis liegt ein genetisch verankertes **Bindungssystem** (BS) im Gehirn zugrunde. Ihm entspringt ein **Bindungsverhalten** (BV), mit dem ein Kind die Nähe zu einer Bindungsperson, in der Regel die Mutter, z.B. durch Lächeln, Weinen oder Anklammern, sucht und aufrecht erhält. Dieses Verhalten wird besonders dann aktiviert, wenn sich das Kind bedroht fühlt und nach Sicherheit strebt. Reagiert das Gegenüber auf das BV entsteht ein starkes emotionales Band, welches bis ins Erwachsenenalter bestehen bleibt. Es lässt uns Menschen soziale Wesen sein, die auf Kooperation angelegt sind. Das BS hat uns in der Urzeit als einzigem Lebewesen, als sog. **Nesthocker**, gegenüber der Einzelgängerstrategie anderer Lebewesen, einen enormen evolutionären Überlebensvorteil verschafft, nämlich die Chance, Lebenserfahrung anzusammeln, Netzwerkstrukturen im Gehirn aufzubauen, sowie **Intelligenz** und Wissen in hohem Maße von älteren Artgenossen anzuhäufen. Dies hat uns im Kampf mit den Fressfeinden zum überlegenen Geschöpf der Natur werden lassen. Durch Beschulung und das lebenslange Lernen in den modernen Gesellschaften wird sich die Hirnentwicklung weiter fortsetzen.

Die Tatsache, dass wir als Nesthocker geboren werden, erfordert aber eine ausgedehnte `**Brutpflege**´. Erst die Bemutterung ermöglicht uns eine mehrjährige, stressfreie Entwicklung. Die Bindung suchende Person sucht die Nähe zu einer anderen Person als **sichernden Hort**. Diesbezügliche frühe, gefühlshafte Erfahrungen bei Interaktionen mit den Eltern und anderen Pflegepersonen zeigen eine lang anhaltende oder permanente Auswirkung auf unser Leben. Gute Beziehungen, Freunde, ein Gegenüber zum Lieben, emotionale Wärme haben, sind also nicht nur eine biologische Notwendigkeit, sondern die **Basis** unserer **psychischen Entwicklung**, unseres Selbst, die Basis auf der wir unser Leben aufbauen (s.u.). Bei **Verlust** oder **Ablehnung** durch das **soziale Schutzsystem** geraten Kinder unter extremen Stress, sie empfinden **massive Angst** (Vernichtungsangst, s.u.), die sich ins Unerträgliche steigern kann, aus dem angeborenen Gefühl heraus ohne Bindungsperson verloren zu sein. Soziale Netze schützen die Gesundheit, ungewollte Einsamkeit macht krank. Unser Gehirn ist daher stark darauf ausgerichtet Beziehungssgnale zu verarbeiten. **Sozialer Kontakt** v.a.durch eine vertraute Person beruhigt unmittelbar, lindert Schmerzen und beschleunigt die Genesung, ist also eine hochwirksame Medizin. Dies sollte den Ärzten mehr zu denken geben (s.Teil III).

Autonomiebedürfnis

Uns Menschen wohnt ein Bedürfnis nach selbstbestimmten Handeln und Selbstkontrolle inne, ein Autonomiebedürfnis. Die Autonomie ist ein **Entwicklungsprozess,** den Kinder nur durch liebevolle Unterstützung bzw. Anleitung von einer Bezugsperson erlernen können. Kinder und Jugendliche müssen lernen die Konsequenzen ihres Handelns selbstverantwortlich zu tragen. Die Autonomie ist erreicht, wenn es uns gelingt unser Leben selbstständig und selbstbestimmt zu leben. Das Bedürfnis hat mit Freiheit zu tun und ist das Gegenteil von Bevormundung, Einengung und Unterwerfung. Das Autonomiebedürfnis steht in einem gewissen Konflikt zum Bindungsbedürfnis, einem Bedürfnis, für das wir bereit sind unsere Freiheitsgrade wieder einzuschränken. Es ist die Aufgabe des Individuums hier die richtige Balance zu finden.

Sicherheitsbedürfnis

Das Bedürfnis nach existentieller Sicherheit ist elementar und eng verknüpft mit dem **Bindungsbedürfnis** und der **Ich-Abwehr**. Wir möchten aus dem Haus gehen und sicher sein, dass wir nicht angegriffen werden oder vom Auto überfahren werden oder erfrieren. Je nach Gefahrenlage suchen wir uns zu schützen und vorzubeugen. Ein Großteil unserer geistigen Kapazität wird darauf verwendet und die Versicherungen machen Milliardengeschäfte. Ist dieses Bedürfnis nicht befriedigt, entstehen vielerlei Störungen und Erkrankungen, u.a. Angst- und Suchterkrankungen.

Bedürfnis nach Ich-Identität, Selbstwert und sozialer Beachtung

Eng verbunden mit dem Menschsein ist das Bedürfnis nach **sicherer Ich-Identität** (s.o.), **Selbstwert, sozialer Beachtung** oder **Bedeutung**, die uns den Respekt der Gemeinschaft sichert. Mängel im Selbstkonzept, die mit Minderwertigkeitsgefühlen einhergehen, lösen unangenehme Gefühle aus, v.a. auch schwer erträgliche **Schamgefühle**. Dieses Bedürfnis muss ständig reguliert werden. Findet eine selbstunsicherer Mensch nicht die soziale Resonanz, die er braucht oder erhofft, entwickelt er Strategien, um sich die soziale Aufmerksamkeit zu holen oder zieht sich aus der Gesellschaft zurück, bis hin zum Suizid. Bekommen diese Strategien Krankheitswert, z.B. durch zwanghaftes Streben nach Aufmerksamkeit, spricht man von **narzisstischer Störung** (= Selbstwertstörung). Von einer **narzisstischen Plombe** spricht man, wenn der Selbstwert angeschlagen ist, er sozial ins Hintertreffen gerät und dann etwas passiert, was er als Begründung für den Verlust an Selbstwert und Sozialprestige verwenden kann, z.B. eine plötzliche Erkrankung oder den Arbeitsplatzverlust. Er ist dann nicht selbst verantwortlich, sondern kann das böse Schicksal dafür verantwortlich machen. Bei etlichen psychischen/psychosomatischen Störungen liegt eine narzisstische Störung (s.u.) zugrunde, typischerweise beim Suizid, oft bei der sozialen Phobie und, der somatoformen Störung. Strategien zum Erhalt von Selbstwert und Sozialprestige werden in Grafik 5 und dem Exkurs erläutert.

Berührungsbedürfnis (Streicheln, Kuscheln)

Kuscheln, Umarmen und Liebkosen, körperliche Berührung und Nähe verstärkt Bindungen und hält körperlich gesund in einem Umfang, den man sich so bisher nicht vorgestellt hat. Streicheln über den Kopf oder in den Arm genommen werden, führt zu einer unmittelbaren Beruhigung und ist besonders nach einem schlimmen Erlebnis sehr heilsam. Das **Berührungsbedürfnis** ist eng mit dem **Bindungsbedürfnis** verknüpft, indem es eine bestehende Bindung stärkt und Sicherheit gibt. Beim Kuscheln kommt es zur **Ausschüttung** von **Oxytocin**, welches das Stresshormon Cortisol im Blut senkt. **Kuscheln** ist so die Grundlage des seelisch-körperlichen Wohlbefindens, Kinder verkümmern bei fehlendem Körperkontakt. Auch das emotionale Gleichgewicht wird über das Kuscheln aufrechterhalten, zudem hält es gesund und stärkt die Immunabwehr. Der Körperkontakt ist die direkteste Verbindung zwischen zwei vertrauten Lebewesen, daher ist Berührung auch die unmittelbarste **Bestätigung** dafür, dass man in einer feindlichen Umwelt **nicht allein** und **schutzlos** ausgesetzt ist. So kann die Bedeutung von Berührungen nicht genug betont werden. Menschen, die häufig Umarmungen bekommen, leben nicht nur besser, sondern auch gesünder. So erklärt sich auch, dass Verheiratete im Schnitt gesünder sind als Alleinlebende. Eine Studie ergab, dass Menschen in schwierigen Situationen weniger gestresst sind, wenn eine Person, besser eine vertraute Person, einem die Hand hält.

Extrem wichtig ist Kuscheln für die **kindliche Entwicklung**. Kleinkindern sollte man soviel Nähe und Zärtlichkeit geben wie möglich. **Körperkontakt** und **Streicheleinheiten** sind für Kinder aber nicht nur aus **Schutz- und Bindungsaspekten** lebensnotwendig, sondern auch die Voraussetzung dafür, dass sich der **Tastsinn** gut entwickeln kann. Seit den Experimenten des Verhaltensforschers *Harlow* weiß man, dass Affenbabys bei Entzug von Hautkontakt sterben können. Kinder, die von den Eltern getrennt werden und zu wenig berührt werden (Deprivation), zeigen dramatische Verzögerungen ihrer geistigen, seelischen und motorischen Entwicklung. Ihr Stresserleben ist so hoch und ihr Immunsystem so schwach, dass viele in den ersten Jahren sterben. Aber auch im späteren Alter kann ein Mangel davon zu sexuellen Störungen, Asexualität und Nähe-Distanzproblemen führen, z.B. zur Unfähigkeit sich berühren zu lassen.

Die Erkenntnisse über die positive Bedeutung des Kuschelns hat sich mittlerweile so herumgesprochen, dass es seit Neuestem sog. Kuschelpartys gibt, bei denen wildfremde Menschen, teilweise über das Internet vermittelt, aufeinander treffen, um sich auf großen Matratzenlagern unter der Leitung eines professionellen Kuscheltrainers zu streicheln, zu Massieren oder die Haare zu kraulen.

Der Sexualtrieb und Fortpflanzungsbedürfnis

Der Sexualtrieb reift mit der Pubertät aus und wird neben den **biologisch**-hormonellen Faktoren auch durch **psychologische** und **soziale** Faktoren gesteuert. Er dient der **Arterhaltung**, aber nicht nur. Er ist eng verknüpft mit dem elementaren Bindungs-, Beziehungs- und Berührungsbedürfnis des Menschen. Die Sexualität kann stark ausgeprägt sein, bis hin zur Sexsucht, aber auch schwach, bis hin zur Asexualität. Für die Entwicklung der **reifen Sexualität**, **Genussfähigkeit** und der **sexuellen Orientierung** sind positive Tast- und Berührungs- und psychosexuelle Lernerfahrungen in der Kindheit besonders wichtig.

Bei erfüllter Sexualität werden Botenstoffe freigesetzt, die **Glücksgefühle** auslösen, diese gehen über den beschriebenen Effekt durch Berührung hinaus. Kaum bekannt ist, dass Sex, in normalen Maßen die Bindung zu einem Partner stärkt, uns Rückhalt und Sicherheit in Krisen gibt und das Selbstwertgefühl über das Hormon **Oxytocin** stärkt. Daneben sind die Transmitter **Endorphin** und **DHEA** (Kap. IV) beteiligt. Eine erfüllte Sexualität ist daher gesund und verlängert unser Leben. Auch die **Selbstbefriedigung** kann in diesem Zusammenhang nicht als krankhaft, wie dies früher moralisch verbrämt wurde, sondern als heilsam angesehen werden, wenn man sie geniessen kann. Unsere Kultur betont allerdings die Sexualität und vernachlässigt die wohltuenden, nicht erotischen Berührungen. auch für das **Beziehungsleben** wichtig ist. Die Sexualität ist abhängig vom **Hormonspiegel**, v.a. dem Testosteron, weniger von den anderen Geschlechtshormonen. Daneben steuern diese die **Geschlechtsidentität**, die Geschlechtsrolle, **sexuelle Orientierung** (Objektwahl) und das Sexualverhalten (s.u.).

Das **Fortpflanzungsbedürfnis** oder der **Kinderwunsch** ist genetisch verankert und eng an den Sexualtrieb gekoppelt. Er dient dem evolutionären Ziel, die eigene Art und seine Gene für die Zukunft zu erhalten, also für ein Weiterleben zu sorgen. An dieses genetische Vermächtnis knüpft sich der psychologische Wunsch an nach persönlicher Erfüllung, Identität und Sinnstiftung für das aktuelle Leben. Er ist bei Frauen ausgeprägter als bei Männern, weil er mehr integraler Bestandteil der weiblichen Identität ist. Durch die veränderte soziale Stellung der Frau, ist die weibliche Identität heute aber nicht mehr so stark mit der Frage verknüpft, ob sie fruchtbar ist oder wie viele Kinder sie hat. Gesellschaftliche und materielle Rahmenbedingungen spielen bei der Erfüllung dieses Wunsches eine große Rolle. Dabei ist festzustellen, dass sich die Lebensbedingungen für ein Kind in materieller Hinsicht verbessert, in emotionaler Hinsicht aber verschlechtert haben.

Der Kinderwunsch kann auch bei asexuellen Menschen auftreten. Meist knüpft er sich aber an die Frage, ob es einen passenden Partner, in genetischer Hinsicht und in der Funktion als Vater oder Mutter gibt, um das Projekt `Kind´ zu realisieren. Zunehmend gibt es Menschen, v.a. Frauen, die sich den Kinderwunsch auch ohne Vater erfüllen. Das Modell der alleinerziehenden Mutter ist jedoch ein Risikofaktor für die seelische Entwicklung des Kindes. Der Kinderwunsch lässt sich biologisch nur erfüllen, wenn es der Frau gut genug geht. Bei seelischer oder körperlicher Erkrankung gibt es zentrale Regulationsmechanismen, die die Erfüllung des Wunsches erschweren oder verhindern. Der unerfüllte Kinderwunsch kann bei Frauen zur Identitäts- und Lebenskrise führen, bei Männern ist es eher der berufliche Misserfolg und die Arbeitslosigkeit.

Das Essbedürfnis

Essen ist wohl der wichtigste und mächtigste Bedürfnis-und/oder Antriebszustand des Organismus, daher hat es eine zentrale **psychische Bedeutung**, weshalb ich detailliert darauf eingehe. Die Steuerung der Nahrungsaufnahme und des Essverhaltens erfolgt im Hunger- und Sättigungszentrum des **Hypothalamus**, der, wie das meiste andere auch, der emotionalen Steuerzentrale limbisches Sytem unterstellt ist. Hunger ist das Bedürfnis, irgendetwas zu essen, um satt zu werden.Hungergefühle werden durch Kontraktionen des leeren Magens, vor allem aber durch Absinken des Glukosespiegels und Änderungen im Thermo- und Lipidstoffwechsel ausgelöst. Vielfältige Neurohormone, allen voran **Serotonin**, daneben **Orexine** (s.u.) und **Ghrelin** (s.u.) steuern den Hunger, während die Hormone **Leptin** und **Cholezystokinin** sättigen. Der Transmitter **Histamin** (s.u.) kann Übelkeit/Erbrechen auslösen.

Das Essen ist eine sehr emotionale Angelegenheit. Gutes Essen löst positive, lustvolle Gefühle aus, *Essen macht Laune,* weil das **Belohnungssystem** aktiviert wird. Dies führt dazu, dass man u.U. nur isst um in Laune zu kommen. Die Kalorienzufuhr ist dann nur ein Nebeneffekt. Ein Hungergefühl entsteht auch bei bestimmten, mit Frustration verbundenen Gefühlen, Hunger bekommt als *`emotionaler Hunger´* die Funktion einer **Ersatzbefriedigung** und eines **Stimmungsaufhellers**. Psychologen fanden gar heraus, dass unterschiedliche Gefühle ein recht spezifisches Essverhalten auslösen können, z.B.:

- *bei Ärger (Verlangen nach Fleisch, wütendes Kauen)*
- *zur Beruhigung, Trost (Verlangen nach Süßem, z.B. Speiseeis)*
- *bei sexueller Frustration (Kekse und Brot, zur raschen Magenfüllung)*
- *bei Stress (Zwiebel und Chips, da die Adrenalinproduktion ein Verlangen nach Salz auslöst)*
- *bei Eifersucht und Einsamkeit (alles, Hauptsache sich voll stopfen)*[12].

Insgesamt ist das Essverhalten das Produkt zentraler psychischer Verarbeitung von inneren und äußeren Reizen. Als kognitives-motivationales Phänomen wird es stark von den Sinneswahrnehmungen beeinflusst. Sensorische Faktoren wie Aussehen, Geruch, Geschmack Temperatur und Konsistenz der Speisen spielen hier eine wichtige Rolle. Die Nahrungsindustrie versteht es zunehmend unseren Geschmackssinn und unser Sättigungsgefühl zu überlisten. Die Nahrung wird von Ballaststoffen befreit und damit kalorienreicher, dazu wird sie mit Aromastoffen versehen, damit wir mehr essen als nötig. Die Industrie-Häppchen zergehen uns fast auf der Zunge. Die Komplexität der Thematik ergibt theoretisch auch eine Fülle von therapeutischen Ansatzmöglichkeiten, die dann als Spielwiese für alle möglichen Ratschläge und Diäten verstanden werden, mit den Folgen einer unkritischen Polypragmasie.

---

[12] *Aus Psychologie heute 5/06, S.62*

Grafik 6: REGULATION DER GRUNDBEDÜRFNISSE

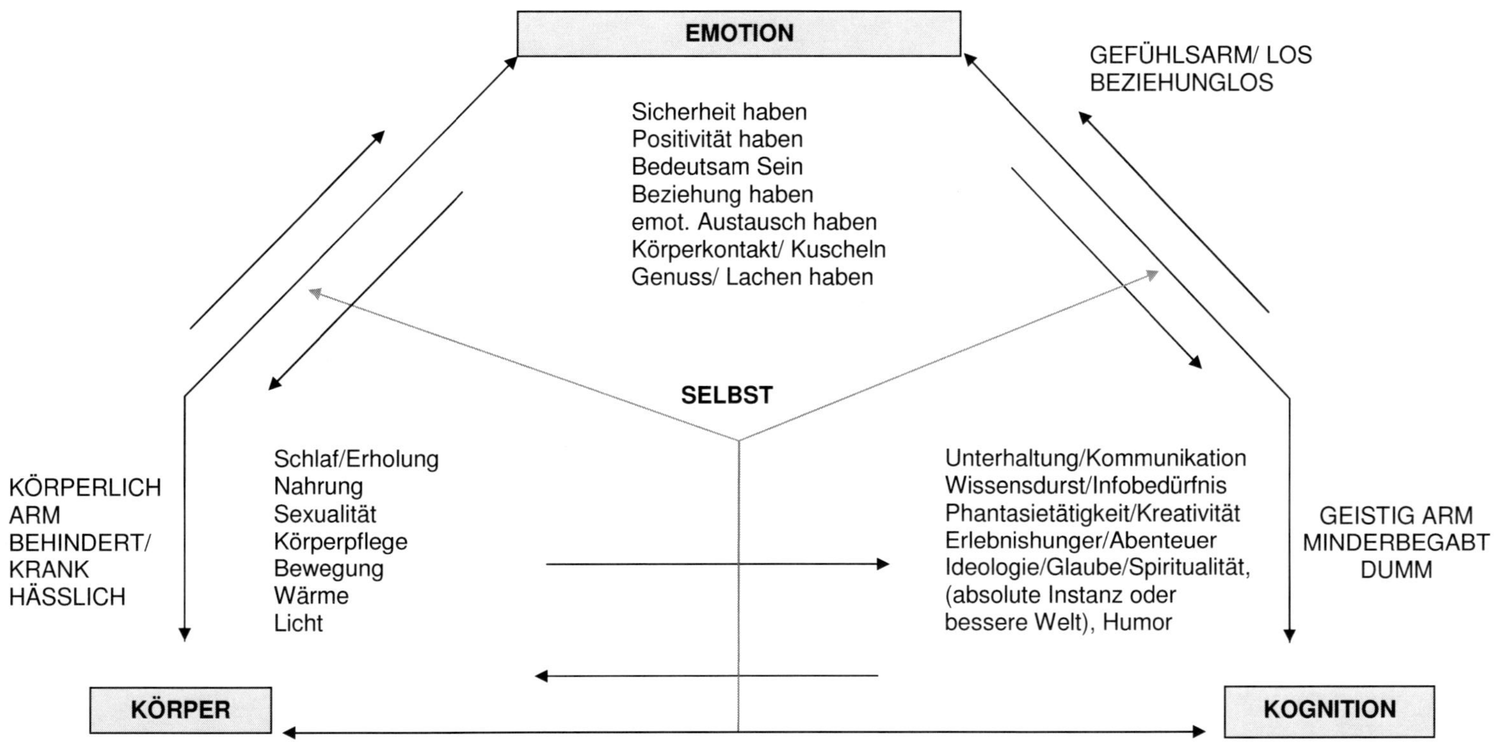

Aufgabe: Permanente / Tägliche Regulation unserer Grundbedürfnisse
Ziel: Optimale **Regulation unserer Grundbedürfnisse**

IDEAL-ICH / REAL-ICH VERGLEICH
Selbstbeurteilung, falls negativ resultiert
Unzufriedenheit / Spannung/ Krankheit

Bewegungsbedürfnis

Unser **Bewegungsbedürfnis** ist genetisch angelegt. Bewegung ist lebensnotwendig, nicht nur für die Muskeln, den Kreislauf, das Immunsystem, die Verdauung, sondern auch für die **Stabilisierung** der **Psyche**. Unsere Muskeln, Knochen und Gelenke brauchen regelmäßig Bewegung, sonst beginnen sie sich abzubauen und anzuspannen. Die Bandscheiben nehmen, um nicht spröde zu werden, durch Bewegung Flüssigkeit auf. Aber auch für die Verdauung, gegen die Gefäßverkalkung und den Zellabbau ist die Bewegung von enormer Bedeutung. Inzwischen weiß man auch, dass **Muskeln** viel mehr sind als biomechanische Motoren, der Muskel produziert Botenstoffe (Zytokine), z.B. Interleukin 6 (s.u.). **Bewegungsmangel** macht krank, lässt einen früher altern, dement werden und sterben. Laut WHO sollten wir uns täglich mindestens 30 min. bewegen, das schaffen nur 13% der Deutschen. Im Vergleich zu unseren Ahnen bewegen wir uns dank moderner Fortbewegungsmittel um ein Vielfaches weniger. Das **Ausmaß** des **Bewegungsmangels**, als Zivilisationsproblem, bedroht mittlerweile die allgemeine Volksgesundheit. Ich sehe in der zunehmenden **inneren Unruhe** oder dem **Restless-legs Syndrom** (s.u.) auch eine mögliche indirekte Folge des Bewegungsmangels, der Körper versucht diesen dadurch ein Stück auszugleichen. Für Kinder, die nicht mehr richtig herumtoben können, kann dies auch ein Faktor für die Erkrankung ADHS sein. Bewegung lässt sich als **Heilmittel** für **viele Krankheiten** einsetzen, insbesondere auch gegen psychische Erkrankungen, sie wirkt sich positiv auf den **Transmitterstoffwechsel** im Gehirn aus. So stärkt regelmäßiger, mit geringer Anstrengung betriebener Sport das Immunsystem und schützt u.a. vor Krebs. Immer mehr Ärzte sind sogar der Überzeugung, dass regelmäßige Bewegung den Hirnstoffwechsel besser ausbalancieren kann als Psychopharmaka. Dadurch könnte man Medikamente einsparen und der Depression vorbeugen. Schwedische Forscher haben herausgefunden, dass Menschen, die im Mittelabschnitt des Lebens mindestens zweimal pro Woche körperlich aktiv sind, ein um 60% geringeres Risiko haben an Alzheimer zu erkranken. Dabei ist nicht der Leistungssport oder das Fitnessstudio gemeint, denn schon normales Laufen und schnelles Spazierengehen hat einen nachweislichen Effekt. Wir sollten jede Gelegenheit nutzen, um zu laufen und z.B. auf den Aufzug verzichten.

Wahrnehmungsbereich, Sensorik – Regieren die Sinne unser Gehirn?

Der Kreislauf zwischen Wahrnehmung, Bewertung, Gedächtnis, Aufmerksamkeit und Verhalten

Unser Verhalten basiert auf einem Kreisprozess von **Wahrnehmung, Bewertung, Gedächtnis** und **Aufmerksamkeit**. Störungen in einem dieser Teilbereiche wirken sich negativ auf die Verhaltenskontrolle aus und erzeugen in einem Teufelskreis (circulus vitiosus) ein immer auffälligeres oder krankhafteres Verhalten. Wenn z.B. die Verhaltensstörung durch eine gestörte Wahrnehmung (Dissoziation) bedingt ist, nützt es wenig nur am Verhalten anzusetzen, sondern es sollte primär an der Wahrnehmung gearbeitet werden oder an der Störung in einem Glied, welches sich noch davor in der Kette befindet. Diese Zusammmenhänge werden in der Therapie oft noch zu wenig beachtet. Es sollte das Ziel jeder psychosomatischen Behandlung oder Psychotherapie sein, nicht nur direkt am Verhalten anzusetzen, sondern immer auch an den anderen Teilbereichen.

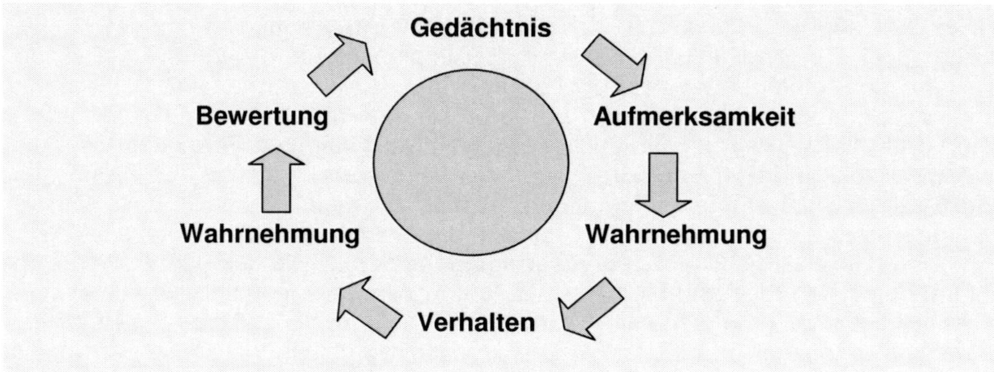

Grafik 7: *Verknüpfung zwischen Bewertung, Gedächtnis, Aufmerksamkeit, Wahrnehmung und Verhalten*

Wahrnehmung allgemein

Der Wahrnehmungsbereich hat eine besondere Bedeutung für die Psychosomatik. Die Wahrnehmung ist zunächst definiert als die **Aufnahme von Reizen** aus der Aussenwelt, ist aber sehr viel mehr als das. In jeder Sekunde verarbeitet, verrechnet und leitet das Gehirn einen ständigen Strom von Informationen aus unserem Körperinneren und aus unserer Umgebung Speicherplätzen zu. Grundlage von Entscheidungen, Denken und Handeln sind die Informationen, die über unsere Sinne zugeführt werden. Eine enorme Datenfülle flutet uns in jeder Sekunde. Der größte Datenumschlagsplatz ist wohl die Netzhaut mit rund 10 Milliarden Kalkulationen pro Sekunde. Unsere **Sinneswahrnehmung** ist für das Verständnis von Psychosomatik und für Störungen in diesem Bereich besonders wichtig Mit einer **schlechten Wahrnehmung** oder **Realitätserfassung**, einer rosaroten oder schwarzen Brille, lebt es sich schlecht. Man kann berechtigt davon sprechen, dass unsere Wahrnehmung das **Auge zur Welt** ist. Eine vorrangige Aufgabe der Psychotherapie ist es daher die Wahrnehmung zu schulen und sie realitätsgetreuer zu machen. Viele Patienten berichten, wie sehr sich unter der Therapie ihre Wahrnehmung schärft. Daher bezeichne ich Psychotherapeuten auch als **Optiker für das Gehirn**.

Der Wahrnehmungsbereich ist eng verknüpft mit den emotionalen und kognitiven Prozessen und wird traditionell dem kognitiven Bereich zugeordnet. Bereits ganz am Anfang der Wahrnehmung werden emotionale Prozesse eingeschaltet. Unsere Wahrnehmung wird durch Gefühle verstärkt oder abgeschwächt. Durch sie geben wir unserer Welt eine Bedeutung (s.o.). Daher wundert es nicht, dass sich bei emotionaler Erregung unsere Wahrnehmung verändert. Ganze Informationsfragmente können unter Stress verloren gehen, bzw. die Reiz-Leitung und Verarbeitung wird verlangsamt. Die Aufnahme der Informationen kann auch verweigert und die Situation beendet werden. Viele psychosomatische Symptome, z.B. ein Teil des zentralnervösen Schwindels (s.u.) entstehen auf dem Boden solcher Reizverarbeitungsprobleme. Eine sehr gestörte Wahrnehmung kann das gesamte Erfahrungsgefüge eines Menschen erschüttern und in eine Psychose münden.

Nun ist es nicht so, dass die eintreffenden Sinnesreize eins zu eins abgebildet werden. Vielmehr werden die eintreffenden Reize zerlegt, z.B. in Form, Farbe, Bewegung etc. und über verschiedene Kanäle den verarbeitenden Netzwerken zugeleitet. Ein funktionierendes Gehirn benötigt dann zur Korrektur der Realität entsprechende Erfahrungswerte in Form von Vorwissen und situativen Erwartungen als Vorlage. Mit diesen wird die eintreffende Information verglichen. Stellt das Gehirn Differenzen zu seinen abgelegten Erfahrungswerten fest, ergänzt es entweder stimmig oder nicht, es bringt also Korrekturen an. Die Wahrnehmung ist somit immer eine aktive **Konstruktionsleistung** des Gehirns. Wie sehr das so ist, weiß jeder der schon mal eine Kippfigur betrachtet hat, z.B. die alte oder junge Frau. Ein frisch Farben-Erblindeter, der die Farbe einer Erdbeere nicht mehr wahrnehmen kann, kann dadurch die Erdbeere trotzdem als rot erkennen, da er eine bestimmte Form assoziativ mit dem in der Hirnrinde verankerten Mustern von Farbempfinden abgleicht und dann eine passende Farbe zuweist.

Das Gehirn erzeugt also ständig eine Vorstellung davon, wie etwas sein muss, was dann nur noch mit dem sensorischen Eingang verglichen wird. Daher kommt es, dass wir nur das sehen, was wir entweder kennen oder erwarten. Kommt etwas völlig Überraschendes, entgeht dies regelhaft unserer Wahrnehmung. So kommt es z.B. dass wir den Flaschenöffner in der Küchenschublade nicht finden, wenn der Öffner neu ist und eine andere Form hat, als die, die wir erwarten. Diese Erwartung nennt man auch **Antizipation**. Die Fähigkeit zur Antizipation scheint nur beim Menschen vorzukommen, da sie in Tierhirnen bisher nicht gefunden wurde. Wir sehen also nicht nur mit den Augen, sondern mit **Hilfe des Gedächtnisses**. Weil das Gehirn so stark antizipiert, können wir manchmal etwas sehen und hören, was in der Realität nicht existiert, so entstehen **Halluzinationen**.

Das eingehende Sinnessignal wird zunächst mit bereits gespeicherten Sinneserfahrungen, mit sog. **Gedächtniskarten,** verglichen und erst dann zu einer bewussten Wahrnehmung. Dies passiert im Bereich der sog. somatosensorischen Rinde. Diese **Vorlagen** von unserer Umwelt werden in **sensiblen Entwicklungsphasen** geprägt (s.u.). Ist die entsprechende Entwicklungsphase vorbei, ist dies später nur schwer zu korrigieren. Gedächtnisinhalte werden also ständig gebraucht, um Bilder entstehen zu lassen. Wenn geeignete Gedächtnisinhalte fehlen, z.B. weil das Kind keine entsprechende Erfahrungen sammeln konnte (z.B. keine Erdbeere gesehen hat), kann später für bestimmte Bereiche eine Wahrnehmungsstörung bestehen. Gehirne, die nicht über stimmige Vorlagen verfügen oder darauf zurückgreifen können, können die eintreffenden Informationen nicht realitätsgerecht verarbeiten und ergänzen. Sie verlieren die Orientierung und versuchen dann verzweifelt, sich ohne Vorlage oder mit Hilfe vorhandener falscher Vorlagen zu orientieren oder sie fangen an unter Verkennung der Realität zu konfabulieren.

Ein Teil unserer Sinneswahrnehmung hat sich im Lauf der Jahrtausende zurückgebildet, weil ihre frühere existentiell wichtige Funktion durch die geistige Entwicklung unwichtig wurde. Das betrifft v.a. den Seh-, Geruchs-, Geschmacks- und Hörsinn.

Grundlegendes zu den Sinnen

Im Allgemeinverständnis geht man von den **5 klassischen Sinnen** aus: dem **Seh-, Geruch-, Hör-, Geschmacks**- und der **Tast-Berührungssinn**. Daneben gibt es noch 3 weitere Sinne die weniger ins Bewusstsein treten, aber für psychosomatische Störungen von höchster Bedeutung sind: die **Tiefensensibilität**, der **Schmerz- und** der **Gleichgewichtssinn**. Das Auge, das Ohr und die Haut nehmen **physikalische** oder mechanische Reize auf, Zunge und Nase dagegen **chemische Reize**. Wirklich erfassbar wird der Sinneseindruck aber erst über die \`Verarbeitungsstation´ Gehirn. Bisher kennt man 9 verschiedene Typen von **Sinneszellen** in Haut, Muskeln, Sehnen und Gelenken, die für die Registrierung unterschiedlicher Reize zuständig sind. Sie finden sich überall in der Haut besonders aber in den Fingerspitzen, an der Fußsohle und in den Gelenken. Die Haut ist also ein gigantischer, ca. 10kg schwerer Wahrnehmungsapparat, von dem sehr viel abhängt.

Führend in der Welt unserer Sinne ist der **Sehsinn**, mit ihm nehmen wir ca. 80% der Informationen auf. Der **Geschmackssinn** ist heutzutage der zum Überleben am wenigsten notwendige Sinn. Mit ihm können wir 6 verschiedene Geschmacksrichtungen wahrnehmen: *Süß, sauer, salzig, bitter, fett und fleischig* (umami). Mit nur vier verschiedenen Rezeptortypen kann die Zunge 10.000 unterschiedliche Geschmacksnuancen differenzieren. Besprochen wird hier der **Gehörsinn,** Geruchssinn und v.a. der **Tastsinn**, wegen seiner Wichtigkeit für das psychosomatische Verständnis. Er unterteilt sich in mehrere Untersinne, zu denen die Oberflächen- und Tiefensensibilität mit ihrer wichtigsten Qualität, dem **Schmerzsinn** und der **Gleichgewichtssinn** gehört.

Der **Geruchssinn** war in der Frühzeit der Menschheit der führende Sinn und von überragender Bedeutung für das Überleben des Menschen, sowohl als Nah-wie auch als Fernsinn. Mittlerweile wurde er um ca. 70% zurückgebildet, da er seine hohe Bedeutung im Lauf der Evolution verloren hat. In der Nase liegen zwischen 10-100 Millionen Riechsinneszellen, davon über ca. 350 molekular verschiedene Riechrezeptoren. Weil die meisten Gerüche Mischungen sind, können wir an die 10.000 unterschiedliche Gerüche wahrnehmen. Körpersekrete mit Geruch haben Signalfunktion. Angstschweiß anderer macht uns pessimistischer und verstärkt unsere Schreckreflexe. Der Geruch zeigt uns, wer zu uns passt und ob wir jemanden riechen können oder eben nicht. Der evolutionäre Sinn dahinter ist der, dass sich zwei Menschen umso besser riechen können, je verschiedener ihr Immunsystem ist. Denn sollten sie sich paaren, hätten die Nachfahren höhere Überlebenschancen im Kampf gegen Erreger. Nach wie vor gehen die Geruchsreize aber auf dem direktesten Weg zu unserem Unbewussten und zu unserem Gehirn und werden v.a. unbewusst verarbeitet. Deshalb können wir durch Düfte gut manipuliert werden. Die Industrie nutzt diese Erkenntnisse und bringt uns immer mehr dazu, im Kaufhaus mehr Geld auszugeben, als wir ursprünglich wollen. Wenn Frauen zusammenleben synchronisiert sich ihr Menstruationszyklus über Geruchshormone, sog. Pherohormone (*Mc-Clintock Effekt*). Auch unser Sexualverhalten ist sehr Geruch sensibel. Möglicherweise gibt es bald käufliche Geruchsstoffe, die unser Sexualleben beeinflussen.

Der Tastsinn und sein Krankheitswert

Der Tastsinn ist zuständig für die Erfassung bestimmter mechanischer Reize. Der Tastsinn entwickelt sich bereits in der 8. Schwangerschaftswoche als erster Sinn und ist das erste Tor eines heranwachsenden Wesens zur Umwelt, lange vor Entwicklung des Sehsinns. Wenn der Tastsinn und das damit verbundene **Körpergefühl** verloren gehen, wird das Gehirn regelrecht lahm gelegt, weil es keine Informationen mehr bekommt. Der ganze Körper mit der Haut ist also unser **Hauptsinnesorgan**. Der Tastsinn unterteilt sich in mehrere **Teilsinne**, die für die Psychosomatik besonders wichtig sind. Zunächst sind dies die **Oberflächensensibilität** und die **Tiefensensibilität**. Auch diese lassen sich weiter unterteilen nach Funktion und Rezeptortyp. Störungen dieses Sinnes führen zu **Schwindel**, **Dissoziation**, bis hin zur **Bewegungsunfähigkeit** und wie der Forscher *Grunwald* meint auch zur **Magersucht**. Neben dem nicht mehr spüren können und **gelähmt sein,** ist es v.a. die Schmerzempfindung mit dem Phänomen **chronischer Schmerz.**

a. Zur Oberflächensensibilität gehört zunächst der **Berührungssinn**. Er reagiert auf Berührung und Bewegung und ertastet die Umwelt. Die mit den taktilen Wahrnehmungen verbundenen Informationen erlauben es dem Gehirn, **Berührungen** und **Druck** zu lokalisieren und zu bewerten. Die Aufnahmekapazität (beim Menschen) beträgt pro Sekunde etwa 1 Million Bit. Die Rezeptoren, die dies vermitteln sitzen in der **Haut** und heißen **Tastkörperchen** oder **Mechanosensoren**. Es gibt schnelle und **langsame Druckrezeptoren** und ein spezielles Nervengeflecht, sog. **C-Fasern**. Sie sind für die angenehmen Aspekte von Berührung zuständig und werden beim **Kuscheln** (s.u.) aktiviert. Dabei ist es wichtig, wie schwedische Forscher herausgefunden haben, dass man nicht zu schnell streichelt, sonst werden diese Fasern nicht erregt. Die **schnellen** oder Beschleunigungsrezeptoren, sind für Vibrationsempfindung zustänig. Die Folge einer Störung der Oberflächensensibilität ist, dass die Beine und Arme bei Berührung nur noch vermindert gespürt werden, da die Signale nicht mehr zur Hirnrinde durchgeleitet werden. Der Vorgang heißt auch Dissoziation. Der Patient könnte sagen:`*Es fühlt sich so an als ob Teile meines Körpers verschwinden würden.´*

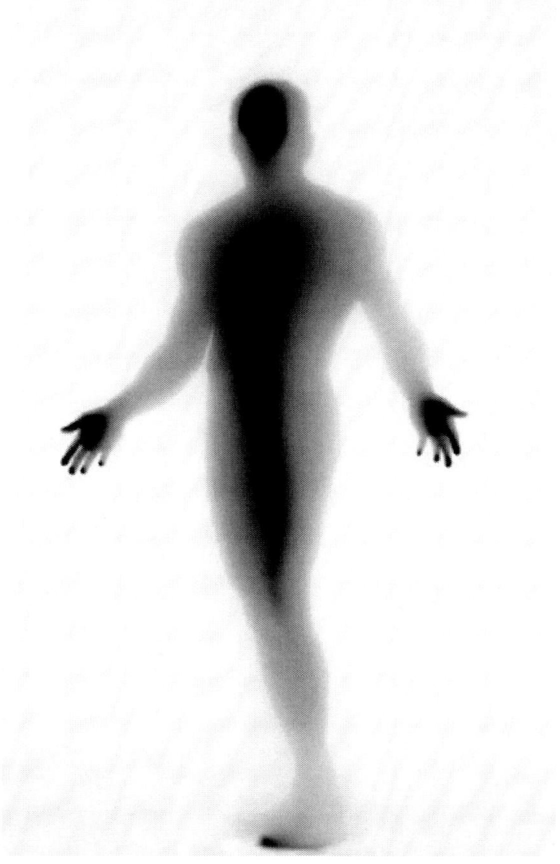

Grafik 8: Verminderte Oberflächensensibilität und Körperwahrnehmung. *(Mit freundlicher Genehmigung der Bildagentur corbis)*

Zur Oberflächensensibilität gehört auch der **Schmerzsinn**. Er ist für das Überleben sehr wichtig. Menschen die ohne Schmerzsinn geboren werden, ziehen sich ständig Verletzungen zu und sterben in der Regel früh. Zuständig für die Schmerzwahrnehmung sind die in der Haut liegenden **Nozizeptoren**, sie empfinden Schmerz und Juckreiz und melden die Verletzungsreize. Die gesamte **Schmerzwahrnehmung** ist komplex, sie entsteht in einem vielschichtigen Empfindungssystem.Die Schmerzwahrnehmung ist kombiniert mit einem **System** zur **Schmerzbewältigung**, bei dem mehrere Körperbereiche ihren `Senf´ dazugeben, allen voran das limbische System.

Ferner gehört zur Oberflächensensibilität der **Temperatursinn.** Wir besitzen ca. 30.000 Thermorezeptoren, die warm/kalt melden. Sie helfen dem Gehirn mit seinem ausgeklügelten **Kühlsystem** immer eine konstante Betriebstemperatur von 37 ° C aufrecht zu halten, dadurch können wir große Temperaturunterschiede überleben. Allein der Stoffwechsel der Biomaschine Mensch produziert im Ruhezustand so viel Wärme, dass die Körpertemperatur ohne Kühlung ein Grad pro Stunde steigen würde.

b. Tiefensensibilität (Propriozeption). Unter dem Begriff **Tiefensensibilität** oder Propriozeption fasst man mehrere Sinnesmodalitäten zusammen. Zunächst versteht man darunter die **körperliche Eigenwahrnehmung** als **Bewegungssinn**. Mit ihm wird die Bewegungsempfindung und das Erkennen der Bewegungsrichtung erst möglich. Er besteht aus ca. 500 Millionen **Körpereigenfühlern** und Bewegungsmeldern (**Somatosensoren**) in der Haut (Grafik 33), den Gelenken und Muskeln. Ohne ihre Informationen wären die Muskeln blind. Wir wüssten nicht mehr welche Bewegungsabläufe anstehen und wären gelähmt. Drückt man fester auf die Haut oder bewegt einen Muskel, werden diese tiefer liegenden Sensoren in Muskeln, Gelenken und Sehnen gereizt. Dieser Sinn dient auch der Wahrnehmung von Kraft, Stellung und Bewegung. Mit diesem Sinn können wir auch bei geschlossenen Augen einen guten Eindruck von unserer **Körperposition** im Raum haben. Er ist auch entscheidend daran beteiligt, Verletzungen bei plötzlicher Belastungsänderung zu vermeiden. Das typische Umknicken im Sprunggelenk (Subluxation) ist ein solches Beispiel. Bei gut funktionierenden Gelenksensoren erkennt der Körper sehr früh, wenn das Gelenk beginnt umzuknicken. Ein Reflex spannt sofort Muskulatur an, die das Gelenk stabilisiert und eine Verletzung der Bänder des Fußes verhindert. Neuere Studien zeigen, dass durch ein Training dieser Sensoren das Risiko einer Verletzung deutlich vermindert werden kann. Die Tiefensensibilität ist wohl unser bedeutendster und am wenigsten bewusster Sinn, da er weitestgehend ohne Aktivität unseres Bewusstseins arbeitet. Dies unterstreicht einmal mehr, wie viel in uns passiert, von dem wir nichts mitbekommen. Ein Teil der psychosomatischen Störungen hängt mit Fehlern in der Verarbeitung propriozeptiver Informationen zusammen.

Zur Tiefensensibilität gehören weitere **Sinnesmodalitäten**. Der \`Gefäßsinn´,der über **Barosensoren** den Druck in Gefäßen wahrnimmt, der \`chemische Sinn´, der mittels **Chemosensoren** den Gehalt an Blutzucker und Kohlendioxid erfasst. Der \`Eingeweidesinn´ (**Entero-/Viszerozeption)** gibt den Füllungszustand und Bewegungsabläufe der Hohlorgane an.

c. Der Gleichgewichtssinn und sein Krankheitswert

Die Physiologie des Gleichgewichts ist unten beschrieben, daher gehe ich hier nicht weiter darauf ein. Störungen werden uns beim Auftreten des Symptoms **Schwindel** schmerzlich bewusst.

Der Gedächtnisbereich

„Things that fire together hire together".
„Use it, or loose it"

Lernen allgemein

Die Hauptaufgabe des Gehirns ist es zu **Lernen** und das Gelernte dauerhaft zu verankern. Dies erfolgt auf der neurobiologischen Ebene über die synaptische Verknüpfung der Nervenzellen untereinander. So sind es nicht einzelne Zellen oder abgegrenzte Hirnareale, die bestimmte Gedankeninhalte speichern, sondern weitläufige **Neuronennetze**, die zusammen das Gedächtnis verkörpern. Daraus folgt, dass das Lernvermögen eines Menschen nichts mit der Masse seiner Gehirnzellen oder der Größe seines Gehirns zu tun hat, sondern mit der Anzahl und Effizienz der synaptischen Verknüpfungen. Dabei gelten zwei grundlegende **neuronale Regeln**:

1. Regel: *Regel der gemeinsamen elektrischen Aktivierung*, sog. ***Hebb\`sche Regel*** besagt, dass Hirngebiete oder Nervenzellen, die zusammen feuern und gemeinsam aktiv sind, sich verbinden und dann auch in Zukunft verbunden sind: **„Things that fire together hire together"**. *(„Wenn ein Neuron wiederholt zum Feuern eines Neurons B beiträgt, kommt es zu einem Wachstumsprozess, der dazu führt, dass Neuron A künftig leichter zum Feuern von Neuron B beiträgt", Hebb 1949)*
2. Regel: *Netzwerke, die häufig aktiviert werden, bauen sich aus* und solche die nicht mehr aktiviert werden, bauen sich ab: **„use it, or loose it".**

Die **einzigartige Lernfähigkeit**, die wir unserem Gehirn verdanken, setzt die Fähigkeit voraus, komplexe Geschehnisse zu speichern, differenziert zu repräsentieren und gegebenenfalls rasch verändern zu können. Wir Menschen lernen ein Leben lang, unser Schatz an Wissen und Befähigung nimmt ständig zu, wenn wir unser Gehirn bei seiner Haupttätigkeit, dem Lernen nicht stören und schädigen, z.B. durch unnötigen Stress oder Drogen. Wir lernen auch ohne zu wissen, dass wir lernen (implizit, s.u.).

Beim Einprägen (Lernen) eines neuen Sachverhaltes, z.B. eines Gesichts, werden die Synapsen durch geringe Stromimpulse aktiviert und fangen an dabei ihre Funktion und Struktur zu ändern. Es wird ein festes Nervennetzwerk zum **Langzeitgedächtnis** ausgebaut. Dabei wird durch eine rasche, wiederholte Aktivierung einer Nervenzelle durch eine andere, die Signalübertragung an den Kontaktstellen zwischen den beiden gesteigert. Die Neuronen reagieren dann auf jede weitere Aktivierung derselben Nervenbahn immer stärker, beginnen dabei zu wachsen und neue **Zellfortsätze** (Kap.IV) und **Synapsen** (Aussprossungen) zu bilden, es entstehen **neuronale Netze**. Sie bauen sich durch Aktivierung und regelmäßigen Gebrauch auf. Ein Gedächtnispfad wird dann durch regelmäßige Nutzung weiter zu einer Autobahn ausgebaut, immer fester verdrahtet und ist dann leichter zu benutzen, das Erinnerungsvermögen steigt. Kommt es dagegen immer seltener zur Aktivierung von Nervenbahnen und Synapsen, kann dies dazu führen, dass die neuronale Aktivität in einem Bereich eingestellt wird, die Synapsen verkümmern und das Erinnerungsnetzwerk abgebaut wird. Für die Speicherung komplexer Erfahrungen, wie etwa Fahrradfahren, werden viele Synapsen, zahlreiche Nervenverbände so umprogrammiert, dass einige stärker und andere schwächer als vorher auf den Reiz ansprechen.

Die **Synapsenbildung** erfolgt über Eiweißstoffe (Proteine). Diese werden dabei durch ein Gen innerhalb von Minuten synthetisiert. Daneben spielen die **Wachstumshormone** und **Neurotransmitter** (Kap.IV) eine wichtige Rolle, welche die Eiweißproduktion und damit die Gedächtniskonsolidierung steigert. Dies wirkt sich besonders bei der traumatischen Gedächtnisbildung aus (s.u.). Sie verstärken alle wichtigen einlaufenden Informationen und sorgen über die Aktivierung des limbischen Systems dafür, dass sie in anderen Arealen des Gehirns gespeichert werden. Medikamente, z.B. Ritalin, aber auch Koffein, verstärken diesen Vorgang über eine Aufmerksamkeitserhöhung. Wenn man die Wirkung dieser Hormone hemmt, ist die Gedächtnisbildung schwach oder bleibt aus. Besonders wichtig für die Gedächtnisbildung sind dabei die sog. **NMDA-Snapsen** (Kap.IV). Wenn diese nicht gut arbeiten oder durch Medikamente blockiert sind, kann Gedächtnis nicht mehr gebildet werden. Unterschiede in der Anzahl dieser Synapsen, die genetisch vorbestimmt sind, bedingen eine höhere oder geringere Intelligenz.

Das Lernen und die Gedächtnisbildung kann auf vielfältige Weise psychosomatisch gestört sein: **Merkfähigkeitsstörung, Erinnerungslücken, dissoziative Störung, posttraumatische Belastungsstörung**.

Das Gedächtnis

Die **lebensnotwendige Funktion** des Gedächtnis ist es, all das, was wichtig ist zu **speichern** und bei Bedarf wieder aufzurufen, also **erinnern** zu können (Gedächtnisfähigkeit). Es ist damit auch unser wichtigstes **Sinnesorgan**, weil es bei allen Lernvorgängen eine Rolle spielt, zugleich aber ist es nur ein Glied im Kreisprozess von Wahrnehmung, Gedächtnis, Aufmerksamkeit, Erkennen, Handeln und Bewerten (s.o.).
Der **Bewertung** (s.u.) kommt dabei eine zentrale Funktion zu. Erst so werden wir aus früheren Erfahrungen klug. Es erlaubt uns flexible, angepasste Reaktionen auf bekannte, aber auch neue Situationen. Dies entspricht einem intelligenten Verhalten. Über das Gedächtnis beeinflusst die **Vergangenheit unsere Wahrnehmung der Gegenwart**. Die eigentlichen Sinneswahrnehmungen werden mit unserer Interpretation des Geschehens und unseren früheren Wahrnehmungen verknüpft. Dem Gedächtnis wird auch die **zentrale psychologische Funktion** zu geschrieben. Das Problem ist, dass im Gedächtnis nicht nur die überlebenswichtigen Fertigkeiten wie Sprechen, Laufen etc. gespeichert sind, sondern auch Fehler und ungünstige Verhaltensmuster in der Kindheit gelernt und entwickelt werden, die uns im späteren Leben arge Probleme bereiten können.

Das Gedächtnis lässt sich in verschiedene **Untergedächtnisse** einteilen. Die, für die Psychosomatik besonders wichtige Gedächtnisstruktur, ist das sog. **implizite Gedächtnis** (s. Grafik), es wird durch **unbewusstes Lernen** gebildet und entwickelt sich bereits im Mutterleib. Das Lernen findet hier beiläufig statt und erfolgt ohne bewusste

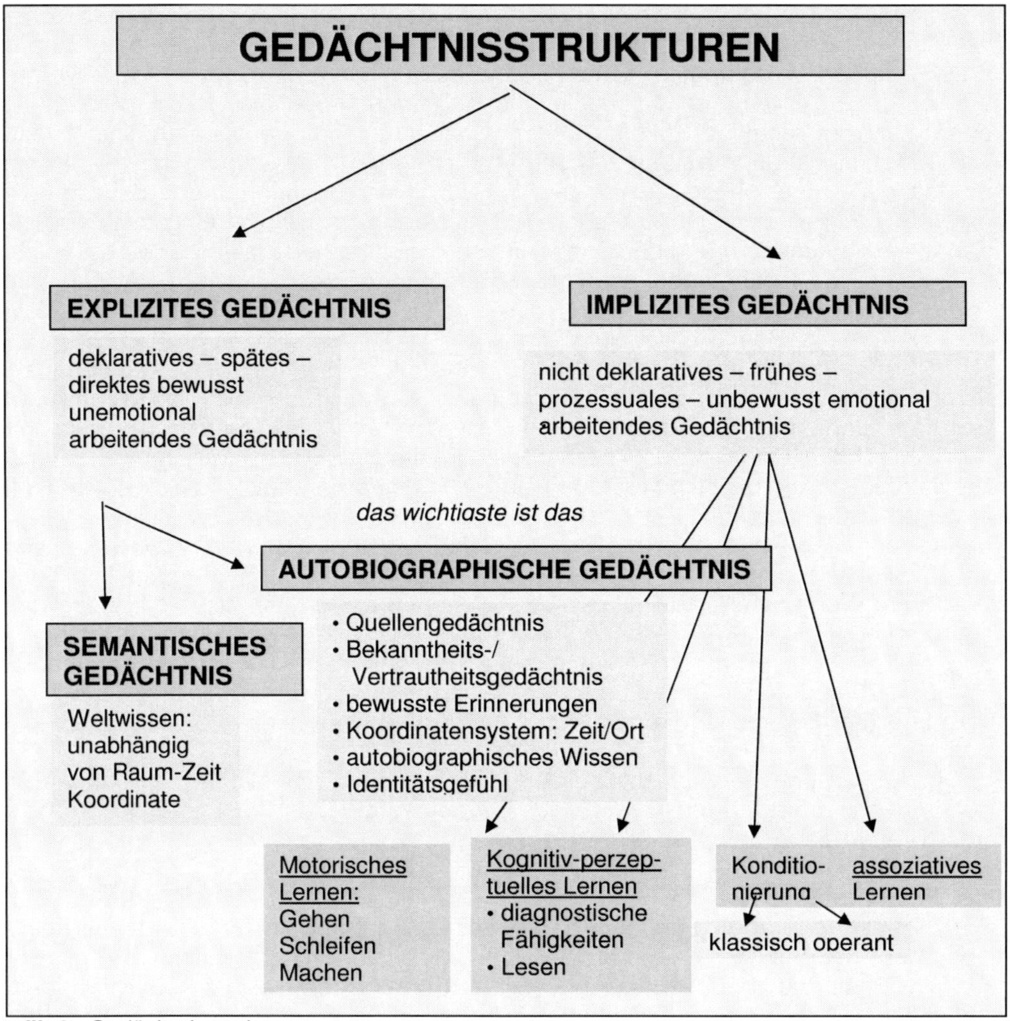

Grafik 9: *Gedächtnisstrukturen*

Lernabsicht und ohne Ausrichtung der Aufmerksamkeit auf bestimmte Lernschritte. Damit ist eine sehr starke Automatisierung und Konditionierung (Erlernen von Reiz-Reaktions-Mustern) verbunden und werden häufige und bekannte Situationen schnell und leicht bewältigt. So erlernen wir die Muttersprache und Verhaltensweisen von Angehörigen.

Das meiste was mit **Körpergedächtnis**, **Traumagedächtnis** und **Schmerzgedächtnis** zu tun hat und psychosomatische Beschwerden verursacht ist in diesem impliziten Gedächtnis verankert. Auf dieses Gedächtnis greift man zurück, ohne zu überlegen, bei allen automatischen Abläufen im Alltag, beim Sprechen, Bewegen, emotionalen Bewerten und den kognitiven Vorgängen. Das Problem dabei ist, dass es durch die ausgeprägte Automatisierung sehr änderungsresistent ist. Die Psychotherapie, die Veränderungen an diesem Gedächtnissystem anstrebt ist mühsam, braucht viel Übung und Geduld.

Das **explizite Gedächtnis** wird erworben und bildet sich erst ab dem 3. Lebensjahr. Es gliedert sich in die 2 Funktionsbereiche: **Faktenwissen,** allgemeine Kenntnisse (semantisches Gedächtnis) und das sog. **autobiographische Gedächtnis**. In letzterem steht unsere Biographie (Quellen), es bestimmt unsere Identität, all das was mit unserer Entwicklung und Geschichte zu tun hat. Wenn es verloren geht, wissen wir nichts mehr über uns. Es gibt dramatische Fälle bei denen ein Mensch plötzlich und isoliert dieses Gedächtnis verliert, z.B. durch einen kleinen Schlaganfall. Stellen sie sich vor, dass das auf dem Weg zur Arbeit im Zug passiert. Nach etlichen Stunden landet ein solcher Mensch an einem fremden Ort und kann sich nicht mehr an Herkunft und Identität erinnern. Hat er das Pech ohne Ausweispapiere unterwegs zu sein, ist er fernab der Heimat nicht zu identifizieren. Auf diese Weise sollen früher einige Menschen verschollen sein, weil sie schließlich als Unbekannter in einer fernen psychiatrischen Klinik gelandet sind und Angehörige und Polizei nie darauf kamen dort zu suchen. Heute in den Zeiten des Internets, wird so etwas wohl nicht mehr vorkommen.

Die Unfähigkeit, sich an das zu erinnern, was vor dem 2. oder 3. Lebensjahr geschah, ist ein Phänomen, das *S. Freud* als frühkindlichen Gedächtnisverlust (**infantile Amnesie**) bezeichnet hat. Dabei handelt es sich aber nicht um einen Verlust in dem Sinne, dass man etwas Gewonnenes wieder verliert, sondern es handelt sich um eine Unreife unseres Gehirns, welches strukturell noch nicht in der Lage ist Gedächtnisinhalte so zu verankern, dass diese aktiv erinnert werden können.

Exkurs: Neurobiologie der traumatischen Gedächtnisbildung

Ein traumatisches Ereignis wird im Gehirn, in sog. ***Traumanetzwerken*** *verankert. Offensichtlich sollen uns diese davor bewahren, nie mehr in eine ähnliche, die Existenz bedrohende Situation zu geraten. Dies erfolgt durch eine massive Ausschüttung des Stresshormons* ***Noradrenalin****, welches das Gehirn überschwemmt. Die Hormone blockieren dabei die Nervenzellrezeptoren von Amygdala und Hippocampuszellen, die dem abmildernden und modulierenden Einfluss des Vernunft betonten Großhirns unterliegen. Die schlimme Nachricht übernimmt die Regie und versetzt das Gehirn in einen* ***Ausnahmezustand*** *und macht das limbische System unempfindlich für alle vernünftigen Abwägungen. Gleichzeitig wird das traumatische Erlebnis durch* ***Konditionierungsprozesse*** *besonders stark verankert (überkonsolidiert). Diese Erinnerungen drücken sich besonders in gefühlsvollen,bildhaften und körperlichen Reaktionen aus und können sprachlich kaum ausgedrückt werden.Durch diese Vorgänge wird das* ***Stressbewältigungssystem*** *(Kap.III) verändert, so dass es dysfunktional wird, mehrere Transmittersystemen sind davon betroffen, das noradrenerge, serotonerge, dopaminerge, glutamaterge und das opioiderge System. Zudem führt die veränderte Stressachse (HPA-System) zur* ***Hyperaktivität*** *von* ***Sympathikus*** *und* ***Parasympathikus*** *(s.u.) mit* ***Somatisierung****. Durch diese Reaktionen wird die posttraumatische Verarbeitung negativ beeinflusst, so dass der Krankheitsprozess fortschreitet und eine sog.* ***posttraumatische Belastungsstörung*** *(s.u.) entstehen kann. Die Forscher suchen aktuell nach Wegen, um die starke Verankerung eines traumat. Ereignisses abzumildern oder zu löschen, um traumatisierte Menschen von den gespeicherten Angstreaktionen und Flashbackerinnerungen zu befreien. Ansatzpunkte sind das Endocannabinoidsystem, Proteinsynthesehemmer und die NMDA-Rezeptoren (s.u.). Daher ist auch Cannabis (richtig angewendet!)möglicherweise eine erfolgversprechende Substanz. Mit der Gabe eines Nor-Adrenalinhemmers (Betablockers) lässt sich bereits heute die starke Verankerung eines traumatischen Ereignisses abschwächen. Der Einsatz dieser Medikamente ist aber für die klinische Anwendung noch zu wenig erprobt. Die Problematik dabei ist, wenn es den Forschern tatsächlich gelänge, bestimmte Gedächtnisinhalte zu löschen, könnten auch andere lebenswichtige Informationen betroffen sein und ein Missbrauch, z.B. von Diktatoren, wäre nicht ausgeschlossen.*

Bedeutungserteilung, Bewertung und Speicherung

Die Unterscheidung von **Information** und Bewertung ist fundamental wichtig für das Verständnis von Gehirnen. Die Information erreicht unser Gehirn und erfährt dort seine Bewertung abhängig vom Kontext, z.B. das Signal einer Sirene kann zwei ganz verschiedene Bedeutungen haben: Pausenende oder Feueralarm. Gehirne sind daher so etwas wie Bedeutung generierende Maschinen. Große Netzwerke von Nervenzellen sind darauf spezialisiert, verfügbare Informationen zu analysieren und emotional/kognitiv zu bewerten, abhängig von der individuellen Situation auszulesen und zu speichern.

Woran erkennt das Gehirn, was wichtig ist und was es sich merken muss?
Die Gedächtnisbildung, die Übernahme von Gedächtnisinhalten oder die sog. **Gedächtniskonsolidierung** aus dem Kurzzeitgedächtnis in das Langzeitgedächtnis, erfolgt dadurch, dass ein Stimulus dann als **bedeutungsvoll** wahrgenommen, wenn er in gewissen Abständen wiederholt wird. Optimal prägt sich die Information dann ein, wenn sie nicht dreimal kurz hintereinander, sondern im Abstand von 10 min. rekapituliert wird. Diese **Bewertung** aller über unsere Sinnesorgane eingehenden Informationen erfolgt zunächst vom **limbischen System**. Dort wird die Interpretation des Geschehens mit früheren Wahrnehmungen **verknüpft, bewertet, sortiert** und an die verschiedenen Speicherplätze **weitergegeben**. Dadurch ist auch erklärbar, dass frühe Lebenserfahrungen eine prägende Bedeutung haben, ohne dass die Betroffenen davon wissen und ihre emotionale Bedeutung in Worte fassen können.

Die Informationsspeicherung und der Informationsabruf sind an Emotionen (s.o.) gekoppelt. Sie bestimmen wie stark sich die Nervenbahnen ausbauen. Je emotionaler ein Ereignis, umso stärker wird es verankert. Wir lernen vieles ohne zu wissen, dass wir lernen. Wir speichern alles, aber nur 5-10 % der Informationen werden mit einer Emotion belegt. Das **emotional Bezeichnete** wird sehr gut abgeheftet und wieder gefunden, da die Nervenbahnen dann besonders gut ausgebaut werden. Wir merken uns besonders die Situationen, die uns das Überleben sichern. Dabei spielt der Transmitter Noradrenalin (s.u.) eine wichtige Rolle. Mit den anderen Informationen ist es in etwa so, wie wenn es irgendwo ungeordnet in Kisten herumliegt und nur mit Mühe zu finden ist. Was einmal gespeichert ist bleibt erhalten, wenn das Gehirn gesund bleibt. Damit diese komplexen Speichervorgänge gelingen, sind neben der emotionalen Bewertung drei weitere Dinge nötig: **Aufmerksamkeit**, **Neuheit** und eine **Ruhephase** (Schlafen) in der das Neue ins Langzeitgedächtnis gespeichert werden kann.

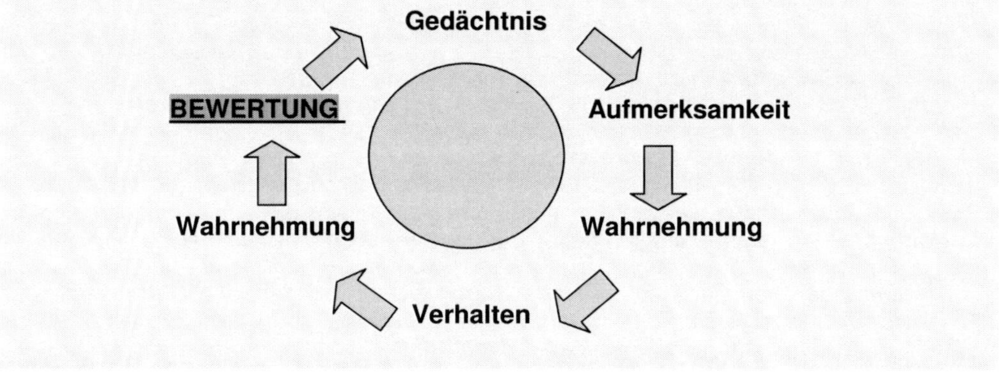

Die Bedeutungserteilung und Bewertung kann auf vielfältige Weise psychosomatisch gestört sein. Immer wieder kommt es zu **Bewertungsfehlern**, z.B. bei der **Hypochondrie**. Dinge die für uns als Therapeuten und Ärzte eine geringe Bedeutung haben, z.B. die Mitteilung eines zufällig erhobenen, harmlosen Befundes, z.B. Blutschwämmchen (Leberhämangiom) beim Ultraschall der Leber, kann den Patienten während der Untersuchung vor Angst erstarren lassen und für ihn eine Katastrophe auslösen, weil er ihm die Bedeutung bösartig zuteilt. Von dem bekannten amerik. Herzspezialisten *B. Lown* ist eine Fallbeschreibung überliefert, bei der eine Patientin während der Visite mit der Diagnose Herzklappenverengung konfrontiert wurde, einer insgesamt gut behandelbaren Erkrankung. Sie nahm an, dies sei eine Art Todesurteil und verstarb daraufhin an Lungenödem. Ein tragischer Bewertungsfehler aufgrund falscher Bedeutungserteilung unseres limbischen Systems.

Das Erinnerungsvermögen

Gedächtnisinhalte sind weder in einer einzelnen Gedächtniszelle noch in Speichermolekülen niedergelegt, sondern in unterschiedlich starken Verknüpfungen innerhalb neuronaler Netze (Kap.IV). Das **Abrufen** und die **Rekonstruktion** von Erinnerungen ist ein **aktiver Prozess**, bei dem durch **`subjektive Bedeutungsgebung´** eine Selektion betrieben wird und bestimmte Gedächtnisinhalte aktiviert werden. Dieser Vorgang erfordert komplexe Suchabläufe im Gedächtnis, und unterliegt einer **emotionalen Tönung**, die den Inhalt diskret verändert. Die Stimmung und die äußeren Umstände beeinflussen daher diesen Vorgang. Je depressiver jemand ist, desto negativer, düsterer erscheint das erinnerte Ereignis. Je mehr ein Mensch unter **Stress** ist, desto weniger gelingt ihm auch der Zugriff auf konkrete Erinnerungen: *`Mir liegt etwas auf der Zunge, ich weiß, dass ich es weiß, aber es will nicht heraus.´* Dadurch entstehen Gedächtnisstörungen. Das vermeintlich Vergessene ist aber noch da, nur der Zugriff gelingt aktuell nicht (Blockade). Also nimmt unsere emotionale Verfassung Einfluss auf das **Abrufen** und die **Rekonstruktion** von Erinnerungen. Dies sowohl in dem Moment in dem ein Ereignis konsolidiert wird, als auch dann, wenn es wieder abgerufen wird. Aus diesem Grund haben verschiedene Menschen oft unterschiedliche Erinnerungen an dasselbe Ereignis, weil sich die neuronalen Verbindungen jedes Mal, wenn wir sie wachrufen und rückspeichern, ein wenig ändern. Die Organe die hierfür zuständig sind, sind der **Hippocampus** und das **Stirnhirn** (s.u.).

Erinnerungen sind keine toten Relikte aus der Vergangenheit, sondern sie stehen als machtvolle Kräfte hinter dem, was wir in der Gegenwart glauben und uns für die Zukunft vorstellen. Erinnerungen, ob sie zwei Minuten, Jahre oder Jahrzehnte zurückliegen, kommen und gehen ständig, solange wir wach sind. Das Erinnerungsvermögen kann auf vielfältige Weise psychosomatisch relevant sein. Die bisherige Annahme, Erinnerungen als **Wahrheit** oder sichere Reproduktion eines Ereignisses anzusehen, ist im Lichte der neuen Erkenntnisse nicht mehr zu halten. Die Vergangenheit beeinflusst über das Gedächtnis unsere Wahrnehmung der Gegenwart. Erinnerung ist daher kein juristisch verwertbarer, verlässlicher Vorgang.

Aus all dem folgt, dass im Lauf einer **Psychotherapie** Erinnerungen, die zunächst vergessen wurden, wieder wach gerufen werden können. Allerdings ist es dabei enorm wichtig, sehr behutsam mit Erinnerungen umzugehen. Auf keinen Fall sollte man Patienten etwas in den Mund legen oder suggerieren, besondere Vorsicht ist bei suggestiblen Personen angezeigt. *E. Loftus* konnte zeigen, dass das Gedächtnis sehr wohl **Suggestionen** erliegen kann. Sind wir von einem bestimmten Ereignis überzeugt, und werden wir wiederholt aufgefordert (z.B. in der Therapie) darüber zu reden, z.B. von einem sexuellen Missbrauch, kann es zur Bildung eines falschen Erinnerungsnetzwerkes kommen, dem sog. **False memory Syndrom**. Es gibt etliche Berichte von Patienten, denen von Psychotherapeuten ungerechtfertigt ein sexueller Missbrauch nahe gelegt wurde, die dann um diese Vermutung herum eine Geschichte aufgebaut haben und die schließlich selbst so davon überzeugt waren, dass es zur Anklage unschuldiger Angehöriger kam. Um an belastende Erinnerungen heranzukommen benötigt es ein geschütztes Setting, das geht nicht mal schnell so in einem Kurzkontakt. Auch nach einem solchen therapeutischen Gespräch ist es wichtig, z.B. hinterher noch aufgefangen oder gehalten zu werden, wie dies am besten in einem stationären Setting möglich ist. Besonders mit der Methode der **Gruppentherapie** lassen sich längst vergessen geglaubte Erinnerungen wieder wachrufen, wenn Mitpatienten von eigenen Erlebnissen berichten. Oftmals wird angenommen, dass die **Hypnose** eine geeignete Methode sei, um an Verdrängtes oder Vergessenes heranzukommen, hierzu liegen mir keine wissenschaftlichen Erkenntnisse vor, so dass ich die Hypnose zu diesem Zweck nicht empfehlen kann.

Weitere kognitive Funktionen

Über die erläuterten Hirnfunktionen hinaus gibt es noch weitere kognitive Hirnfunktionen, die hier nicht näher betrachtet werden wie: Wille, Überzeugung, Ideologie, Normen, Werte, Vernunft, Glaube, Neugier/Interesse und Phantasie. Auch sie können **Krankheitswert** mit psychosomatischer Relevanz bekommen, z.B. Gleichgültigkeit, Wahn, Irrglaube, Phantasiearmut. Ergänzendes finden sie noch auf S. 283 ff.

Exkurs: Zur Intelligenz

*Die **Intelligenz** ist mit verschiedenen kognitiven Funktionen verknüpft und ein Maß für die Ttüchtigkeit und Arbeitsgeschwindigkeit unseres Gehirns. Sie beruht auf dem Lernvermögen, der Konnektivität, der Geschwindigkeit des Informationsaustausches und der Vielzahl an Assoziationen, der Aktivität verschiedenster Hirnzentren und ist definiert als **Fähigkeit, neuartige Situationen** durch Problem lösendes Verhalten **zu bewältigen**, gepaart mit Verstand und Vernunft. **Verstand** kann man als die Fähigkeit zum Problemlösen mit Hilfe der Logik verstehen und **Vernunft** als Fähigkeit zum Erfassen von übergeordneten Zusammenhängen und Gesetzmäßigkeiten. Ein intelligenter Mensch verfügt über drei Fähigkeiten: er kann schnell Probleme erkennen, verfügt über Wissen, wie das Problem zu lösen ist und wendet dieses Wissen effektiv und schnell an. Die verschiedenen Formen der Intelligenz und ihre genetischen Grundlagen werden seit langem beforscht. Mit Tests (mittlerweile über 100), versucht man die Unterschiede zu messen. Aber nicht alle Formen der Intelligenz, wie die emotionale, sexuelle oder soziale, lassen sich bisher messen. Messen lässt sich v.a. die **kognitive** oder sog. **biometrische Intelligenz**, ein Teilaspekt der Gesamtintelligenz. Sie wird mit dem sog. **Intelligenzquotienten** beschrieben und setzt sich aus so verschiedenen Faktoren,wie sprachliches Ausdrucksvermögen, räumliches Denken, Gedächtnis etc. zusammen. Der Bereich zwischen 90 – 140 gilt als normal. Über 140 gilt man als genial, unter 90 lernbehindert und unter 70 als schwachsinnig. Mit der Intelligenz und dem hohen Assoziationsvermögen des menschlichen Gehirns ist auch der **Erfindergeist** verbunden, der sich zunächst im Werkzeuggebrauch zeigte und es ermöglichte, dass man Atombomben bauen und zum Mond fliegen kann. Sie ermöglicht dem Menschen ein enormes Anpassungsvermögen und die Fähigkeit, sich neue Lebensräume zu erschließen, von der Wüste bis zur Arktis. Da wir soziale Wesen und ständig auf die Unterstützung anderer angewiesen sind, beinhaltet intelligentes Handeln auch eine soziale Dimension (**soziale Intelligenz**), was u.a. den Verzicht auf den schnellen Gewinn eines Vorteils bedeutet.*

*Der genetisch bedingte, physiologische Unterschied in der Intelligenz (**angeborene Intelligenz**) trägt mit etwa 25% zu den IQ-Unterschieden bei und lässt sich dann durch entsprechende Förderung, vor allem durch das Musizieren im frühen Kindesalter verbessern (**erworbene Intelligenz**). Die gute Nachricht ist also, dass wir bis ins hohe Alter dazu lernen und unsere Intelligenz durch geistiges Training steigern können, etwa bis zu 15 IQ-Punkte. Durch konsequentes Intelligenztraining können Erkrankungen besser bewältigt oder vorgebeugt werden. Intelligenztraining ist z.B., wenn sie alltägliche Dinge statt mit rechts (als Rechtshänder) mit links machen oder immer wieder andere Wege zum Arbeitsplatz gehen. Die schlechte Nachricht dabei ist, dass sich unsere Intelligenz auch wieder zurückbildet, wie ein Muskel der nicht mehr benötigt wird, wenn wir nachlassen und nur noch passiv konsumieren, z.B. uns vom Fernseher berieseln lassen. Eine gute generelle Intelligenz ist hilfreich bei der Bewältigung des Lebens, speziell auch bei chronischer Erkrankung und bei Lernprozessen im Rahmen einer Psychotherapie. Intelligenz lässt sich **genetisch** und **medikamentös** beeinflussen. Die Forschung auf diesem Gebiet ist rege. Ein Gen, das die Intelligenz beeinflusst, wurde bereits isoliert, andere werden folgen. Wissenschaftler sind dabei mit Genmanipulationen und neuartigen Substanzen der Intelligenz nachzuhelfen, wie sehr dies auch unseren Moralvorstellungen zuwiderlaufen mag und ethisch verurteilt wird. Ob ein Organismus wie der Mensch, Intelligenz aufbauen kann, hängt u.a. vom Aktivierungsgrad der **NMDA-Synapsen** (s.o. und Kap. IV) ab. Mit dem Ausschalten dieser Synapsen, durch entsprechende Substanzen, erliegt die Gedächtnisbildung und das Lernen. Im Mausmodell ist es gelungen, diese Synapsen gezielt zu aktivieren und künstlich besonders kluge Mäuse, bzw. durch Ausschaltung der Synapsen dumme Mäuse zu erzeugen. Zudem ist es bereits gelungen, das Gen für diese Synapsen experimentell in Mäusekeimzellen einzubauen. Die erwachsenen Mäuse verfügen dann über mehr Synapsen und lernen dadurch schneller. Es sind etliche chemische Substanzen bekannt, die Lernfähigkeit und Erinnerungsvermögen steigern können, deren Einsatz nicht unproblematisch ist.*

KAP. III: STRESSPHYSIOLOGIE und SCHMERZBEWÄLTIGUNG

Beim Stressmodell geht es um die Flexibilität in der Anpassung (Stressbewältigungskompetenz, s.o.) an sich immer schneller wechselnde Lebensbedingungen. Nach dem Konzept der Stressvulnerabilität hängt von der neuronalen Struktur unseres Stressbewältigungssystem (SBS) ab, wie gut der Stress bewältigt werden kann und ob unser Gehirn ausreichend vor den Schädigungen der Stresshormonaktivität geschützt ist. Eine gute, stabile Struktur des SBS entsteht, wenn das Bindungsbedürfnis des Kindes auf eine feinfühlig reagierende Bindungsperson trifft.Dadurch werden im Gehirn des Kindes dopaminerge Fasern aktiviert und es kommt zu einer stabilen, neuronalen Verankerung einer verlässlichen, haltenden Präsenz der Mutter. Zwischen dem Stressbewältigungssystem, dem Immunsystem, dem Schmerzbewältigungssystem und den Organsystemen gibt es vielfältige, wechselseitige Verbindungen. Damit wirken sich Bindungsprobleme/unkontrollierbarer Stress/Traumata nicht nur nachteilig auf den Ausbau des SBS aus, sondern auch auf die angeborene und erworbene Immunität. Die **Resilienz** beschreibt, dass sich Kinder trotz schwieriger Umweltbedingungen wider Erwarten positiv entwickeln weil Schutzfaktoren (s.u.) wirksam werden.

Stressbewältigung – Das zentrale Thema in der Psychosomatik

Menschen sind ständig **Reizen** und **Stressfaktoren** (Stressoren) ausgesetzt, die von innen oder außen auf sie einwirken. Solche Stressfaktoren können z.B. physikalischer Natur sein (Kälte, Hitze, Lärm, starke Sonneneinstrahlung etc.) oder toxische Substanzen (z.B. Zigarettenrauch) oder sozialer Stress sein (s. Kap.IV) sein. Unter einer **Stressreaktion** versteht man die Verhaltensmuster und Reaktionen, die ein Individuum unter der Einwirkung **spezifischer Stressfaktoren** entwickelt. Diese können angemessen, überzogen oder dysfunktional sein.

Für die lebenswichtige Aufgabe der Stressbewältigung hat uns die Natur ein sog. **zentrales Stressbewältigungssystem** (SBS) in die Gene gepackt, es hat seinen Sitz im Gehirn. Es stellt ein **Überlebenssystem** dar und ermöglicht dem Menschen sich möglichst gut an die seelischen und körperlichen Belastungen des Lebensalltags anzupassen und vor Gefahr zu schützen. Allerdings hat die Natur nicht damit gerechnet, das es irgendwann ein Lebewesen gibt, welches sich den ganzen Tag mit wachsenden Papierbergen, Telefonaten und Zeitdruck umgibt und sich zwischendurch nicht mehr auf die grüne Wiese oder in den Baumwipfel zum Entspannen zurückzieht.

Jeder Mensch bewältigt Stress anders, der eine bewältigt ihn besser, der andere schlechter. Eine gute Stressbewältigung wird mehr und mehr zum vorrangigen Überlebensvorteil. Wie gut jemand Stress bewältigen kann, hängt von der **Kompetenz** und **Stärke** seines **SBS** (Robustheit) ab. Die sog. **Stressvulnerabilität** ist ein fiktives, bisher nicht quantifizierbares Maß für die Bewältigbarkeit von Stress. Davon hängt ab, ob und wie schnell jemand psychosomatisch reagiert. Bei geringer **SBS-Kompetenz** hat er eine hohe Stressvulnerabilität und kann weniger Stress bewältigen und reagiert schneller psychosomatisch. Es gibt Menschen, die können massive Schicksalsschläge (wie Erdbeben) weitgehend unbeschadet für ihre psychische und körperliche Existenz bewältigen, andere wiederum reagieren bereits bei geringen Stressbelastungen mit heftigsten körperlichen und seelischen Symptomen und sind nicht mehr in der Lage, ihren Alltag zu bewältigen. Dem einen ist es in der Disco viel zu laut, während der andere sich richtig wohl fühlt. Besonders Stress vulnerabel sind Leute, die ständig grübeln und nicht abschalten können.

Bei **guter**, **funktionaler Stressbewältigung** zeigt das Individuum eine angemessene Anpassungsleistung auf die ständig wechselnden Umweltbedingungen. Es kann auf eine Gefahrensituation schnell genug reagieren, z.B. auf einen plötzlichen Schall, schrille Laute (Todesschreie) oder Änderungen der Helligkeit. Bei **schlechter** oder **dysfunktionaler Stressbewältigung** zeigt das Individuum eine nicht angemessene Anpassungsleistung und Reaktionen und Verhaltensmuster, die zur Erschöpfung und zu körperlichen Störungen und Leiden führen. Bestimmte Persönlichkeitsmerkmale, neurotische Muster, eigene Einstellungen, Erwartungshaltungen und Befürchtungen und Wissensdefizite führen zur dysfunktionalen Stressbewältigung. Natürlich kann die Intensität eines Stressreizes so sein, dass alle Bewältigungsstrategien versagen und wir keine Chance zur Bewältigung bekommen, z.B.als Opfer eines Flugzeugabsturzes.

Störungskategorien des Stressbewältigungssystems (SBS)

Legt man die neurobiologischen Erkenntnisse der Stressbewältigung zugrunde, kann man heute fünf **Störungskategorien** differenzieren, die man auch als Pathologie bezeichnet. Die Kategorisierung habe ich hier nach dem Ausmaß der Organveränderung absteigend vorgenommen, d.h. bei den ersten beiden Kategorien ist die organische Mitbeteiligung am höchsten:

- **Genetische Pathologie**
- **Organpathologie, nach Verletzungen des Nervensystems**
- **Psycho-Traumapathologie**
- **Ich-Strukturpathologie**
- **Konfliktpathologie**

<u>Zur genetischen Pathologie</u>

Die Gene variieren von Individuum zu Individuum. Tritt eine Variante eines Gens auf, die selten ist, spricht man von Mutation. An mehreren Stellen in unserem Gehirn und Nervensystem treten solche Varianten auf, die die Funktion und das Leistungsvermögen unseres Gehirns vermindern oder verbessern können, bis hin zu gravierenden Fehlern, die mit dem Leben nicht vereinbar sind oder mit Schwachsinn einhergehen. Für die Psychosomatik von Bedeutung sind z.B. **Gene**, die das **Lernen,** die **Persönlichkeit** und die **Stressbewältigung** beeinflussen. Ein solches Gen ist das Serotonin-Transporter Gen. Menschen, die eine kurze Version des 5 HAT (5-Hydroxytryptamin) geerbt haben, sind ängstlicher als die mit einer langen Version.

Daneben hat die Forschung der letzten Jahre ergeben, dass die Aktivität unserer Gene fortlaufend durch äußere und innere Signale über sog. **epigenetische Muster** gesteuert wird. Diese Muster werden durch positive zwischenmenschliche Erfahrungen z.B. mütterliche Zuwendung in der Kindheit, günstig und durch negative Erfahrungen, z.B. Vernachlässigung, ungünstig ausgebildet. Damit ist unsere Umwelt in der Lage neurobiologische Mikrostrukturen zu beeinflussen (Kap.IV). Bei Menschen, die zu einem erhöhten Depressionsrisiko neigen, fand sich eine **Überaktivität des Stressgens** (CRH-Gen), welche damit zusammenhängt, dass sich ihre Eltern in der frühen Kindheit zuwenig um sie kümmern konnten. Diese Erkenntnis ist zentral für die Psychosomatik.

<u>Zur Organpathologie und zu den Verletzungen des Nervensystems</u>

Die Einwirkung äußerer, das Nervensystem strukturell schädigender Gewalt kann einen sog. **organischen (Hirn-)Schaden** verursachen. Dies können z.B. ein Geburtstrauma, eine schwere Gehirnerschütterung, Substanzeinwirkung (Medikamente, Drogen, insbesondere Ekstasy), Sauerstoffmangel oder neurologische Erkrankungen (z.B. Polyneuropathie) sein. Strukturen unseres Gehirns und Nervensystems werden dadurch so geschwächt oder geschädigt, dass es regelhaft zum Auftreten psychosomatischer Beschwerden unter Stress kommt. Schäden am Nervensystem können auch **vorgeburtlich** (z.B. Alkohol in der Schwangerschaft) und durch die **Geburt** entstehen.

<u>Zur Psycho-Traumapathologie</u>

Traumatische Ereignisse (s.u.) sind Stressereignisse, die das Individuum mit solcher Wucht treffen, dass selbst das stabilste Schutzsystem überwunden und zerstört werden kann, umso schlimmer, wenn es auf ein schon zuvor schwaches Schutzsystem trifft. Danach ist alles anders. In einem gewissen Prozentsatz wird der Betroffene den Schatten des Traumas nicht mehr los und lebenslang mit diesem Stressereignis so zu kämpfen haben, dass er sein gewohntes Leben nicht mehr führen kann.

Zur Strukturpathologie

Die sog. innere **Ich-Struktur** beinhaltet alles, was mit Selbstwert, Selbstsicherheit und Identität zu tun hat. Sie wird im Laufe des Lebens, v.a. in der frühen Kindheit aufgebaut, und hängt davon ab, welches Ausmaß an Schutz und Förderung uns von der Umwelt gewährt wird. Wir sprechen vom Schützling und dem Schutzbefohlenen. Bekommt ein Kind diesen Schutz, bildet es um seinen Ich-Kern schützende Ringe. Ich sehe drei Schutzringe, einen inneren Ring, der sich durch die Bindungssicherheit im Mutter-Schutzsystem bildet, einen mittleren Ring, der sich durch Bindungssicherheit im Familienschutzsystem und einen äußeren Ring, der sich durch die Bindungssicherheit im sozialen Schutzsystem bildet (s.Grafik 10/11/12). Je früher das Abwehrsystem (Ring 1 vor Ring 2 vor Ring 3) geschwächt wird, desto labiler ist die Ich-Struktur und die spätere Abwehr und desto ausgeprägter die psychische und psychosomatische Störung.

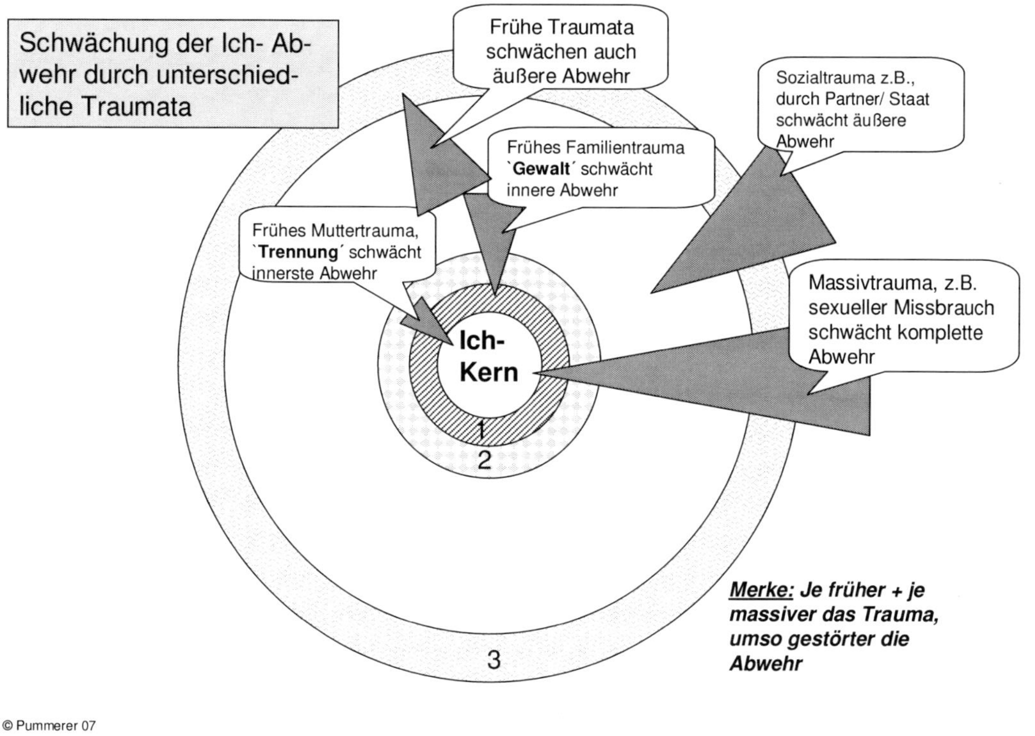

Grafik 10: *Modell einer schwachen Ich-Struktur mit **instabiler Abwehr**, bei der durch unterschiedlicheTraumata (Pfeilspitzen) die Abwehrringe verletzt sind und dauerhafte Abwehrlücken aufweisen. Hieraus resultiert später eine schlechtere Stressbewältigung.*

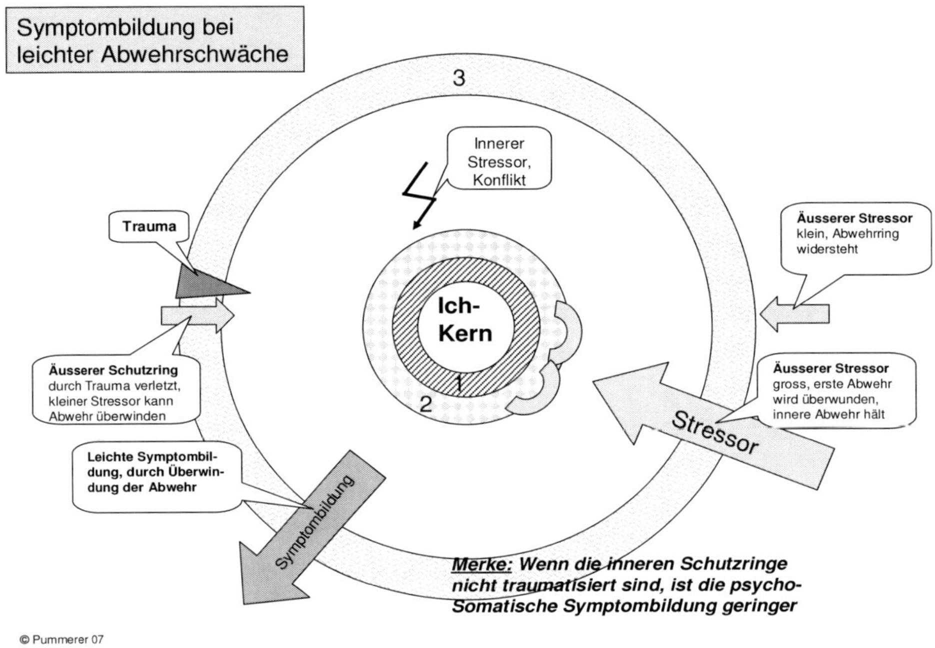

Grafik 11: *Modell einer* ***leichten Abwehrschwäche*** *des äußeren Schutzringes durch eine leichte Form der Traumatisierung, bei intakten inneren Schutzringen. Gelingt es einem Stressor die Abwehr zu überwinden, kommt es zur Symptombildung.*

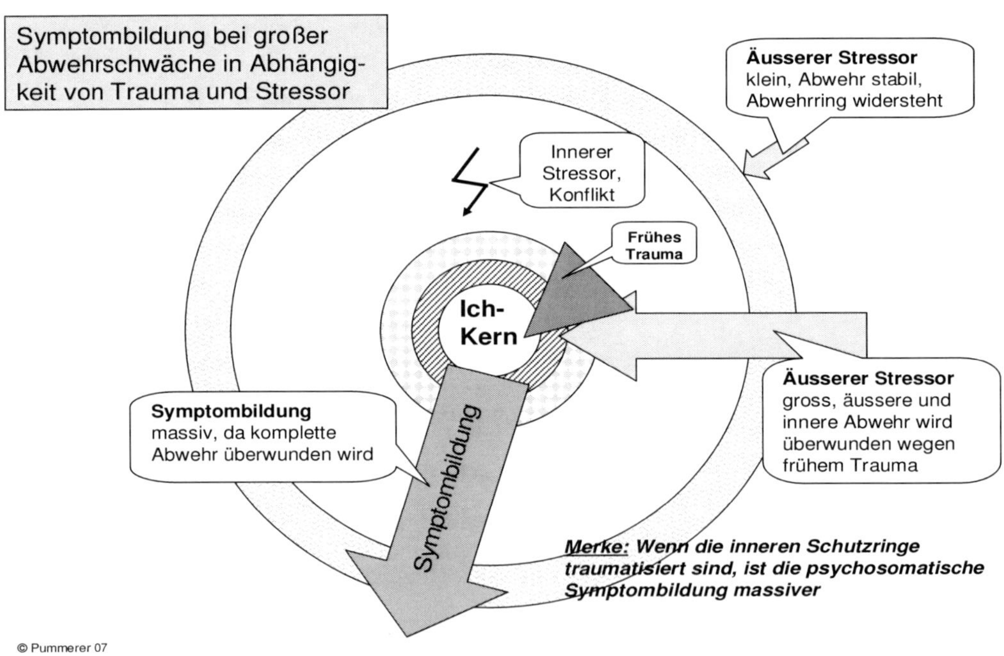

Grafik 12: *Modell einer* ***schweren Abwehrschwäche*** *bei traumatisierten inneren Schutzringen. Je tiefer ein Stressor die innere Abwehr überwinden und zum Ich-Kern vordringen kann, desto massiver die Symptombildung.*

Dies bedeutet, dass Kinder in besonderem Maße äußeren Schutz und Förderung benötigen, um stabile Schutzmechanismen aufzubauen. Die konkreten Faktoren und Belastungen, die diese Entwicklung stören, sind unten aufgelistet.

Zur Konfliktpathologie

Wir Menschen müssen im Laufe der Entwicklung verschiedene Entwicklungsschritte bewältigen, wie z.B. die Annahme der eigenen Geschlechtsrolle und die Ablösung von den Eltern. Diese Schritte könne u.U. nicht oder nur schlecht bewältigt werden. Ist dies der Fall, z.B. hat jemand, der einerseits selbstständig und erwachsen sein, aber ein anderer Teil in ihm noch Kind bleiben will, einen inneren, unbewussten Konflikt. In speziellen Situationen, z.B. bei Trennungen, führt dieser Konflikt dann zu einem inneren Kampf, der viele Kräfte bindet und verhindert, dass er die aktuelle Trennungssituation bewältigt. In dieser Situation entsteht zunächst Angst, z.B. Verlustangst, die sich bis zur Panik und anderen psychischen und körperlichen Symptomen steigern kann.

Das Gehirn, das zentrale Stressbewältigungsorgan

Die vorrangige Aufgabe des Gehirns ist es **Stressbewältigung** und damit die **Sicherung** des **Überlebens** und der **Fortpflanzung** zu betreiben. Unter Stress reagiert es mit sinnvollen **Schutz- oder Bereitstellungsvorgängen**, zumindest in der Regel. Dabei handelt es sich oft um unbewusst ablaufende Alarmreaktionen, z.B. wenn das Gehirn beim Waldspaziergang im ersten Moment einen gekrümmten Stock im Wald mit einer Schlange verwechselt. Obwohl der Stock harmlos ist, bleiben wir plötzlich stehen oder springen zur Seite und kriegen Herzrasen, weil es ein Überlebensvorteil ist. Erst aus sicherem Abstand analysieren wir die Gefahr mit unserem Wissen (Großhirnaktivität) und stellen fest, dass es sich um einen harmlosen Stock handelt und beruhigen uns, dank unseres Wissens. Es gibt viele solcher (impliziten) Reaktionen, die zunächst automatisch, unbewusst und sehr schnell ablaufen, es handelt sich um reflexhafte Abläufe. Unsere Umwelt und die täglichen sozialen Begebenheiten sind so komplex, dass das Gehirn nie für alle Situationen passende Reaktionsmuster parat haben kann.

Um der Aufgabe der **Stressbewältigung** gerecht zu werden, muss das Gehirn ständig Informationen aufnehmen und verarbeiten, es ist also ein **Reiz- und Informationsverarbeitungssystem**! Je besser uns das z.B. im sozialen Alltag gelingt, desto höher ist unsere **soziale Intelligenz** (evtl. auch `Schlagfertigkeit´). Diese wird erlernt und kann im weiteren Leben verbessert werden. Im psychosomatischen Kontext ist es wichtig, dass das Gehirn unter Stress **Alarm** schlägt und reflexhafte körperliche Reaktionen hervorbringt, die oft mit lästigen Symptomen einhergehen. Problematisch wird es dann, wenn das SBS chronisch überreizt und überfordert ist und dann viele überschießende oder unsinnige Signale in den Körper schickt, ohne dass scheinbar ein Anlass gegeben wäre, z.B. den Magen Säure produzieren oder den Muskel sich verspannen lässt. Wir müssen uns im Alltag also öfters mit unpassenden Reaktionen unseres Stressbewältigungssystems herumschlagen, besonders wenn wir uns übernehmen und selbst unter Strom setzen oder von außen unter Strom gesetzt werden.

Die Stressalarmierung des Körpers bei Gefahr – Kampf, Flucht oder Panik

Bei **Reizen**, die mit **Gefahr** verbunden sind, muss sehr schnell Reaktionsbereitschaft erzeugt werden. Solche Reize sind Hitze, Kälte, Lärm, grelles Licht, Entzündung, Elektroschocks, Unterzucker, Sauerstoffmangel, aber auch sozialer Stress wie von Menschen bedrängt, missachtet, gemobbt zu werden etc. Sensorische Signale gelangen dabei über Auge oder Ohr blitzschnell zum **Mandelkern** im limbischen System, von wo aus der Körper sofort alarmiert wird, zunächst ohne Aktivierung des Bewusstseins und ohne genaues Wissen über den Sachverhalt.

Die **Stressalarmierung** des Körpers erfolgt, neben der direkten Einwirkung von physikochemischen Stressreizen (z.B. Röntgenstrahlen), über **drei Signalwege**:

die **Nervenbahnen**,
die **Botenstoffe** des Gehirns und der Körperdrüsen
die **Entzündungszytokine** des Immunsystems.

Durch diese Wege werden die verschiedensten Körperzellen aktiviert und bis hinunter auf die genetische Ebene reguliert. Die Gene bewirken die Produktion von Proteinen, die ein Spektrum von Stressreaktionen realisieren und zu funktionellen Störungen führen (Kap.IV). Bei psychischem Stress werden zwei verschiedene Stressantworten in unserem SBS hervorgerufen. Entweder kommt es zur Aktivierung des **Kampf-Fluchtsystems** (Arousal) oder des **Paniksystems** (Hyperarousal). Das Kampf-Fluchtsystem ist mit dem Sympathikus assoziiert (s.u.). Es wird **Noradrenalin** ausgeschüttet um Aufmerksamkeit und Reaktionsbereitschaft zu erhöhen, über die Sympathikusaktivierung (s.u.). Beim zweiten Mechanismus wird dss Paniksystem, über den Parasympathikus aktiviert, dann wenn ein überwältigender Stressfaktor vorliegt und die Erstarrung die sinnvollere Überlebensreaktion darstellt. Diese Mechanismen sind aber angesichts heutiger Stresssituationen, z.B. im Stau auf der Autobahn, oft nicht mehr tauglich. Das Gehirn sucht dann nach Lösungswegen, um aus der misslichen Situation herauszukommen und ist dabei recht erfinderisch. Die Systeme interagieren miteinander (s.u.).

Man unterscheidet noch zwischen der **langsamen** und **schnellen Stressantwort**. Beide laufen nacheinander ab. Bei der *schnellen Alarmierung* werden zunächst Amygdala und Hypothalamus aktiviert. Einige Minuten später setzt dann die *langsame Alarmierung* ein, sie läuft über Amygdala, Hypothalamus zur Hypophyse und Nebennierenrinde. Diese Reaktion ist CRH (s.u.) vermittelt und aktiviert die HPA-Achse (s.u.) mit der Ausschüttung von Cortisol. Der Vorteil der schnellen Alarmierung ist, dass kurzzeitig die Überlebenschancen verbessert werden. Der Nachteil ist, dass sie ungenau und fehleranfällig ist, und wenn sie nicht schnell wieder abklingt, werden die Zellen durch die Stresshormone geschädigt. Erst danach folgt die Aktivierung von Großhirnzentren, so dass wir das Erfahrungswissen und den mäßigenden Einfluss des Großhirns bei der schnellen Stressreaktion nicht nutzen können. Wenn nach einer gewissen Zeitspanne die Hirnrinde dann vollständig informiert ist und der Vorgang bewusst ist, wird die erste, schnelle Reaktion (Überreaktion) modifiziert und durch Cortisol eingebremst.

Das Paniksystem

Das Paniksystem ist das **dominierende Stresssystem** im **Säuglings- und Kleinkindalter**. Es ist eng an den Parasympathikus (s.u.) gebunden. Es reagiert auch im Erwachsenalter, wenn man sich wie ein Kleinkind hilflos, ohnmächtig und mutterseelenallein von einer schützenden Person verlassen fühlt. Wird dieses Alarmsystem aktiviert, reagieren junge Tiere oder Menschen mit Weinen Schreien oder Piepstönen. Diese Töne sind in Frequenz und Klang so, dass sie bei den Hörern Stress auslösen und man sich ihnen als Erwachsener schwer entziehen kann. Erst wenn das Kind beruhigt ist und aufhört zu weinen, kann sich auch die Mutter wieder beruhigen. In Situationen aber, in denen keine Mutter erreichbar ist und z.B. Gefahr durch ein Raubtier droht, ist es für das Überleben viel sinnvoller nicht nach der Mutter zu rufen, sich mucksmäuschenstill auf den Boden zu pressen und muskulär zu erstarren (**Freeze-Erstarrungsreaktion**). Gleichzeitig sind die Lebewesen dabei aber hochgradig vegetativ erregt (**Hyperarousal**). Man vermutet, dass die Panikattacken bei Menschen ihren Ursprung in dieser Notfallreaktion von Tieren haben. Später sind mit einer solchen Panikreaktion Zittern, Schreien, Hochschrecken, Alpträume oder Herzklopfen verbunden. Wenn es später keine Mutter mehr gibt nach der man rufen kann, verkümmert das Paniksystem, bleibt aber in veränderter Form vorhanden, besonders dann, wenn es in der Kindheit aufgrund feindseliger Lebensbedingungen stark entwickelt wurde. Wird das Paniksystem später unter Stress aktiviert gibt es die verschiedensten psychosomatischen Symptome (s.u.).

Arousal – Hyperarousal, Spannungsregulation und Symptombildung

Je mehr Stress vorhanden ist, desto mehr wird der Körper unter Energie und Spannung in Form von elektrischen Signalen und Stresshormonen gesetzt. Manche Menschen beschreiben dies so: `Ich stehe unter Strom´ und wissen gar nicht, wie recht sie damit haben, denn unsere Nervenzellen produzieren tatsächlich Strom. Wie sehr das Hirn unter Strom gesetzt wird, ist abhängig von der Bedrohlichkeit eines Stressreizes, bzw. davon, ob das Ausmaß des Stresses die Bewältigungskapazität des SBS übersteigt. Es kommt zu einer Hochregulation, dem **Arousal** bestimmter Hirnbereiche. Der Arousal-Begriff bezeichnet den allgemeinen Grad der Aktivierung des zentralen Nervensystems mit Erhöhung von Wachheit, Aufmerksamkeit und Reaktionsbereitschaft etc. und dient der kurzfristigen Erhöhung der Leistungsbereitschaft. Ausgelöst wird Arousal durch sensorische Impulse auf die **Formatio reticularis** z.B. aus der Hirnrinde, die zum Anstieg des Adrenalinspiegels und Aktivierung des vegetativen Nervensystems führen. Wenn das Arousal aber in eine Übererregung (**Hyperarousal**) übergeht, wird das Funktionieren im Alltag eingeschränkt.

Im Zustand starken Arousals sind wir sehr wach und reaktionsbereit und besonders empfänglich für externe Gefahrenreize. Die mentale und physische Leistung ist jedoch nicht mehr optimal. Deshalb können wir, z.B. in verärgertem Zustand oder bei Übernervosität, Wissensinhalte nicht so gut aufnehmen und Spitzenleistungen erbringen. In diesem Zustand sucht das Gehirn nach Wegen um die starke Erregung abzumildern oder zu kanalisieren (**Spannungsregulation**), um noch die wichtigsten Alltagsdinge bewältigen zu können. Hierzu greift es auf vorgebahnte, neuronal verankerte **Schutz- und Abwehrmechanismen** (Muster) zurück, die oft mit einer weiteren **funktionellen Symptombildung** einhergehen.

Auch das an für sich harmlose Arousal kann schon mit Symptomen (s.u.) einhergehen. Das Hyperarousal tritt insbesondere bei der Panikstörung und einer **Traumastörung** auf, hier findet sich u.a. das Phänomen der Dissoziation. In der Therapie gilt es ein beginnendes Hyperarousal rasch zu identifizieren und mit Stabilisierungstechniken gegenzusteuern, bevor das Paniksystem aktiviert wird und die unten beschriebene Symptomatik entsteht. Ein hilfreiches Mittel um aus der Panik herauszukommen ist auch, wenn es gelingt das Furchtsystem zu aktivieren, z.B. über Aggression. *Hüther und Sachsse* [13] schreiben :"*Wir machen uns Furcht, wenn wir eigentlich Panik haben, weil wir mit Furcht viel besser umgehen können, weil wir die Motorik einsetzen können, kämpfen oder flüchten können und weil wir dann unsere Kognitionen nutzen können.*"

AROUSAL ⟺ **HYPERAROUSAL**

FURCHT

<u>Aktivierung des Kampf/Fluchtsystems</u>

- Hyperaktivität
- Nervöse Unruhe
- Leichte Konzentrations-, Gedächtnisstörung
- Leichte Somatisierung
- Dramatisierung, Bagatellisierung,
- Drehschwindel (Karussel)

ANGST

<u>Aktivierung des Paniksystems</u>

Schreckstarre, Lähmung,
Reglosigkeit, Handlungsunfähigkeit, Affektstupor
Wahrnehmungs-, Aufmerksamkeits - schwäche, Schmerzlosigkeit, Gefühllosigkeit,
Schwere Somatisierung
Depersonalisation
<u>Dissoziation</u>, Schwindel-Taumel, Benommenheit bis zum Bewusstseinsverlust, Kollaps

---

[13] *G. Hüther , U. Sachsse, Angst u. stressbedingte Störungen, Psychotherapeut 3, S.170, Springer 2007*

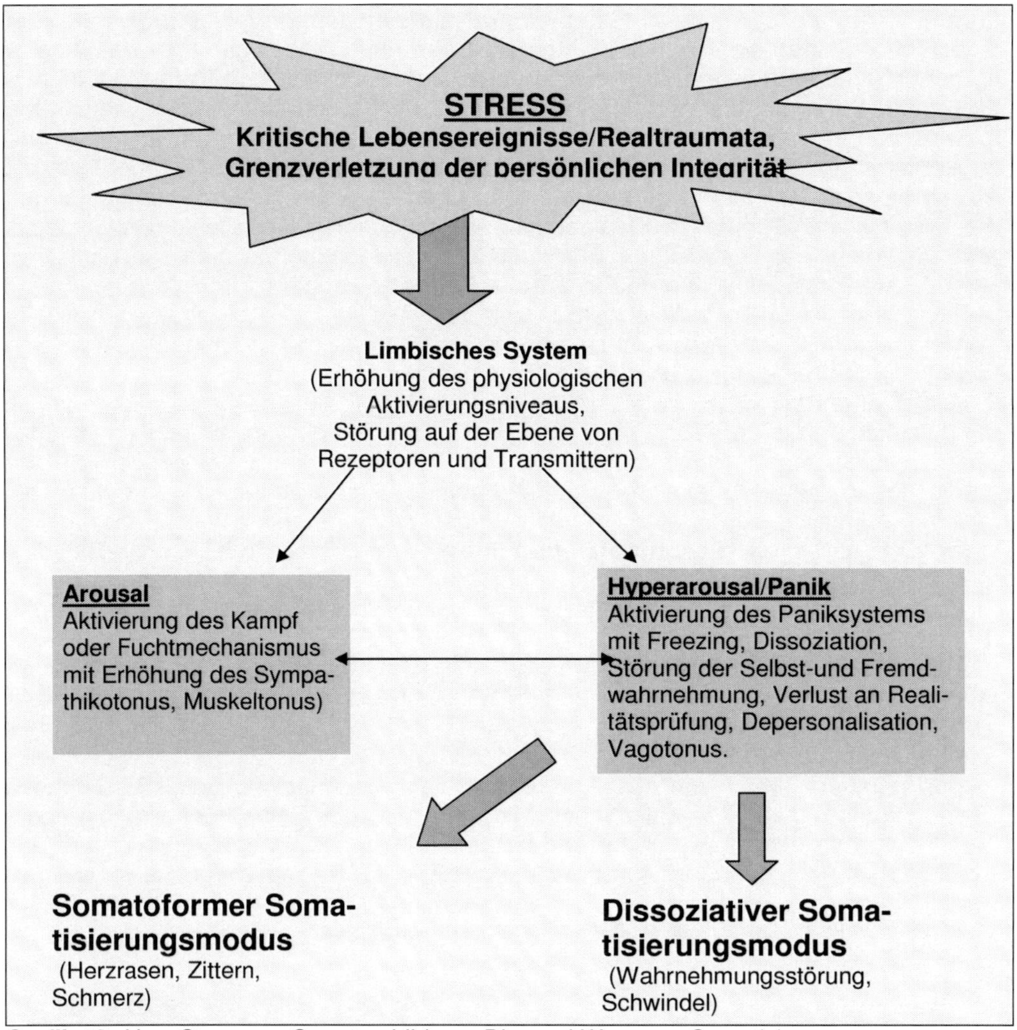

Grafik 13: *Vom Stress zur Symptombildung -Die zwei Wege zur Somatisierung*

Von der Belastung zur Anspannung und Symptombildung

Bei all dem fragt man sich, warum nahezu jeder Mensch unter Stress anders reagiert und so viele verschiedene Störungsbilder entstehen. Dies hängt mit der Ausbildung des Stressbewältigungssystems zusammen, welches bei jedem Menschen überschüssige Spannung individuell reguliert und über verschiedene Wege und Bahnungen, die sich im Laufe des Lebens gebildet haben, abführt. Stellen sie sich vor, es würde am Berg regnen, dann würden sie sehen, wie sich das Wasser den einfachsten Weg nach unten sucht. Es gibt sozusagen verschiedene Flussläufe auf Nervenbahnebene, die in früheren Jahren gebahnt wurden, ohne dass sie sich daran erinnern. Vorrangig wird dabei das Flussbett vegetatives Nervensystem (s.u.) und Muskelsystem ausgebaut, da diese Systeme im Kampf oder Fluchtfall benötigt werden. Durch das Vorliegen besonders massiver traumatischer Erfahrungen wird das Flussbett ungünstiger ausgebaut mit Wahrnehmungsstörung und Einschränkung der Realitätsprüfung. Werden diese Flussläufe im Lauf der Jahre durch häufigen Gebrauch vertieft, entstehen ernsthafte chronische Erkrankungen. In Grafik 15 (s.u.) ist modellhaft illustriert, wie sich eine erhöhte innere Spannung vielfältige Wege in die psychische und körperliche Symptomatik bahnt. Es gibt also eine klare **biopsychosoziale Kausalkette**, die von traumatischen Kindheitserfahrungen mit emotionaler-kognitiver Beeinträchtigung zu Störungen der Persönlichkeitsstruktur, zu risikoreichem Gesundheitsverhalten mit anhaltendem, sozialem Stress hin zur Entwicklung eines **dysfunktionalen Stressbewältigungssystems** mit **psychosomatischer Erkrankung** führt. Dies mündet u.U. in eine chronische Erkrankung/Behinderung bis hin zum vorzeitigen Tod.

Zur Organwahl

In einer Stresssituation greift das Gehirn auf verfügbare Erfahrungen zurück, die bei früheren Stresssituationen hilfreich waren, z.B. Alkohol, Essattacke, Schneiden oder ein Zwangsritual. War eine solche Strategie erfolgreich zur Spannungsreduktion, ist das ein positiver Verstärker und das Gehirn merkt sich das besonders gut mit dem Effekt, dass es bei nächster Gelegenheit wieder darauf zurückgreift und ein Symptom gebahnt wird. Warum aber bekommt der eine unter Stress Herzrasen und ein anderer Magendruck, etc. Diese sog. **Organwahl** hängt zum einen mit der **Art des Stressors** und zum anderen mit dem **organischen Entgegenkommen**, den vorbestehenden körperlichen Schwächen (\`Achillesferse´) zusammen. Diese können, z.B. durch Veranlagung (Gene), die Nervenbahnungen während der Entwicklung, durch Operationen, Verletzungen oder unangenehme Lernerfahrungen (Konditionierung) entstanden sein. Diese finden bereits in der frühen Kindheit statt, z.B. wenn das Kind einen Herzanfall der Oma miterlebte oder wenn es dann Zuwendung von der Mutter bekam, wenn es über Bauchschmerzen klagte. Darüber hinaus ist die Symptomwahl von der **Ich-Struktur** und dem **Traumatisierungsgrad** abhängig.

Körperliche, strukturelle **Schäden** entstehen durch solche psychosomatische Stressreaktionen zunächst nicht. Erst bei lang anhaltenden Stressreaktionen kann es zu Organschäden, v.a. Schäden am Nerven-, Immun- und Gefäßsystem kommen, z.B. Bluthochdruck.

Traumatische Kindheitserfahrungen
Bindungsstörung, unreife Ich-Struktur

emotionale-kognitive Beeinträchtigung
(erhöhte Stressempfindlichkeit bei dysfunktionalem Stressbewältigungssystem)

erhöhte Anspannung + psychosomatische Erkrankung + risikoreiches Gesundheitsverhalten *(Sucht, Abhängigkeit)*

Chronische Erkrankung + Behinderung
(Diabetes, Bluthochdruck, chronischer Schmerz)

Vorzeitiger Tod

Grafik 14: *Biopsychosoziale Kausalkette von Kindheitsentwicklung über Krankheit zum Tod*

Grafik 15 (folgende Seite): *Darstellung der vielfältigen Symptomatik als Ausdruck der Kanalisierung von Spannung (Spannungsregulation) in Abhängigkeit der Ich-Struktur und Traumatisierung, s.o.).*

SPANNUNGSREGULATION

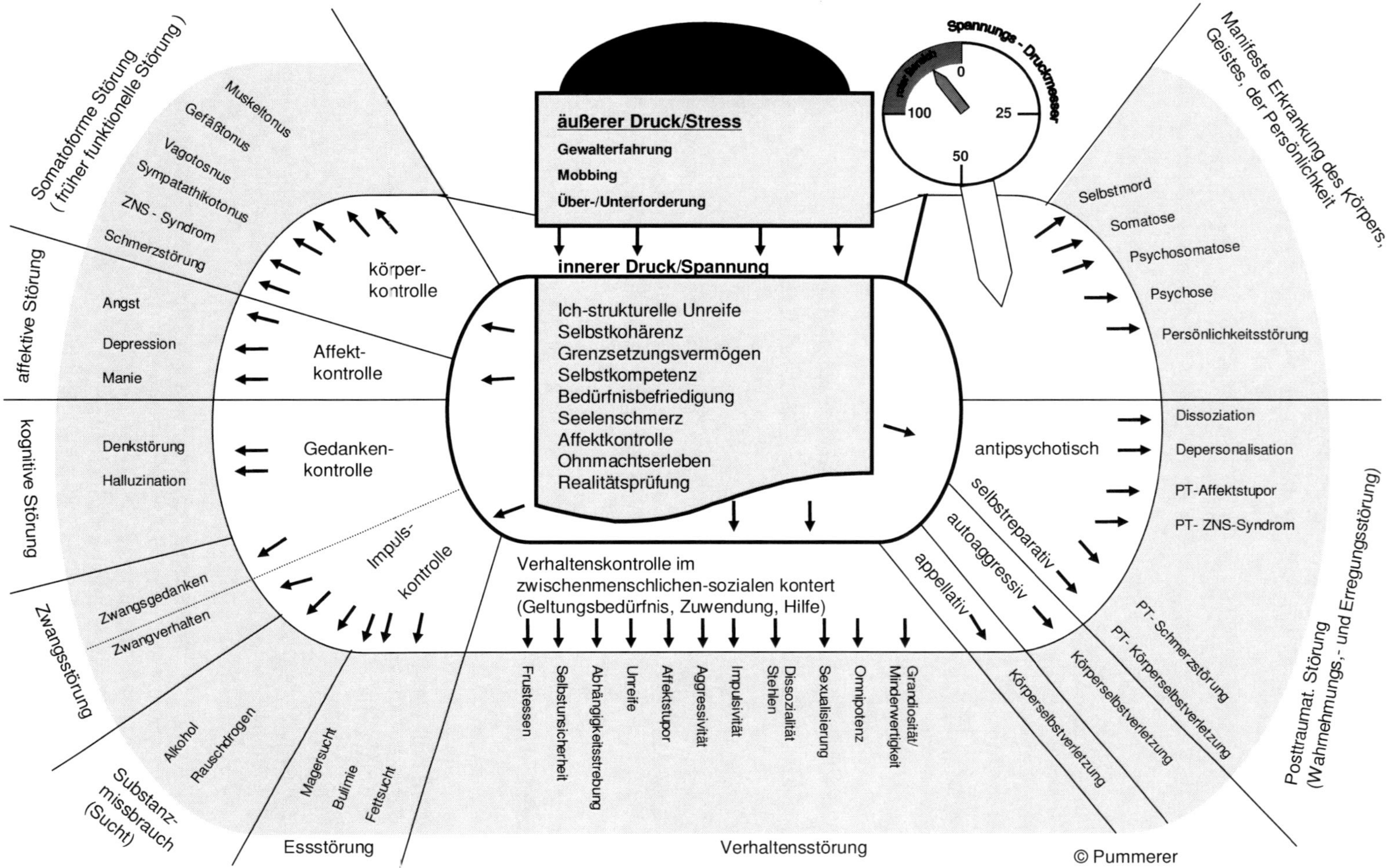

Schädlicher und nützlicher Stress

Bewährt hat sich die Unterscheidung in **kontrollierbaren** und **unkontrollierbaren Stress**. Ersterer fordert uns ohne zu überfordern, z.B. die Prüfungssituationen, wenn wir gelernt haben. Dieser Stress macht uns auf Dauer stärker und bildet im Gehirn günstige Netzwerkstrukturen, ist also nützlich. Letzterer dagegen macht uns schwächer und führt dazu, dass im Gehirn gute, gesunde Netzwerkstrukturen abgebaut werden, ist also schädlich. Wir brauchen den gesunden kontrollierbaren Stress und müssen lernen den unkontrollierbaren zu meiden. Der Mechanismus des kontrollierbaren Stresses hilft uns mit bedrohlichen Notfällen besser fertig zu werden und kurzfristig enorme Energiereserven (dank Adrenalin) freizusetzen. Danach sind wir aber fix und fertig.

Unkontrollierbare Stressereignisse sind Ereignisse, die uns überfordern oder denen wir uns nicht gewachsen fühlen. **Folter** gehört zu den Stressereignissen, die jeden Menschen überfordern und darüber hinaus das Gehirn und Stressbewältigungssystem schädigen. Der Betroffene sieht sich nicht mehr in der Lage mit der Situation fertig zu werden, es wird ein Zuviel an Stresshormonen ins Blut ausgeschüttet, die zur Puls- und Atmungsbeschleunigung, Blutdruckanstieg und anderen Stressreaktionen führen, die uns auf Dauer krank machen. Bei anhaltendem Stress wird Cortisol ausgeschüttet, es wirkt wesentlich langsamer als das Adrenalin, hält aber viel länger an und uns innerlich auf Trab und bedingt viele gesundheitliche Probleme. Wir werden nervöser, kribbeliger, schwitzen mehr, spannen die Muskeln an, selbst die Speichelzusammensetzung ändert sich, so dass die Zähne und das Zahnfleisch leiden. Daraus kann das Krankheitsbild der PTBS (s.u.) entstehen. Langanhaltende Umwelteinflüsse wie Musizieren und Taxi fahren, aber auch Folter und psychische Traumata verändern das Gehirn strukturell. Solche Veränderungen lassen sich heute mit bildgebenden Verfahren nachweisen. Dadurch ist es oft schwer an diese, stark unser Leben bestimmenden Dinge heranzukommen und sie zu beeinflussen. Dies bleibt eine Herausforderung in der Entwicklungsförderung, der Psychotherapie und innerhalb der Medizin von Psychiatrie und Psychosomatik.

Die Ausreifung des SBS – Die erfahrungs- und phasenabhängige Strukturierung des Gehirns durch die Umwelt

Das Gehirn benötigt **schematisierte Auslösemuster**, die auf evolutionären, in Jahrmillionen gewachsenen Mechanismen beruhen. Diese sind v.a. in limbischen System und Stammhirn gespeichert und laufen teilweise reflexhaft ab. Im frühen Kindesalter müssen die zwei angeborenen Funktionssysteme: das **Alltagsbewältigungssystem** und das **SBS** ausreifen und miteinander vernetzt werden. Erfahrungen mit unserer Umwelt und die Form der Stressreize bestimmen darüber, welche Neuronen wachsen oder verkümmern, welche Nervenverbindungen aktiviert werden und wie unser Gehirn letztlich strukturiert wird. Die funktionelle Architektur der Großhirnrinde wird in erheblichem Umfang von den eingehenden Sinnessignalen strukturiert. Dabei wird klar, dass Gehirne sehr unterschiedlich arbeiten, abhängig vom individuellen Erfahrungs- und Lernhorizont des Einzelnen. Alle Konflikte, Lernerfahrungen, Stresserlebnisse und Traumata haben ihren Niederschlag in den Gedächtnisstrukturen, im limbischen System und der Epigenetik (s.u.) gefunden, allerdings ohne dass wir bewussten Zugriff darauf nehmen können.

Die Auswirkungen des Bindungsmangels auf das Gehirn und Entwicklung des SBS

Bindungsmangel schädigt das Gehirn strukturell. Neurobiologisch hinterlässt ein früher Liebes- und Bindungsmangel gravierende Spuren in der **Gehirnentwicklung**. Die Neuronen können dann nicht gut ausreifen und sich zu starken funktionalen Nervennetzen verbinden. Es entsteht eine **biologische Narbe** v.a. im **Hippocampus**, der dadurch schlecht ausreift und so schwach wird, dass die spätere **Stressbewältigung** (Kap.IV), die Intelligenzentwicklung, die Bindungs- und Beziehungsfähigkeit, das Sprachvermögen und die emotionale Reife mit dem Vermögen zur Selbstregulation beeinträchtigt ist. Die

Hirnrinde kann dann ihren reflektierenden, mäßigenden und beruhigenden Einfluss (Mentalisierung) nicht ausüben. Im Tiermodell `Strauchratte´ führte der Entzug von mütterlichen Zuwendung zu einem irreversiblen **Hippocampusschaden** durch Dendriten-Degeneration (s. Grafik 16) mit Gedächtnisdefiziten und gesteigerten Stressreaktionen.

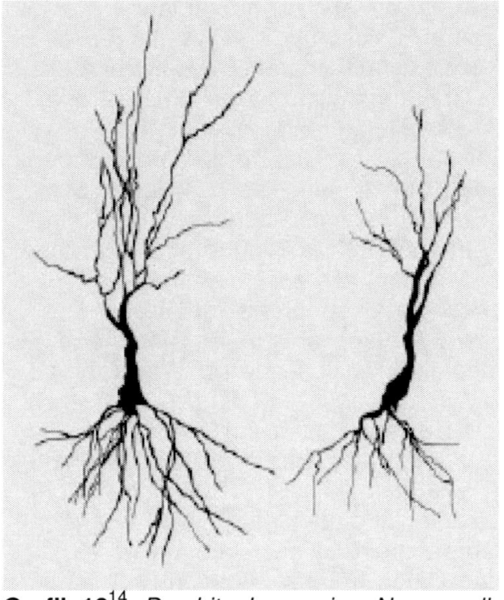

Grafik 16[14]: *Dendritenbaum einer Nervenzelle, links normaler, rechts verkümmerter Dendritenbaum, der zu einer erhöhten Stressvulnerabilität durch gestörte Mutterbindung führt.*

Damit das SBS stabil ausreifen kann, ist es erforderlich, dass in dem sensiblen Entwicklungsfenster, zwischen dem 1-3. Lebensjahr **positive Bindungserfahrungen** (s.o.) in Form ausreichend konstanter (Verfügbarkeit) und feinfühlender (Sensitivität) Zuwendung, als strukturierende Erfahrungen vorliegen. Dies ist vergleichbar mit anderen wichtigen Lernerfahrungen, die in diesem Zeitfenster gemacht werden, wie Hören und Sehen. Wenn in dieser Periode z.B. keine Lichtsignale zur Netzhaut durchdringen und die zuständigen Sehzellen erreichen und strukturieren, verkümmern diese. Diese frühen **Erfahrungen** strukturieren also besonders die Ausreifung des SBS und haben einen größeren Stellenwert bei der Ausbildung der inneren Struktur als spätere Erlebnisse. Bereits in den fünfziger Jahren zeigten erste Untersuchungen, dass die **mangelhafte Befriedigung** des **Bindungsbedürfnis** durch wechselnde Bezugspersonen einen solchen Stress erzeugt, dass das Kleinkind daran sterben kann. Waisenkinder, die ihre Eltern durch Kriegseinwirkung verloren, und ins Säuglingsheim kamen, starben innerhalb eines Jahres, wenn man ihnen keine feste Bindungsperson (Kinderschwester) zuordnete, sondern sie durch häufig wechselnde Personen versorgte. Anhand von Tierversuchen konnte gezeigt werden, dass Trennungen nach der Geburt zu einer Erhöhung der Transmitter CRH, ACTH, und Cortisol führen. Die durch Körperkontakt vermittelte Endorphinausschüttung im Gehirn die zur Beruhigung führt, wird durch die Trennung von der Mutter verhindert. Dadurch entsteht eine **Stressbewältigungsschwäche** und ein **unsicheres Bindungsverhalten** (s.o.). Diese Menschen können sich später schlechter selbst beruhigen und haben häufiger emotionalen Stress, einen zu starken Anstieg von Stresshormonen, bzw. eine zu schwache Gegenregulation und hohe innere Anspannungs-Erregungszustände. Ein **starkes SBS** ist also ein Garant für unsere spätere seelische und körperliche Gesundheit.

In einem Versuch wurde einem Menschenaffen ein Raubtier vor den Käfig gesetzt und sein Angst-/Stresslevel gemessen. Durch ein angstlösendes Mittel konnte seine Angst etwas gedämpft werden. Deutlich besser als das Medikament wirkte ein Affengefährte, am besten jedoch wirkte Opium. Daher braucht jemand der Opium hat, keine Gefährten mehr. Die Entwicklung einer Drogensucht hat also viel damit zu tun, dass wir uns einsam, ungeborgen und ungeschützt fühlen.

[14] *Egle/Hoffmann/Joraschky: Sexueller Missbrauch, Misshandlung, Vernachlässigung, ©Schattauer, 3.Auflage, Stuttgart 2004. Mit freundlicher Genehmigung des Schattauer-Verlags*

Stress und Genregulation – Wie die Umwelt auf die Erbanlagen einwirkt – Epigenetik

"Der Wunsch nach gelingenden Beziehungen ist das zentrale Motiv des Menschen.. Das Gehirn belohnt gelungenes Miteinander durch Ausschüttung von Botenstoffen, die gute Gefühle und Gesundheit erzeugen. Die beste Droge für den Mensch ist der Mensch." [15]:

Die Erbinformation, der **Grundbauplan**, der unser Sosein und Verhalten bestimmt, steht in unseren **Genen**. Jedes der 30.000 menschlichen Gene besteht aus einem Perlenketten-Molekül, der sog. DNA. Um diese Erbinformation zu nutzen, muss sie abgelesen und in Eiweißstoffe (Proteine), umgeschrieben werden. Für jedes Eiweiß gibt es ein zuständiges (codierendes) Gen, das die Information für seine Herstellung enthält. Die Wissenschaft entdeckt immer mehr Gene, die mit dem Auftreten von Depression und Suizidalität in Verbindung gebracht werden. Es gibt hierzu auffällige familiäre Häufungen. Es wäre aber falsch daraus den Schluß zu ziehen, Gene könnten ein Suizidverhalten auslösen[16].

Die Gene sind eingepackt in **biochemische Strukturen**, der sog. **Epigenetik**, welche die Funktion des Gens, ohne deren DNA-Sequenz, den eigentlichen Text des Gens, modifizieren. Ob eine Anlage ausbricht oder nicht hängt von vielen Faktoren und von dieser **Umhüllung** ab. Diese **Umhüllung**, hat dieselbe weitreichende Bedeutung wie das DNA-Skript selbst. Besonders durch das Anhängen oder Entfernen von Methylgruppen (sog. Methylierung) verändern Zellen die Aktivität einzelner Gene. Damit haben die Gene die Möglichkeit, Erfahrungen, die der Organismus im Laufe des Lebens, v.a. in der frühen Kindheit mit seiner Umwelt macht, abzuspeichern und eine längerfristige Änderung der Arbeitsweise eines Gens zu bewirken." Jeder Körper erwirbt sich im Laufe des Lebens ein eigenes **`epigenetisches Muster´**.

Es ist also nicht so, dass wir unseren Genen ausgeliefert sind, sondern sie bilden eine Art Piano des Lebens, welches erst von einem Pianisten zum Klingen gebracht werden muss. Man kann die Gene auch als Hardware bezeichnen, die dann durch die Software soziale Beziehungen und bewusstes Verhalten aktiviert oder angeschaltet werden. Dies erfolgt über einen **`Genschalter´**, der dazu dient, die von außerhalb kommenden Signale zu erkennen. Abhängig davon, welche Signale zu einem bestimmten Zeitpunkt eintreffen, entscheidet der Genschalter, wie sehr das zugeordnete Gen aktiv wird und wie viele Proteine gebildet werden. Diesen Vorgang nennt man **Genexpression**. Das Spannende daran ist, dass im Unterschied zum Piano die Software auch die Gen-Hardware verändern kann.

Wir müssen also erkennen, dass **Signale**, die sich aus **Beziehungen**, **mangelnder Fürsorge** im Kindesalter (Bindungsstörung) ergeben, sich biologisch niederschlagen und über epigenetische Spuren anhaltend negativ auf die **spätere Genregulation** auswirken. Dachte man doch, dass nur Mutationen das genetische Erbe verändern könnten.Die Autoren *Zhang et.al. (2004), J.Seckl und M. Meaney (04),* sowie *I. Weaver* [17]konnten nachweisen, dass dies:"... *zwar nicht die DNA-Sequenz der Gene verändert, aber sehr wohl, wie stark ein Gen im späteren Leben in bestimmten Umweltsituationen abgelesen wird"*. Gene führen also kein autistisches Eigenleben, sondern kommunizieren fortlaufend mit der Außenwelt und stellen sich auf äussere Signale mit Veränderungen ihrer Aktivität ein.

Angst und Stress, alleingelassen oder unter Druck gesetzt werden, aktivieren das **Stressgen** (CRH-Gen), was eine Stressreaktion des Körpers auslöst und zum Anstieg des Cortisonspiegels führt. Danach muss das Stressgen wieder eingebremst werden, hierzu wird das **Antistressgen (ASG)** (Glucocorticoid-Rezeptor Gen) benötigt. Dieses ASG muss in der Kindheit aber erst aktiviert werden, um als Stressbremse zu funktionieren. *Meaney* [18]entdeckte 2004, dass das fürsorgliche Verhalten von Rattenmüttern (Liebkosen, Lecken) zur Entfernung der Methylgruppen führt, und damit das ASG aktiviert. Bei

---

[15] *J. Bauer ,.a.a.O.:*

[16] *G&G, fatales Erbe, J.Marschall, Verlag Spektrum der Wissenschaft, 2008*

[17] *(zit. n. J. Bauer, a.a.O. S.66).*

[18] *Weaver, I.C.et al.: Epigenetic Programming by Maternal Behaviour. In Neuroscience 7(8), August 2004,S.874-54*

genetisch gleichen Tieren, die auf diese mütterliche Zuwendung verzichten mussten, blieb das ASG inaktiv. Wie neue Studien ergaben, werden solche epigenetischen Spuren auch auf die Nachkommen vererbt, was weitreichende evolutionsbiologische Folgen hat und eine Revolution im biologischen Denken bedeutet. Es scheint jetzt vorstellbar, dass sogar kulturelle Einflüsse und Erfahrungen biologisch vererbt werden. Eine solche Weitergabe dürfte bei vielen Gesundheitsstörungen eine Rolle spielen. Um diesem ewigen Weitergeben von Mustern zu entgehen gibt es zwei Chancen, die erste in der Pubertät durch den hormonellen Sturm und die zweite durch Psychotherapie.“ Bereits im Uterus wirken mütterliche Stresshormone auf den Fötus ein und regulieren über die Genexpression im Gehirn die Entwicklung des Kindes. Eine in der Schwangerschaft gestresste Mutter wird also in der Säuglingszeit ein Kind haben, welches ihr vermehrt Stress macht.

All das bedeutet, dass die **Stress verarbeitenden Neuronen** und die **Aktivität der Gene** fortlaufend durch von **außen kommende Signale**, von den ständig wechselnden Umweltsituationen, gesteuert werden und gemeinsam bestimmen, wer und was wir sind und tun. Wir werden also ausserhalb des eigentlichen Erbguts nachhaltig biologisch geprägt. Diese Muster haben einen entscheidenden Einfluss auf die Erhaltung der Gesundheit und auf das Risiko zu erkranken. Damit ist das lange gesuchte Bindeglied gefunden, wie die Umwelt auf die Erbanlagen einwirkt. Diese molekularbiologische Erkenntnis korreliert mit den Erfahrungen von unsicherer Bindung in der Frühphase des Lebens, die ein ungünstiges epigenetisches Skript hinterlassen und damit das spätere Depressionsrisiko erhöhen. Um erneut *J. Bauer*[19] zu zitieren:

„Das Gehirn macht aus der Psychologie Biologie, Umwelterfahrungen, prägen Psyche und Körper. Die Konsequenz aus diesem Wissen ist, dass wer sein Gehirn verstehen will, sein soziales Umfeld betrachten muss, und dass Gene und Umwelt, Beziehungserfahrungen und körperliche Biologie eine Einheit bilden und Teil eines kooperativen Projekts sind.“

Neurobiologie der Bindung – Bindungsstörung

Das Bindungsbedürfnis wird biochemisch über die Transmitter **Oxytocin** und ***Vasopressin*** vermittelt (Kap.IV). Dabei arbeitet es eng mit dem **Dopamin- und Endorphinsystem** (s.u.) zusammen. Wird das **primäre Bindungsbedürfnis** des Kindes befriedigt, kommt es im Hirnstamm zur **Aktivierung** des **Dopaminsystems**, welches dann die stabile, neuronale Verankerung einer verlässlichen, haltenden **Mutterinstanz** bewirkt. Die dabei erfolgende Ausschüttung von Endorphinen lässt den Säugling soziale Interaktion und soziale Affekte als angenehm erleben und es entwickelt sich das **sichere Bindungsverhalten** (s.u.), welches das Gehirn vor den Schädigungen durch Stress schützt.

Bis zu 35% der Kinder verfügen aber nicht über diese günstigen Milieubedingungen und entwickeln in Folge dieses Deprivationsstresses eine sog. **Bindungsstörung**. Bei heftigen traumatischen Erlebnissen und Bindungsstress wird der Sympathikus aktiviert und der Adrenalinspiegel schießt in die Höhe. Danach kommt es u.U. zur parasympathischen Gegenregulation mit Dissoziation (s.u.). Betroffene mit solchen Kindheitserlebnissen zeigen dauerhaft erhöhte Werte für die Stress-Botenstoffe **Glutamat** und **Cortisol** (Kap.IV) und geraten im späteren Leben leichter in Überforderungsstress. Diese Störung ist epigenetisch verankert (s.u.) und bewirkt lebenslang eine erhöhte innere Alarmbereitschaft und Stressvulnerabilität, mit der die Betroffenen später für die harten Anforderungen im Lebensalltag nicht gut gerüstet sind und schnell an ihre Grenzen kommen und psychosomatisch reagieren. Die Unfähigkeit, eine Bindung zu den eigenen Kindern aufzubauen (Lieblosigkeit), wird auch beim Menschen von einer Generation an die nächste weitergegeben. Man kann den eigenen Kindern nur das relativ problemlos geben, was man selbst bekommen hat. Menschen wollen auch aus neurobiologischer Sicht als Person wahrgenommen werden. Nichtbeachtung tötet Beziehungen und Motivationen ab. In solchen Kindheitserfahrungen liegt die Basis für die spätere Entwicklung einer posttraumatischen Belastungsstörung (s.u.).

---

[19] *Bauer, J. :a.a.O., S 160 ff.*

Die Untersuchung des Soziallebens der Bergwühlmaus ergab, dass die Stärke der Bindung zwischen den Partnern positiv mit der Höhe der Oxytocinausschüttung korreliert. Der Psychologe *S. Pollack* von der University of Wisconsin zeigte, dass Oxytocin bei Kindern nur eine geringe Aktivität entfaltet, wenn sie keine Mutterliebe erfahren haben. Durch die Oxytocinausschüttung während des Orgasmus wird die Bindung eines Mannes an seine Frau verstärkt, ebenso wie sich eine Mutter unweigerlich in ihr Kind verliebt, wenn es über Saugen an ihrer Brust die Oxytocinausschüttung anregt.

Die Verknüpfung des Stressbewältigungssystems mit anderen Systemen

Das Stressbewältigungsystem (SBS) ist mit den anderen Körpersystemen auf vielfältige Weise verknüpft, wie in Grafik dargestellt. Neben den fünf dargestellten Systemen sind auch die anderen Organe mit dem SBS verknüpft, aber aus Gründen der Übersichtlichkeit hier nicht aufgeführt. Die Signale werden wechselseitig in beide Richtungen verarbeitet. Die ersten drei Systeme bespreche ich detailiert, das muskuloskeletale und Herz-Kreislaufsystem wird unten bei den Störungsbildern weiter erläutert.

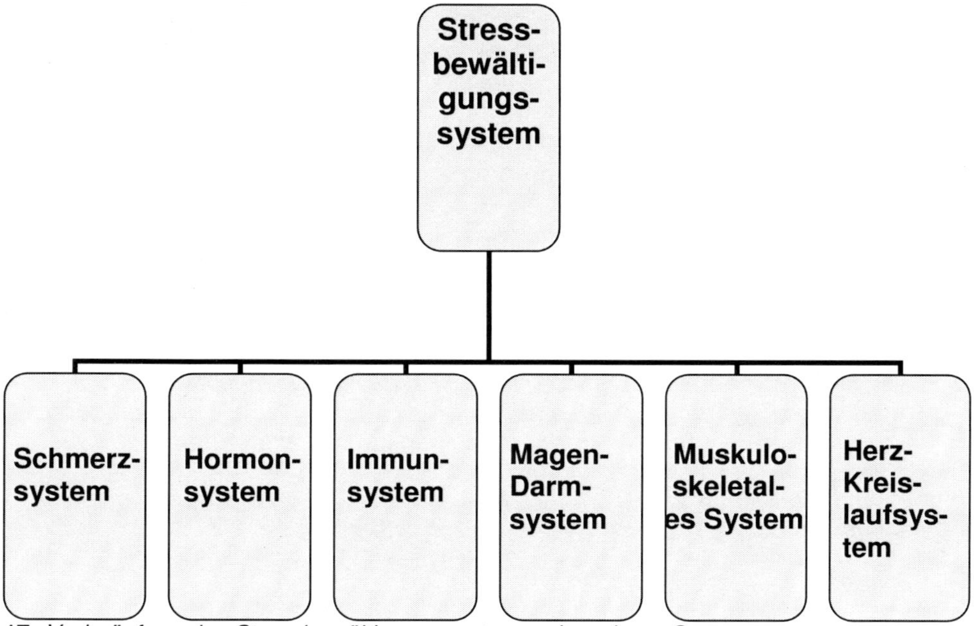

Grafik 17: *Verknüpfung des Stressbewältigungssystems mit anderen Systemen*

Die Verknüpfung des SBS mit Schmerzsystem

Das Schmerzbewältigungssystem – Schmerzsystem (SchS)

Der Körper verfügt über ein zentral gesteuertes System, mit dem die Schmerzempfindung gedämpft und sogar ganz unterdrückt werden kann, das Schmerzbewältigungssystem oder kurz **Schmerzsystem**. Es arbeitet sehr eng mit dem SBS zusammen. Dadurch erklärt sich die hohe Stressempfindlichkeit des Schmerzsystems. Anatomisch ist das Schmerzsystem ein durch den Körper ziehendes, **integrierendes Netzwerk**, welches nahezu alle Organe erreicht. Über Tausende von Nervenbahnen erreicht ständig eine Flut von elektrischen Warnsignalen aus dem Körper das Gehirn. Das Schmerzsystem ist das **Warnsystem des Körpers**, es hat die lebenswichtige **Funktion** Schaden vom Körper abzuwenden. Eine Verletzung oder Entzündung muss möglichst rasch gemeldet und bewusst gemacht werden. Menschen ohne funktionierendes SchS sind auf Dauer nicht lebensfähig. Zum Problem wird das SchS dann, wenn es seiner Warnfunktion nicht mehr nachkommt, bzw. wenn es ständig ohne Anlass Alarm schlägt. Zu Fehlern bei der Schmerzanzeige kommt es v.a. dann, wenn wir uns **bedroht** fühlen, das SBS aktiviert wird und sich unsere Wahrnehmung für innere und äußere Reize erhöht. Plötzlich nimmt man etwas harmlose Körpersignale verstärkt als Schmerzreize wahr. Dabei spielen subjektive Bewertungsprozesse und das Schmerzgedächtnis eine Rolle. In Folge können wir einen chronischen Schmerz entwickeln. Das SchS steht neben dem Immunsystem im **Zentrum der Psychosomatik** und bedingt eine Vielfalt von unterschiedlichen Schmerzstörungen (s.u). Genau genommen müsste man von einer Störung im **neuronalen Schmerzbewältigungssystem** sprechen. Da das Schmerzsystem ein so zentrales, alles verbindendes System ist, stelle ich es an den Anfang meiner Systematik.

Das moderne Schmerzverständnis

Unser herkömmliches Verständnis beim Thema Schmerz ist zu korrigieren. Es ist nicht so, wie man bis vor kurzem glaubte, dass zwischen dem peripheren Korrelat z.B. dem Nadelstich und zentraler Schmerzregistrierung ein starr-proportionales Ursache-Wirkungsprinzip herrscht. Die Schmerzübertragung durchläuft unterwegs neuronale Strukturen und ist nicht nur das einfache Ergebnis der Tätigkeit des peripheren nozizeptiven Systems. Daher versteht man heute die Erfahrung von Schmerz als kompliziertes Resultat verschiedener neuronaler Aktivitäten unseres Gehirns bei der Verarbeitung der einströmenden sensorischen Information in Verbindung mit

- **Gedächtnisprozessen,**
- **emotionalen Erfahrungen,**
- **Lernvorgängen,**
- **motivationalen Prozessen,**
- **Aspekten der subjektiven Bewältigung.**

Das SchS gliedert sich in **5 Zentren**, die für die Erzeugung, Intensität und Leitung von Schmerzsignalen zuständig sind. Dies sind:

1. *die **Schmerzfühler (Nozizeptoren)** in den Häuten, Schleimhäuten, der Muskulatur, den Knochen, Sehnen und Gelenken*
2. *das **Hinterhorn** des **Rückenmarks** mit seinen **schmerzleitenden Nervenbahnen***
3. *der **Thalamus**, das Eingangstor zum Gehirn*
4. *das **mediale Schmerzzentrum** (LS, Hippocampus, Amygdala, Gyrus cinguli)*
5. *das **laterale Schmerzzentrum** (Cortex= Hirnrinde)*

Die Schmerzleitung zum Gehirn

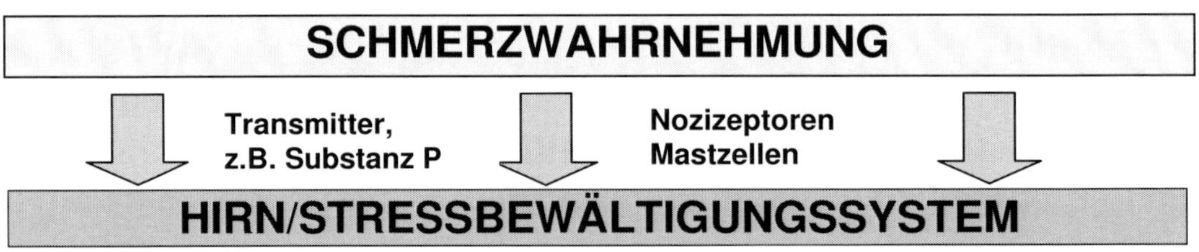

Wenn sie sich jetzt einen Nadelstich vorstellen, dann wird dieser von einigen der Millionen **Schmerzfühler** der Haut registriert. In der Haut liegen diese etwa 10 mal so dicht wie die Tastkörperchen und Temperaturfühler. Dieser Schmerzreiz wird zunächst vom Nozizeptor in einen elektrischen Impuls umgewandelt, der dann über eine Nervenfaser ans Rückenmark geleitet wird. Die **Schmerzleitung** erfolgt über verschiedene Fasern, es gibt schnelle Leitungsfasern, die eine Erregung mit bis zu 30 m/s (300 km/h), und langsame Leitungsfasern 2 m/s (20 km/h) fortleiten.

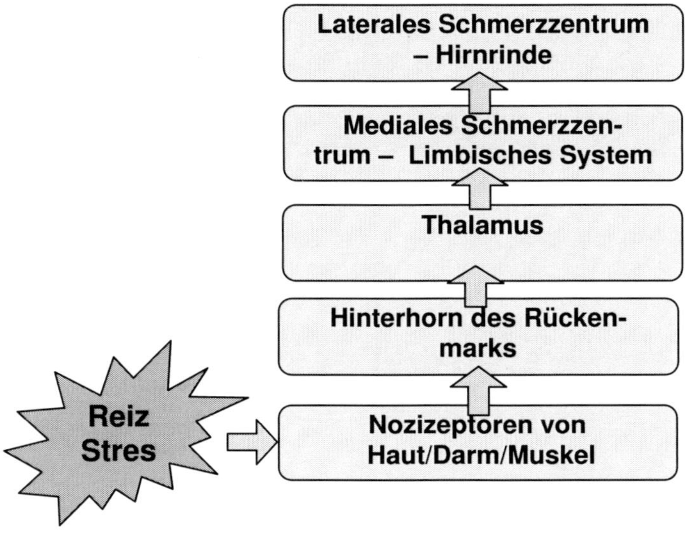

Daran schließt sich das System der **Schmerzkontrolle** (s.u.) an.

Das **Rückenmark** entscheidet dann, welches Schmerzsignal an das Gehirn weitergeleitet wird. Dies ist sinnvoll, weil wir sonst durch eine ständige Reizüberflutung überlastet würden. Eine Vielzahl von **Transmittern** wie Histamin, Prostaglandin, Zytokine, Glutamat und Substanz-P (Kap.IV) können hier das Schmerzsignal verstärken. Dem Rückenmark kommt so eine wichtige Filterfunktion (Torkontrolle, s.o.) zu. Wenn diese gestört ist, wird das Gehirn durch eine zu intensive Reizweiterleitung überflutet.

Die nächste Station ist der **Thalamus**, er ist die wichtigste Umschalt- und Verteilerstation (s.u.). Im **limbischen System**(= mediales Schmerzzentrum) erfolgt als nächster Schritt die **Schmerzbewertung**, in Zusammenarbeit mit dem **Schmerzgedächtnis** (s.u.). Dabei wird das Schmerzsignal mit bekannten, früheren Schmerzerfahrungen verglichen, eingeordnet und es erfolgt die **Schmerzbewertung**. Durch diese Bewertung stellt das Schmerzerleben immer eine subjektive, für jeden Menschen andere, vielschichtige Empfindung dar. Dann wird das Signal zur Großhirnrinde weitergeleitet.

In den **somatosensorischen Arealen** der Großhirnrinde nehmen wir den Schmerzvorgang erstmalig bewusst wahr, nach ca. 400 ms.

Die Schmerzwahrnehmung, -bahnung und -verstärkung

Es ist eine falsche Vorstellung, dass die **Intensität der Schmerzempfindung** etwas mit der Intensität eines den Organismus schädigenden Reizes zu tun hat, nach dem Motto: je größer der Schmerz, desto größer das Ausmaß der Schädigung.Die Schmerzempfindung ist ein **subjektiver Vorgang**, der von der zentralen Stress- und Schmerzbewältigung abhängig ist. Daher scheitern auch die Versuche mittels Schmerzmessapparaturen, sog. Algometern, die Schmerzintensität objektiv zu messen. Mit Einbildung, wie häufig vermutet, hat dies aber nichts zu tun! Bewährt hat sich die Schmerzerhebung mittels Schmerztagebuch und der Verwendung einer Schmerzskala von 0-10, auf der der Patient das Ausmaß seiner Schmerzen selbst skalieren kann. Wenn es zur Entwicklung eines chronischen Schmerzsyndroms (s.u.) kommt, liegt oft eine Störung der **Schmerzwahrnehmung** vor, mit den Mechanismen **Aufmerksamkeitserhöhung** und **Wahrnehmungsverstärkung**.

Die Schmerzlokalisation

Der chronische Schmerz kann überall dort im Körper entstehen, wo Schmerzsensoren und topographische Repräsentationen im Cortex (Kap.IV) vorliegen. Je nach Lokalisation und Schmerzqualität gibt es Variationen beim **Entstehungsmechanismus**. So unterscheiden sich der chronische Schmerz von Kopf, Gesicht, Bauch, Gelenk oder Rücken. Dahinter verbergen sich unterschiedliche physikalische oder chemische Reize, die zu Schmerzbahnungen führen, z.B. beim ischialgiformen Schmerz (Hexenschuss) die Kompression, und beim Gelenkschmerz erregende Botenstoffe, z.B. Zytokine. Auf ortsbedingte Unterschiede beim Thema Schmerz kann ich hier nur begrenzt eingehen. Besondere Aufmerksamkeit widme ich den **chronischen Rücken- und Bauchschmerzsyndromen**.

Das chronische Schmerzgeschehen folgt oft auf ein **akutes Geschehen**, z.B. auf einen Bandscheibenvorfall. Nach Behebung der Ursache kann sich durch verschiedene Prozesse ein chronischer Schmerzprozess aufpfropfen, so dass der Betroffene trotz erfolgreicher Operation nicht mehr schmerzfrei wird. Schließlich kann der Schmerz auch generalisieren, so dass der ganze Körper schmerzt. Die **Schmerzqualität** ist hilfreich bei der Zuordnung des Schmerzes.Man unterscheidet einen plötzlich einsetzenden hellen Schmerz, einen gut lokalisierbaren Oberflächen- und einen dumpfen Tiefenschmerz, dessen Ausgangspunkt oft schwer zu bestimmen ist.

Das Schmerzgedächtnis

`Heile, heile Segen, drei Tage Regen....´.

Das Schmerzgedächtnis bildet sich durch die wiederholte intensive **Darbietung** von **Schmerzsignalen**. Das Ausmaß des allgemeinen Stresses und die Bewertung des Ereignisses spielt dabei eine große Rolle. Der Input resultiert z.B. aus einer mechanischen Reizung oder einer Entzündung der Schmerzrezeptoren im Muskel oder in den Weichteilen. Diese Nozizeptoren können sensibilisiert und später dann schon durch schwache Reize (wie Dehnung oder Muskelkontraktion) erregt werden. Der anhaltende starke Input von Schmerzsignalen bewirkt weitere, strukturelle Veränderungen des SchBs, in Form einer Vermehrung und Umverteilung von Nervenzellen und zusätzliche **Synapsen.** Damit wird die **Reizüberleitung** der Schmerzsignale ausgebaut, es entsteht quasi eine Schmerzautobahn.

Die **neuronale Plastizität** (Kap.IV) findet sich nicht nur im Großhirn, sondern in anderen anatomischen Bereichen, so auf auf der spinalen Ebene (im Rückenmarkbereich), in den subkortikalen Regionen, dem Thalamus und in der Amygdala (Kap.IV). Es entstehen also Bahnungen und Zellverbände, in denen die Schmerzerinnerungen sozusagen „festgehalten" werden. Diese Veränderungen können bis zum Lebensende bestehen bleiben. Diese Bahnung und Sensibilisierung für Schmerzen ist vergleichbar dem sog. motorischen Lernen, bei dem wir durch Übung Bewegungsabläufe wie Fahrradfahren lernen. Bei einem Teil der Patienten erhalten periphere Faktoren den Schmerz mit aufrecht, bei einem anderen Teil der Patienten scheint sich der Schmerz und die kortikale Reorganisation auf zentraler Ebene verselbstständigt zu haben, wie das Phänomen des zentralen Phantomschmerzes zeigt.

Das **Schmerzgedächtnis** wird im limbischen System (mediales Schmerzzentrum) im Laufe des Lebens durch die emotionale Bewertung der vielen Schmerzerfahrungen ausgebaut. Dabei wird nicht nur das **Schmerzereignis** als solches gespeichert, z.B. *sich in den Finger schneiden, an der Herdplatte brennen oder den elektrischen Viehzaun anlangen*, sondern es werden auch alle damit verbundenen **Begleitumstände**, die negativen Gefühle und traumatisierenden Umstände, assoziativ mitgespeichert.

Besondere Bedeutung kommt dabei dem **Verhalten der Bezugsperson** zu, z. B. ob die Mutter schreit, tröstet, sich dem schmerzgeplagten Kind zu oder abwendet, ob sie selbst Angst bekommt, z.B. weil sie befürchtet, das Kind könne verbluten. Damit steckt sie das Kind mit der eigenen Panik an. Sehr ungünstig ist, wenn das Kind statt getröstet zu werden sogar noch bestraft wird, weil dem Schmerzereignis eine Regelüberschreitung voraus ging. Um einem ungünstigen Schmerzgedächtnis vorzubeugen ist es nötig, das Kind so rasch wie möglich zu trösten und zu beruhigen, z. B. durch in den Arm nehmen und das Singen des Liedes: `*Heile, heile Segen, drei Tage Regen, drei Tage Regen, wird schon wieder besser sein*´. Dadurch tritt der Schmerz rasch in den Hintergrund unser Gehirn sagt:`*Alles halb so schlimm, es wird schnell wieder gut, reg dich wieder ab*´ und das Schmerzgedächtnis speichert den Schmerz zusammen mit der beruhigenden Erfahrung. In Zukunft kann es sich bei einem ähnlichen Ereignis selber ein Stück beruhigen und das Ereignis besser bewältigen. Erleidet es zum Schmerz noch zusätzlichen Stress wird es sich künftig schlechter beruhigen können und befürchten, dass es gleich noch schlimmer kommt. Eine **traumatisierende Erfahrung** ist es, wenn ein Kind schmerzhafte Gewalt durch eine Bezugsperson erlebt, weil diese auch seine Schutzperson ist. Das Kind ist dann unmittelbar nach einer Gewaltaktion auf den Schutz und Trost genau dieser Person angewiesen. Die kindliche Schutzsuche funktioniert dann wohl nur zum Preis der Dissoziation, d.h. dass die vorangegangene Gewaltaktion von dieser Person abgespalten wird.

Zu beachten beim Trösten und der Aufmerksamkeitszuwendung ist jedoch, dass das Kind nicht nur dann Zuwendung und Aufmerksamkeit bekommt, wenn es Schmerzen hat, weil es sonst lernt, nur beim Auftreten von Schmerzen die sonst fehlende Zuwendung zu bekommen. Man spricht dann vom **sekundären Krankheitsgewinn**, was als ungünstiges Muster gespeichert wird.

Ein weiteres Schmerzhemmsystem basiert auf dem **Endocannabinoidsystem** (Kap. IV). Es wird aktiviert, wenn wir ein starkes Schmerzereignis, z.B. Schlag gegen das Schienbein, erleiden und der zunächst starke Schmerz nach gewisser Zeit nachlässt. Endocannabinoide werden in Gehirn und Rückenmark bei länger andauernden Schmerzen gebildet.

Neben den bekannten, durch Organleiden bedingten, chronischen **neuropathischen** Schmerzen, z.B. bei Diabetes, Operationen oder Viruserkrankungen, gibt es eine Fülle physiologischer und psychologischer Faktoren, die weniger bekannt/bewusst sind, bzw. die sich mit den medizinischen Methoden meist nicht (noch nicht?) nachweisen lassen, aber zur Bildung eines chronischen Schmerzleidens beitragen. Der **psychogene** oder **somatoforme Schmerz** (s.u.) entwickelt sich mehr oder weniger unabhängig vom Schmerzort und den ständig eingehenden Schmerzsignalen durch physikalische und chemische Reize.

Neurobiologische Mechanismen bei Somatisierung und Schmerzentstehung

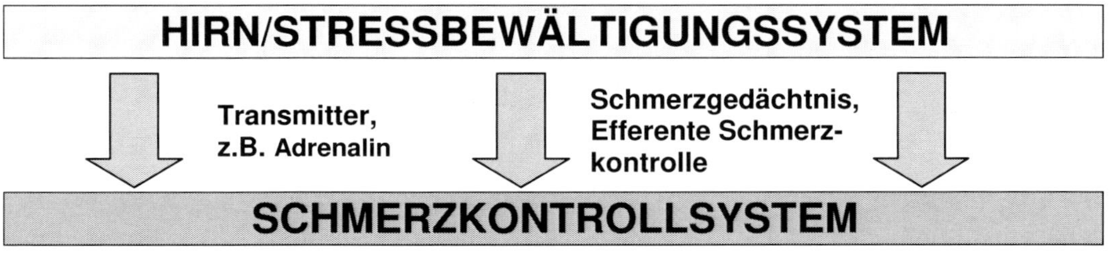

Das SchS kann an verschiedenen Orten gestört sein. In den letzten Jahren wurden etliche neurobiologische Mechanismen entdeckt, die man als Fehlermechanismen ansehen kann, die zur somatoformen Symptombildung (s.u.) und Schmerzentstehung **Dämpfung** einer Stressreaktion der **präfrontalen Hirnrinde**, was auch als Störung im frontolimbischen Regelkreis beschrieben wird. Man kann davon ausgehen, dass bei weitem noch nicht alle neurobiologischen Mechanismen bekannt sind. Daher hat diese Aufzählung einen sehr vorläufigen Charakter.

Tab.:5: Liste neurobiologischer Mechanismen bei Somatisierung und Schmerz
Aufsteigender Teil des Schmerzsystems (Afferenzen)
1. Störung auf Nozizeptorebene: Funktioneller Nozizeptorschmerz, z.B. durch Reizung der Nervenendigungen bei erhöhter Muskelanspannung, ausgeprägter Magen-Darmaktivität und zunehmende Innervationsdichte mit Substanz-P haltigen Nervenendigungen
2. Störung auf Rückenmarksebene: Sensibilisierung spinaler Nervenzellen/herabgesetzte Eingangskontrolle (gate control)
3. Störung auf Thalamusebene: Sensibilisierung thalamischer Nervenzellen/herabgesetzte Eingangskontrolle (gate control)
4. Störung auf limbischer Ebene: Zentrale Aufmerksamkeitserhöhung, Überbewertung der Signale, Hyperreaktivität derMandelkerne
5. Störung auf cortikaler Ebene: Fehlende Dämpfung der Stressreaktion im Stirnhirn mit Störung des frontolimbischen Regelkreises
Absteigender Teil des Schmerzsystems (Efferenzen)
6. Sensitivierung der Stress-Hormonachse (HPA-Achse) mit CRH-Ausschüttung
7. Hemmung des descendierenden antinozizeptiven Systems, *(z.B. Stress bedingte, neuropath. Degeneration der hemmenden Interneurone)*
Allgemein: Neurotransmitterstörung

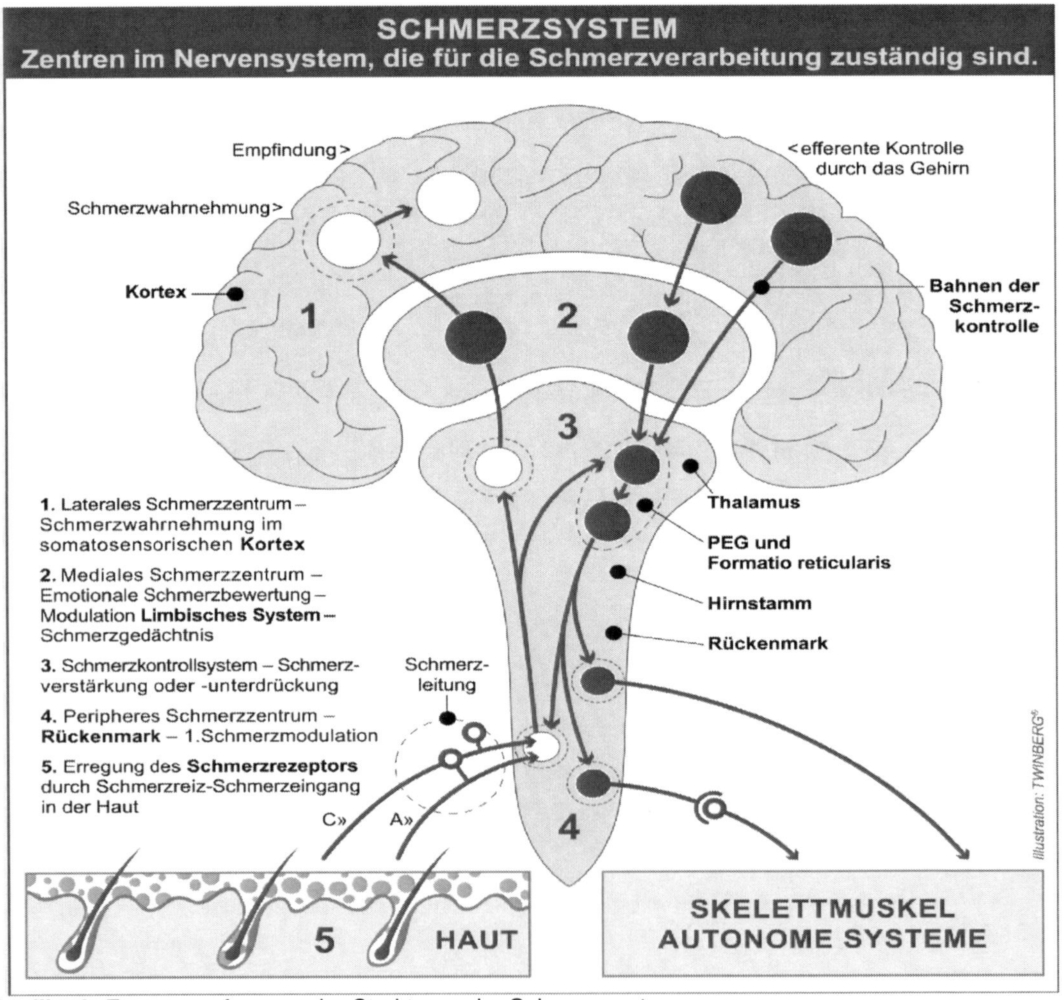

Grafik 18: Zusammenfassung der Strukturen der Schmerzsystems

1. Störung auf Nozizeptorebene: Funktioneller Nozizeptorschmerz (peripherer Schmerz)

Der nozizeptive Schmerz entsteht üblicherweise durch die Reizung der vorhandenen Schmerzrezeptoren (Nozizeptoren) an den verschiedenen Stellen im Körper. Die Nozizeptoren können durch **spezifische Reize**, wie Nadelstichverletzung oder kleine Muskelverletzungen erregt werden. Vom sog. **funktionellen Nozizeptorschmerz** spricht man, wenn der Schmerz am Nozizeptor durch **unspezifische innere Reize** ausgelöst wird. Dabei spielen innere Stress- und Anspannungsprozesse eine Rolle, die mit Transmitteränderungen z.B. (Glutamat) an den Nozizeptoren und Strukturveränderungen von Ionenkanälen einhergehen und in Folge zur Übererregbarkeit der sensorischen Nervenzellen führen. Hierzu zählen v.a. der funktionelle Bauchschmerz und myofasciale Muskelschmerz (s.u.). Beim chronischen muskulären Anspannungsschmerz kommt es zu einer **zunehmenden Innervationsdichte** mit **Substanz-P haltigen Nervenendigungen** im Muskel. Die Folge für Schmerzpatienten ist, dass sie viel zu sensibel bereits auf leichte Berührungen oder körperliche Veränderungsvorgänge reagieren und harmlose Körpersignale, die von Gesunden gar nicht registriert werden, als schmerzhaft wahrnehmen.

Exkurs: peripherer Phantomschmerz

Beim peripheren Phantomschmerz werden durch Amputation die zum Gehirn führenden Nervenbahnen traumatisch von den Nozizeptoren im Amputationsgebiet getrennt. An der Amputationsstelle entsteht ein beschädigter Nervenstumpf, der bei fehlender oder ungenügender Narkotisierung eine übersensible Nervennarbe ausbildet. Bei Druck oder leichter Berührung sendet diese ein Signal an das Gehirn, so als ob der amputierte Daumen noch vorhanden sei. Diese Form von Neuropathie lässt sich verringern, wenn die Betäubungsstrategie während der Amputation verbessert wird.

2. Störung auf Rückenmarksebene (spinal)

Die normale Aktivität der Gelenke, Muskeln,Darmwand und Haut wird von den Schmerzfühlern, den **Entero,**- oder **Viscerozeptoren** der Peripherie als Feedbacksignal zuerst an das Rückenmark (spinales Niveau) und dann zum Gehirn geleitet. Im Rückenmark werden die Signale normalerweise durch **hemmende Neurone** (efferente Schmerzkontrolle gebremst und herunterreguliert. Nur die stärkeren und wirklich wichtigen Signale werden normalerweise an das Gehirn weitergeleitet. Davon bekommen wir i.d.R. nichts mit, es sei denn, dieser **Filtervorgang** (gate control) ist gestört. Zu einer solchen Störung kann es bei Überreizung der Nervenzellen des Rückenmarks durch eine anhaltend erhöhte Neurotransmitterfreisetzung, v.a. dem Glutamat (s.u.), kommen (sog. Endotoxizität). Man spricht auch vom Mechanismus der **Sensibilisierung spinaler Nervenzellen** In Folge werden zu viele Nervenimpulse an das Gehirn weitergeleitet, es wird von sog. **Hypersignalen** überflutet. Das Gehirn stuft diese auch als Schmerzsignale ein und reagiert entsprechend darauf. Die Störung auf der spinalen Ebene ist assoziiert mit der deszendierenden Schmerzhemmung (Punkt 7).

Eine Konsequenz aus diesem Wissen ist, dass man versucht, klare schmerzauslösende Reize rasch zu beheben oder durch eine bessere Narkosetechnik im Vorfeld zu unterdrücken. Vermeiden sollte man einen Schmerz zu lange zu ertragen, weil es dazu führt, dass die Überreizung der Nervenzellen anhält und sich eine `Schmerz-Autobahn´ ausbaut, die dann immer vorhanden bleibt. Daher ist die Strategie, `*Indianer kennt keinen Schmerz* – ich kann das schon aushalten´, eine schlechte Strategie.

3. Störung auf Thalamusebene

Der Thalamus ist das unmittelbare Eingangstor (s.o.) zum Gehirn. Hier wird erneut entschieden, welche Signale das Gehirn erreichen sollen. Die eingehenden Signale der Sinnesorgane und des Körpers werden überprüft und gefiltert. Ist dieser Filtermechanismus zu schwach, wird die Reizleitung und Transmitterfreisetzung verstärkt, mit dem

Effekt, dass das Gehirn von Signalen überflutet und überreizt wird (gate control auf Thalamusebene). Ist die Filterung zu stark leidet die Wahrnehmung (Dissoziation).

4. Störung auf limbischer Ebene (mediales Schmerzzentrum)
Unser Gehirn beschäftigt sich dann bewusst mit einer Sache, wenn es ihm wichtig erscheint. Bei Gefahr verstärkt es die **Wahrnehmung**, man spricht auch von **Aufmerksamkeitserhöhung**/Fehlbewertung oder **Hypervigilanz**. Bei dieser Scharfstellung des Wahrnehmungsapparats spielt das **Schmerzgedächtnis** eine große Rolle, weil es uns sagt, welche Schmerzen in unserem Leben besonders unangenehm waren. Dies wollen wir auf keinen Fall noch mal erleben, so dass das Gehirn seine Aufmerksamkeit darauf lenkt, um so unliebsame Erfahrungen nicht zu wiedrholen.

Zum Problem wird die Wahrnehmungsverstärkung oder **zentrale Aufmerksamkeitserhöhung (ZAE)**, wenn die Wahrnehmung so fein eingestellt wird, dass auch sonst störende Geräusche verstärkt wahrgenommen werden. Eine solche problematische ZAE, kennen sie vom Radio, wenn sie wegen schlechtem Empfang die Lautstärke hochdrehen und dann das latent vorhandene, zunächst kaum hörbare Hintergrundrauschen plötzlich sehr störend wird. Diese **Senkung** der **Reiz-Diskriminationsschwelle** kann jeder an sich selbst feststellen, z.B. wenn er plötzlich ein vorhandenes Umweltgeräusch, z.B. Vogelgezwitscher, Strassenlärm, etc. bewusst wahrnimmt, weil er plötzlich die Aufmerksamkeit darauf lenkt. Diese Menschen nehmen Reize stärker wahr und reagieren auf schmerzhafte Stimuli selektiv aufmerksamer als Gesunde, sie hören quasi die \`Flöhe husten´. Dieser Mechanismus spielt v.a. bei chronischen Schmerz- und Angstpatienten, aber auch bei Menschen mit Traumatisierungen oder Misshandlungen eine Rolle, weil ihr inneres Sicherheitsgefühl beschädigt wurde. Sie sind ständig auf der Hut, widdern überall Gefahr und leben ständig mit stark ausgefahrenen Antennen, die dahin ausgerichtet sind, wo etwas los ist oder Gefahr befürchtet wird. Dies v.a. dann, wenn man sich an keinem Ort mehr richtig sicher fühlt und man sich nicht mehr auf den eigenen Körper verlassen kann.

Mit der Ausrichtung der Aufmerksamkeit auf einen Schmerzreiz, verstärkt sich dieser. Neben dem **chronischen Schmerz** sind dies v.a. die Wahrnehmung des **Tinnitus**, des **Herzschlags** und der **Darmaktivität**. Bei großer Stille und innerer Beunruhigung hören oder spüren wir unser Herz plötzlich schlagen, weil sich unsere Wahrnehmung für die inneren Reize erhöht hat. Eine Schmerzempfindung kann auf diesem Wege entstehen, wenn eine unterhalb der Wahrnehmungsschwelle bestehende innere Anspannung oder Reizzustand bei Beunruhigung plötzlich wahrgenommen wird und ins Bewusstsein gelangt. Da, wo der Gesunde von seiner Darmaktivität nichts mitbekommt, nimmt der psychosomatisch Kranke normale Darmsignale an das Gehirn als schmerzhaft wahr und kann eine chronische Schmerzerkrankung entwickeln. Eine weitere Folge der ZAE ist, dass die Betroffenen einen Kontrollverlust schlecht tolerieren, wie er z. B. beim Einschlafen oder beim Autogenen Training in einer Loslass- und Entspannungsphase auftritt. Sie können zudem schwer abschalten, entwickeln oft eine Schlafstörung, und geraten mangels Erholung über kurz oder lang in die Erschöpfung, weil diese permanente Kontrolle so anstrengend ist. Diese Verarbeitungsstörung der Signale (**veränderte Körperwahrnehmung)** wirkt als Feedback negativ auf die Aktivität der Organe (z.B. den Darm) und Symptomatik zurück, wodurch ungute Teufelskreise entstehen.

5. Störung auf cortikaler Ebene (laterales Schmerzzentrum im Bereich der Hirnrinde)

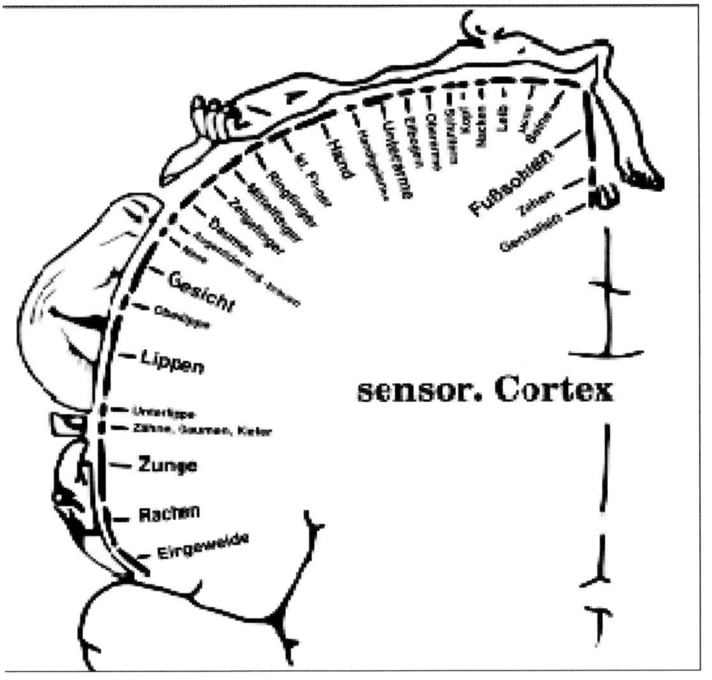

Grafik 19: Homunkulus: Für alle sensiblen und motorischen Bahnen gibt es die Punkt-zu-Punkt-Zuordnung zwischen der Körperperipherie und dem Gehirn. So ist z. B. eine bestimmte Zellgruppe in der Großhirnrinde für die bewusste Wahrnehmung eines Schmerzreizes in einem ganz genau definierten Hautareal (nur für dieses) zuständig. Das Gehirn zieht also allein aus der aktivierten Zellgruppe im Cortex den Schluss, in welchem Körperabschnitt der Schmerz auftritt. (Bild und Text stehen unter der GNU-Lizenz für freie Dokumentation).

Von den Operationen am offenen Gehirn weiß man, dass man bestimmte Hirnbereiche mit minimalen Reizströmen reizen kann. Mit einem so erzeugten künstlichen Phantomschmerz kann man herausfinden, welche Hirnzellen bei der Operation möglichst nicht verletzt werden sollten. Hierzu muss man den Patienten aus der Narkose erwachen lassen, damit er sagen kann, in welchen Körperteilen er etwas empfindet oder wo es weh tut. Eine Überreizung der Hirnrinde durch Stress führt zum sog. cortikalen Schmerz, der aber selten isoliert auftritt. Eine Sonderform des cortikalen Schmerzes ist der **zentrale Phantomschmerz**.

Exkurs: Zentraler Pantomschmerz

Beim zentralen Phantomschmerz bekommt nach einer Amputation der für die bewusste Schmerz- und Berührungswahrnehmung zuständige Rindenbereich (somatosensorischer Cortex) in der Regel keine Signale mehr aus der Peripherie (z.B. Daumen). Die benachbarten Hirnareale bemerken dies und reagieren u.U. darauf mit einer sog. kortikalen Umstrukturierung. Das bedeutet, dass sie die arbeitslos gewordenen Daumen-Nachbarzellen in ihren Funktionsbereich miteinbeziehen. Werden diese Zellen nun regulär durch Signale der Nachbarzellen gereizt, reagieren diese ursprünglichen `Daumenzellen´ mit und produzieren einen Schmerz, so als ob der Daumen noch da sei. Eine Reizung am Auge, kann also nach cortikaler Umstrukturierung bei den benachbarten `Daumenzellen´ einen Daumen-Phantomschmerz auslösen.

6. Sensitivierung der Stress-Hormonachse (HPA-Achse) mit CRH-Ausschüttung

Unter anhaltendem Stress wird die HPA-Achse als hauptsächliche Stress-Hormonachse aktiviert. Bei den "Stresssystemen" nimmt diese **Hypothalamus-Hypophysen-Nebennierenrinden-Achse** -nach der englischen Terminologie als "HPA" abgekürzt- eine Sonderstellung ein. Bei ihr handelt es sich um eine **dreigliedrige Hormonachse** (s.Grafik 29), die aus dem hypothalamischen Peptidhormon **CRH** (Corticotropin-Releasing Hormone), dem hypophysären Peptidhormon **ACTH** (Adrenocorticotropes Hormone) und dem Nebennierenrinden-Steroid **Cortisol** (s.u.) besteht. Diese 3 Hormone regulieren in allen Körperbereichen die Produktion und Sekretion weiterer Botenstoffe zur optimalen Stressbewältigung. Eine **Dysfunktion** der HPA-Achse wird ursächlich in Verbindung gebracht mit der Entstehung oder Pathogenese unterschiedlichster Erkrankungen, wie etwa Depression, Krebs oder Neurodermitis. Die CRH-Ausschüttung führt zu einer erhöhten Cortisolausschüttung. Dadurch werden die Impulse aus den Nozizeptoren intensiver und schneller weitergeleitet. Vor allem **frühkindlicher Stress** (s.u.) mit chronisch erhöhten CRH, ACTH und Cortisolspiegeln bedingt eine schlechte Ausreifung des Stressbewältigungssystems und führt zu **biologischen Narben**, die u.a. dazu führen, dass das System der absteigenden Schmerzhemmung geschwächt wird und eine ständig erhöhte Schmerzempfindlichkeit entsteht.

7. Hemmung des descendierenden antinozizeptiven Systems (Schmerzhemmung, efferentes Schmerzkontrollsystem)

Schwerst-verwundete Patienten berichten, dass sie im Stadium des Schocks unmittelbar nach der Verwundung keinerlei Schmerzen verspüren. Heftiger Schmerz kann uns in unseren Reaktionen und Handlungen so sehr beeinträchtigen, dass es sinnvoll ist, ihn in gewissen Situationen auszuschalten, z. B. um uns aus der Gefahrenzone zu bringen oder bei starkem Stresserleben und Traumatisierungen. Hierzu verfügt der Körper über ein eigenes Kontrollsystem, das sog. **efferente Schmerzkontrollsystem** (ESKS) mit seinem Sitz im **periäquaductalen Grau** und der **Formatio reticularis** (s.Grafik 18). Es bedient sich verschiedener Schmerz hemmender Substanzen, z.B. von **Endorphin**. Übersteigt der Schmerz einen bestimmten Schwellenwert, werden die Nervenbahnen des ESKS zum Selbstschutz aktiviert, die vom Gehirn zum Rückenmark absteigen (sog. Interneurone) und das Endorphin freisetzen. Diese Endorphin-haltigen Interneurone werden ihrerseits von Neuronen kontrolliert, deren Zellkörper im Gehirn liegen. Die aufsteigenden Schmerzsignale werden dann auf spinaler Ebene gehemmt. Der gleiche Mechanismus wird auch dann aktiviert, wenn man frisch verliebt ist, man ist dann automatisch schmerzunempfindlicher.

Krankheitswert bekommt das Schmerzkontrollsystem dann, wenn es bereits bei zu kleinen, alltäglichen Stressreizen aktiviert wird. Es gibt Menschen, die schon in ihrer Kindheit durch Schmerzen oder starke negative Gefühle enorm gequält waren, weil sie misshandelt oder stark vernachlässigt wurden. Ihr Gehirn hat dabei gelernt, häufig und anhaltend diese „Schmerzbremse“ einzusetzen, was dann als neuronales, **dissoziatives Reaktionsmuster** (Kap.IV) konditioniert und verankert wurde. Kommt es dann später im Leben zu einem signifikanten Stressereignis oder wird ein früheres traumatisches Erlebnis erinnert, schalten die Betroffenen unbewusst, weitgehend automatisiert, ihre Schmerzwahrnehmung ab. Der Nachteil ist, dass sie dabei ihre Körperwahrnehmung so verringern, dass sie Gefühllosigkeit, Benommenheit und Schwindel empfinden. Damit verlieren sie Kontrolle über sich, ihren Körper und nehmen ihre Umgebung falsch und verzerrt wahr. Dies ist seinerseits ein ängstigender Vorgang.

Eine **Sonderform** ist die neuropathische Degeneration der hemmenden Interneurone die möglicherweise bei der Fibromyalgie eine Rolle spielt. Unter anhaltendem Stress werden die Ausläufer der Nervenzellen, die für die Hemmung zuständig sind zerstört. Hier haben besondere Aufmerksamkeit die Untersuchungen von *Fr. Prof. Braun* (Magdeburg) gefunden, die zeigen konnte, dass der Stressfaktor Mutterentzug bei jungen Strauchratten zu einem degenerierten Dendriten Baum (s.o.Grafik 16) führt. Die Schädigung der Dendriten und synaptischen Verbindungen geht mit einer stark erhöhten Stressempfindlichkeit einher, weil die einlaufenden Schmerzsignale nicht mehr adäquat abgeschirmt werden können. Diese im Tiermodell gezeigte neurobiologische Narbe lässt sich auch auf den Menschen übertragen, wenn er zuviel Stress durch Vernachlässigung und Gewalt in der frühen Kindheit erlebt.

Neurotransmitterstörung als Ursache für gestörtes Schmerzempfinden

Die **Aktivierung** des SchS erfolgt v.a. über die Transmitter ***Glutamat, Histamin, Substanz-P, CRH****, die* ***Zytokine*** *und das* ***Östrogen***. Die **Abschwächung** erfolgt über die Transmitter ***Noradrenalin, Cortisol, Oxytocin, Testosteron*** *und* ***Endorphin***. Daneben wirken eine Fülle weiterer Hormone und Zytokine aktivierend oder hemmend ein, auf die ich hier nicht detailliert eingehe, siehe hierzu auch Kap.IV. Bei der **Depression** führen die erniedrigten Spiegel der Transmitter **Noradrenalin** und **Serotonin** über die absteigenden Nervenbahnen zu einer erhöhten Schmerzempfindlichkeit. Ein Ungleichgewicht zwischen den verschiedenen Transmittersystemen beeinflusst den Vorgang, wie Gefühle interpretiert und Schmerzen als Schmerzreiz wahrgenommen werden. Daher führt bei der Depression der erniedrigte Serotoninspiegel auch zu einer verstärkten Schmerzempfindlichkeit, die sich durch medikamentöse Erhöhung des Serotoninspiegels bessern läßt.

Die Verknüpfung des SBS mit dem Hormonsystem

Die Hirn-Drüsen-Hormonachse

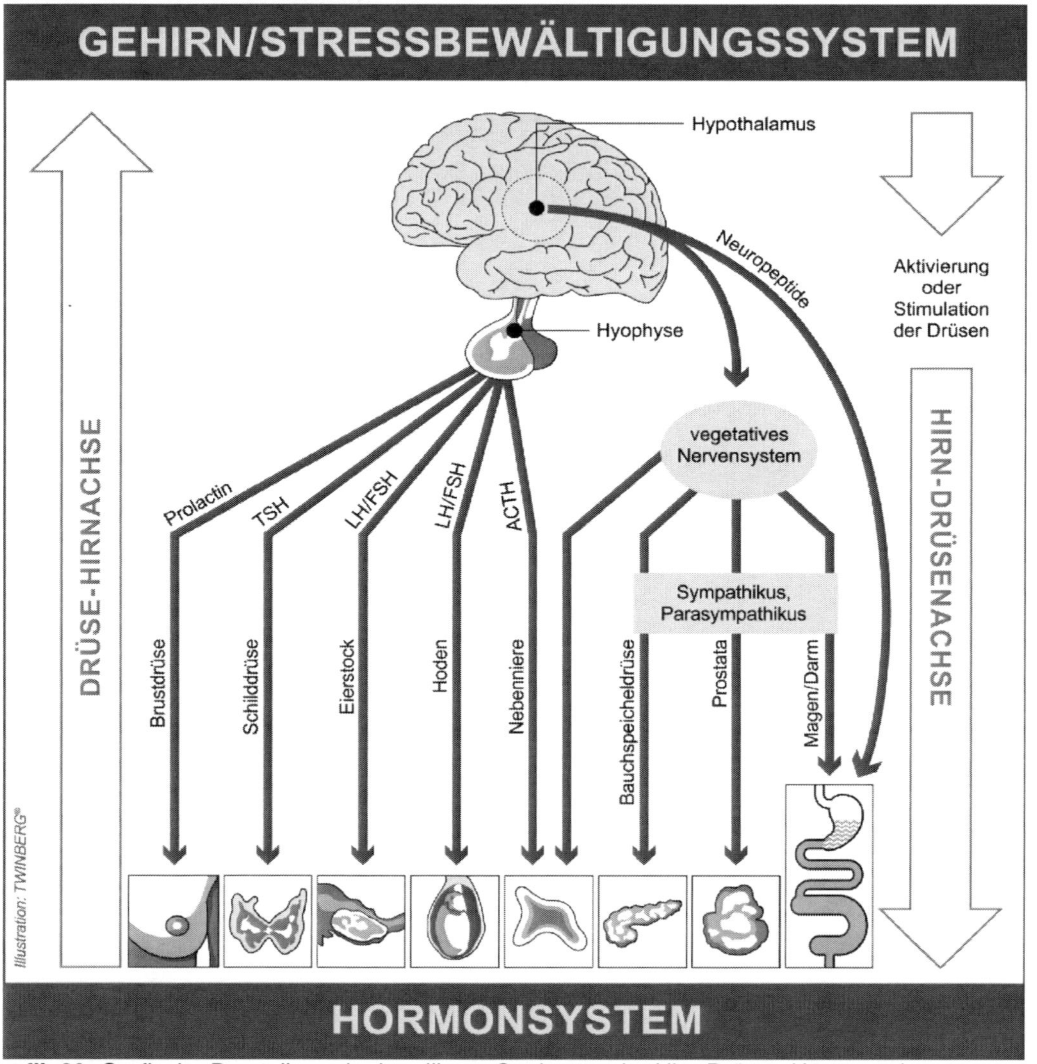

Grafik 20: Grafische Darstellung der beteiligten Strukturen der Hirn-Drüsen-Hormonachse

Das **Hormonsystem** (HS) bildet zusammen mit dem Nerven- und Imunsystem einen Verbund. Diese drei übergeordneten Systeme beeinflussen sich wechselseitig und steuern die anderen Organsysteme und Körperfunktionen, vom Wachstum über die Fortpflanzung bis hin zum täglichen Verdauungsvorgang.

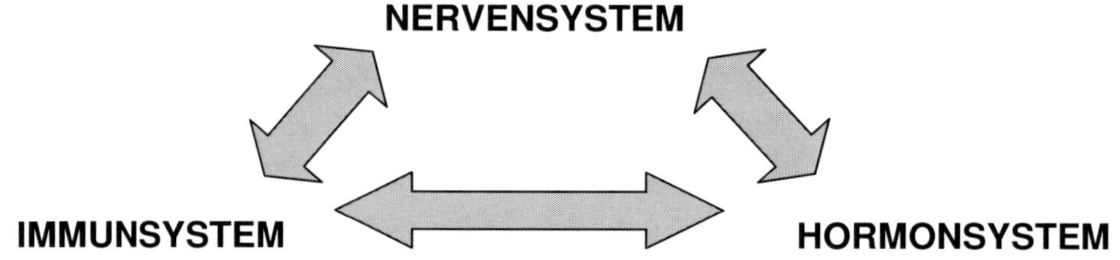

Das HS ist wesentlicher Vermittler von Stressreaktionen auf den Körper (s.o.) v.a. über die **Hochregulation der HPA-Achse** mit CRH-/Cortisolausschüttung. Der Informationsfluß fließt dabei vom **limbischen System** zum **Hypothalamus**, dann zur **Hypophyse**, dann zu den **nachgeordneten Drüsen** und **Drüsenzellen** im Körper. Alle Hormone können vermindert und erhöht sein und dadurch entsprechende Funktionsstörungen bewirken. Durch Stress, v.a. dem chronischem, wird das ganze System in Mitleidenschaft gezogen und kann es zu Störungen auf jeder Ebene kommen, die dann an die nächste Ebene weitergegeben werden. Wenn dann Hormonveränderungen festgestellt werden heißt das noch lange nicht, dass die peripheren Drüsen ein Problem haben und nur der Endokrinologe als Homonspezialist zuständig wäre.Wichtig ist hier das vernetzte Denken.

Die Verknüpfung des SBS mit dem Immunsystem

Früher war es Lehrmeinung, dass **Hormon-/Nerven-/Schmerz- und Immunsystem**, unabhängig voneinander funktionieren. So glaubte man, dass eine veränderte Immunsituation die Hirnleistungen und Psyche nicht direkt beeinflussen könne. Diese Meinung musste mittlerweile gründlich revidiert werden. Heute weiß man, dass gerade das Immunsystem besonders eng, mit all seinen Zellen und Transmittern, mit dem Nervensystem und den zentralen Strukturen wechselseitig zusammenarbeitet, um unseren Organismus an die verschiedenen Stresssituationen und Gefahrenlagen bestmöglich anzupassen und entsprechende Stabilisierungsprozesse in Gang zu setzen. Eine besonders schnelle Stressalarmierung lässt sich nur über das Vorhandensein neuronaler Netze und ihren Netzwerkeigenschaften und der engen Verknüpfung mit dem Immunsystem plausibel erklären. Die Verknüpfung des Immunsystems mit dem Nervensystem und der Psyche ist mit dem Fachbegriff **Psychoneuroimmunologie** (PSI) gut gefasst, er soll im Folgenden näher ausgeführt werden. Dabei spricht man von einer Hirn-Immunachse und einer Immun-Hirnachse.

Die Hirn-Immunachse

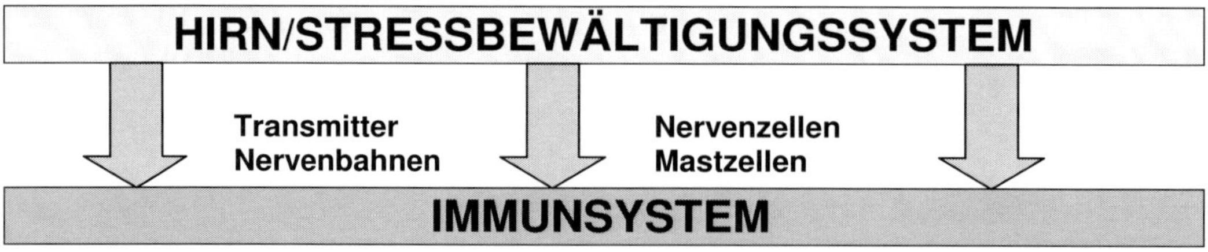

Das Immunsystem unterliegt einer Steuerung durch **das zentrale Nervensystem** (s.u.), den **Hypothalamus** und das **vegetative Nervensystem** (Kap.IV). Dieses durchzieht mit

seinen Nervenfasern das sog. reticuläre Bindegewebe (Leber, Milz, Lymphknoten, Mandeln), die Heimat der Immunzellen. Dort bekommen sie eine Weisung und schütten dann z.B. weniger **Zytokine** aus (Kap.IV). Experimentell belegt ist z.B., dass sich durch die **elektrische Stimulation** des parasympathischen Nervensystems das Zytokin TNF-Alpha im Blut bei einer Blutvergiftung (Sepsis) senken lässt. Der Hypothalamus (Kap.IV) steuert das Immunsystem auch über viele Transmittersubstanzen, v.a. die **Transmitter**: CRH, Noradrenalin, Acetylcholin, Cortisol, Oxytocin, Endorphin und Endocannabinoid. Bei Schäden im Gehirn werden **Endocannabinoide** (Kap.IV) in großen Mengen freigesetzt und schlagen Alarm. **Cortisol** hat die Funktion, die Sympathikusaktivierung und Stresshormonausschüttung nach getaner Arbeit wieder herunter zu regulieren. Gerät die Adrenalinwirkung und Cortisolbremse aus der Balance, wird das Immunsystem geschwächt und kann sich die Abwehr autoaggressiv gegen eigenes Körpergewebe richten und zu bleibenden Zellschäden führen. Daneben gibt es eine Fülle weiterer Hormone und Zytokine (Kap.IV), die aktivierend oder hemmend einwirken.
Nach all dem verwundert es nicht, dass das Immunsystem sehr **Stress sensibel** ist und insgesamt, wie der ganze Organismus, einer psychosozialen Einwirkung unterliegt. Oft sind es daher weniger die Erreger und Schadstoffe, die das Immunsystem reagieren lassen und die Stresshormonausschüttung bedingen, als der Faktor **aversive Gefühle** (Angst, Ärger, Ekel, Hoffnungs- und Hilflosigkeit, Hektik und Aufregung, **Dauerstress** oder **unkontrollierbarer Stress**. Auch das Alter spielt dabei eine Rolle.

Die Immun-Hirnachse

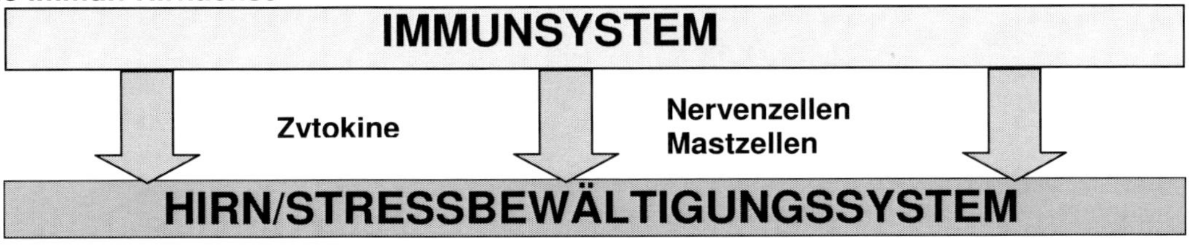

Die gegenläufige **Beeinflussung des Nervensystems** durch das Immunsystem geht von den **Immunzellen**, v.a. die **Mastzellen** aus. Die Immunzellen nehmen entweder direkten Kontakt mit Nervenendigungen auf oder erreichen die Nervenzellen fernab vom Geschehen über Zytokine, die sie ausschütten und die mit dem Blutkreislauf transportiert werden.

Die Immunzelle

Die Immunzellen (IZ) sind für das psychosomatische Verständnis von besonderer Bedeutung, da sie als Signalgeber und Befehlsempfänger des Gehirns alle möglichen körperlichen Reaktionen auslösen können. Sie unterscheiden sich von anderen Zellen dadurch, dass sie durch den Körper wandern. Sie gehören zur Zellklasse der weißen Blutzellen, wegen ihrem bläulich-weissen Farbton im Mikroskop, im Unterschied zu den rotfarbigen Erythrozyten. Die IZ`s haben die Funktion einer körpereigenen Polizei mit der Aufgabe, die in den Körper eingedrungenen Feinde und Schadstoffe zu bekämpfen. Sie patroullieren ständig durch den Körper, machen Meldung, erhalten Befehle und greifen an. Immunzellen sind ausgesprochen **kommunikativ**. Ihre Arbeit erfordert es, dass sie eng mit anderen Organisationseinheiten des Körpers zusammenarbeiten, besonders mit dem SBS. Man hat herausgefunden, dass sie regelrecht mit den Nervenzellen sprechen und diese mit ihnen, um sie bei Gefahr auf einen evtl. bevorstehenden Abwehrkampf vorzubereiten. Man kann daher von einer Zell zu Zellkommunikation mit dialogischem Charakter **`crosstalk´** sprechen. Über die verschiedenen Rezeptoren an der Zelloberfläche und die genannten Transmitter halten sie ständigen Kontakt zum Nervensystem und Gehirn und erhalten von ihm Instruktionen. Dabei können sie das zentrale wie das vegetative Nervensystem aktivieren oder hemmen.

Daneben erfüllen IZ`s unterschiedliche Aufgaben und heißen z.B. Killerzelle und Fresszelle (s.u.). Nach getaner Arbeit müssen erledigte Feinde (kaputte Zellen) entfernt werden, eine Aufgabe, welche die Fresszellen (Makrophagen), als Abräumtruppe des IZ`s, erledigen. Über neuronale Instruktionen bringt sich das Immunsystem vor einem möglichen Zweikampf mit Verletzungsgefahr bereits durch Umverteilung der Abwehrzellen in Position, so dass die Zellen bereits an vorderster Front, im Blut und der Haut, stationiert werden, um schnell auf Verwundungen reagieren zu können. Die Lymphknoten haben dabei die Funktion einer Polizeikaserne, in der sich die IZ`s sammeln, um von dort einen konzertierten Abwehrkampf führen zu können, wenn es Erreger geschafft haben in der näheren Umgebung einzudringen und sich zu vermehren. Untersuchungen ergaben, dass derjenige, der an einer Kasse wartet und erlebt, wie sich jemand an ihm vorbei vordrängelt, in Erwartung eines Kampfes bereits weisse Blutzellen ausschüttet. Gleichzeitig werden andere Teile der Immunabwehr unterdrückt, etwa die Vermehrung sog. T-Zellen, um Energie im bevorstehenden Abwehrkampf andernorts zu sparen. Natürlich mag uns dies heute als unnötige Bereitstellungsreaktion erscheinen und man fragt sich, wie sinnvoll es ist, dass sich das Immunsystem bereits bei kleinerem zwischenmenschlichen Stress in Position bringt. Die Evolution hat diese Anpassungsreaktionen aber sinnigerweise so eingerichtet, da sie früher einen Überlebensvorteil boten.

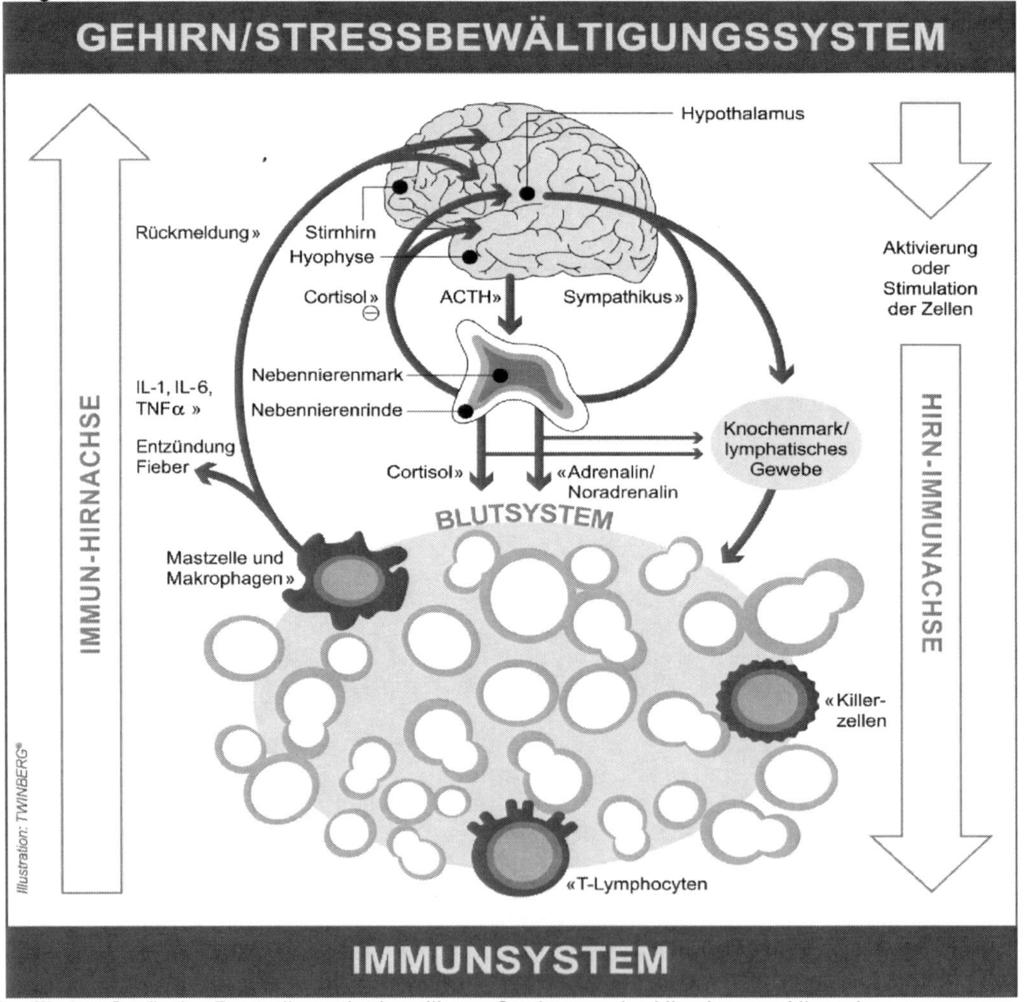

Grafik 21: Grafische Darstellung der beteiligten Strukturen der Hirn-Immun-Hirnachse

Exkurs: Die Mastzelle

*Die Mastzellen nehmen offenbar eine **Schlüsselfunktion** bei der Kommunikation zwischen dem Immun- und dem Nervensystem ein, und zwar als **Bindeglied** zwischen beiden Systemen. Sie haben eine Wächterfunktion an der Eintrittspforte des Körpers zum inneren Millieu und dem Blutsystem. Ihre Aufgabe ist es potentielle Erreger und Schadstoffe abzuwehren und eine erste Feindbekämpfung zu machen. Sie sammeln sich um Blutgefäße in der Nähe eines Infektionsherdes und produzieren **Histamin** (Kap.IV). Dieses bewirkt eine Gefäßerweiterung, die es anderen Immunzellen erleichtert, z.B. den Killerzellen, das Blutgefäß zu verlassen und in das infizierte Gewebe einzudringen, um die Erreger besser bekämpfen zu können. Millionenfach sitzen sie insbesondere in den Schleimhäuten, im Darm,den Bronchien, den Harnwegen und im Darmbereich, der Haupteintrittspforte in den Körper. Gemeinsam mit den anderen Darmzellen bilden sie dort einen Informationsverbund, v. a. mit den Rezeptorzellen (Sensoren, s.u.), welche die Reize, wie Schleimhautberührung, -überdehnung, -schädigung, Muskelanspannung, Darmfüllung und Durchblutung aufnehmen und entsprechende Signale über direkte Erregung **afferenter Nervenbahnen** (s.o.) dem Gehirn übermitteln.*

*Auch in Gegenrichtung, für die **Hirn-Immun-Achse,** ist die Mastzelle maßgeblich.* Phillips/ Wingate[20] *vermuten, dass die **Mastzellen** als **Relaisstation** zur Übermittlung selektiver Informationen vom Gehirn an das **enterische Nervensystem** (s.o.) fungieren. Damit kann die Psyche unter Stresseinfluss die Mastzelle quasi `scharf´ machen (**zentralnervöse Mastzellaktivierung**) und eine Entzündungsreaktion und motorische Darmaktivität mit unnötiger Histaminausschüttung anregen. Vielleicht steckt das Geheimnis für die Entstehung von Phänomenen wie Chemosensitivität, Reizdarm mit Nahrungsintoleranz (Kap.IV) oder Asthmaanfall in einer solchen zentralnervösen Mastzellaktivierung. Neben Darm und Bronchien sind die Zunge, Vulva und Harnröhre (Brennen) und Nasenschleimhaut (Jucken) davon besonders betroffen*

Das immunologische Gedächtnis – Die erworbene (konditionierte) Immunität

Aus der Infektions-Immunologie wissen wir, dass die Immunzellen ein **Gedächtnis** für alle möglichen Erreger besitzen. Dieses Gedächtnis wird im Laufe der Jahre durch die Auseinandersetzung mit den Erregern gelernt bzw. **konditioniert**, wie Pawlow`sche Reflexe. Auch die **Stärke** unserer **Immunreaktionen** wird zumindest teilweise konditioniert und neuronal verankert. Dasselbe passiert durch Impfungen. Wir sprechen dann von der sog. **erworbenen Immunität**. Es sind aber nicht nur **Erreger** und **Impfungen**, die das immunologische Gedächtnis ausbilden, sondern auch **prägende emotionale Erfahrungen** (Konditionierungen, s.o.). Stress und heftige Emotionen wirken negativ auf das immunologische Gedächtnis ein und beeinflussen das Lernen einer Immunreaktion, was eine **psychosomatische Perspektive** eröffnet. So konnten *Glaser et.al.*[21] 1992 zeigen, dass Studenten mit wenig sozialer Unterstützung weniger Antikörper auf eine Hepatitis B Impfung entwickelten wie Studenten mit sozialer Unterstützung. Dies spielt auch eine Rolle bei der Entstehung von Allergie und Pseudoallergie. Solche ungünstigen, **allergogenen Lernerfahrungen** lassen sich prinzipiell durch Desensibilisierung/Dekonditionierung auch wieder rückgängig machen, wie dies auch für andere ungünstige, emotionale Lernerfahrungen, z.B. Angstkonditionierungen gilt. Der Faktor Stressabhängigkeit und die epigenetische Steuerung wurden bereits beschrieben (s.o.). Durch spezifische **Dekonditionierungsstrategien**, die in Entwicklung sind, kann evtl. künftig noch besser auf das IS, auch **psychotherapeutisch**, Einfluß genommen werden.

Neben dieser allergiformen **Überreaktion** des Immunsystems lassen sich auch weitere immunologische Störungen, wie die **Abwehrschwäche** (Infektanfälligkeit) oder **Autoimmunerkrankung** (s.u.) mit psychischen Dysbalancen und Konditionierungen in Verbindung bringen. Die Mechanismen der **Fehlsteuerung** des **Immunsystems** sind noch wenig bekannt.

---

[20] *Phillips/ Wingate, Funktionelle Darmerkrankungen, Huber Bern 2002*

[21] Glaser et al., *Stress induced modulatin of the immune response to recombinant hepatitis B vaccine. Psychosom.Med.54(1992) 22-29*

Die Hirn-Darm-Achse

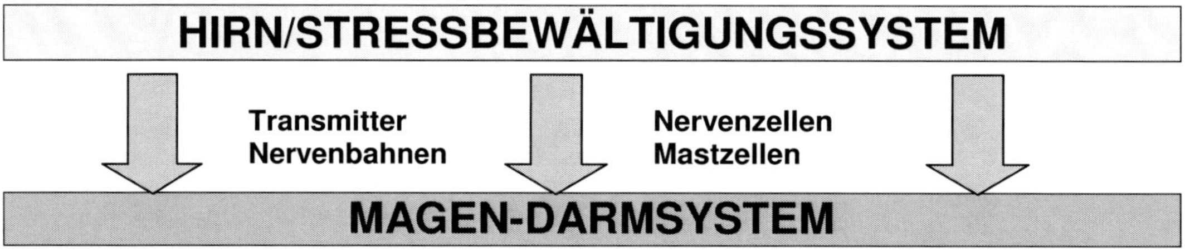

Die Steuerung von Nahrungsaufnahme und Verdauung unterliegt einer vielfältigen **nervalen** und **hormonellen Kontrolle** (s. Grafik 22/23). Das Gehirn reguliert die Nahrungsaufnahme und Bereitstellung von Energie so, dass sich der Mensch nicht überisst oder verhungert und sich eine möglichst ausgewogene Energiebilanz erhält. Diese Steuerung

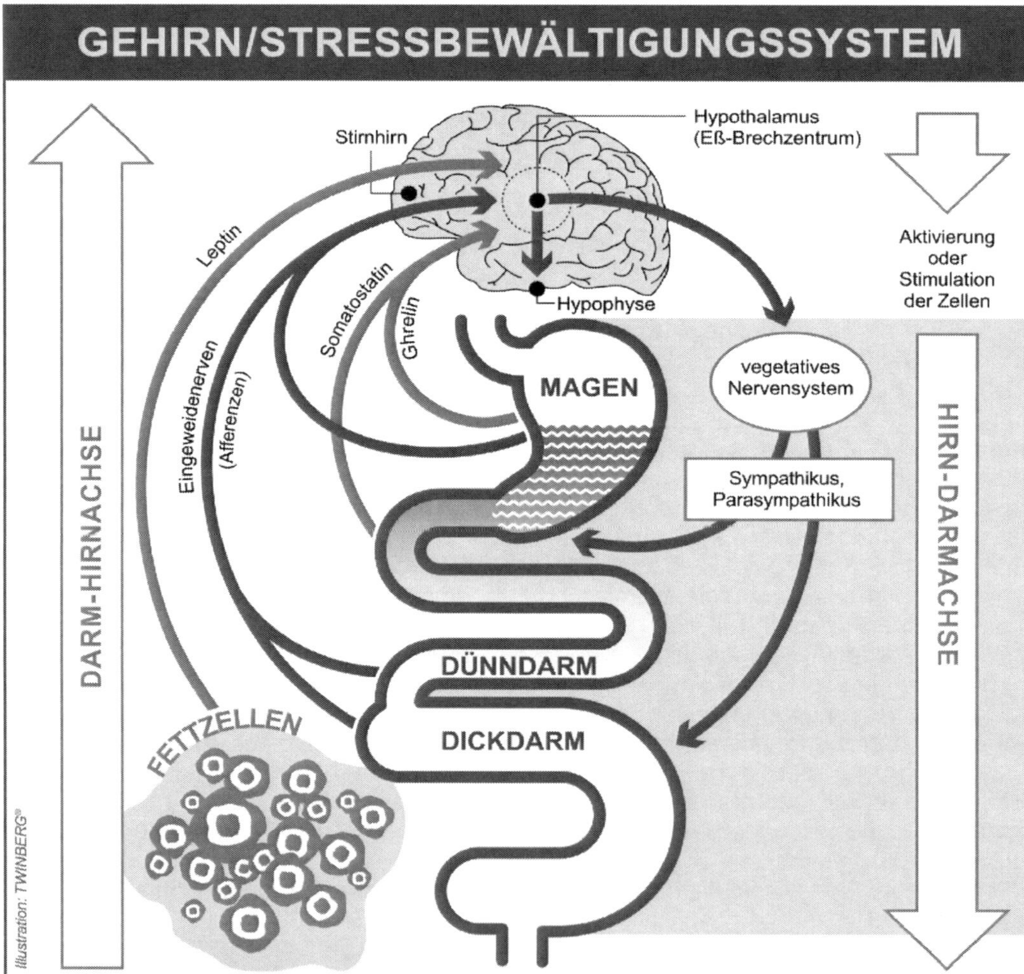

Grafik 22: Grafische Darstellung der beteiligten Strukturen der Hirn-Magen/Darm-Hirnachse

erfolgt im **Ess-Brech- und Hungerzentrum** im Bereich des **Hypothalamus**. Spezialisierte Nervenzellen in diesem **Hungerzentrum** vergleichen die aktuelle Stoffwechsellage mit einem Sollwert. Entsteht eine Differenz, weil der Zuckerspiegel sinkt, bemerken sie dies und lösen ein Hungergefühl aus. Wenn der Zuckerspiegel wieder steigt wird gegenreguliert und ein Sättigungsgefühl erzeugt. Verletzungen des **Hungerzentrums** führen zum Verhungern. Ein neues Konzept, sog. Selfish-Brain-Konzept[22] (selbstsüchtiges Gehirn) geht davon aus, dass sich das Gehirn als erstes selbst mit Energie versorgt. Damit rückt das Gehirn noch mehr in das Zentrum der Energieregulation.

Ein **Sättigungsgefühl** entsteht darüber hinaus, wenn der Magen nach einer größeren Mahlzeit gedehnt ist, und die Dehnungsrezeptoren in der Magenwand über den Parasympathikus dem Hypothalamus melden, dass die Beendigung des Essvorgangs eingeleitet werden soll. Neben dem Hungerzentrum liegt das **Sättigungszentrum** im Hypothalamus. Bei Untersuchungen an Tieren konnte gezeigt werden, dass diese unentwegt weiter fressen, wenn es zerstört wird.

Die Vermittlung zum Körper erfolgt mit Hilfe des **vegetativen Nervensystems**, es wirkt auf die automatisierten, vom enterischen Nervensystem gesteuerten Funktionsabläufe im Verdauungstrakt regulierend ein, was als **Hirn-Darmachse** (efferente Nervenbahnen) bezeichnet wird. Bei sinkendem Zuckerspiegel wird der Magen-Darmtrakt über den Parasympathikus aktiviert, Magen und Pankreas werden aktiv, der Insulinspiegel steigt.

Neben der nervalen Kontrolle erfolgt zudem die Regulation über eine Reihe von spezifischer Transmitter, z.B. die **Orexine**. Aber auch die unspezifischen Transmitter **Serotonin, Dopamin, Prolaktin** und **Cannabinoide** (Kap.IV) steigern den **Hunger**. Das Hungergefühl kann zudem über äußere Stimuli wie **Gerüche** und **optische Reize** erzeugt werden und setzt bereits beim Auftreten eine Magenbereitstellungsreaktion in Gang. All dies aktiviert spezifische Nervenzellen im Hypothalamus und beeinflusst unser Essverhalten. Wie die meisten anderen Vorgänge im Körper ist dies aber auch ein wechselseitiger Prozess, in dem das Essen auch auf unsere **Emotionen** und das **Belohnungssystem** (Kap.II) rückwirkt. Essen macht Laune und hebt die Stimmung.

Aus psychosomatischer Perspektive ist wichtig, dass sich die seelischen Prozesse (Gefühle wie Wut, Angst, Ekel) über den Hypothalamus in die Regulierungsvorgänge unseres Essverhaltens maßgeblich einschalten. Psychosomatische Störungen am Verdauungstrakt werden vorwiegend über das vegetative Nervensystem, insbesondere den Parasympathikus (Kap.IV) vermittelt. Dies ist bei therapeutischen Interventionen zu beachten. So ist es bei Magenkrämpfen nicht hilfreich diesen Nerv durch Entspannung zu stärken. Hier wäre es besser den Gegenspieler des Parasympathikus, den Sympathikus, durch moderate Aktivitäten zu aktivieren.

Die Darm-Hirn-Achse

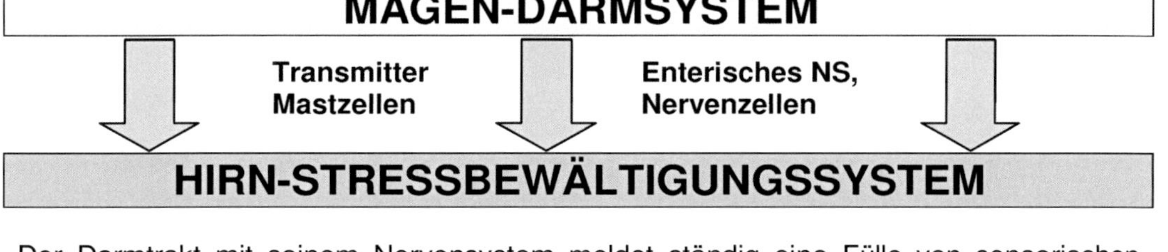

Der Darmtrakt mit seinem Nervensystem meldet ständig eine Fülle von sensorischen Signalen an das Gehirn über den Stand der Füllung, Verdauung, den Säuregehalt und Druck an der Darmwand, etc. Diese Tatsache, wird als **Darm-Hirnachse** bezeichnet. Dabei hängt es von der **peripheren Reizwahrnehmung** und -**leitung**, der **Signalstärke**,

[22] *Schweiger U. Peters.A, Das „Selfish-brain-paradigma", Implikationen für die Pschobiologie der Depression. Psychosom.Konsiliardienstpsychiat. 2007;5-9*

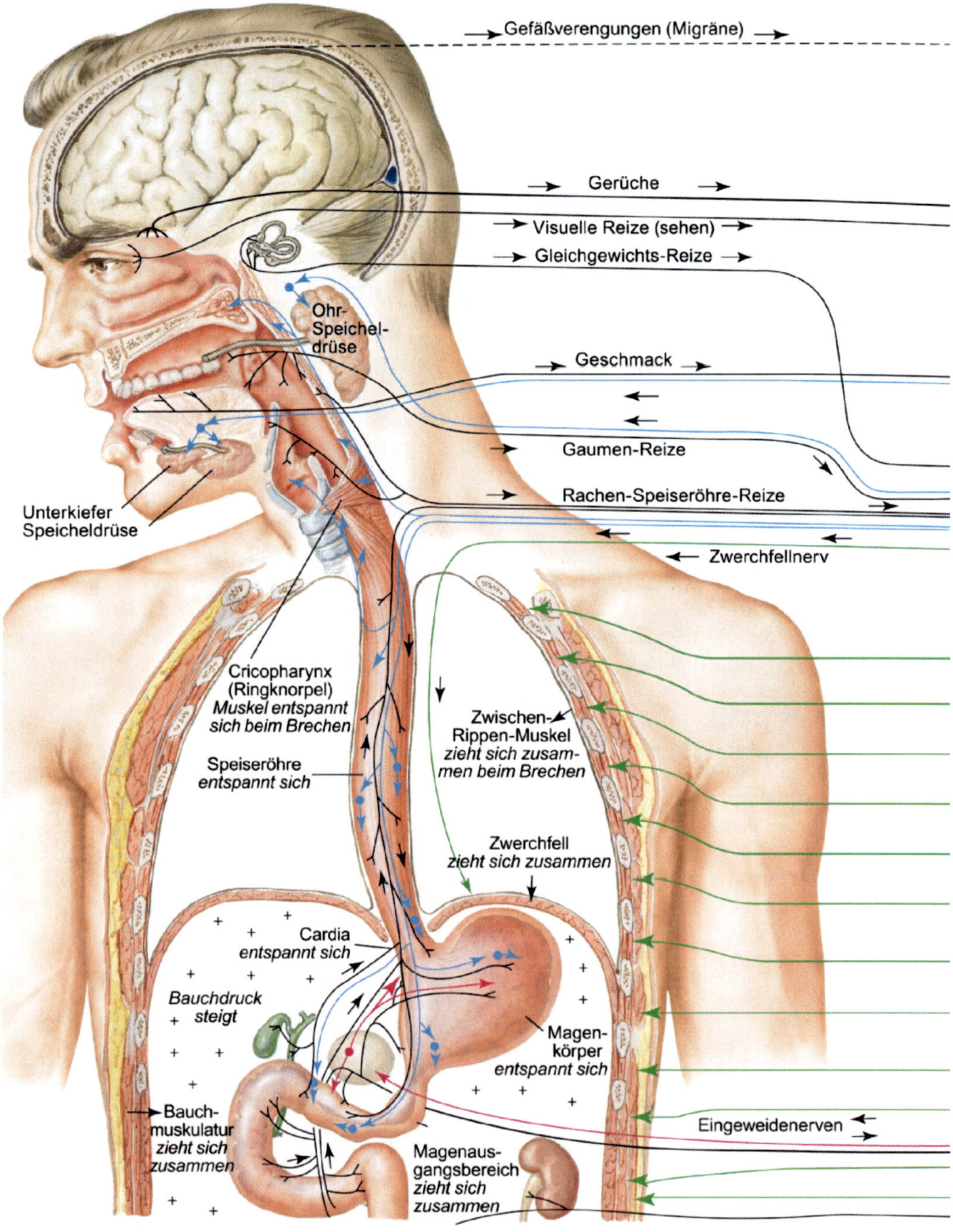

Gefäßverengungen (Migräne)
Gerüche
Visuelle Reize (sehen)
Gleichgewichts-Reize
Ohr-Speicheldrüse
Geschmack
Gaumen-Reize
Rachen-Speiseröhre-Reize
Unterkiefer Speicheldrüse
Zwerchfellnerv
Cricopharynx (Ringknorpel)
Muskel entspannt sich beim Brechen
Zwischen-Rippen-Muskel
zieht sich zusammen beim Brechen
Speiseröhre
entspannt sich
Zwerchfell
zieht sich zusammen
Cardia
entspannt sich
Bauchdruck steigt
Magenkörper
entspannt sich
Bauchmuskulatur
zieht sich zusammen
Eingeweidenerven
Magenausgangsbereich
zieht sich zusammen

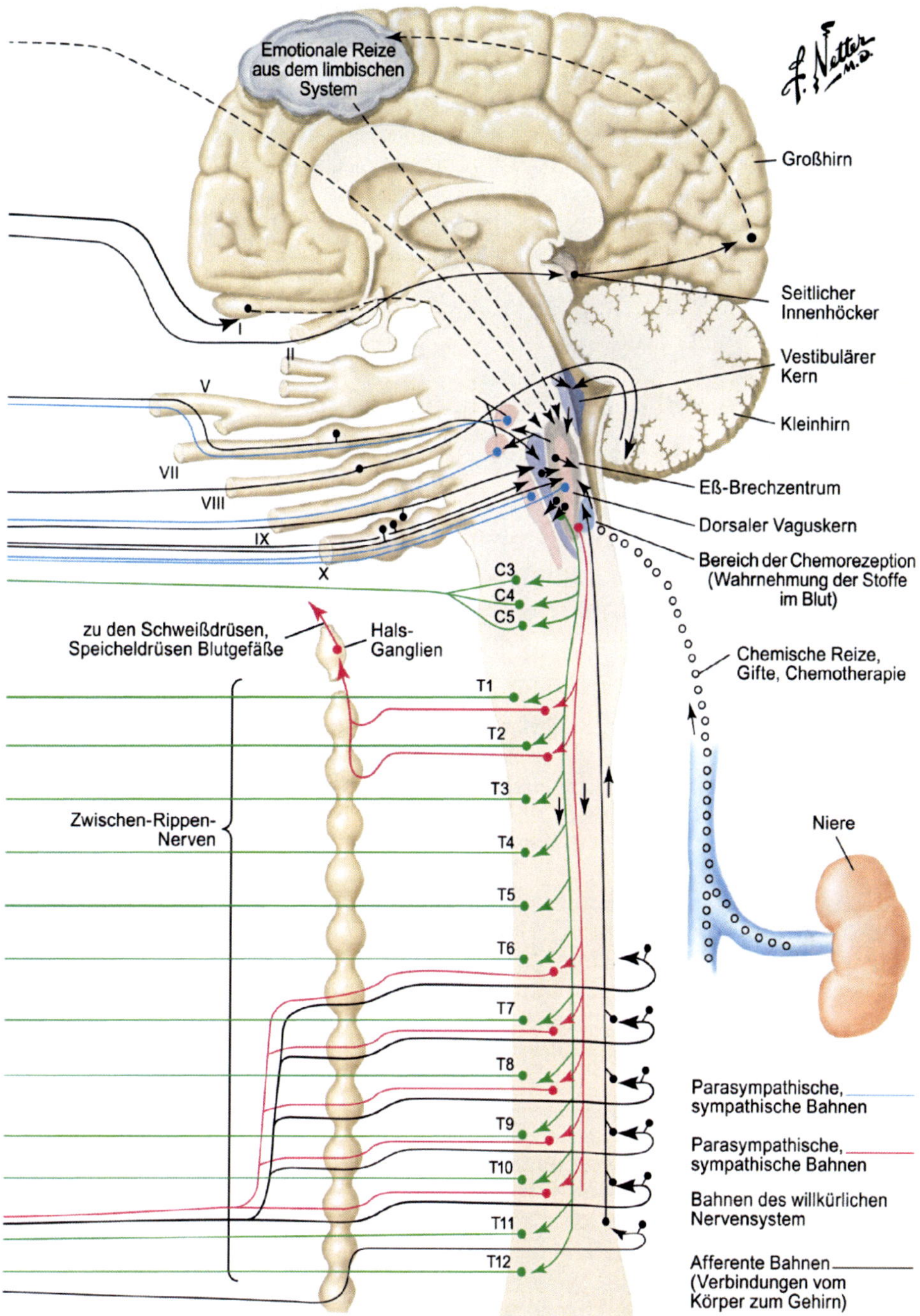

Grafik 23: Schaltplan zur Steuerung der Nahrungsregulation-Gilt paradigmatisch auch für andere komplexe Integrationsleistungen (z.B. Gleichgewicht). *(Das Bild darf mit freundlicher Genehmigung des Elesevier Verlages verwendet werden-Netter image reused with the permission of Elsevier Inc.)*

wie auch von der **zentralen Signal-interpretation** und -**verarbeitung** ab, welche Reizantwort eingeleitet wird. Diese komplexen, wechselwirkenden Informationsprozesse sind störungsanfällig und spielen eine Rolle bei der Entwicklung von funktionellen Magen-Darmstörungen durch Über- oder Untersteuerung der Darmaktivität.
Die gegenläufige **Beeinflussung des Nervensystems** durch das Darmsystem geht von den Darmzellen, insbesondere den **Mastzellen** und ihren Botenstoffen aus. Diese nehmen auch hier, genauso wie für das gesamte Immunsystem, eine wichtige Identifizierungs- und Meldeaufgabe wahr. Die Kontaktaufnahme erfolgt entweder im direkten Kontakt mit den Nervenendigungen oder fernab vom Geschehen über die ausgeschütteten Botenstoffe, die mit dem Blutkreislauf transportiert werden. Der Transmitter **Ghrelin** aus der Magenwand löst das **Hungergefühl** aus. Dagegen löst das beim Verdauen im Dünndarm freigesetzte **Cholezystokinin** (Kap.IV) und der Botenstoff **Leptin** der Fettzellen das **Sättigungsgefühl** aus. Auch über die Produktion von **Speichel** und **Magensaft** beim Kauen wird das Sättigungsgefühl verstärkt.

Die traditionelle psychosomatische Konzeptualisierung

In der Theoriebildung der Psychosomatik haben sich geschichtlich drei Mechanismen zum Verständnis der Symptombildung etabliert:

1. **Somatisierung**
2. **Dissoziation**
3. **Konversion**

Die Somatisierung

Somatisierung **(Som)** wird definiert als die *„Neigung, körperliche Beschwerden als Antwort auf psychosoziale Belastungen zu erfahren und zu vermitteln, und medizinische Hilfe dafür in Anspruch zu nehmen“*[23]. Dabei handelt es sich um einen universalen, bei allen Menschen auftretenden emotionalen/kognitiven Vorgang, bei dem die körperlichen Beschwerden etwas mit der Reaktion auf Stress und mit der Bewältigung heftiger **Emotionen** (Kap.II) zu tun haben.Diese Neigung kann sich als **Reaktionsmuster** und als **Krankheitsverhalten**, einbürgern, konditioniert und gelernt werden und bekommt dann u.U. eine hohe medizinische und soziale-interaktionelle Bedeutung. Mit der Bezeichnung **`Somato´** wird der körperliche Aspekt der Störung betont, wobei das körperliche Symptom nicht durch einen organpathologischen Befund erklärt werden kann.

Die Som tritt in Verbindung mit den Emotionen auf oder dient deren Abwehr, z.B. dient sie der **Bindung** von **Angst**. Betroffene, die stark somatisieren haben im Unterschied zu den Gesunden oft eine **verminderte Fähigkeit**, Gefühle von körperlichen Sensationen zu unterscheiden (s.o. Alexithymie).

<u>Somatisierung in der Bevölkerung und der Klinik</u>
Die Somatisierung ist häufig. Als einfache körperliche Reaktion kennt die Somatisierung jeder, z.B. der erhöhte Blasendruck vor einer Prüfung-„sich vor Angst in die Hose machen“. Neben einer kurzen **psychosomatischen Reaktion** (Befindlichkeitsstörung) unter Stress (Stresskorrelat) kann eine chronische Erkrankung, die sog. **somatoforme Störung** (s.u.) entstehen, wenn die Beschwerden häufig und anhaltend auftreten. Die Somatisierung ist oft Folge oder ihrerseits Ausgangspunkt für viele Begleiterkrankungen (Komorbidität), z.B. bei einem **depressiven Syndrom**, einer **Angststörung** oder einer anderen psychischen Störung.

Alle **Organe** und **Organsysteme** können von der Somatisierung betroffen sein. Mehr als 100 verschiedene Körpersymptome, quer durch die gesamte Medizin, lassen Patien-

[23] *Lipowski ZJ (1988) Somatization: the concept and its clinical application. American Journal of Psychiatry 145: 1358-1368*

ten die ärztliche Behandlung suchen. Besonders häufig sind **Schmerzen, Schwindelzustände, Konzentrationsstörung** (s.u.). Überrascht sind die meisten Patienten auch über die Heftigkeit der Symptomatik – "Wenn das psychisch sein soll, dann darf es doch nicht so arg weh tun!"–, so dass sie sich schwer tun, eine psychische Ursache anzunehmen und dies mit ihrem affektiven Erleben zu verknüpfen:„Es kann doch nicht sein, dass dieser schlimme Stich in der Brust alleine von meiner Angst kommt."

Die Verteilung der Beschwerden über die Zeit und die Körperregionen wechselt stark von Patient zu Patient. Es gibt **Verlaufsformen** mit der immer gleichen körperlichen Beschwerde und solche mit vielen verschiedenen, häufig wechselnden Symptomen.

Somatisierung als Begleitphänomen bei Emotionen/Affekten

Die Somatisierung kann in Folge eines **starken Gefühles** auftreten. So ist das Weinen nichts anderes als ein Somatisierungsphänomen, bei dem ein Gefühl zur körperlichen Reaktion (Tränenbildung durch die Tränendrüse) führt. Alle Gefühle führen abhängig von ihrer Intensität zu einer mehr oder weniger starken Erregung von Nervenzellen mit Transmitteränderungen, die die unterschiedlichsten körperlichen Phänomene (s.u.) auslösen können. Diese Gefühle können uns bewusst sein oder nicht. Sind sie uns bewusst, sprechen wir vom Gefühls-(Affekt) **Korrelat,** sind sie uns unbewusst sprechen wir vom Gefühls-(Affekt) **Äquivalent**. Als **Affektkorrelat** tritt das Symptom in Verbindung mit einem konkreten Gefühl, wie Angst vor.., Abneigung gegen.., Wut auf.., Trauer wegen etc. und ist damit wahrnehmbar, als zum Affekt gehörend und kann somit leicht im psychosomatischen Kontext reflektiert und behandelt werden. Beim sog. **Affektäquivalent**, tritt das Symptom dagegen anstatt eines konkreten Gefühls auf und entzieht sich der Wahrnehmung. Bevor hier der psychotherapeutische Zugang gelingen kann, muss zunächst die Wahrnehmung verbessert und gezielt nach unangenehmen schmerzlichen Gefühlen gesucht werden.

Die Dissoziation – Der Verlust an bewusster Wahrnehmung und Aufmerksamkeit

Wir Menschen verfügen über unterschiedliche Wach- und Bewusstseinszustände: **Wachzustand, Trance/Hypnosezustände, Schlaf, Ohnmacht.** All diese Zustände lassen sich wieder unterteilen. Normalerweise besteht ein hohes Maß an bewusster Kontrolle darüber, welche Erinnerungen und Empfindungen für die unmittelbare Aufmerksamkeit ausgewählt und welche Bewegungen ausgeführt werden. Der unbewusst arbeitende Teil unseres Gehirns ist aber auch in der Lage in Stresssituationen sein Bewusstseins-Aufmerksamkeitslevel zu verändern und die bewusste Aufmerksamkeit und Kontrolle zu blockieren bzw. zu entkoppeln, um sehr belastende Gefühle und Erinnerungen vom Bewusstsein fernzuhalten.

Diese **Trennung** von **bewussten** und **unbewussten Vorgängen**, zwischen **Emotion** und **Kognition** nennt sich **Dissoziation**. Dissoziative Phänomene kommen als **normale Altagsphänomene** bei jedem vor (s.o.). Der Begriff wurde zunächst als psychischer **Abwehrmechanismus** und nicht als **neurobiologischer Vorgang** oder **Erkrankung** konzipiert, wie dies heute bei der **dissoziativen Störung** der Fall ist. Die Dissoziation lässt sich verstehen als eine Art Flucht aus der äußeren Realität und als **kreative Überlebensstrategie**, um mit schwierigen Gefühlen und /oder überwältigenden traumatischen Erfahrungen fertig zu werden, sog. ***psychoforme Dissoziation***. Leiden dissoziierende Patienten unter chronischen Körpersymptomen (Grafik 13), spricht man ca. seit 2006 von der ***somatoformen Dissoziation*** ähnlich der Freezingreaktion von Tieren. Damit war die frühere \`psychosomatische Störung´ oder die Konversionsstörung (s.u.) gemeint. Dies wird in Teil III weiter erläutert. Häufig sind die Reduktion der Körperwahrnehmung und die **Wahrnehmung von Schmerzreizen** vermindert, um z.B. nach einem Autounfall aus der Gefahrenzone zu kommen. Die Folgen davon sind dann auch z.B. **Gefühllosigkeit, Benommenheit** und **Schwindel**. Die Betroffenen verlieren einen Teil der Körperkontrolle und nehmen ihre Umgebung falsch und verzerrt wahr.

Die Dissoziation bringt aber auch eindrucksvolle, teilweise dramatische Funktionseinbußen von **Wahrnehmung** (Sensorik), **Bewusstsein**, **Gedächtnis** und **Identitätserleben** hervor. Plötzlich steht dann eine andere Person vor uns oder ist jemand bewegungsunfähig, weil die **Willkürmotorik**, oder der **Sinn für Zeit, Ort** und **Realität** betroffen sind.

Dissoziative Phänomene können durch psychotherapeutische Techniken vermindert, verstärkt oder ausgelöst werden. Dissoziative Phänomene lassen sich aber auch therapeutisch nutzen, z.B. in der **Hypnose** oder beim **autogenen Training**. Ein besonderes Anwendungsgebiet ist hier die Schmerzkontrolle oder der Tinnitus. Selbst längere Operationen lassen sich mit Hypnose ohne Narkose durchführen, weil der Schmerz durch einen therapeutisch induzierten Trancezustand nicht ins Bewusstsein dringt.

Die Konversion – Der Körper als Sprachrohr und Ausdrucksorgan

Der Begriff der **Konversion (Kon)** wurde 1894 als erster \`psychosomatischer Mechanismus´ von *Freud* geprägt und hat eine grosse historische Bedeutung erlangt. Er war zentraler Dreh- und Angelpunkt in der früheren Psychosomatik. Gemeint ist die **Wendung** vom sprachlichen zum körperlichen Ausdruck, von *Freud* als Konversion (*convertere-wenden*) bezeichnet. Die Psyche funktionalisiert den Körper als Sprachrohr für das, was man nicht sagen darf. In der diagnostischen Kategoriserung hat der Konversionsbegriff heute wegen seines stigmatisierenden Beigeschmacks und dem missverständlichen Spezifitätsaspekt bei der sog. Organwahl nur noch eine randständige Bedeutung. Er ist weitgehend in den neutralen Begriffen **Somatisierung** und **Dissoziation** aufgegangen. Daher findet sich in der offiziellen Nomenklatur der Begriff der **Konversionsstörung** so gut wie nicht mehr.

Exkurs: Körpersprache

*Die **Sprache der Laute und Worte** ist letztlich nichts anderes als das am höchsten entwickelte **Instrument der Symbolisierung und Kommunikation**. Wenn diese nicht nutzbar ist, findet unsere Psyche andere Wege, z.B. die Mimik, die Gebärdensprache oder eben die Körpersprache, um sich mitzuteilen. Soziokulturelle und biographische Erfahrungen (z.B. Modellerkrankung wichtiger Angehöriger) prägen die Form der Symbolisierung und damit der Symptomwahl. Dabei wird der Körper, v.a. Sensorik und Motorik, nicht in seinem anatomischen oder physiologischen Sinne gebraucht, sondern in symbolischer Form, als **Körpersprache**, z.B. zur Symbolisierung eines inneren unbewussten oder sozialen Kontextes, wenn bestimmte konflikthafte Sachverhalte nicht verbalisiert oder bewusst werden dürfen, z.B.: „mir bricht das Herz, mir kommt die Säure hoch, es sträubt sich das Haar´, Ich huste dir was" (bei Reizhusten), „ich kann dich nicht riechen" (verstopfte Nase), „ich kann dir nicht mehr zuhören" (selektive Taubheit, Reizwahrnehmungs,-leitungs oder Verarbeitungsstörung). Dahinter stecken soziokulturelle, sprachlich-symbolische Besetzungen emotionaler Sachverhalte.*

Tiefenpsychologische Aspekte der Konversion

Für die tiefenpsychologische Betrachtungsweise ist die Konversion aber weiterhin ein hilfreiches Konstrukt, indem es dem körperlichen Symptom eine symbolische Bedeutung zumisst, als Sprache des Körpers, für die es gilt die passenden Worte zu finden (s.u.). Sie wird als „maskierte Darstellung" einer psychischen Abwehr verstanden. Unannehmbare Triebimpulse und Wünsche müssen über die Körpersprache entschärft werden und unbewusst bleiben, da einen sonst zu heftige Emotionen im Alltag stören. Etwas symbolisch mitzuteilen ist für das Individuum entlastender und gesünder als etwas gar nicht mitzuteilen. In der tiefenpsychologischen Arbeit geht es dann darum, die Symbol- oder Körpersprache in die Wortsprache zu übersetzen und ihnen die Körperreaktion als symbolischen Ausdruck eines verdrängten, unbewussten Inhalts zu deuten. Allein dieser Prozess hat heilsame Wirkung. Durch die Verbalisierung kann ein solches Konversions-Symptom manchmal rasch aufgelöst, quasi über Nacht geheilt werden, so dass die Konversionsstörung ein dankbares Feld in der Psychosomatik ist. Unter der Rubrik **Symbolik**, beziehe ich mich unten bei den einzelnen Symptomen, darauf.

Exkurs: *Zur historischen Bedeutung der Konversion bei sozialer Tabuisierung*

In der vorpsychotherapeutischen Ära bestand ein Gesprächsklima der Unterdrückung. Über Gefühle, Phantasien und Sexualität, konnte wegen der herrschenden Moral so gut wie nicht geredet werden. Dies führte zu einem seelischen Druck, der sich aufgrund des Redeverbots (Reden = sprachliche Symbolisierung) nur körperlich ausdrücken (symbolisieren) ließ. Dies erfolgte in durchaus theatralischen und dramatischen Gesten, z.B. Lähmungserscheinungen, die wir bis heute mit dem umgangssprachlichen Begriff ***hysterisch*** *belegen. Wegen seines stigmatisierenden Charakters sollte der Begriff aber vermieden werden. In unserer modernen aufgeklärten Zeit, in der uns nacktes Fleisch von jeder Gazette entgegen prangt, können wir offiziell alles sagen und die Konversion hat an Bedeutung verloren. Aber inoffiziell, v.a. innerhalb familiärer Beziehungen und hierarchischer Strukturen, gibt es immer noch Tabus und Verbote und Ängstlichkeiten, die das Aussprechen und die eventuelle Konfliktklärung immer wieder zum Problem machen und den Konversionsmechanismus aktivieren.*

Die psychosomatische Konzeptualisierung im Lichte der Neurobiologie

Durch die `neurobiologische Wende´können diese Begrifflichkeiten, die von der psychosomatischen Medizin entwickelt wurden, heute neurobiologisch mit dem Modell der Stressbewältigung erklärt werden. Die *Somatisierung* kann als Übererregungs- oder Hyperarousalphänomen (s.o.), die *Dissoziation* als Untererregungsphänomen gefasst werden (Grafik 13). Die *Konversion* kann man neurobiologisch wohl als Reaktion auf einen Konflikt verstehen, den zwei unterschiedliche Zentren (Nervenzellverbände) im Gehirn miteinander austragen. Dabei wird das eine neuronale Erregungszentrum, z.B. der Triebwunsch aus dem limbischen System, durch die Vernunftentscheidung aus dem Frontalhirn, unterdrückt. Dies erfolgt oft in Form einer inkompletten Hemmung, bei der eine Lücke für eine **averbale, körperliche** oder **szenische Reaktion** offen bleibt, die sich dann z.B. in einem *Freudschen Versprecher* verraten kann.

Therapeutische Aspekte und Fazit

In der Therapie ist zunächst ein grundlegendes **biopsychosoziales Krankheitsverständnis** zu entwickeln. Die **Wahrnehmung** ist zu **schulen**, wenn sich der Betroffene nicht mehr auf eine stimmige Wahrnehmung verlassen kann. Hierfür ist eine mitunter aufwendige **Informationsvermittlung** erforderlich. In der **tiefenpsychologischen Arbeit** geht es um die Aufgabe das körperliche Symptom einzuordnen und dann daraus die richtige therapeutische Strategie zu wählen. Nach einem unbewussten Bedürfnis oder Konflikt ist zu suchen. Ist es gelungen Licht ins Dunkel des Unbewussten zu bringen, entsteht oft unmittelbar ein Entlastungseffekt (Ahaeffekt), der meist zur Symptomlinderung, gelegentlich aber auch zu einer vorübergehenden Symptomverschlechterung führt. Man konnte sogar nachweisen, dass die spezifische Informationsgabe, bezogen auf ein Symptom, zur **unmittelbaren Schmerzreduktion** führen kann. Man erklärt sich das mit dem beruhigenden, dämpfenden Einfluss des Großhirns (**emotio-kognitive Verknüpfung**) auf das limbische System, welches sich selber zwar schnell beunruhigen und erregen, aber dann schlecht wieder abregen kann. Immer wenn es gelingt in einer beunruhigenden Situation eine **dämpfende Hirnaktivität** zu mobilisieren, kann Symptomlinderung erzielt werden. Nach Förderung des Wahrnehmungs-Bewusstseinsprozess kann man sich der weiteren Konfliktlösung zuwenden. Daneben geht es um Stressbewältigung, Stressreduktion und das Erlernen von Traumatechniken. Je nach Ursache und Schweregrad kommen differenzierte Verfahren zur Anwendung, deren Darstellung den Rahmen hier sprengen würde.

KAP. IV: DER AUFBAU DES GEHIRNS UND DES NERVENSYSTEMS

Das **Nervensystem (NS)** mit dem Gehirn ist das Organ, welches für das **seelische** und **körperliche Erleben** zuständig ist. Ihm kommt die zentrale vermittelnde, integrierende und steuernde Funktion zu. In ihm ruht eine angesammelte Weisheit von 500 Mio. J. Evolution. Über Tausende von **Leitungsbahnen** und viele **Botenstoffe** steuert es den Körper, bis hin zu den Drüsen, Zellverbänden und Einzelzellen. Innerhalb der Tierwelt hat der Mensch das proportional höchste Gehirngewicht (ca. 1500 gr).

Das Nervensystem (s. Grafiken 22 ff.) gliedert sich in das **Gehirn** und die **Nervenbahnen**, die zu den einzelnen Muskeln, der Haut und den inneren Organen führen oder umgekehrt. Die Nervenbahnen sind **Informations- und Befehlsleitungen** zwischen dem Gehirn und den Organen, z.B. einem Muskel oder Gefäß. Über sie teilt das Gehirn diesen mit, was sie zu tun haben. Dabei erfolgt nur ein kleiner Teil willentlich unter Aufsicht unseres Bewusstseins, z.B. die Bewegung der Muskulatur. Wir müssen erkennen, dass unser Gehirn ständig eine **Fülle von Befehlen** an den Körper sendet, ohne dass wir dies registrieren. Im Regelfall tragen diese Befehle zum reibungslosen Funktionieren bei,so dass wir uns keine Gedanken darüber machen müssen, ob wir genügend Spannung und Muskelkraft, Magensäure, Blutdruck und Sauerstoffgehalt im Blut haben, da dies alles automatisch gesteuert wird. Wenn es so etwas gibt wie eine zentrale Kontroll- und Entscheidungsinstanz im Gehirn, einen **Sitz unserer Psyche**, dann ist es das **limbische System**.

Die Botschaft der Neurobiologie ist, dass die geistige-seelische Funktionstüchtigkeit unseres Gehirns kein mehr oder weniger schicksalshaftes Geschehen ist. Heute sind wir in der Lage das Funktionieren unseres Gehirns selbst in die Hand nehmen, das Gehirn zu entwickeln und nachteilige Verhaltensweisen, die automatisiert im sog. **impliziten Funktionsmodus** (s.u.) ablaufen, zu ändern. Ein neuronales Prinzip (s.o.) lautet: **Nutzungs- und erfahrungsabhängige Plastizität** (s.u.), was nicht benutzt wird geht verloren, d.h. Netzwerkstrukturen werden abgebaut, wenn sie nicht genutzt werden! Wer sein Gehirn verbessern und im künftigen Leben noch etwas erreichen will, sollte danach streben seine **neuronalen Netze** zu verbessern, was zugegebenermaßen mühsam, aber nicht unmöglich ist. Neurobiologisches Wissen und Psychotherapie (s.Teil III) kann dabei helfen.

Neurobiologische Aspekte, Architektur und Entwicklung des Gehirns

Die **Grobarchitektur** des Gehirns hat sich in der Evolution seit den niederen Wirbeltieren (z.B. der Schlange) kaum mehr verändert, lediglich vergrößert und ausdifferenziert. Das Wissen steckt in der **funktionalen, neuronalen Architektur** des Gehirns. Diese ist bestimmt durch die **genetische** Ausstattung, die sich in den letzten 30.000 Jahren kaum verändert hat. Anders dagegen die **Feinarchitektur** des Gehirns. Diese reift in der Kindheit erst allmählich zu seiner vollen Leistungsfähigkeit aus, zunächst durch **implizites Lernen** (s.o.) oder **Prägung** und später durch **explizites Lernen**. Implizit werden alle einschneidenden emotionalen Erlebnisse von frühester Kindheit an, ja bereits vorgeburtlich gelernt und im sog. **impliziten Gedächtnis** gespeichert. Dieses funktioniert lange bevor eine Verknüpfung des Ereignisses mit Sprache und Bewusstsein (verbale Kodierung) möglich ist oder es zeitlich eingeordnet werden kann. Auch in den Genen ist bereits implizites Wissen verankert. Eine klare Unterscheidung zwischen Angeborenem und Erworbenem ist unmöglich. Viele Fertigkeiten, wie Laufen, sind in diesem zentral wichtigen Gedächtnis gespeichert. All das, was später an Wissen und Fertigkeiten gelernt und mit Bewusstsein verknüpft werden kann, kommt zunächst in das sog. **explizite Gedächtnis** und wird evtl. später,wenn es oft gebraucht (trainiert) wird, automatisiert und in das implizite Gedächtnis abgelegt. Unser Gehirn ist also nie fertig, sondern gleicht einer ständigen Baustelle. Dabei hängt die Stabilität des Hauses von der Festigkeit des Fundamentes ab, die in der Kindheit gelegt werden.

Kinder können verschiedene Fähigkeiten nur in bestimmten Entwicklungsphasen und dann nur in Gegenwart eines geeigneten Reizangebots ausbilden. Die Intelligenz oder die Effizienz, mit der man sein Gehirn benützt, ist nicht von der absoluten Hirnmasse abhängig, sondern wie jemand mit seinem Gehirn umgeht. Wenn wir fühlen, wahrnehmen, denken oder etwas tun, liegen dem ganz bestimmte neuronale **Erregungsmuster** und Bahnungen zugrunde. Von der Qualität dieser Erregungsmuster und Vernetzungen hängt entscheidend ab, ob jemand im Leben gut zu recht kommt. Ein Mensch mit guten Bahnungen im Gehirn ist in Konkurrenzsituationen im Vorteil.

Für psychosomatisches Verstehen und das Verständnis um die Arbeitsweise unseres Gehirns ist das Wissen um 5 physiologische Funktionsbereiche hilfreich, die in Kap. IV dargelegt werden, es sind die Bereiche:

1. **Funktion und Kartierung der Hirnzentren**
2. **Konnektivität**
3. **Plastizität**
4. **Elektrophysiologie**
5. **Neurochemie**

Hinweis: Die Leser mit geringen naturwissenschaftlichen Grundkenntnissen werden sich im Verständnis von Punkt 4 und 5 vermutlich schwer tun. Sie können diese Punkte bedenkenlos übergehen, da sie nicht entscheidend für ein Grundverständnis sind.

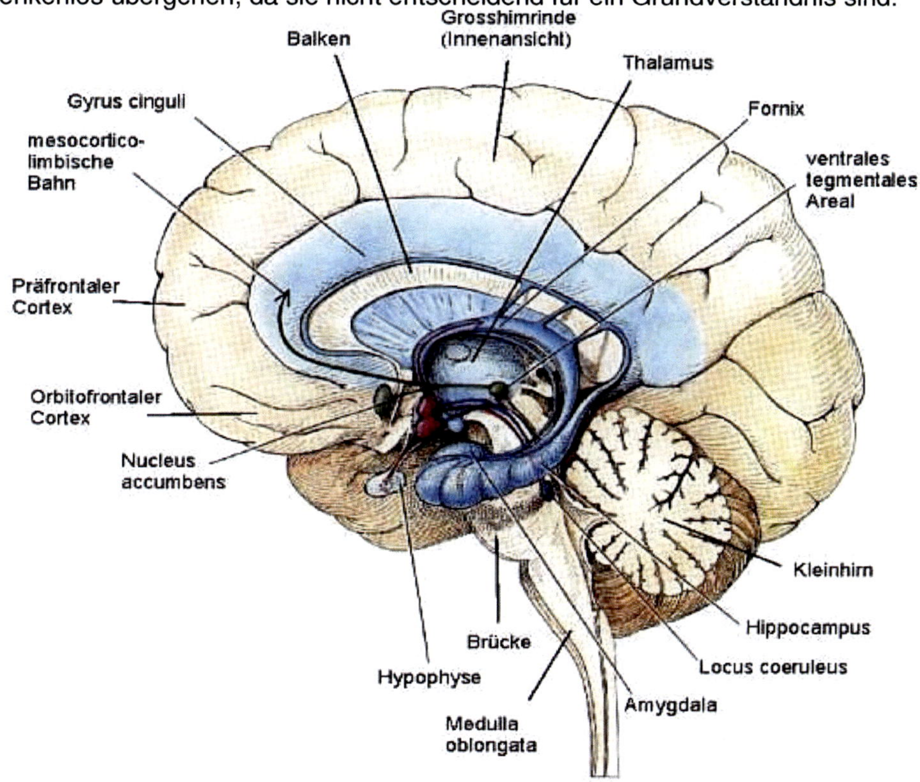

__Grafik 24:__ *Wichtige Hirnstrukturen (limbisches System blau hinterlegt, aus www.liss-kompendium.de, Autor Roth, G., mit freundlicher genehmigung von Liss.)*

Funktion und Kartierung der Hirnzentren

Folgende Hirnbereiche sind von zentraler Bedeutung: ***Limbisches System, Großhirn, Thalamus*** und der ***Hirnstamm***

Das limbische System (LS) – Gefühlshirn und Kommandozentrale

Das LS findet sich im Zentrum unseres Gehirns (s.Grafik 24) als bogige Struktur und wird vom Großhirn ummantelt. Es ist das für die Psychosomatik wichtigste Organ und als **Bewertungs**- und **Entscheiderorgan** mit der Organisation grundlegender Steuerungs- und Regulationsprozesse, kurz, unsere **psychosomatische Kommandozentrale.** Es ist bei allen Abstimmungs- und Entscheidungsprozessen beteiligt. Selbstkonzept und Ich-Bedürfnisse müssen tagtäglich reguliert werden. Es untergliedert sich in mehrere **Strukturen**, die wichtigsten sind die **Amygdala** (Mandelkern), der **Hippocampus** und dem Gyrus cinguli (**Cingulum)**, ein gürtelförmig gebogener Bereich. Es wird heute als die zentrale Schaltstelle im Gehirn gesehen mit folgenden **3 Funktionen**:

*a. der Ort unseres **gefühlshaften Erlebens**, der **emotionalen Intelligenz** (Gefühlshirn), der biologische Sitz der Psyche oder im traditionellen psychoanalytischen Verständnis der **Sitz** des `**ES**´,*
*b. der **Organisator** und die **Kommandozentrale** unseres **Verhaltens, Denkens, Fühlens,***
*c. die **Leitzentrale** unseres **Stressbewältigungssystems.***

a. Das LS als Gefühlshirn oder Sitz des emotionalen Erfahrungsgedächtnises (*n.Roth*).

Im LS werden bereits vor der Geburt, lange bevor unser Großhirn ausgereift und funktionstüchtig ist, alle leiblich-sinnlichen Lebenserfahrungen, die wir mit uns und unserer Umwelt machen, unbewusst und emotional markiert, abgespeichert und beeinflussen fortan unser Verhalten. Besonders die unangenehmen, Unlust betonten, aversiven Erfahrungen werden fest verankert sind, z.B. die Erfahrung, wie sich die heiße Herdplatte anfühlt, um uns für allemal vor einer ähnlichen Gefahr zu bewahren. Damit sind unsere menschlichen Entscheidungen, unser Handeln stark von den Emotionen und Erinnerungen, von unserer Vergangenheit beeinflusst. Diese werden später vom LS benützt, um komplexe Situationen differenziert bewerten zu können und um als Ratgeber in den verschiedensten Lebenssituationen zu dienen. Es versetzt uns überhaupt erst in die Lage, schnell zu reagieren. Wegen dieser Funktion hat der Hirnforscher *Roth* das LS als **emotionales Erfahrungsgedächtnis** etikettiert. Würden wir immer die komplizierten und langsamen Abwägungsvorgänge in unserem Großhirn zur Grundlage von Entscheidungen machen, wären wir sehr schnell handlungsunfähig. Es übt einen identitätsstiftenden und beziehungsregulierenden Einfluss aus. Alle komplizierten Entscheidungen müssen letztlich emotional verträglich sein (Kap.II, die Macht der Gefühle). Verstandesarbeit alleine bewirkt nichts, was aber nicht bedeutet, die Kraft des Verstandes nicht zu nutzen. Letztlich kommt es auf die gute Zusammenarbeit zwischen LS und Verstand an.

b. Das LS als Organisator unseres Verhaltens, Denkens, Fühlens

Alle über unsere Sinnesorgane eingehenden Informationen werden vom LS ständig überprüft: War das gut, hat es Lust oder Spaß bereitet, soll es wiederholt werden? Es benutzt dazu die im **impliziten** und **autobiographischen Gedächtnis** (s.o.) abgelegten, früheren Erfahrungen, um aktuelle, komplexe Situationen mit diesen zu **verknüpfen,** zu **bewerten**, neu zu sortieren und an die verschiedenen Speicherplätze **weiterzugeben**. Alle früheren Lebenserfahrungen, unsere gesamte Vergangenheit, übt so einen prägenden Einfluss auf uns aus, ohne dass wir davon wissen und ohne dass wir die emotionale Bedeutung in Worte fassen können. Das LS ist unbewusst zu einem großen Teil an unseren Entscheidungen beteiligt und fällt immer die **letzte Entscheidung**, unter zu Hilfenahme anderer Hirnstrukturen (z.B. PFC, s.u.). Die linke Großhirnhälfte wird z.B. gefragt, wie viel vernünftiger und billiger es ist, einen VW-Passat statt einem roten Ferrari zu kaufen. Auch wenn die Fakten klar sind, hat das LS immer das letzte Wort und entscheidet unter Umständen: *"Für mein Selbstwertgefühl ist es viel besser im roten*

Flitzer an den anderen vorbei zu düsen". Das kluge Grosshirn hat dann nichts mehr zu melden.

c. Das LS als Leitzentrale unseres Stressbewältigungssystems

Das LS passt Tag und Nacht auf und trägt ohne unser bewusstes Zutun dazu bei, das uns möglichst wenig Schaden zugefügt wird, wir nicht Opfer eines Raubtiers, einer Schlange oder eines Überfalls von Menschen werden. Es ist **Alarmsystem** und **Stressbewältigungssystem** in einem. Daneben setzt es auch primäre Bedürfnisse nach Essen und Trinken, Schlaf und Wärme etc. gegen andere rationale Erwägungen durch. Wenn in uns viel Stress und Konflikt entsteht, werden die Nervenzellen des LS immer besonders aktiv und fangen an zu feuern. Unter Stress entsteht so ein hohes Anspannungs- oder Erregungsniveau, das sich bei Übererregung bis zur Panik steigern kann. Diese überbordende Erregung wird als Befehlsflut über tausende von Nervenbahnen und die Botenstoffe in den Körper eingeleitet und zieht eine Fülle an funktionellen Symptomen (über 100 verschiedene), quer durch den ganzen Körper, wie z.B. Schwitzen und Zittern nach sich. Viele Botenstoffe werden nebenbei ausgeschüttet, die fast alle Körperzellen über den Blutkreislauf erreichen können.

Amygdala

Die Amygdala (*latinisiert aus dem Griechischen bedeutet Mandel*) zu deutsch Mandelkern ist verantwortlich für die **Analyse des Gefährdungspotentials** der auf das Individuum einwirkenden Außenreize und erhält ihre Informationen unmittelbar aus sämtlichen Sinnessystemen, am direktesten aus dem Riechkolben. Damit ist sie die zentrale Verarbeitungsstation für externe Impulse. Sie färbt die Erlebnisse emotional ein und beinflusst so die Freisetzung von Stresshormonen und aktiviert das vegetative Nervensystem. Deren Aktionen wirken als Gefühle wieder auf das Gehirn zurück. Beidseitige Zerstörung der Amygdalae führt zum Verlust von Furcht und Aggression, gleichzeitig aber auch zu Reizgebundenheit und gesteigerter sexueller Aktivität (*Klüver-Bucy-Syndrom*). Eine von vielen wichtigen Aufgaben ist Alarm zu schlagen, wenn die Analyse von Gesichtsausdrücken ergibt, dass diese Angst zeigen.

Hippocampus

Der Hippocampus (*HC, griech. Seepferdchen, Grafik 24*) ist für die Vermittlung zwischen Mandelkern (unbewusst) und Hirnrinde (bewusst) zuständig. Der HC ist sehr wichtig für die **Gedächtniskonsolidierung**, also die Überführung von Gedächtnisinhalten aus dem Kurzzeit- in das Langzeitgedächtnis. Wird einer der beiden Hippocampi (pro Hirnhälfte einer) entfernt oder zerstört, werden keine neuen Erinnerungen geformt und es entsteht ein in die Zukunft gerichteter Gedächtnisverlust (anterograde Amnesie). Alte Erinnerungen bleiben jedoch meist erhalten. Der HC generiert die Erinnerungen, während die Speicherung der Gedächtnisinhalte an verschiedenen Stellen in der Großhirnrinde erfolgt. Er ist auch für die Koordinierung der verschiedenen Gedächtnisinhalte verantwortlich. Beispielsweise besteht die innere "Karte", die man von einer Stadt besitzt, aus zahlreichen Eindrücken, die zu unterschiedlichen Zeitpunkten gewonnen wurden. Im HC werden diese zusammengefügt und man kann sich orientieren. Forschungen belegen auch, dass die Nervenzellen im HC jeweils einen Ort im Raum repräsentieren und so als **Merkpunkte** bei der räumlichen Orientierung dienen. Menschen mit geschädigten Hippocampi können sich zwar im Alltagsleben orientieren, sind aber außerstande, Wegbeschreibungen zu geben. Ein Orientierungstraining fördert die Zellbildung im HC. Taxifahrer von London, die besonders viele Straßen räumlich koordinierern müssen, haben besonders große HC`s.

Die Großhirnrinde (Cortex)

Die Hirnrinde setzt sich zusammen aus der **rechten** und der **linken Hirnhälfte**, die jeweils unterschiedliche Aufgaben übernehmen (s.Grafik 25). Daneben erfolgt eine Untergliederung von vier Hirnregionen (Lappen, Grafik 26), die nach der Lage des sie schützenden Schädelknochens benannt sind: **frontal** (zum Stirnbein gehörend), **parietal** (zum Scheitelbein gehörend), **temporal** (zum Schläfenbein gehörend) und **occipital** (zum Hinterhauptknochen gehörend).

Linke Gehirnhälfte
Motorik der rechten Körperseite
Mathematik

Verbale Äußerungen
Logik

Fakten
Deduktionen

Analysen
Praktisches
Ordnung
Liedtexte
Geradliniges Denken
Detailwahrnehmung

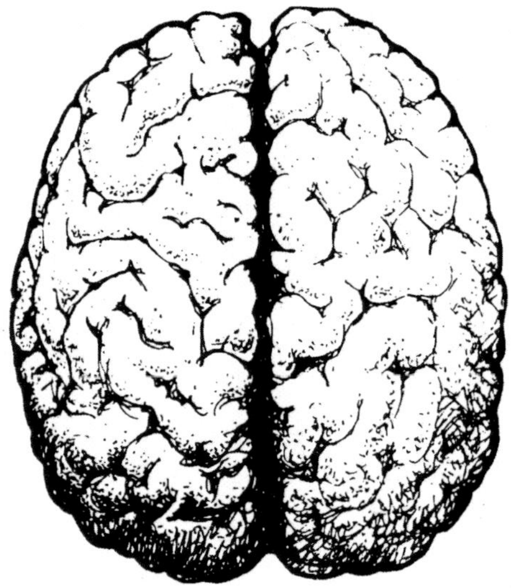

Rechte Gehirnhälfte
Motorik der linken Körperseite
Kreativität
Künstlerische Anlagen
Visuelle Wahrnehmungen,
Intuition
Ideen
Vorstellungsvermögen
Holistisches Denken
Liedmelodien
Wahrnehmung des »Großen Ganzen«
Räumliche Wahrnehmung
Gleichzeitige Bearbeitung mehrerer Vorgänge

Grafik 25: *Funktion der Hirnhälften beim Rechtshänder*

Die Funktionen und Aufgaben des Großhirns, auf das wir so stolz sind, als Sitz unserer rationalen Intelligenz mit seiner geistigen Power und seinen Wissensspeichern, hat aber entgegen unserer Erwartung wenig zu sagen und entscheidet nicht. Es ist vor allem ein Beraterorgan und führt Berechnungen für unser steuerndes LS. Seine **Hauptaufgabe** ist die **Mentalisierungsfunktion** und damit die Beruhigung und **Bremse** für das limbische System. Die Funktionen der Hirnrinde sind so vielfältig, dass eine umfassende Beschreibung hier nicht möglich ist. Mittlerweile sind 110 Hirnareale mit unterschiedlichen Funktionen bekannt. Einige Funktionen sind in Grafik 25 dargestellt.

Frontalhirn/Stirnhirn oder präfrontaler Cortex = PFC

Aus den verschiedenen Großhirnbereichen möchte ich das Frontalhirn (s.Grafik 26) herausgreifen, da es für emotionales und soziales Funkionieren, das Gefühlsleben und die soziale Kompetenz des Menschen von besonderer Bedeutung ist. Es heißt auch Stirnhirn, da es direkt hinter dem Stirnbein liegt. Es ist als Integrationszentrum auch für das limbische System zuständig und konzentriert sich im Wesentlichen auf die **Analyse der emotionalen Befindlichkeit** als eine Art Gefühlsregulationszentrum. Der Begriff emotionale und soziale Intelligenz ist eng mit dem Frontalhirn assoziiert. Es untersucht alle emotional relevanten Informationen auf positive oder negative Konsequenzen und versucht dabei einen Vorteil zu erzielen:` Welche Stimmung habe ich jetzt?´ Was verspreche ich mir davon, von dem was ich gerade tun will?´ Es ist also eine Art **Gefühlsspeicher**, in welcher die Emotionen über Jahre aufbewahrt und mit den neuen Empfindungen verglichen werden. Es kann so z.B. feststellen, dass sich etwas wie `Liebe´ anfühlt und emotionale Reaktionen, wie das Weinen auslösen.
Menschen mit Störungen des Frontalhirns analysieren zwar eine Situation, können aber keine Konsequenzen daraus ziehen oder tun Dinge, die man normalerweise nicht tun würde oder halten lange Vorträge darüber, was man alles nicht tun sollte und tun es dann trotzdem, weil das LS nicht gehemmt wird. Es empfängt Informationen aus allen Sinneskanälen und ist verknüpft mit den muskulären und hormonellen Systemen, sowie den

Eingeweiden. Im Volksmund findet sich dazu der Spruch:`*Etwas aus dem Bauch heraus entscheiden´.* In Wirklichkeit steckt das Frontalhirn dahinter. Manche Wünsche/ Bedürfnisse können nicht sofort befriedigt werden. Auch die sog. Frustrationstoleranz, wenn man kurzfristige Wünsche unterdrückt (z.B. Geld anspart) um langfristige Ziele zu erreichen ist eine Aufgabe des Frontalhirns.

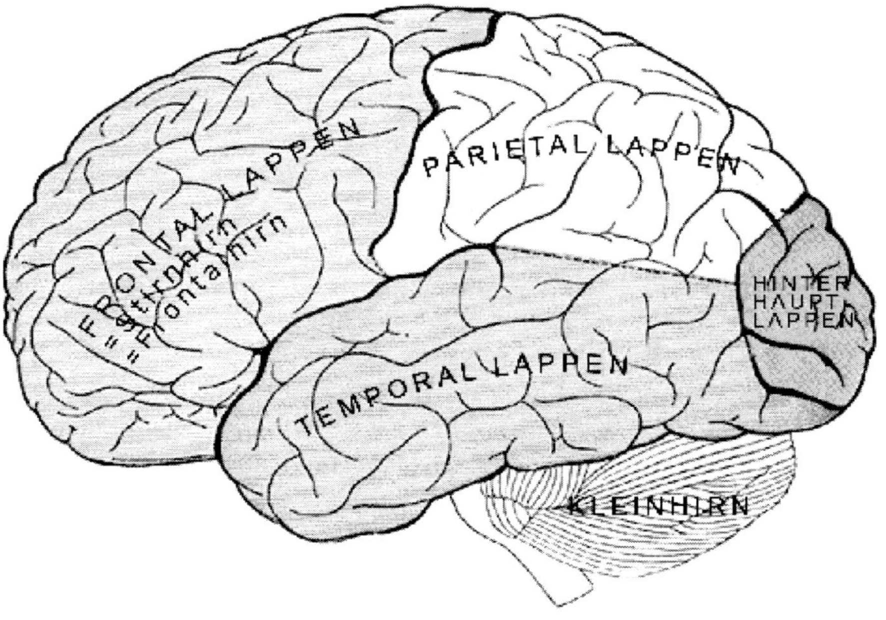

Grafik 26: *Die vier Hirnlappen: Frontal-, Parietal-, Temporal-, Occipitallappen (Gray`s Anato mieatlas)*

Es ist auch **Sitz der ethischen** und **moralischen Vorstellungen**. Entsprechend verhalten sich Menschen mit Störungen in diesem Bereich unsozial oder unmoralisch. Menschen, die in späteren Jahren Schädigungen erlitten haben, haben große Schwierigkeiten, sich ethisch, moralisch adequat zu verhalten. Menschen, die in Kindheit und Jugend hier einen Schaden erlitten haben, sind nicht nur uneinsichtig, sondern auch unsozialisierbar, da sie selbst mit Therapie nicht erreicht werden. Sie tun sich schwer, die inneren Impulse zu kontrollieren.Viele Forscher sehen in einer gestörten Stirnhirnfunktion ein organisches Korrelat für die sog. Borderline Störung (s.u.). Zusammenfassend ist das Frontalhirn wesentlich an der **Regulation des Sozialverhaltens** beteiligt.Im Einzelnen sind dies:

- Gefühlsdatei, Erinnerungen
- Entscheidungsfindung
- Moralische Instanz
- Informationsverarbeitung
- Impulskontrolle, Geduld
- Frustrationstoleranz

Thalamus

Der Thalamus (griech. Schlafgemach/Kammer) ist für unsere **Wahrnehmung** zuständig. Er ist die übergeordnete **Umschaltstation** für die wichtigsten sensorischen Systeme, die zur Hirnrinde ziehen. Dabei übt er eine **Filterfunktion** für die Sinneseindrücke aus. Sämtliche Sinneseindrücke müssen durch ihn hindurch, und er entscheidet dann, welche Sinnesreize ins Bewusstsein durchgelassen werden. Daher wird er als **Tor zum Bewusstsein** (Thalamustor) bezeichnet. Dann werden alle Sinneseindrücke vom limbischen System bewertet und mit seelischen Inhalten verknüpft, so dass wir die Gefühle (s.o.) empfinden. Sind wir z.B. im Stress oder durch einen Todesfall in Trauer, werden bestimmte Reize nicht mehr durchgelassen, z.B. solche die uns freuen könnten´, es kommt zur selektiven Wahrnehmung. Dies wird v.a. dann wichtig, wenn wir wegen starker Gefühle oder Stress plötzlich etwas nicht mehr hören, sehen oder spüren können. Der Thalamus schützt das Gehirn vor Reizüberflutung. In der Therapie wäre es dann das Ziel, das Thalamustor wieder zu öffnen, z.B. durch Wahrnehmungsschulung, Abschirmung vor Reizüberflutung und Verbesserung der Affektregulation.

Hypothalamus und Hypophyse

Der Hypothalamus (*HT, griech. hypo, für unterhalb des Thalamus gelegen*) ist eine kleine Hirnregion, die wohl nach dem limbischen System (LS) die zweitwichtigste Struktur für die Psyche ist. Er ist als **Ausführungsorgan** für das LS zuständig für die Vermittlung, der im LS erzeugten Gefühlsregungen (s.Kap. II) an den Körper. Gedanken, Gefühle und Sinneseindrücke werden hier in chemische Botenstoffe übersetzt. Kommen z.B. über das Riechzentrum attraktive Gerüche (Pherohormone), stimuliert der HT die Nebenniere, und es wird Geschlechtshormon ausgeschüttet. Daneben reguliert er Temperatur, Schlaf, Wasserhaushalt, Blutdruck, Hunger und das autonome Nervensystem (s. Grafik 29).

Er ist auch der Kopf der **hormonellen Steuerung** bei Stress und steuert die Hormonsekretion über sein Ausführungsorgan die Hirnanhangdrüse (=Hypophyse) und die nachgeordneten, peripher im Körper gelegenen Drüsen, wie die Schilddrüse und Nebenniere. Diese hormonelle Steuerungsachse wird als HPA-Achse bezeichnet. Über die Signale des vegetativen NS und die hormonelle Aktivierung kommt es zu den vielfältigsten emotional bedingten Körperreaktionen, z.B. werden wir bei Scham und Zorn rot, bei Schreck und Angst blass.

Die Hypophyse *(Hirnanhangsdrüse)* ist eine Hormondrüse mit einer übergeordneten Rolle bei der Regulation der anderen Körperdrüsen. Die Hypophyse sitzt in einer knöchernen Vertiefung an der Basis des Schädels auf Höhe der Nase. Sie wird vom Hypothalamus gesteuert und gehört zur HPA-Achse (s. Grafik 30).

Konnektivität der Nervenzellen als Grundlage der mentalen, emotionalen Prozesse

Die Vernetzung im Gehirn

Das Gehirn besteht aus ca. 100 Mrd. Nervenzellen. Jede Nervenzelle ist mit 1000 bis 10.000 anderen Nervenzellen zu einem Zellverbund (neuronalen Netzwerk) verbunden. Es macht nur 2% unseres Körpergewichts aus, verbraucht aber 20% des körperlichen Gesamtenergiebedarfs.Es lässt sich unterteilen in viele verschiedene Funktionseinheiten mit unterschiedlichen Aufgaben- und Zuständigkeitsbereichen. So kann das Menschenhirn auf deutlich mehr Hirnrinde und mehr informationsverarbeitende Hirnareale (insgesamt 110) als das Tierhirn zurückgreifen und einen höheren Assoziationsgrad erreichen. In meiner Darstellung beschränke ich mich auf die wichtigsten Strukturen. Vor allem sind es die zwei Strukturen: **Limbisches System** (LS) und **Großhirn**. Beide Strukturen sind lebensnotwendig. Unsere Gedanken und Erinnerungen sind nicht in irgendwelchen Nervenzellen an sich gespeichert, sondern in **Verknüpfungen der Zellen** untereinander, in Form einer **konkreten Netzwerkstruktur** der Neurone, bezeichnet als **Konnektivität**. Dies gilt für die gesamte geistige Leistung des Menschen, unser Denken und Fühlen, ebenso wie für **psychosomatischen Reaktionsmuster**. Die Konnektivität entsteht dadurch, dass sich eine Vielzahl einzelner Zellen zu langen Ketten oder Netzen zusammenfügt und fest verdrahtete Nervenbahnen ausbilden. Über dieses Netzwerk verteilt dann eine Nervenzelle, die sich erregt oder erregt wird, ihre **elektrischen Signale** zu den Nachbarzellen und in den ganzen Körper weiter. Dabei kann jeder Nervenzellverband in mehreren Netzwerken mitwirken. Die **Gedächtnisnetze** sind **hierarchisch** gegliedert und kooperieren. Sensorik und Motorik sind untergeordnet. Gelegentlich geraten sie auch untereinander in Konflikt, je nach Situation, mit der eine Person gerade konfrontiert ist. Das Gedächtnis hat eine **unbegrenzte Kapazität**. Zusammenfassend hierzu ein Zitat von *Solms/Turnbull*[24]:

*"Die individuellen Zellen des Gehirns sind nicht unverwechselbar mental, sobald sie sich jedoch miteinander verbinden, trägt jede einzelne von ihnen zur Entstehung von etwas anderem bei – unserem **Fühlen und Denken**".*

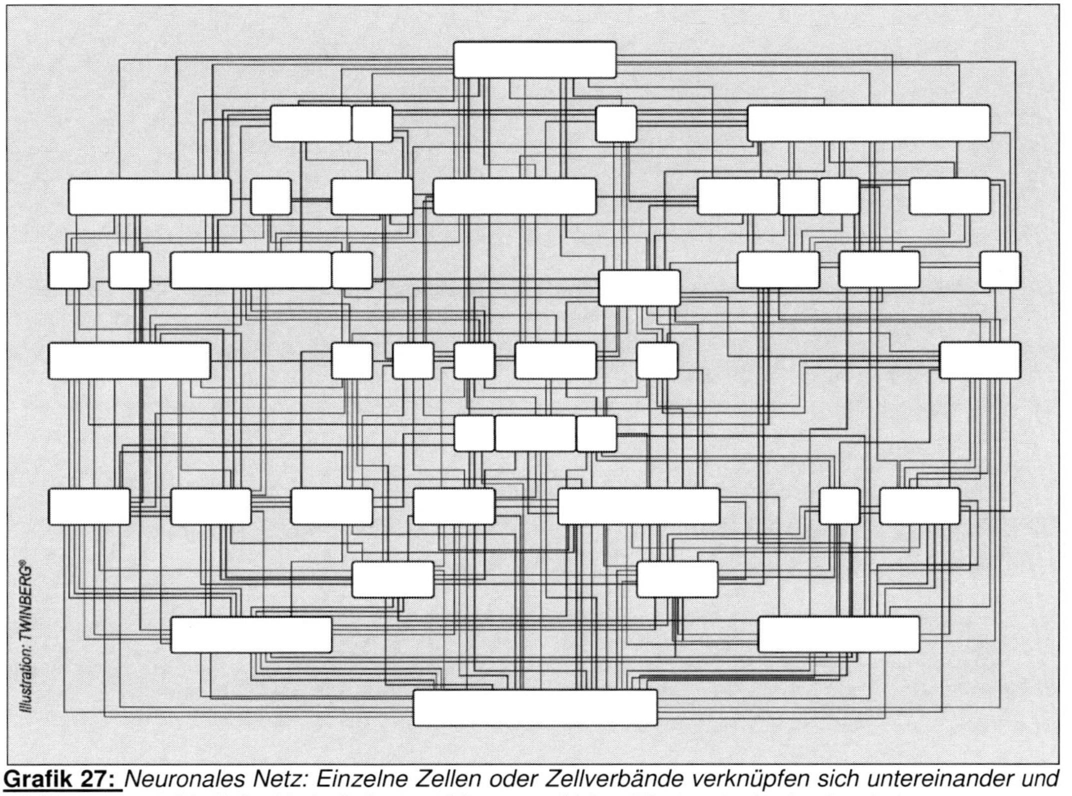

Grafik 27: *Neuronales Netz: Einzelne Zellen oder Zellverbände verknüpfen sich untereinander und bilden unterschiedliche Verknüpfungsstärken aus, kleine Pfade oder breite Autobahnen*

Übung 1: Denken sie bitte jetzt an einen roten Apfel

Das Gehirn holt sich jetzt aus mehreren Zentren, hier die rote Farbe und dort die Form. Wenn sie den Apfel rollen lassen,holt es sich noch die Bewegung aus entsprechenden Zentren.Es schaltet in diesem Moment also blitzschnell verschiedene Zentren zusammen und stellt über elektrophysiologische Vorgänge neuronale Netze her um einen roten Apfel imaginativ rollen zu lassen.

Beispiel: Der Klavierspieler, der früh anfängt zu musizieren, vernetzt Sehen, Hören, Hände und evtl. Füße, und baut dabei günstige Verknüpfungen im Gehirn auf, die dem Nichtmusiker fehlen. Diese Verknüpfungen nutzt er aber nicht nur zum Klavierspielen, sondern auch für andere Zwecke, und er kann Informationen u.U. schneller zwischen verschiedenen Hirnzentren verschicken. Damit erhöht er seine Intelligenz.

---

[24] *Solms Turnbull, Das Gehirn und die innere Welt, Walter Verlag 2004*

Übung 2: *Stellen Sie sich bitte einmal vor, Sie würden als Fernsehmoderator in einem Flugzeug bei Dunkelheit über New York (NY) fliegen, und Sie hätten einen kompletten Überblick über das nächtliche NY. Als Moderator sind Sie über Fernsehen wie in bekannten Ratesendungen mit allen Bürgern NY`s verbunden und fordern diese nun auf alle Lichter auszumachen. Dann fordern sie die Hundebesitzer auf, dann*

- *alle Mercedesfahrer, dann*
- *alle alleinstehenden Frauen mit Katze, dann*
- *alle diensthabenden Polizisten, usw.*

ihr Licht anzumachen, jedesmal würde eine völlig andere Lichterkarte von NY entstehen. Zig solcher Karten mit unterschiedlicher elektrischer Aktivität erstellt unser Gehirn in jeder Sekunde und verschaltet Mrd. von Nervenzellen und verknüpft mehrere Netze miteinander. Im Fall des ruhenden roten Balles sind es vielleicht 100.000 NZ`s, im Fall einer Denksportaufgabe geht es schnell in die Milliarden. Die Entstehung von Bewusstsein stellt man sich so vor, dass immer mehr solcher Lichterketten im Gehirn angeschaltet werden bis ein Grenzwert an Intensität überschritten wird, der dann eine Sache in vollem Licht erstrahlen oder bewusst sein lässt. Dies ist sehr Energie aufwendig, daher versucht das Gehirn, um Energie zu sparen, die meisten Vorgänge ohne Bewusstsein, automatisch, wie z.B. Fahrradfahren, ablaufen zu lassen.

Der Draht zu den Organen – Efferente Nervenbahnen

Das Gehirn steuert den Körper über viele Millionen von sog. **efferenten** (vom Gehirn wegführende) **Nervenbahnen.** So bekommt z.B. ein Muskel oder Gefäß einen Steuerungsimpuls, z.B. sich anzuspannen. Dieses Leitungssystem gliedert sich in zwei verschiedene Systeme: das **willkürliche Nervensystem** und das **vegetative Nervensystem** (s.u.). Das **willkürliche** (willentliche) oder **somatische Nervensystem** steht unter überwiegender Aufsicht des Bewusstseins. Mit seiner Hilfe können wir unsere Finger absichtsvoll bewegen. Reflexhafte Abläufe dagegen sind keine willentlichen Vorgänge.

Stresssignale werden gleichzeitig von zahlreichen neuronalen Netzen und zellulären Netzwerken verarbeitet. Dabei geht der Signalweg von oben nach unten, aber auch von unten nach oben. Neuroendokrine Signale werden vom Gehirn zu den Körperzellen geleitet. Bei Einwirkung physischer Stressoren, z.B. einer Infektion geht der Signalweg von unten nach oben und erfolgt auch über Zytokine.

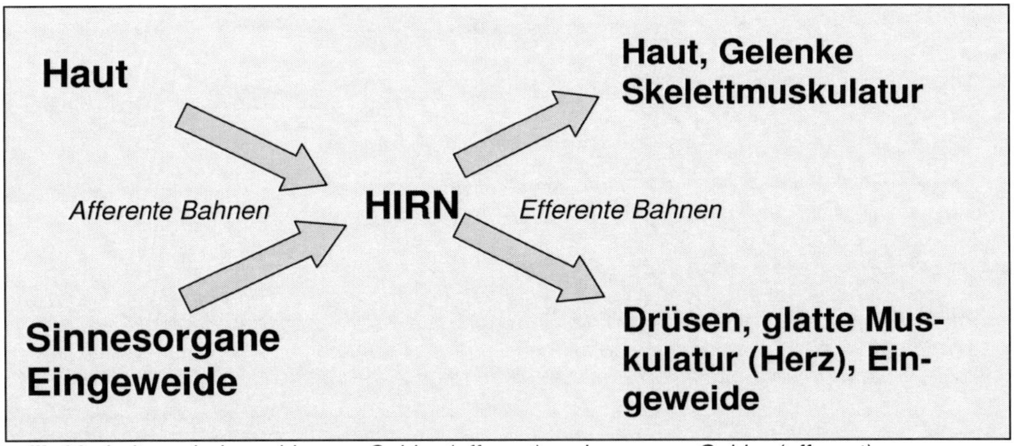

Grafik 28: *Leitungsbahnen hin zum Gehirn (afferent) und weg vom Gehirn (efferent)*

Der Draht von den Organen – Afferente Nervenbahnen und Sensoren, die Grundlage neuronaler Entscheidungsprozesse

Das Nervensystem (ZNS) benötigt für seine Entscheidungsprozesse eine Fülle von **Informationen.** Lichtreize fließen über das Auge zu, Geräusche über das Ohr, weitere Sinne wie Geruch, Geschmack und der Gleichgewichtssinn kommen hinzu. Neben diesen bekannten 5 Sinnen, gibt es eine Vielzahl **Empfangsantennen** (sog. **Sensoren)** in der

Haut, bis zu 20 Millionen geschätzte Sinneszellen, über die jede Menge überlebenswichtige Informationen registriert werden. Diese Sinne sind in der Kategorie **Somatosensorik** zusammengefasst. In jeder Sekunde werden dem Gehirn über sog. **afferente** (zum Gehirn führende) **Nervenbahnen** Millionen von Nervensignalen zugeleitet. All diese Informationen müssen wahrgenommen, gefiltert, verrechnet,gespeichert, mit Vorerfahrungen verglichen und bearbeitet werden, bevor sie zu Reaktionen führen und Neues gelernt wird.

Die Vernetzung zum Körper über das Hormon- und das Immunsystem

Neben der Vernetzung über die Nervenbahnen gibt es noch die Vernetzung der verschiedenen Körperbereiche über das Hormon- und das Immunsystem, was oben ausführlich besprochen wird. *Straub*[25] wies darauf hin, dass die Zuordnung eines Botenstoffes zu einer Kommunikationsstruktur nicht mehr eindeutig ist. Wie man mittlerweile herausfand gilt für etliche Hormone, wie das ACTH (s.u.), dass sie nicht mehr nur vom Hormonsystem produziert werden, sondern auch vom Immunsystem. Hormone bekommen Immunfunktion und Zytokine Hormonfunktion. Dies impliziert einen Wandel in der Betrachtungsweise der Systemzusammenhänge, der in der Forschung so noch nicht etabliert ist.

Das vegetative (= autonome) Nervensystem

Das vegetative Nervensystem (VNS), auch autonomes Nervensystem (ANS) genannt, ist ein efferentes Leitungssystem. Es hat seinen Namen daher, dass dem ungeübten Menschen dieses Teilsystem der willkürlichen Kontrolle **"Autonomie"** durch das Bewusstsein entzogen ist. Es kontrolliert die lebenswichtigen, **vegetativen** Funktionen ("Vitalfunktionen"). Es dient vor allem der Aufrechterhaltung optimaler Kreislaufbedingungen und steuert Atmung, Stoffwechsel, Schlaf, Ernährung, Eingeweide, Verdauung, Ausscheidung, Aktivität, Wachstum. Dabei passt es sich den aktuellen Erfordernissen des Körpers an, damit die Körperorgane situationsabhängig, bedarfsgerecht arbeiten (der Schlafzustand benötigt etwas anderes wie die sportliche Höchstleistung).

Das VNS steht im Zentrum der seelisch-körperlichen Verknüpfung und durchzieht mit Tausenden von Nervenbahnen den ganzen Körper, um die im limbischen System und im Thalamus erzeugten Signale an die **inneren Organe** weiterzuleiten. Es wird immer besonders aktiviert, wenn wir unter **Stress** geraten, daher lässt es sich auch als **Alarmsystem** verstehen. Diese mit plötzlichen **Funktionsänderungen** unter Stress einhergehende Alarmierung erfolgt recht schnell und kann die Arbeit einzelner Organe entweder unangenehm abschwächen oder verstärken. Von diesem **unbewussten Alarmsystem** kriegen wir daher nur etwas mit, wenn die Alarmierung so stark wird, dass wir plötzlich anfangen zu schwitzen, ein gewisses Kribbeln im Bauch verspüren oder auch Übelkeit, Schwindelattacken und Schmerzen bekommen. Diese Alarmierung ist vergleichbar mit einem Motor, der entweder plötzlich unter Vollgas gesetzt, abgebremst oder sogar abgewürgt wird. Jedes **gefühlshafte Erleben** und **Konflikt- oder Stresserleben**, bewirken mehr oder weniger grosse Veränderungen des VNS, die mit **Befindlichkeitsstörungen** einhergehen. Man untergliedert das vegetative Nervensystem in 3 Untereinheiten:

- ***Das parasympathische*** *(cholinerge)* ***Nervensystem*** *(Parasympathikus)* arbeitet mit dem Haupttransmitter Acetylcholin
- ***Das sympathische*** *(adrenerge)* ***Nervensystem*** *(Sympathikus)* arbeitet mit dem Haupttransmitter (Nor-) adrenalin
- ***Das enterische Nervensystem*** (NS des Magen-Darm-Trakts)

---

[25] *Straub,R.H., Vernetztes Denken in der biomedizinischen Forschung, Vandenhoeck&Rupprecht, 2006*

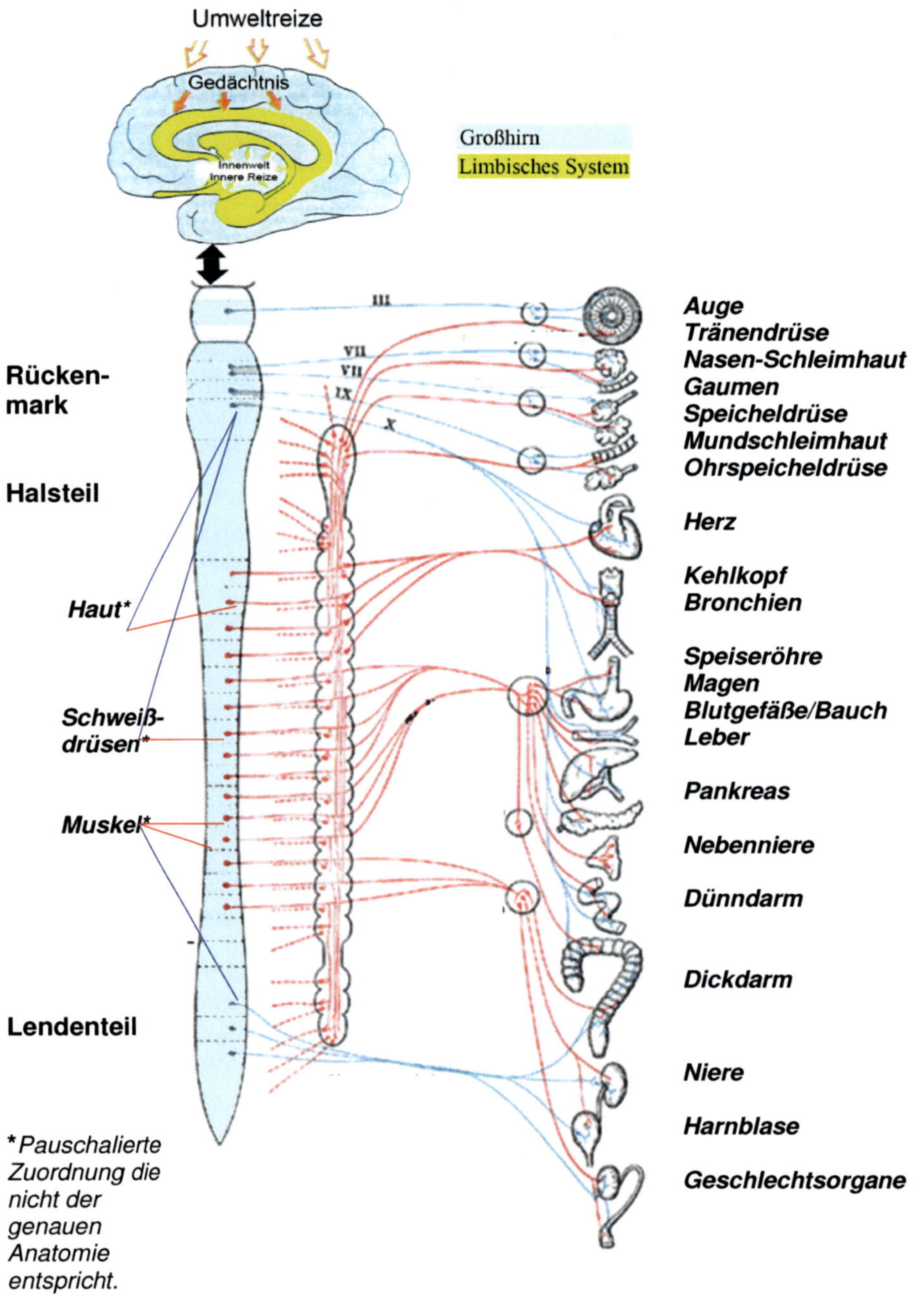

Grafik 29: *Vegetatives Nervensystem, Parasympathikus blau, Sympathikus rot*

Tab. 6: Funktionen des vegetativen Nervensytems im Überblick

KÖRPERBEREICH Transmitter, Funktion	**SYMPATHIKUS Noradrenalin, Aktivierung**	**PARASYMPATHIKUS Acetylcholin, Beruhigung**
BLUTGEFÄSSE DER ARBEITSMUSKULATUR	Erweiterung	Verengung
BLUTGEFÄßE/HAUT	Verengung	Erweiterung/Erschlaffung
BLUTDRUCK	Steigerung durch Beschleunigung der Herztätigkeit und Verengung der Blutgefäße der Haut	Reduzierung durch verringerte Herztätigkeit und Erweiterung der Blutgefäße der Haut
BLUTGERINNUNG	Erhöhung, um event. Wunden zu schließen	Abschwächung, d.h. Verdünnung
STOFFWECHSEL	Steigerung, Energieabbau	Reduzierung, Energiesparen
BRONCHIEN (LUNGE)	Erweiterung Hemmung der Sekretion	Verengung, Schleimproduktion
HERZ	Steigerung des Herzschlags, Erweiterung der Herzkranzgefäße	Verlangsamung des Herzschlags, Verengung der Herzkranzgefäße
MAGEN/DARM	Hemmung der Verdauungsfunktionen, Hemmung, der Produktion von Verdauungssäften bzw. Schleim, Anspannung der glatten Muskulatur, Gefäßverengung, Hemmung der Defäkation	Förderung der Verdauungsfunktionen, Anregung der Produktion von Verdauungssäften bzw. Schleim, Entspannung der glatten Muskulatur, Gefäßerweiterung, Anregung der Defäkation
LEBER	Glykogenmobilisation	Vermehrte Gallensekretion
PANKREAS	Hemmung der Insulinproduktion	Förderung der Insulinproduktion
SCHWEISSDRÜSEN	wenig klebriger Schweiß	viel dünnflüssiger Schweiß
SPEICHELDRÜSEN	Hemmung des Speichelflusses (zähflüssiger Speichel)	Verstärkung des Speichelflusses (dünnflüssiger Speichel)
HARNBLASE	Hemmung des Zusammenziehens der Harnblase (Harnverhalt)	Zusammenziehen der Harnblase (Harnentleerung)
GENITALIEN	Hemmung der Durchblutung der Genitalien (Gefäßverengung), Ejakulation	Förderung der Sekretion, Stimulierung der Durchblutung der Genitalien (Gefäßerweiterung), Erektion
AUGE	Pupillenerweiterung, Lidspaltenerweiterung	Pupillenverengung, Akkomodation, Lidspaltenverengung
TRÄNENDRÜSEN	geringe Sekretion (Sicca-Syndrom)	starke Sekretion (Weinen)
GEHIRN	Bewusstseinsaufhellung	Bewusstseinsminderung
IMMUNSYSTEM	Hemmt u. aktiviert Immunzellen, je nach Lokalisation	Hemmung der Immunzellen, Abnahme der Zytokinfreisetzung
NIERE	Durchblutungs-Drosselung, Hemmung der Urinbildung	Steigerung der Urinbildung

Das sympathische Nervensystem (SNS) und parasympathisches NS (PNS) sind **zwei** weitgehend **getrennte Systeme**, die gegensätzliche Funktionen an ihren Zielorganen haben. Während der Sympathikus eher **leistungsfördernde Wirkungen** vermittelt, löst der Parasympathikus überwiegend **erholungsfördernde Effekte** aus. Diese Beschreibung ist aber nur zur groben Orientierung geeignet, da beide an einigen Organen auch zusammen arbeiten. In der Regel aber verhalten sie sich wie Spieler und Gegenspieler, treiben entweder an (Gas geben) oder mildern eine bestehende Erregung ab (bremsen).

Zum Beispiel führt die sympathische Stimulation des Herzens zur Erhöhung des Herzschlages, während die parasympathische Stimulation die Herzfrequenz erniedrigt. Beide Systeme stehen in einem Gleichgewicht zueinander, nach dem Wasserhahnprinzip.

Wenn man den warmen und kalten Wasserhahn gleichzeitig öffnet, fließt lauwarmes Wasser. Je nachdem ob man mehr kaltes oder warmes Wasser möchte, dreht der Hypothalamus den einen Hahn auf oder zu. So lässt sich z.B. die Pupille erweitern oder verengen. Der Mischungseffekt kann auch bis zu einem gewissen Grad willentlich beeinflusst werden, z.B. durch Atementspannung oder Medikamente. Durch ihr Zusammenspiel halten sie das vegetative Gleichgewicht des Körpers (Homöostase). Bei den meisten Menschen ist dieses Gleichgewicht gut balanciert, so dass sich beide Systeme die Waage halten. Es gibt aber ein anlagebedingtes Ungleichgewicht, bei der entweder das SNS oder PNS ein Übergewicht bekommt. Die betroffenen Menschen bezeichnet man als **Sympathikotoniker** oder **Parasympathikotoniker**. Diese Menschen reagieren tendenziell stärker in die jeweilige Richtung.

Sympathisches Nervensystem (SNS)

Die **Hauptfunktion** des SNS ist es, bei Gefahr unser Leben in Sicherheit zu bringen, und zwar so schnell wie möglich. Er vermittelt die schnellen Stressreaktionen und steigert unsere Aktivität und Leistungsfähigkeit, daher wird er auch als `Stressnerv´ bezeichnet. Es ist assoziiert mit dem sog. **Furchtsystem**. Es dominiert in physischen oder psychischen Stresssituationen und bereitet unseren Körper automatisch über zwei Wege auf **Flucht oder Kampf** vor: den Nervenbahnen und den Botenstoffen im Blut. Unter diesen Umständen beginnen die Muskeln verstärkt zu arbeiten wofür sie mehr Sauerstoff und Energie benötigen. Unser Herz schlägt schneller und heftiger, der Blutdruck steigt an, um die Muskeln und das Gehirn mit mehr Sauerstoff zu versorgen. Gleichzeitig steigt die Atemfrequenz, die Atemwege weiten sich, um für eine bessere Luftzufuhr zu sorgen. Dagegen verengen sich die Arterien zur Haut und zu peripheren Gebieten des Körpers, außerdem wird die Verdauungsfunktion im Magen und Darm weitgehend zurückgeschraubt, um die Energie umzuleiten. Der Mund wird durch die Beeinflussung der Speicheldrüsenfunktion trocken. Um einen besseren Überblick über die Umgebung zu gewinnen, erweitern sich die Pupillen, die Haare stellen sich auf und man schwitzt. Das Schwitzen hat z. B. bei den behaarten Tieren den Sinn, dass das angreifende Tier beim Zupacken von den glitschigen Haaren des Beutetiers abgleitet, und dieses entwischen kann. Viele solcher Abwehrmechanismen hatten einen Überlebensvorteil in der Evolution. Ein Teil dieser Funktionen erscheint heute nicht mehr sinnvoll, ist aber als Anlage aus den früheren Zeiten erhalten geblieben (sog. phyletisches Gedächtnis). Insbesondere der Mensch hat sich im Vergleich zu den Jahrmillionen vorher, in den letzten Jahrtausenden so rasch entwickelt, dass er mit der Anpassung seiner Abwehrleistungen auf die neuen Herausforderungen und Gefahren nicht mitgekommen ist. Stellen wir solche körperlichen Reaktionen an uns fest, kann dies als Signal für eine Bedrohung, wodurch auch immer, gedeutet werden.

Wechselwirkung zwischen limbischen System, vegetativem NS und Immunsystem

Das VNS beeinflusst auch das **Immunsystem**. Es innerviert mit seinen Nervenfasern das reticuläre Bindegewebe (Leber, Milz, Lymphknoten, Mandeln), die Heimat der Immunzellen und beeinflusst sie in ihrer Aktivität und der Freisetzung von Botenstoffen (Zytokinen). Bezüglich der Aktivierung des Immunsystems wirken beide Äste nicht wie sonst üblich gegeneinander (antagonistisch) sondern miteinander (synergistisch), wenn auch nicht durchgehend. So kommt es z.B. bei lokalen Reaktionen der Haut auch zur Verstärkung eines Entzündungsprozesses durch Adrenalin und Noradrenalin, u.U. mit den Folgen einer Autoimmunentzündung. (s.Grafik 30).

Parasympathisches Nervensystem (PNS)

Das PNS unterscheidet sich in seinem Aufbau deutlich vom SNS. Während der Sympathikus in Stress-Bedrohungssituation dominiert und aktivierend ist und Energie verbraucht, ist die **Hauptfunktion** des Parasympathikus die Erholung, Entspannung und der Energieaufbau. Es dominiert in Phasen der **Entspannung und Ruhe**, die Stoffwechselprozesse werden eher verlangsamt und Energie wird bewahrt. Andererseits fördert es die

Verdauungsfunktionen und lässt den Mund feucht werden oder regt den Magen dazu an, Salzsäure zu produzieren. Die Regel, nach dem das SNS für **Antrieb und Abwehr** und das PNS für **Bremsen und Bewahrung** zuständig ist, gibt es aber auch Ausnahmen (z.B. am Magen und Darm), wo es genau umgekehrt ist (s. Tab. 6). Das PNS spielt auch eine zentrale Rolle für das sog. **Paniksystem** (s.u.).

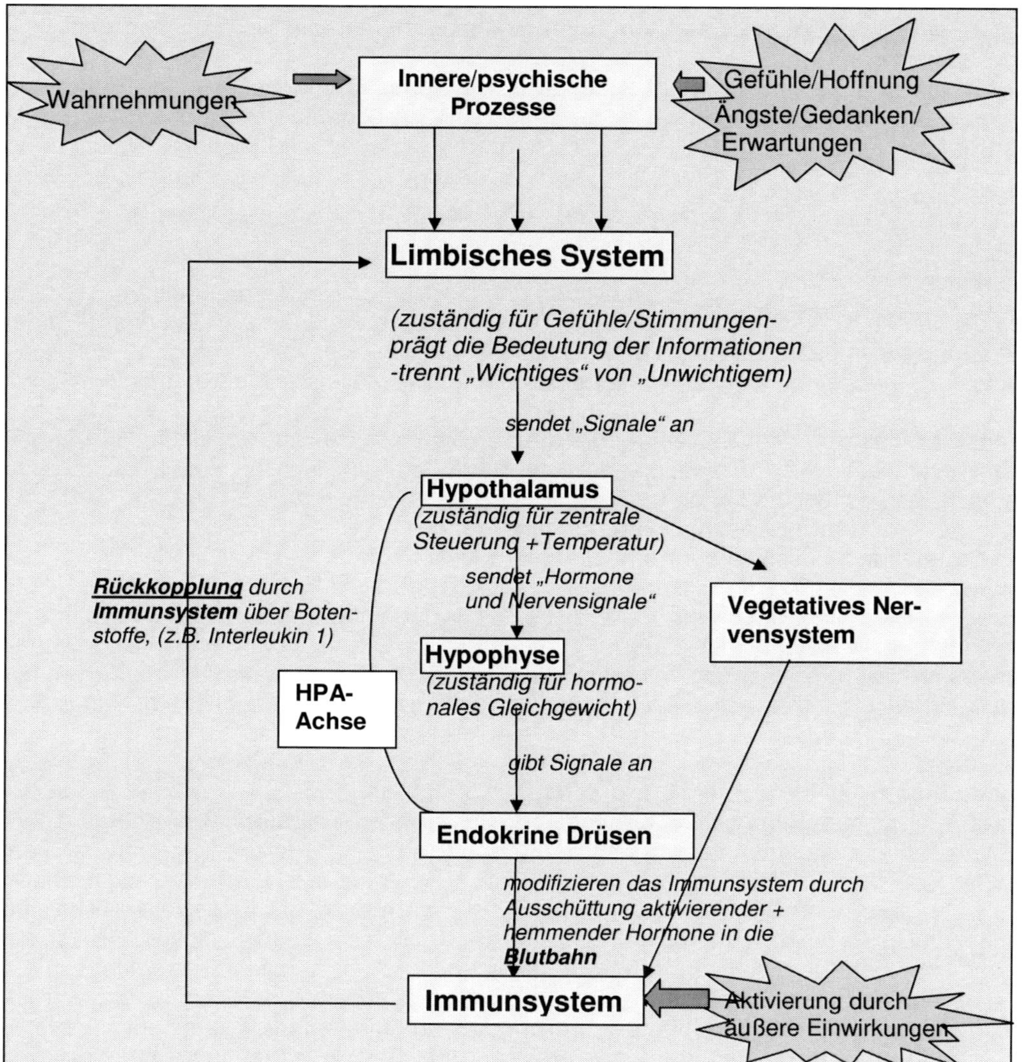

Grafik 30: *Wechselwirkung zwischen limbischen System, vegetativem NS und Immunsystem*

Plastizität

Bis vor 10 -15 Jahren dachte man, dass das Gehirn sich bis zum 3.Lj. unveränderlich und endgültig fest strukturiert und verdrahtet hat, so dass nichts Neues mehr entsteht. Danach gehen die Zellen durch den kontinuierlichen Alterungsprozess allmählich kaputt. Heute weiß man, dass sich diese Vernetzungen ständig ändern und sich an den aktuellen Bedarf anpassen und damit plastisch sind. Das Gehirn ist also kein statisches Depot, sondern ein dynamisches Ökosystem und besitzt nicht nur während der Hirnentwicklung, sondern bis ins hohe Alter die Fähigkeit zur **Plastizität**. Es ist ein verzweigtes Netz mit unvorstellbaren 100 Billionen *sich ständig verändernden Konstellationen*. So ist es z.B.

möglich, dass die Bahnen und NZ`s, die beim Gesunden vorher zum Sehen verwendet wurden, nach einer Erblindung für das Hören oder den Tastsinn umgebaut werden. Diese Tatsache befähigt es, sich ständig neu zu verschalten und zu lernen. Dies erfolgt nicht nur durch schulische Bildung, sondern auch durch Erfahrung, Denken, Handeln und Emotion. So können ein spezifisches **Training** und **verhaltensrelevante Stimulation** eine Vergrößerung kortikaler Zellverbände bewirken, wie Untersuchungen an Berufsgeigern und Taxifahrern zeigten. Diese Vergrößerungen der Hirnareale waren linear zum Trainingsausmaß.

Plastizität des Gehirns bedeutet auch, dass das Gehirn des Menschen eine **zeitlebens programmierbare Konstruktion** ist, dies ist eine wunderbare Einrichtung. Nachdem man das weiß, kann man sich heute nicht mehr auf das unabänderliche Schicksal berufen, sondern man kann als Erwachsener daran gehen, sein Gehirn auf neuronaler Ebene aktiv zeitlebens zu **verbessern**. Die Psychotherapie hilft dabei.

Elektrophysiologie

Die Erforschung der elektrophysiologischen und biochemischen Zusammenhänge ist sehr komplex und aufwendig, daher ist die Wissenschaft auch erst in letzter Zeit besser in der Lage, diese Komplexität im Detail zu entschlüsseln und für psychosomatische Vorgänge nutzbar zu machen. Mittlerweile setzen sich neben der Zell- und Molekularbiologie noch verschiedene andere Forschungsrichtungen, wie die **Synergetik** (Wissenschaft komplexer selbstorganisierender Systeme) oder die **Semiotik** (Zeichenlehre), mit diesen komplexen Wechselbeziehungen auseinander und bemühen sich Licht in das Dunkel dieser Wechselbeziehungen zu bringen.

Für das **Verständnis psychosomatischer Symptome** ist es hilfreich, wenn man sich die auftretenden Beschwerden über die zugrundeliegenden Mechanismen und Regulationsvorgänge bis hin zur zellulären Ebene vorstellen kann. Ein naturwissenschaftliches Grundverständnis ist dabei von Vorteil, aber nicht unbedingt erforderlich. Trotzdem empfehle ich, dass sich nur der durch den folgenden \`trockenen Text´ durchbeissen sollte, dem es nicht allzu schwer fällt, mit den vielen Fremdwörtern umzugehen. Den übrigen Lesern empfehle ich dieses Kapitel zu überspringen und allenfalls zum Nachschlagen zu verwenden.

Allgemeines zu Zellphysiologie und Zellkommunikation

Der Körper ist eine Komposition aus rund **70 Billionen unterschiedlicher Zellen**, die zu Zellverbänden zusammengesetzt sind und ganz verschiedene Funktionen wahrnehmen. 220 verschiedene Zelltypen gibt es im menschlichen Körper, z.B. die Nerven-, Knochen-, Ei-, Haarfollikel- und Schweißdrüsenzelle. Sie wandern auch als Einzelzellen (rote und weiße Blutzelle) durch den Körper, über das Blut und die Lymphflüssigkeit. Alle Zellen haben eine mehr oder weniger genetisch festgelegte **Lebensdauer**. Diese reicht von 1,4 Tagen (Schleimhautzelle im Dünndarm) über 200 Tage (rote Blutzelle) bis lebenslänglich. In jeder Sekunde sterben 50000 Zellen und entstehen 50000 neue. Permanent findet also Zerstörung und Erneuerung in unserem Körper statt. Etwa alle drei Jahre erneuern sich 90 Prozent aller Zellen des menschlichen Körpers. Die größte Zelle des Menschen ist die Eizelle (100-120u), die kleinste Zelle ist das Spermium (3-5u). Manche Zellen werden ständig aus einem Pool von Urzellen, sog. ruhender **Stammzellen**, nachgebildet, andere nicht. Mit der sog. Stammzelltherapie versucht die moderne Medizin das untergegangene Zellgewebe (z.B. beim Herzinfarkt oder Alzheimer) durch vor Ort gebrachte Stammzellen neu entstehen zu lassen. **Wachstumsfaktoren** können dann solche Stammzellen aktivieren und zum Ausreifen bringen. Das Problem dabei ist die Steuerung, das Zellwachstum muss sehr kontrolliert erfolgen, sonst kommt es zum Krebswachstum. Daneben gibt es bestimmte Wachstumsfaktoren wie **BD-NGF,** die die Synapsenbildung anregen und entscheidend wichtig für das Lernen und die Gedächtnisbildung sind.

Von besonderer Bedeutung für die Psychosomatik sind die **Nerven- und Immunzellen** (s.o.). Bei den Nervenzellen spielen v.a. die **Zellverbände im limbischen System** und die **Spiegelneurone** eine führende Rolle, bei den Immunzellen die **weißen Blutzellen**, hier vor allem die **Mastzellen**.

Jede Körperzelle wird von außen durch Botenstoffe gesteuert. Die **Zellfunktion** wird entweder über elektrische **Nervensignale** blitzschnell oder über **Botenstoffe** z.B. Hormone, langsam reguliert, gehemmt oder aktiviert. Hormone, die über das Blut transportiert werden, brauchen von der Drüse bis zur letzten Körperzelle bis zu acht Minuten. Wachstumsfaktoren regen die Zelle zur Vermehrung an, Hemmfaktoren können Zellen stilllegen oder sogar zerstören. Hierbei können Tage vergehen bis ein Zellverband seinen Dienst einstellt oder aufnimmt. Mittels mikroskopisch kleiner Elektroden (Grafik 31) kann man heute Nervensignale messen. Die Mechanismen der **Zellkommunikation** und Reizverarbeitung auf zellulärer und molekularbiologischer Ebene spielen eine Rolle bei der Entwicklung von funktionellen Störungen.

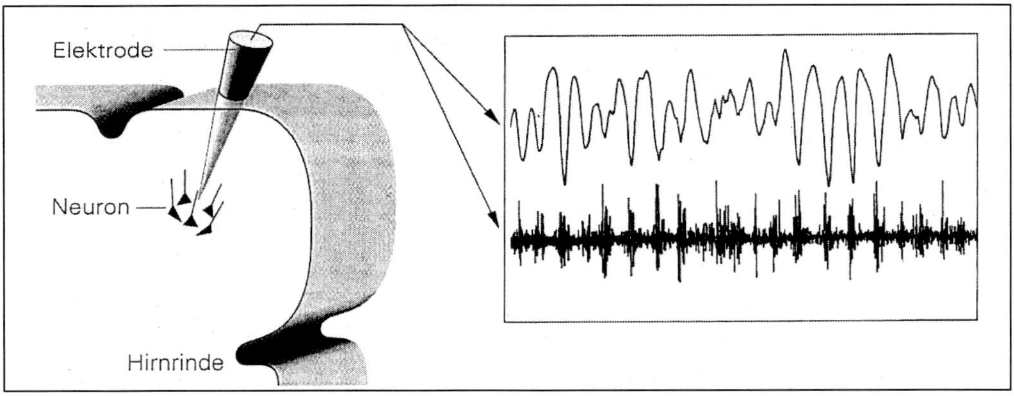

Grafik 31: *Ableitung von elektrischen Signalen der Nervenzelle*

Die Nervenzelle

Die **Nervenzelle** ((**NZ** = Neuron) unterscheidet sich von den anderen Körperzellen (s. Grafik 31) durch ihre astförmigen Zellausläufer. Sie gliedert sich in einen **Zellkörper** mit Zellkern und dem **Hauptast** (Axon), welcher bis zu 1,2 Meter lang werden kann und den **Dendriten**, den stark verästelten Fortsätzen des Axons. Am Zellkörper, v.a. aber am Ende der Dendriten befinden sich Füßchen (sog. **Synapsen**), mit dem die NZ Kontakt mit anderen NZ`s aufnimmt.

NZ`s sind die Basiseinheit der Informationsverarbeitung in unserem Gehirn. Die einzigartige Funktion der NZ besteht darin, **elektrische Signale** entweder selbst zu produzieren oder die vom vorgeschalteten Neuron ankommenden Signale zu integrieren und zu verrechnen und in den Körper weiter zu leiten. So betreibt sie mit entfernten Orten **Informationsaustausch** oder löst eine **körperliche Reaktion** aus. Daneben transformieren die NZ`s Sinnes- und Gedankeneindrücke in elektrische Signale oder Nervenimpulse.

Mit ihren **Synapsen** (bis mehrere tausend) verbinden sich Milliarden von NZ`s untereinander und bilden damit ein riesiges Netzwerk, **Konnektivität**, (s.o.). Multipliziert man die Anzahl der Zellen mit den möglichen Verbindungen, bis zu 10.000 pro NZ, ergibt sich die astronomische Zahl von 10 -100 Billionen Kontakt- und Signalaustauschmöglichkeiten, eine Dimension, die sich unserem Vorstellungsvermögen entzieht. Damit wird klar, dass das Gehirn als Organ dazu angelegt ist, eine enorme Datenverarbeitung zu betreiben und vielfältigste Funktionen auszuüben. Das Überleben der NZ wird durch Wachstumsfaktoren gesichert.

Exkurs: Das Spiegelneuron als Beispiel für eine spezialisierte Nervenzelle

Spiegelneurone sind spezialisierte Nervenzellen mit hoher biopsychosozialer Relevanz, weil sie einen sehr großen Anteil an dem haben, was unser Menschsein als soziale Existenz ausmacht. Sie sind maßgeblich dafür verantwortlich, dass so etwas wie die Kultur entstanden ist. Sie machen zwar nur einen kleinen Teil unserer NZ`s aus, sind aber auch für das psychosomatische Verständnis von besonderer Bedeutung. Sie haben sich darauf spezialisiert, wichtige Ereignisse in der Umgebung mitzufühlen und zu imitieren. Auf Zellebene machen sie das Gleiche, wie die Person die beobachtet wird, d.h. man kann die gleiche Hirnaktivität bei der beobachtenden, wie bei der handelnden Person feststellen, meist ohne dass es zur Handlung kommt. Dieses Mitreagieren über Spiegelneurone ermöglicht uns die soziale Resonanz, Einfühlungsvermögen (Empathie) und das freundliche Miteinander. Diese Zellen sind auch verantwortlich dafür, dass wir uns durch Lachen oder Traurigkeit anstecken lassen. Dummerweise funktioniert das auch, wenn jemand Juckreiz oder Schmerz empfindet. Über die Aktivität dieser Neurone lässt sich verstehen, dass Schmerz ansteckend ist. Damit können wir die Gedanken anderer Menschen lesen und sehr schnell voneinander lernen. Wurde die Entwicklung der Spiegelneurone durch frühen Beziehungsstress geschädigt (Kap.IV), hat dies auch negative Auswirkungen auf unsere spätere Beziehungsfähigkeit.

Die Synapse – Ort der elektrochemischen Signalübertragung

Die Synapse ist die winzige **Verbindungsstelle** zwischen den Nervenzellen. Hier findet die Signalübertragung statt. Veränderungen an diesen Synapsen bilden die **Grundlagen von Lernprozessen** und strukturellen Veränderungen im Gehirn. Wenn eine Nervenzelle von einer anderen Zelle erregt wird oder sich selbst erregt, entsteht ein elektrisches **Aktionspotential** (AP), das zu anderen Nervenzellen mit einer Geschwindigkeit von 1-10 m/s (bis zu 240 km/h) fortgeleitet wird. Heute ist es z.B. dank der Mikroelektrodentechnik (Grafik 31) möglich Minipotentiale (Feuerraten) von Zellverbänden, sogar einzelner Zellen zu messen. Mittels funktioneller Magnetresonanztomografie (fMRT) lässt sich neuronale Aktivität von außen bis auf ca. einen Millimeter festmachen. An der Synapse wird das von der Zelle erzeugte **elektrische Signal** in ein **chemisches Signal** umgewandelt und bei der Empfängerzelle wieder in ein elektrisches Signal zurückverwandelt (**elektrochemische Reizumwandlung**) und fortgeleitet. Dies passiert in einigen Tausendstel Sekunden. Dadurch können blitzschnell viele Regionen des Gehirns und Körpers erregt, informiert und miteinander vernetzt werden. Für die Signalumwandlung benötigt das Gehirn Botenstoffe sog. **Transmitter**, die in kleinen Bläschen gespeichert sind. Diese erreichen die Gegensynapse der anderen Zelle und lösen wieder ein AP aus, und so fort. Danach werden die Transmitter wieder von der freisetzenden Synapse aufgenommen und erneut gespeichert bis ein nächstes AP kommt. Über diese Botenstoffe lässt sich auf die elektrochemische Aktivität des Gehirns Einfluss nehmen.

Der synaptische Spalt als Ansatzpunkt für die medikamentöse Therapie

Der synaptische Spalt (Grafik 32) stellt einen Zugriffsort für Medikamente (Chemie) im Gehirn dar. Dies nutzt man bei der **Therapie mit Psychopharmaka**. Dabei versucht man mit spezifischen Substanzen, die Aktivität eines spezifischen Transmitters entweder zu **fördern** oder zu **bremsen**. Am wichtigsten für das Funktionieren unseres Gehirns ist der Transmitter **Serotonin** s.u. Serotonin wird zunächst ausgeschüttet und dann wieder in seinen Speicherort, die **Vesikel** (s. Grafik 32) aufgenommen. Es wird also nicht von der Hirnflüssigkeit oder dem Blut weggetragen, sondern konserviert und bei der nächsten Erregung wieder ausgeschüttet. Nur ein kleiner Teil davon wird abgebaut und muss dann neu gebildet werden. Bei der Depression geht, u.a. durch chronischen Stress oder genetisch bedingt, mehr Transmitter verloren, als nachgebildet wird.

Das Prinzip der Rückgewinnung von Transmittern macht man sich bei der psychopharmakologischen Therapie mit den sog. **Serotoninwiederaufnahmehemern** (**SSRI** ist die bekannte Abkürzung des englischen Begriffs: *Selektive Serotonin Reuptake Inhibitor*) zu Nutze. Sie entfalten ihre Wirkung am sog. **Serotonin-Rücktransporter** (auf dem Bild nicht dargestellt), einer molekularen Struktur, die das Serotonin wieder zurück in die Synapse schleust. Die Wiederaufnahme wird dabei kurzzeitig blockiert, so dass das Serotonin länger am Rezeptormolekül der Nachbarzelle einwirken und dem Gehirn so mehr Energie zur Verfügung stellen kann. Der Depressive fühlt sich dann tatkräftiger, weniger müde und schwer.

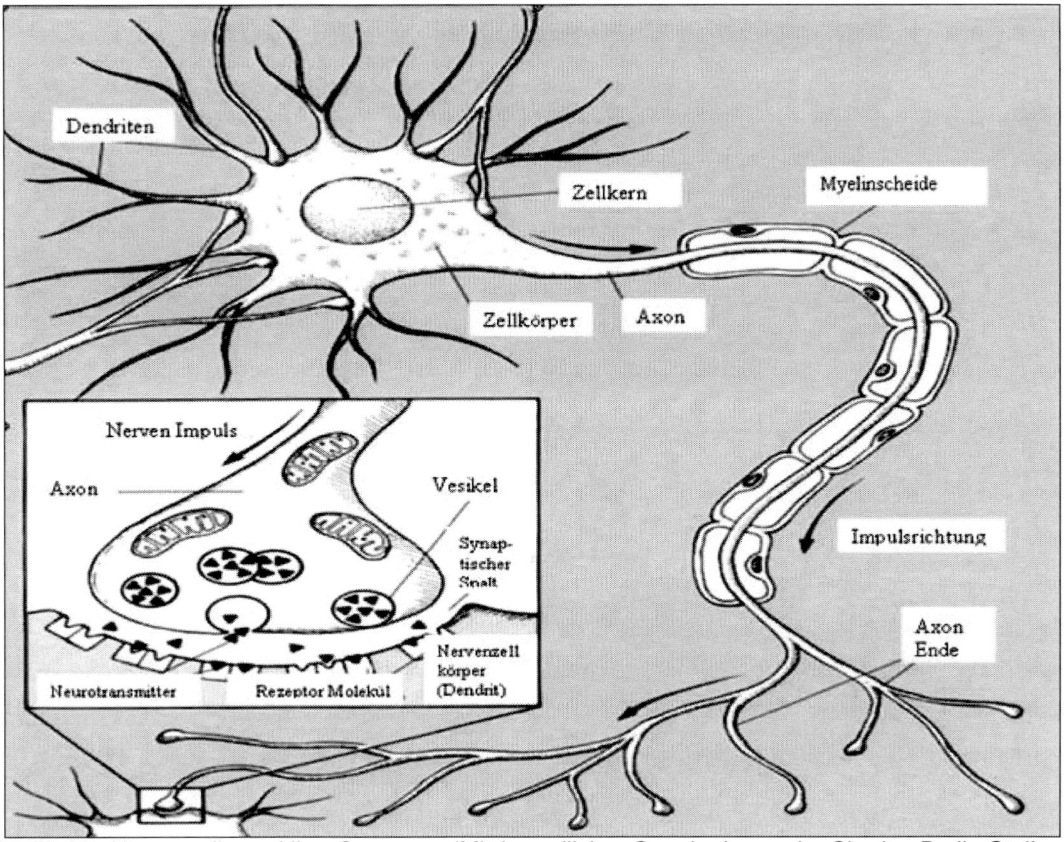

Grafik 32: *Nervenzelle und ihre Synapsen (Mit freundlicher Genehmigung der Charite, Berlin Stoffwechselzentrum)*

Rezeptoren

Jede Zelle hat an ihrer Oberfläche viele kleine ` Schlösser´, sog. **Rezeptoren**, die aus Eiweißmolekülen bestehen. Kommt ein passender `Schlüssel´ in Form eines bestimmten Moleküls (Transmitter) daher, kann dieser andocken. Auf diesem Weg können ganz verschiedene Zellen miteinander kommunizieren und über Botenstoffe gesteuert werden. Jeder Transmitter erkennt seine Zielzelle nach dem Schlüssel-Schlossprinzip anhand des passenden Rezeptors und setzt dann im Zellinnern einen biochemischen Prozess in Gang und veranlasst die Zelle zu einer bestimmten Aktion. Erstaunlich ist auch, dass ein und derselbe Botenstoff durch Bindung an unterschiedliche Rezeptoren in einem Fall erregend und im anderen hemmend wirkt. So kann eine einzelne Zelle, wenn sie z.B. 12 verschiedene Rezeptoren hat, auch durch 12 verschiedene Botenstoffe in ihrer Funktion gesteuert werden. Immer neue Rezeptoren werden auf den Zelloberflächen gefunden, so fand man erst vor kurzem heraus, dass Darmzellen Cannabinoidrezeptoren haben und so durch körpereigenes (sog. Endocannabinoide), genauso wie durch von außen zugeführtes Cannabis stimuliert werden. Phänomene wie Übelkeit und Durchfall lassen sich dann auch durch Substanzeinwirkung direkt am Zielorgan Darm ohne Umweg über das zentrale Nervensystem erklären. Die Wirkung vieler Medikamente setzt direkt an diesen Rezeptoren an.

Bei der **Nervenzelle** ändert sich mit dem `Andocken´ die elektrische Ladungsverteilung, und die Zelle wird "erregt". Ist die Erregung stark genug, setzt die Zelle ihrerseits wieder Botenstoffe frei. Sie leitet die Nachricht damit an andere Zellen weiter, bevor sie sich wieder "beruhigt". Entscheidend dabei ist, an welcher Stelle im Gehirn der Transmitter in welcher Konzentration (hoch oder niedrig) vorliegt. Je nach Lokalisation entfalten sie jeweils eine andere, spezifische Funktion.

Kompliziert ist das Geschehen allerdings dadurch, dass eine Zelle ihre Rezeptoren ständig verändern kann. Sie kann neue Rezeptoren öffnen und andere abschalten. Dies liegt an genetischen Schalt- und Fahrpläne die sich unter Stresseinfluss ändern.

Biochemische Grundlagen, Botenstoffe – Transmitter

Den **Botenstoffen** oder **Signalsubstanzen** (Transmitter) kommt eine besondere Bedeutung bei der Steuerung unseres Körpers zu. Der richtige Cocktail an Transmittern lässt uns *nervenstark, entspannt* und auch *glücklich* sein, was will man mehr. Mehr als 100 niedermolekulare Transmitter sind hierfür zuständig, wenn sie in ausreichendem Maß gebildet werden. Sie setzen ständig irgendwelche Prozesse in unserem Körper in Gang oder hemmen sie. Sie sind entscheidend für die Informationsübertragung im Gehirn und steuern unsere emotionalen und kognitiven Leistungen.

Besonders interessant sind sog. **Neurotransmitter**, sie sind **stoffliche Träger** von Gedanken, Gefühlen und Handlungsbefehlen in uns, regulieren aber auch den Blutzucker, den Blutdruck und die Temperatur. Sie wirken im Unterschied zu den Hormonen auf **kurze Distanz** und stellen die Verbindung zwischen den Nervenzellen her. Ohne sie könnten Nervenzellen nicht miteinander "sprechen". Jeder Transmitter hat eine spezifische Aufgabe. So können sie z.B. das Wachstum einer Nervenzelle beeinflussen oder ihm bei der Anpassung an besondere funktionelle Erfordernisse helfen. Nach der Reizweiterleitung werden die Boten wieder eingesammelt oder abgebaut. Transmitter können aber nur wirken, wenn sie passende Rezeptoren zum Andocken vorfinden. Das ist Zeit und Kontext abhängig. Im einen Fall finden sie eine aufnahmebereite Zelle vor, im anderen Fall nicht und bleiben wirkungslos. Um einen Transmitterwirkung zu erzielen muss man also sehr gut die komplexen molekularbiologischen Umstände kennen.

Neurotransmitter haben auch die Funktion eines **Hirnprozessors** und wirken *aktivierend, motivierend, belohnend und beruhigend.* Teilweise sind sie mit dem **Aufmerksamkeits- und Motivationsaspekt** (Kap.II) verknüpft. Letztlich haben sie die Aufgabe, den Organismus möglichst optimal auf eine Stresssituation einzustellen, genau in der Form, die dem Stressor angepasst ist. Bei zahlreichen **Befindlichkeitsstörungen** wie Erschöpfung, Leistungsschwäche, Schlafstörungen, Schmerzsyndromen, Migräne oder Kopfschmerz, Depression und Essstörungen liegt eine Störung der Neurotransmitter-/Stressachse vor. Bei übermäßiger Ausschüttung oder erhöhter Nahrungszufuhr können sie vielerlei **psychosomatische Reaktionen** hervorrufen bis hin zu Vergiftungserscheinungen (Histaminintoleranz, Chinarestaurant-Syndrom, s.u). Die meisten Transmitter oder ihre Vorstufen lassen sich heute synthetisch im Labor herstellen und können durch Medikamente in ihrer Aktivität verstärkt oder gehemmt werden.

Durch die **kumulativen Stress und Traumatisierung** (s.o.) in der Kindheit werden diese Transmittersysteme in ihrer Ausreifung und Funktionalität beeinträchtigt.

Transmitter, die besonders an der Steuerung der Psyche und der Vermittlung von Stressreaktionen beteiligt sind

Die Transmitter, die unsere **Psyche steuern**, sind eingebettet in integrierende Netzwerke, die die verschiedenen Hirnteile miteinander verknüpfen und diese wie ein Wurzelgeflecht durchziehen. Diese werden daher als **neuromodulatorische Systeme** bezeichnet. Besonders maßgeblich für die Steuerung unserer Psyche und das psychosomatische

Verständnis sind vier **übergeordnete Transmittersysteme,** ca. 200000 Neurone. Sie sind nach ihren produzierten Transmittern benannt: das **Serotonin**, **Acetylcholin-, Noradrenalin-**(s.u.) und **Dopaminsystem.** Alle 4 Transmitter werden rhythmisch in Teilbereichen des Gehirns von Nervenzellen ausgeschüttet, im Falle des Serotonins 3-5 x/sec., und führen dort zu einer spezifischen Erregung oder Aktivierung.

Tab 7:** **Übersicht über Transmitter und Hormone, die für die Psyche und Stressbewältigung wichtig sind
Die vier übergeordneten, zentralen Transmitter (Psychoprozessoren)
Serotonin
Acetylcholin
Noradrenalin
Dopamin
Transmitter und Hormone, mit besonderer, Stress-regulativer Funktion
CRH = Corticotropin-releasing Hormon
Cortisol, Cortison
Glutamat
Thyroidea stimulierendes Hormon (TSH)
Schilddrüsenhormone, Thyroxin (T4) und Trijodthyronin (T3)
Antistresshormone
GABA: (Gammaminobuttersäure)
Oxytocin
Vasopressin, ADH = Adiuretin
Prolaktin
Melatonin
ACTH
Wachstumshormon
Geschlechtshormone mit Wirkung auf die Psyche
DHEA
Testosteron = Männliches Sexualhormon
Östrogen = Weibliches Sexualhormon
Transmitter, die besonders positive Gefühlszustände erzeugen
Endorphine
Endocannabinoide
Transmitter mit wichtiger immunolog. und Schmerz-regulatorischer Funktion
Histamin
Substanz P
Transmitter des Immunsystems mit Wirkung auf das Nervensystem und Organsysteme (Entzündungszytokine)
Interleukin
Interferon
TNF-Alpha
Hypothalamische Neurotransmitter mit Wirkung auf den Verdauungstrakt
Orexin/Hypocretin
Neuropeptid Y (NPY)
Melanozyten stimulierende Hormon (alpha MSH)
Transmitter des Verdauungstrakts mit Wirkung auf das NS und Organsysteme
Leptin
Ghrelin
Somatostatin
Cholezystokinin (CCK)
Insulin
Gastrin

Die Einteilung der Transmitter erfolgt entweder nach **Herstellungsort**, **Stoffklasse** (Molekülstruktur) oder **Funktion**. Alle Transmitter arbeiten eng zusammen. Die Transmittergruppe der **Neurotransmitter** (z.B. GABA und Glutamat) wird in den Nervenzellen, die Transmittergruppe der **Hormone** (z.B. CRH, Cortisol, DHEA, Adrenalin) wird in den drüsigen Organen (z.B. in Hypophyse und Nebenniere) gebildet. Bei der Einteilung nach der Funktion unterscheidet man z.B. die **Stresshormone** und die **Antistresshormone**. Meine Einteilung bezieht sich auf die Funktion, den Stellenwert für die psychische Aktivität und Stressregulation.

Die vier übergeordneten, zentralen Transmitter (Psychoprozessoren)

Kurzübersicht über die vier wichtigsten, an Stressreaktionen beteiligten, Transmitter

- **Noradrenalin** *bewirkt als* ***wichtigstes Stresshormon*** *eine unspezifische Aktivierung, Erregung und* ***Aufmerksamkeitserhöhung****. Es wird ausgeschüttet, wenn es was Neues gibt. Es ist zuständig für die Vorbereitung des* ***Kampf-Flucht*** *Verhaltensmusters und bewirkt die Bildung des* ***Traumagedächtnisses***
- **Serotonin** ist zuständig für **Stimmungsaufhellung**, *Antrieb, Ausgeglichenheit, als Gegenspieler von NA; es ist an der Libido, der Schmerzlinderung und dem Einschlafen beteiligt. Bei psychischen Störungen ist es oft vermindert*
- **Dopamin** *ist das Molekül der* ***Motivation****, des* ***Verlangens*** *und* ***Antriebs****. Es verschafft einem* ***Glücksgefühle*** *und* ***regt*** *die* ***Phantasie an***
- **Acetylcholin** *ist für* ***Antrieb, Inspiration, Aufmerksamkeitsvermögen*** *und Kurzzeitgedächtnis zuständig.*

Noradrenalin (NA) ist unser **wichtigstes Stresshormon**. Bei starkem Stress werden hohe Dosen von Noradrenalin und Adrenalin ausgeschüttet, die uns blitzschnell besonders reaktionsbereit und aufmerksam machen. NA ist der stärkste **Aktivator** den wir haben und der Haupttransmitter unseres **Stressbewältigungs**- und **Alarmsystems**. Es bewirkt eine **Erregung** und **Aufmerksamkeitserhöhung**. Zudem wird NA ausgeschüttet, wenn es was **Neues** gibt und hat großen Anteil an rauschhafter Euphorie und dem Verliebtsein. Es bewirkt eine rasche Bereitstellung verfügbarer Energiereserven (Glucose) und eine Sauerstoffumverteilung. Es bereitet ein grundlegendes Kampf-Flucht-Verhaltensmuster vor, vertreibt Hungergefühl und Müdigkeit, mobilisiert das **periphere, sympathische NS** (s.u.). **Störungen** im NA-Haushalt führen zur Entstehung verschiedenster psychosomatischer Störungen, z.B. der sog. **posttraumatischen Belastungsstörung** (PTBS, s.u.). In seinen Wirkungen ähnelt das NA dem des Dopamins. Neueste Erkenntnisse[26] ergaben, dass das Noradrenalin die Ursache dafür ist, dass mit Emotionen verbundene Ereignisse leichter im Gedächtnis bleiben. Dies erklärt auch den Befund, dass starke Emotionen im Kontext mit Traumaerinnerungen zur Bildung des Traumagedächtnisses führen. Bei stärkster Erregung können wir durch NA in **Panik** geraten. Dann wird der präfrontale Cortex lahm gelegt, damit wir nicht unnötig ins Grübeln kommen, was uns allerdings dann \`kopflos´ reagieren lässt.

Serotonin ist der **wichtigste Stimmungsaufheller**. Es ist der wohl **vielfältigste Transmitter** im Gehirn und v.a. im Frontalhirnbereich für die **Gemütsaufhellung**, für innere **Ausgeglichenheit, Beruhigung, Heiterkeit, Gelassenheit** und **Glückseligkeit,** nach dem Motto: *„Es ist alles gut so, reg dich nicht auf, beruhige dich wieder“.* Daneben ist es an der Libido, der Schmerzlinderung und auch dem Einschlafen beteiligt. In seiner Funktion ist es der Gegenspieler zum noradrenergen System (s.o.). Das gut ausbalancierte Serotoninsystem scheint eine entscheidende Voraussetzung für eine flexible Realitätsorientierung und unsere psychische Gesundheit zu sein. Auch sonst im Körper hat es vielfältige Funktionen auf Herz-Kreislauf und Magen-Darm. Es regt z.B. die Darmperistaltik an und spielt eine Rolle bei der Reizdarmproblematik.

---

[26] *(Zeitschrift Cell, Issue 131,2007, S.160)*

Ein Serotoninmangel hat weniger genetische als vielmehr soziale Ursachen. Soziale Isolierung in frühen Entwicklungsstadien senkt den Serotoninspiegel dauerhaft (s.o. Kap. II). Dies hat gravierende psychische Folgen, betroffene Affen reagieren mit ängstlich-anklammernden und aggressivem Verhalten. Er erhöht die Schreckreaktionen, verstärkt die Schmerzempfindlichkeit, Hypersensitivität und führt zur Übererregung auf harmlose Reize. Er geht einher mit psychischer Erkrankung, v.a. mit Depression, aber auch mit Zwang, u.a.m. Bei anhaltendem Stress sinkt die Serotoninkonzentration, was zu Problemen bei der Informationsverarbeitung und beim Verhalten führt, wie gestörte Impulskontrolle, aggressive Durchbrüche und die ständige Beschäftigung mit Trauma-Erinnerungen.

Auch die Serotoninerhöhung geht mit zahlreichen Verhaltensauffälligkeiten einher, z.B. einer manischen Überaktivität und vermehrter Esslust auf Kohlenhydrate. Es hemmt die sexuelle Erregung, eine wichtige Nebenwirkung der Antidepressiva. Es kann ein wichtiges therapeutisches Ziel sein die Serotoninkonzentration im Gehirn zu erhöhen, v.a. bei Depressionen. Dies geht leider nicht auf direktem Weg über die Nahrung. Es bleibt nur die Möglichkeit, die körpereigene Bildung von Serotonin und die Erhöhung der Verfügbarkeit des im Gehirn vorhandenen Serotonins anzuregen. Dies erfolgt durch Antidepressiva, Ausdauertraining, Lichttherapie und Vermeidung von Störungen der inneren Uhr.

Dopamin (D) ist der Haupttransmitter unseres Belohnungssystems, auf neudeutsch `Rewardsystem´, unser stärkster Motivator. Es ist das Molekül des Verlangens, ohne D tun wir nichts. Es lässt uns v.a. die Dinge tun, die uns Glücksgefühle verschaffen. Über das mesolimbische System, ein Netzwerk, das das Gehirn durchzieht, bis hin zu den Hirnrindengebieten. Es regt die Neugier und Phantasie an, so dass wir immer wieder Neues lernen wollen. Es vermittelt den Antrieb nach dem Motto: *Tu das, was du tun willst.* Außerdem wird es für die Informationsübertragung vom Kurzzeit- in das Langzeitgedächtnis benötigt. Es wird dann ausgeschüttet, wenn das Gehirn eine Belohnung erwartet. Die Belohnung selber erfolgt dann durch die endogenen Opiate. Reagiert dieses System zu schwach (Belohnungsdefizit-Syndrom) oder möchte man sich einen Kick oder Rauschzustand besorgen, ist dieses System auch der Ansatzpunkt für die diversen Drogen, wie Amphetamine, die z.B. dann eingesetzt werden, um sich leistungsfähig und wach zu halten. Störungen in diesem System führen u.a. zur Hyperaktivität (dem ADHS-Syndrom), dem Restless Leg-Syndrom und der Parkinsonschen Erkrankung. Es beflügelt die Suche nach Sexualpartnern und Nahrung und ist wohl ein Gegenspieler zum Prolaktin.

Acetylcholin (ACH) ist ein wichtiger Aktivator und Inspirator des Gehirns. Beim Kreuzworträtseln, Schachspielen und Sudoku wird viel ACH freigesetzt. Ein intaktes cholinerges System, bei dem die Nervenfasern ACH freisetzen, ist die Voraussetzung dafür, dass Aufmerksamkeitsvermögen und das Kurzzeitgedächtnis funktionieren. Störungen in diesem System führen v.a. zu Konzentrations-, Aufmerksamkeits-, Gedächtnisstörungen. Darüber hinaus steigert ACH die Funktion vieler Organe und begünstigt z.B. asthmatische Anfälle beim Asthmatiker, da es die kleinen Atemwege (Bronchiolen) engstellt.

Transmitter und Hormone mit besonderer stressregulativer Funktion

CRH, (Corticotropin-releasing hormone oder CRF, Faktor). Das CRH ist ein Schlüsselhormon und Dirigent der Stressreaktionen. Über es wird der existentielle Kampf-Fluchtmechanismus eingeleitet und völlig unterschiedliche Anpassungs- und Regulationsmechanismen ermöglicht, abhängig von den verschiedensten Stressoren. Zudem ist es zuständig für die Vernetzung des Nerven- und des Hormonsystems. Dadurch ist es in der Lage eine Vielzahl von Verhaltensweisen zu erzeugen, die den Organismus vor Gefahren schützen sollen, z.B. auch für Angst und Depressivität. Die Regulation erfolgt über die Hypothalamus-Hypophysen-Nebennierenrinden-Achse (HPA-Achse, s.o. Bei Stress aktiviert es zunächst den Sympathikus und die Kraft des Herzmuskels, es wirkt aber auch direkt an den Organen. Die psychische Wirkung einer CRH-Erhöhung besteht in der

Auslösung von Gefühlen, wie Angst oder Depression. CRH bremst direkt die schmerzhemmenden **serotonergen Bahnen und** erhöht so die Schmerzsensibilität (das nozizeptive Schmerzempfinden) in der Peripherie.

Cortisol (C), hat seine Hauptfunktion als **Stressbremse**, es ist der **Gegenspieler** zum CRH. Nach ca. 30 min wird eine Stressreaktion durch Cortisol wieder heruntergefahren. Es ist der potenteste **Hemmstoff** für die Körperzellen. Die Stressanfälligkeit erklärt sich dadurch, dass C als Stressbremse nicht mehr funktioniert und die Nerven sozusagen dauernd blank liegen. Bei etlichen Störungen, die in der Psychosomatik behandelt werden, findet sich ein erniedrigter Cortisolspiegel. Viele Studien zeigen, dass chronisch gestresste Menschen (Burnout-Betroffene) niedrige Cortisolspiegel haben. C macht Menschen Schmerz-unempfindlich. Daneben ist C. das Hormon der schnellen **Energiebereitstellung** und **Entzündungshemmung**.

Sowohl ein **Cortisolmangel** wie auch ein **Cortisolüberschuss** kann Depressionen auslösen und andere psychische Symptome hervorrufen (s.u.). Beim Mangel finden sich typischerweise eine erhöhte Stress + Schmerzanfälligkeit, Müdigkeit oder Erschöpfung. Die Müdigkeit und Erschöpfung sind direkte Stressfolgen und entstehen dadurch, dass das Immunsystem unter Cortisoleinfluss verstärkt Stoffe wie Interleukin 1+6 bildet. Zudem ist v.a. Gedächtnis, Schlaf und Libido gestört. C ist auch ein Indikator für Beziehungsstress. Beim Überschuss kann es zu Halluzinationen kommen. Untersuchungen ergaben, dass bei Frauen mit hohem Cortisolspiegel die Scheidungsrate 3x höher als in der Gruppe ohne C-Erhöhung war.

Aufgrund seiner Funktion als Stressbremse reguliert C v.a. auch das Immunsystem herunter und wird daher als **Medikament** (Cortison) segensreich eingesetzt. Es hat vielfältigste Wirkungen, fast jede Körperzelle hat einen Cortisolrezeptor und reagiert auf C Eine Auflistung aller Cortisolwirkungen ist hier unmöglich. Wegen seiner starken Nebenwirkungen ist der medikamentöse Einsatz allerdings nur begrenzt möglich.

Glutamat (G) ist der am stärksten **erregende Botenstoff** und der **universalste Transmitter** im Gehirn und wird bei Angst und Schreck u.a. durch die Amygdala ausgeschüttet. Es ist für das Lernen (**Lerntransmitter**) und **Abspeichern aversiver stressrelevanter Ereignisse** und die **Gedächtnisbildung** über NMDA-Rezeptoren zuständig. Daneben ist es an einer Vielzahl von Stress- und Schmerzreaktionen beteiligt, u.a. ist es auch am Hinterhorn des Rückenmarks der wichtigste präsynaptische Schmerzverstärker, zusammen mit Substanz P.

Exkurs: *Glutamat als Geschmacksverstärker – Chinarestaurant-Syndrom*

*Glutamat (G) wird als biologischer **Geschmacksverstärker** der künstlich hergestellten Nahrung, (z.B. Fastfood) beigesetzt. Es erregt die Geschmacksknospen, die dann das Gehirn dazu veranlassen, mehr zu essen. So werden wir `süchtig´ nach Kartoffelchips. 1,5 Tonnen werden alljährlich davon weltweit abgesetzt. G ist aber in hoher Dosis ein Nervengift und steht im Verdacht, zumindest einen Teil der funktionellen Magen-Darmstörungen mit zu verursachen, bzw. die Sympptomatik eines **Reizdarms** (s.u.) zu verstärken. Aber auch bei anderen Erkrankungen, z.B. Alzheimer, Parkinson und der multiplen Sklerose soll es eine unheilvolle Rolle spielen.*

*Das vom G. ausgelöste sog. „**Chinarestaurant-Syndrom**“ ist hierfür ein deutlicher Beleg. Es geht einher mit Schwäche, Kribbeln und Engegefühl im Hals, Schweißausbruch, Nackensteife, Kopfschmerz, Übelkeit bis zum Durchfall. Es entsteht bei G-empfindlichen Personen, während nach einem Essen in fernöstlichen Restaurants, da den Speisen dort regelmäßig G zugesetzt wird. Empfindliche Personen sollten auf eine G arme Kost achten.*

TSH (Thyreoidea= Schilddrüse stimulierendes Hormon) ist ein Hypophysenhormon welches bei **Stress** ausgeschüttet wird. Es regt die Schilddrüse zur Thyroxinausschüttung an (s.u.). Weitere Funktionen werden vermutet, sind aber noch nicht bekannt.

Thyroxin, auch T4 genannt ist zusammen mit seinem Schwesterhormon T3 ein Schilddrüsenhormon welches bei **Stress** ausgeschüttet wird, um die vielen **Körperzellen** so zu aktivieren, dass sie mit dem Stress besser fertig werden. Beides sind also Stressregulierende Hormone. Bei Erhöhung von T4/T3 kommt es zur **Schilddrüsen** (SD)-**Überfunktion** und bei Erniedrigung zur SD-**Unterfunktion** (s.u.).

Geschlechtshormone mit Wirkung auf die Psyche

DHEA (Dehydroepiandrosteron) ist die Hauptvorstufe für die Geschlechtshormone mit vielfältiger Wirkung. Es greift in den **Fettstoffwechsel** ein, wirkt Entzündungen entgegen und fördert den **Muskelaufbau**. Auf das Immunsystem wirkt es aktivierend. Diese Substanz wird durch Stimulation von ACTH (Adrenocorticotropes Hormon, Gegenspieler zum Cortisol) zum größten Teil in der Nebennierenrinde gebildet, und hat auch direkte Einwirkung auf die Abläufe im zentralen Nervensystem. So kann DHEA wahrscheinlich an Bindungsstellen koppeln, die eigentlich für Neurotransmitter vorgesehen sind (am NMDA- und GABA-Rezeptor) und auch die Konzentration dieser Botenstoffe verändern.Eine antidepressive Wirkung erklärt man sich mit der Erhöhung des Serotonin-Gehaltes in spezifischen Hirnregionen. DHEA wirkt motivierend und steigert die Wahrnehmungsfähigkeit. All das hat dazu geführt, dass DHEA auch als Medikament bei gesunden Menschen mit allen möglichen Befindlichkeitsstörungen eingesetzt wird. In den USA ist DHEA als Nahrungsergänzungsmittel eingestuft und frei verkäuflich. Nahrungsergänzungsmittelhersteller preisen DHEA unter anderem als lebensverlängernd, als Anti-Aging-Medikament und Jungbrunnen an. Begründet wird dies damit, dass DHEA den Energieverbrauch der Zellen senke und so deren Lebensdauer erhöhe. In Deutschland ist der Einsatz zu diesem Zweck nicht zugelassen, aus Mangel an wissenschaftlichen Belegen und dem vorhandenen Gesundheitsrisiko. Allerdings kann man es sich über die internationale Apotheke besorgen. Vom regelmäßigen Gebrauch ist aber abzuraten, es sei denn, es liegt eine definierte Hormonmangelstörung vor, die den Einsatz als Hormonersatztherapie rechtfertigt.

Testosteron wird im Hoden und weiteren Organen gebildet, auch bei der Frau. Es ist zunächst für die **Bildung der Spermien** nötig und daneben für das **Wachstum der Muskulatur** und des **Haares** zuständig. Psychisch regt es die **Libido** an und steigert aggressive Tendenzen. Unter psychischer Belastung wird es vermindert ausgeschüttet und bedingt sexuelle Probleme und Unfruchtbarkeit.

In Kindheit und Pubertät steuert es die **psychische** und **körperliche Entwicklung** des Mannes, es macht also den Mann zum Mann. Der Testosteronspiegel steigt durch regelmäßige Orgasmen. Ergebnisse einer italienischen Forschergruppe ergaben, dass das **Schmerzempfinden** von den Geschlechtshormonen beeinflusst wird: Testosteron dämpft und Östrogen steigert das Schmerzempfinden. Die Gründe hierfür sind noch nicht genau bekannt. Man vermutet, dass Testosteron die Schmerzweiterleitung im zentralen Nervensystem hemmt und Östrogen das efferente Schmerzkontrollsystem blockiert. Im Gegensatz zum Oxytocin regt es eher die beziehungslose Leidenschaft und Aggressivität an, anstatt das Verlangen nach Nähe, was auch zum Teil die Unterschiede in der männlichen und weiblichen Sexualität erklären kann.

Östrogen (Ö) ist für das **sexuelle Erleben**, den **Zyklus** und die **Fruchtbarkeit** der Frau zuständig. Ö ist der Oberbegriff für die wichtigsten weiblichen Geschlechtshormone, wie Estradiol, Estron und Estriol. Insgesamt bezeichnet man mit Östrogenen eine Gruppe von 30 verschiedenen, aber verwandten Hormone, die im Eierstock gebildet werden. Daneben ist es für die **Psyche** wichtig, weil es die **Stimmungen** beeinflusst, vieles wird intensiver und stärker erlebt. Der Nachteil für Frauen ist, dass dadurch auch das **Schmerzempfinden** verstärkt wird (s.o.). Das weibliche sexuelle Verlangen ist maßgeblich vom Verhältnis von Ö zum Testosteron abhängig. In der Kindheit steuert es zunächst die **körperliche Entwicklung** der Frau, es macht die Frau zur Frau mit Bildung der weiblichen

Geschlechtsmerkmale. Ö wird auch als **Schönheitshormon** bezeichnet, weil es Frauen attraktiver macht. Es soll zu breiteren Hüften, größeren Brüsten und angeblich auch zu größeren Augen und dickeren Lippen führen, während Nase und Kinn weniger groß werden. Insgesamt wird das Wachstum der Gesichtsknochen gehemmt. Männer mit zuviel Ö im Blut verlieren die sexuelle Lust.

Transmitter mit Antistress- und Belohnungsfunktion – Neuronale Bremse

Bestimmte Botenstoffe im Gehirn sind aus psychosomatischer Sicht interessant, weil sie den Stress im Gehirn bekämpfen, sie säubern quasi als Gegenspieler das Gehirn von den Stresshormonen. Daher können sie zur Stressreduktion empfohlen werden, und es lassen sich von ihnen künftig neue Therapieansätze ableiten. Die Transmitter, die mit dem **Belohnungssystem** gekoppelt sind, v.a. Endorphine, Endocannabinoide, Dopamin (s.o.) und teilweise DHEA, bewirken **Glücksgefühle** und stärken die Gesundheit. Sie beugen Herzattacken vor, verbrauchen Kalorien, helfen gegen chronischen Schmerz und Rückenschmerz, wirken antidepressiv und Angst mildernd und stärken unser Immunsystem. Sie werden bei körperlicher Verausgabung, z.B. beim Marathonlauf freigesetzt, aber auch beim Lachen, bei Erfolgserlebnissen und bei der positiv erlebten Sexualität, ausgeschüttet. Beim **Gefühl der Verliebtheit** kommt es zu weiteren Transmitteränderungen, wie der Testosteronerhöhung bei der Frau, Testosteronerniedrigung beim Mann, Erhöhung von Dopamin, Noradrenalin, Cortisol und Endorphin bei beiden Geschlechtern.

<u>GABA:</u> (Gammaaminobuttersäure) ist der wichtigste **hemmende Transmitter** im Nervensystem. Die Funktion von GABA besteht in einer Kontrolle und Dämpfung der an den Stressreaktionen beteiligten Hirnstrukturen. Die GABA-Rezeptoren sind die Ansatzorte für einige der wichtigsten Angst lösenden Medikamente, wie den Benzodiazepinen (Valium) und Chlordiazepoxid (Librium).

<u>Prolaktin</u> (P) wird in der Hypophyse gebildet und baut als **Antistresshormon** körperliche und geistige Anspannungen ab. Es sorgt bei Frauen, die entbunden haben,für den **Milchfluss** (s.u.) und unterdrückt während der Stillzeit das Wiedereinsetzen des weiblichen Zyklusses und den Eisprung. So verhindert es eine erneute Schwangerschaft. Es löst das **Brutpflegeverhalten** aus, auch beim Mann, allerdings deutlich weniger als bei der Frau. In der Schwangerschaft, nach Manipulationen der Brust, nach eiweißreicher Nahrung, nach hohem Bierkonsum und nach dem Orgasmus (etwa bis zum achtfachen) wird P ausgeschüttet. Auch in psychischen Stresssituationen kommt es zu leichter Erhöhung des Prolaktinspiegels. Der Prolaktinspiegel lässt sich mit einer Blutuntersuchung messen. Als Stressfolge werden meist leicht erhöhte Werte, etwa zwischen 25 und 40 µg/l, beobachtet P bewirkt eine Hemmung des aktivierenden Dopamins (s.o.) und greift hemmend in die männliche und weibliche Sexualität und Fruchtbarkeit ein. Beim Mann bewirkt es über die Dopaminhemmung die Erschlaffungsphase nach dem Samenerguss. Daneben beeinflusst es den Wasserhaushalt und die Pigmentbildung.

<u>Oxytocin</u> (O) ist wesentlich für das **Sozialverhalten**, Bindung, Liebe, Vertrauen und Verbundenheit zuständig. Es ist das Hormon, welches die **soziale Interaktionsfähigkeit** ausmacht. Abhängig vom Spiegel bindet es Partner aneinander, verstärkt **soziale Bindungen** und bewirkt, dass sich die Partner ganz bewusst aufeinander einstellen (Synchronisation). Es wird beim Kuscheln, Streicheln, beim Orgasmus und beim **Stillen** ausgeschüttet. Wegen all dieser Wirkungen wird es als **Treuehormon**, Kuschelhormon, **Bindungshormon** und als Synchronisationshormon bezeichnet. Beim Mann steigt das Hormon von der Erektion bis zur Ejakulation um das Dreifache an.Ein vorhandenes **sexuelles Begehren** wird durch O gesteigert,bis hin zu einer euphorisierenden Wirkung.In Kombination mit dem Östrogen in der Pille vermehrt es bei der Frau die sexuelle Lust, daher wird diskutiert, ob sich das Hormon auch als Liebespille verwenden lässt. Es bewirkt die

Kontraktion der **glatten Muskulatur**, und lässt bei der Frau die Gebärmutter und beim Mann den Samenleiter zusammenziehen. Paare, die mehrmals täglich Körperkontakt (u.a. auch Handhalten) haben, haben höhere Oxytocinspiegel als Paare mit wenig Körperkontakt. Auch eine Massage, die am besten vom Partner durchgeführt werden sollte, erhöht den Oxytocinspiegel, übrigens auch bei der massierenden Person. Es verstärkt spezifisch die Blickausrichtung in die Augenregion der Menschen. Alles was uns verbunden fühlen lässt, selbst ein Telefonat oder eine E-Mail aktiviert unser Oxytocinsystem.

O ist auch das wichtigste **Antistresshormon.** Es hebt die Stimmung, bewirkt positive Gefühle und vermindert den Stresshormonspiegel. Es vermindert die Amygdalareaktion auf besonders aversive soziale Reize. Es senkt die **Schmerzempfindlichkeit**, den Blutdruck und stärkt das Immunsystems. In Bezug auf seine Funktion als Stressbremse gibt es einen interessanten Befund von *Meinlschmidt/ Heim*[27]. Sie fanden eine verminderte Antwort der HPA-Achse (s.o.) auf Oxytocingabe nach einer frühen Trennung von einem Elternteil. Das bedeutet, dass diese Männer eine höhere Stressempfindlichkeit haben und sich unter Stress schlechter herunterregulieren können, weil ihr Stresssystem gegen die Oxytocin-Stressbremse unempfindlich geworden ist (sog. `pharmakologische Narbe´). O arbeitet eng mit dem Transmitter Vasopressin und dem Dopaminsystem zusammen. Der therapeutische Einsatz von O steckt noch in den Anfängen, wenn, dann wird es als Spray verabreicht. Es ist aktuell der Renner unter den Transmitter-Forschern, da es uns Menschen glücklich machen, Ängste abbauen und unser Vertrauen stärken kann. Daher hat es die Potenz bei vielen psychischen Erkrankungen künftig Anwendung zu finden. Es ist auch ein Gegenspieler zum Noradrenalin, da es dessen Überkonsolidierung von Traumaerinnerungen, abschwächt.

<u>Vasopressin</u> (= <u>Adiuretin</u> oder <u>ADH)</u> ist neben dem Oxytocin wohl das zweitwichtigste **Hormon für das soziale Bindungssystem**. Es wird ebenso als **Treuehormon** bezeichnet und meist zusammen mit O ausgeschüttet. Es verstärkt die Bindung zwischen zwei Menschen (s.u.) und löst freundschaftliche Gefühle aus. Zudem begünstig es die Bildung von Langzeitgedächtnis. Vasopressin kann aber auch Gefühle von Angst, Stress und Aggression verstärken, so soll es z.B. die Aggression von Männern auf andere Männer erhöhen.

Den Namen verdankt das Vasopressin seiner Wasser- und Salzhaushalt regulierenden Funktion, die als erstes entdeckt wurde. Es hält das Wasser im Körper zurück, bewirkt eine Gefäßverengung, eine Erhöhung des Blutvolumens, des Blutdrucks und des Cortisolspiegel und wird daher auch als **Durshormon** bezeichnet. In dieser Funktion ist es ein **Unterstützer** der Substanzen Adrenalin und CRH.

<u>ACTH</u> (Adrenocorticotropes Hormon) ist ein Hypophysenhormon, es wird immer dann gebildet, wenn die **HPA-Achse** (s.u.) zu heftig erregt wird oder längere Zeit aktiv bleibt. Seine Hauptfunktion ist die Nebennierenrinde anzuregen, um bei Stress **Cortisol** (s.o.) und weitere Hormone **auszuschütten**, und eine laufende **Stressreaktion einzubremsen**. Es lässt uns morgens erwachen und sorgt dafür, dass man sich am Morgen fit und stark fühlt. ACTH wird zusammen mit **Endorphin** (s.u.) gebildet, da beide aus einem größeren Vorläufermolekül entstehen, das in zwei Teile gespalten wird.

<u>Wachstumshormon</u> (WH = Somatotropin). Dieses Hypophysenhormon ist in hohem Maße für **Gesundheit** und das **Wohlbefinden** zuständig. Es sorgt für die **Regeneration**, die Heilung der Zellen, die Knochenfestigkeit, Gehirnfunktion (Lernfähigkeit, Gedächtnis und Intelligenz) und Enzymproduktion, die Gesundheit von Haut und Haaren sowie die Stärkung des Immunsystems. Es hat vielfältige **physische** und **psychische Funktionen**. Sei-

[27] *Meinlschmidt/ Heim, Empfindlichkeit für intranasales Oxytocin bei erwachsenen Männern nach früher Trennung von einem Elternteil. Biol. Psychiatry 2007; 61: 1109-1111*

nen Namen verdankt es seiner zuerst entdeckten Funktion für das Körperwachstum. Vor allem nachts bringt es die Fettzellen dazu, sog. Triglyceride auszuschütten. Diese werden dann in den Körperzellen zu Energie verbrannt, die für die Verjüngung und Reparatur des Gewebes nötig ist. Man kann das WH daher auch als das **Schlank- und Jungmacherhormon** bezeichnen. Ihm verdanken wir, dass wir uns morgens jünger und erholter fühlen und die Gesichtshaut glatter ist. Ab zwanzig nimmt die Wachstumshormonproduktion immer mehr ab, durchschnittlich um 14% innerhalb von zehn Jahren. Mit sechzig ist es nicht ungewöhnlich, dass ein 75-prozentiger Verlust oder mehr gemessen wird. Das Altern korreliert direkt mit der verminderten Ausschüttung des Wachstumshormons, daher wird es gerne als **Doping** oder **Anti-Aging Substanz** verwendet.

<u>Melatonin</u> (M). Die Hauptfunktion, des in der Zirbeldrüse gebildeten M.´s, besteht in der **Aktivitätsminderung** und im **Energiesparen**, es ist ein **Regenerationshormon**. Dies ist v.a. im Winter der Fall, wenn das Nahrungsangebot vermindert ist. Die Ausschüttung von M ist eng an den Sehnerv gekoppelt und erfolgt mit der Abnahme des Tageslichts. Gegen 2 Uhr liegt es in 4-6 -fach höherer Konzentration vor als tagsüber. Eine biologische bedingte Form der Depression hängt mit den Transmittern **Melatonin** und **Serotonin** zusammen. Durch Licht wird der Umbau von Serotonin zu M gehemmt. So wird in den dunklen Wintermonaten vermehrt Melatonin und in den Sommermonaten vermehrt Serotonin gebildet. Diese Tatsache bedingt bei etlichen Menschen in den Wintermonaten eine Depression.

Daneben wird M als "**Schlafhormon**" bezeichnet, da es den Tag-Nacht-Rhythmus des Körpers reguliert und **schläfrig** macht. Niedrig dosierte Melatoninpillen verhelfen oft zum ersehnten Schlaf. Der Vorteil gegenüber anderen Schlafmitteln ist, dass es keinen Kater am folgenden Morgen gibt. Auch blinde Menschen mit gestörtem Tag-Nacht-Rhythmus profitierten von M da sie nicht mehr mitten in der Nacht putzmunter werden. Der Jetlag kann durch M behoben werden, da die innere Uhr synchronisiert wird.

Den Namen verdankt die Substanz der zuerst entdeckten Eigenschaft, dass Frösche mit Hilfe von M ihre Hautfarbe verändern konnten. Die Farbzellen in der Haut heißen **Melanozyten** (s.u.). **Tonin** bedeutet soviel wie zusammenziehen, denn der Farbumschlag kommt durch das Zusammenziehen der Pigmentzellen zustande. Es gibt einen Konsumentenkreis, der M zur Regeneration und Stimmungsaufhellung einsetzt. Vor einer unkritischen, medizinisch nicht kontrollierten Einnahme muss aber dringend gewarnt werden, da von so einem potenten Hirntransmitter erhebliche Gefahren ausgehen können, die noch nicht alle bekannt sind. Zudem wurde M längere Zeit als Wundermittel angepriesen und konsumiert, da es antioxidativ wirkt, d.h. aggressive freie Radikale abfangen kann. Daraus darf jedoch nicht automatisch geschlossen werden, dass es vor Herzinfarkt, Krebs und Alterungsprozessen schützt, eben den Leiden, die auf Stress und das Vorliegen freier Radikale zurückgeführt werden. Hierzu gibt es keine brauchbaren Studien.

Transmitter, die besonders positive Gefühlszustände erzeugen und gegen Stress und Schmerz wirken

Das Gefühl von **Rausch, Lust, Glück, Euphorie** geht mit vielfältigen Transmitterveränderungen einher, neben Veränderungen im Serotonin- und Dopaminspiegel finden sich hier insbesondere hohe Spiegel **körpereigener Opiate** (Endorphine) und der Endocannabinoide. Diese Substanzen unterdrücken auch das Schmerzempfinden.

<u>Endorphin (E)</u>, ein Molekül E wird immer dann gebildet, wenn auch das Stresshormon ACTH gebildet wird. E ist zunächst für **Beruhigung** und **Entspannung** zuständig und wird bei Stress produziert. Der Körper hat also sein eigenes Beruhigungsmittel (Morphin). Es unterdrückt das Schmerzempfinden (Analgesie) und wird daher als **Antischmerzhormon** bezeichnet, zudem unterdrückt es den Hunger. E hat euphorisierende Wirkung und ist der Grund, warum manche schwer verletzten Menschen in Notfallsituationen zunächst

keine Schmerzen verspüren. Es steht in Verbindung mit der Produktion von Sexualhormonen und wirkt euphorisierend. Aber auch sozialer Kontakt, Küssen und interessanterweise auch der Konsum bestimmter Gewürze, wie Chili (Inhaltsstoff Capsicain), setzt E frei, was ihm den leicht irreführenden Namen **Glückshormon** eingebracht hat. Soziale Isolation führt zu einem reduzierten Endorphinspiegel. Bestimmte körperliche Anstrengungen (z.B. der Langstreckenlauf, sog. Runner's High) gehen wohl mit einer Ausschüttung von Endorphinen einher. In der Schmerztherapie wird das **Morphin**, welches zur Substanzgruppe der **Opiate** gehört, segensreich eingesetzt.

Endocannabinoide (EC) sind eine Gruppe körpereigener Verwandter von Haschisch/ Marihuana (=Cannabis oder chemisch Tetrohydrocannabinol= THC). Sie werden bei **Glücksgefühlen**, einem großen Erfolg oder sportlicher Anstrengung ausgeschüttet. Unser Gehirn produziert also nicht nur sein eigenes Morphium, sondern auch sein eigenes Cannabis. Endorphine und Endocannabinoide sind die potentesten Stoffe im Körper zur **Schmerz**- und **Stressreduktion**. Im Übermaß ausgeschüttet sind sie aber für Lähmungserscheinungen und Gedächtnisstörungen verantwortlich. Die Wirkdauer der bisher bekannten EC bewegen sich im Bereich von einigen Minuten, ist also wesentlich kürzer als die der pflanzlichen Cannabinoide. Bei Schäden im Gehirn werden sie in großen Mengen freigesetzt und schlagen Alarm.

Exkurs: Bedeutung der Endocannabinoide und der Cannabinoid-Rezeptoren

Endocannabinoide *(EC) sorgen aktuell für Furore in der neurobiologischen Forschung mit Hoffnung auf gänzlich neue Medikamente. Sie sind v.a. aus drei Gründen* ***interessant.***

-Erstens dämpfen sie die ***Aktivität des sendenden Neurons****. Sie funktionieren damit genau andersherum, wie die sonstigen Transmitter, sie entfalten ihre Aktivität nämlich vom empfangenden Neuron (Postsynapse) aus, hin zum sendenden Neuron (Präsynapse). E`e beenden auf diese Weise die Glutamatausschüttung und schützen so die Nervenzellen und das Nervensystem vor übermäßiger Stimulation und Übererregung.*

-Zweitens wirken sie beruhigend. Viele Patienten mit psychischer/psychosomatischer Erkrankung, insbesondere bei Trauma-, Borderline-, ADHS- und Somatisierung, haben im Selbstversuch (s.u.) herausgefunden, dass Cannabis beruhigend wirkt und sehen daher in ihm eher ein Medikament, mit dem sie Lebensqualität gewinnen, was sie nicht mehr hergeben wollen. Leider zahlen sie dafür den Preis der Neurotoxizität durch Fehldosierung.

-Drittens eröffnen Cannabinoide ein breites Spektrum für ***therapeutische Einsätze****, z.B. bei Parkinson, Sucht, Adipositas, Traumata, Epilepsie, Schlaganfall, bei einer Kohlenmonoxidvergiftung, bei Schädelverletzungen und Somatisierung. Im Falle einer Mangelversorgung der Nerven, mit übermäßiger Ausschüttung des Nervenerregerstoffes Glutamat, der Bildung freier Radikale und im Rahmen von Entzündungsprozessen, können sie Nerven schützende Effekte haben. Cannabinoide schwächen in Zellexperimenten alle diese giftigen Effekte ab. Die Erforschung dieser Substanzklasse steht aber erst am Anfang.Man kann erwarten,dass sie künftig im klinischen Einsatz von psychosomatischen Patienten, eine zunehmende Rolle spielen.*

Cannabinoid–Rezeptoren *(CR`s) befinden sich an der Oberfläche vieler verschiedener Zellen. Sie sind besonders stark konzentriert in Hirnbereichen, die eine Bedeutung bei Koordination von Bewegungen, bei Verarbeitung von Sinneseindrücken, bei der Schmerzverarbeitung und beim Gedächtnis haben. In geringerer Konzentration werden sie auch in einigen anderen Geweben nachgewiesen, wie zum Beispiel in Blutgefäßen, dem Herzen, den Hoden, in Teilen des Magen-Darm-Traktes und im Immunsystem. Dies wird bestätigt durch die akuten Wirkungen von Marihuana, wie Entspannung und Veränderung der Muskelkoordination, Intensivierung von Sinneseindrücken, Schmerzlinderung, Veränderung der Denkvorgänge. Es gibt* ***3 Untertypen*** *von CR`s. Möglicherweise bietet der* ***Untertyp 1-Rezeptor*** *einen Ansatzpunkt für einen neuartigen* ***Appetitzügler*** *für* ***Übergewichtige****, da er das Hungergefühl blockiert. So weiß man auch, dass Haschisch-Raucher häufig regelrechte Hungerattacken haben.* ***CR-Blocker*** *(beziehungsweise CR-Antagonisten) werden sich künftig bei mehreren Störungen therapeutisch nutzen lassen, da die Cannabinoid-Wirkungen so vielfältig sind. Ein Einsatz wäre bei Gedächtnisstörungen oder Angstzuständen denkbar. Antagonisten hemmen die Wirkung der Endocannabinoide.*

Transmitter des Immunsystems mit Wirkung auf das Nervensystem und Organsysteme (Entzündungszytokine)

Das Immunsystem bildet für die Kommunikation mit anderen Immunzellen, Nervenzellen und sonstigen Körperzellen eigene Botenstoffe, die sog. **Zytokine**. Diese heißen z.B. **Interleukin**, **Interferon** und **TNF-Alpha**. Sie werden auf Entzündungsreize (Entzündungsstress) hin ausgeschüttet, mit dem Ziel, eindringende Erreger und Schadstoffe besser bekämpfen zu können. Diese Gruppe von Signalstoffen ist auch in der Lage rasch eine unspezifische Abwehrreaktion mit Fieber und Entzündung hervorzurufen und andere Immunzellen zur Verstärkung gegen eingedrungene Erreger heranzuholen. Die **initiale Immunreaktion** mit Zytokinen ist oft überschießend und muss dann eingebremst werden. Das ist dann die Aufgabe des Cortisols (s.o.). Wenn aber die Nebenniere zuwenig Cortisol ins Blut abgibt, entfalten sich die Zell schädigenden Immunreaktionen ungebremst. Bei diesen Abwehrvorgängen spielen zudem **Schmerz leitende Fasern** eine Rolle, die Substanz-P freisetzen.

Wenn der ganze Körper mit den aggressiven Zytokinen überschwemmt und auf einen Abwehrkampf vorbereitet wird, kommt es notgedrungen, abhängig von der Konzentration, auch zu **biologischen Reaktionen** (z.B. Glieder-Gelenkschmerzen z.B. durch die Freisetzung von Substanz P). Bestimmte Zellen reagieren besonders empfindlich auf höhere Konzentrationen von zirkulierenden Zytokinen (z.B. die Haarwurzelzelle und Gelenkzellen). In einem gewissen Prozentsatz können, oft im Anschluss an einen schwereren Infekt, auch **Autoimmunerkrankungen** (s.u.) mit bleibenden Schäden an körpereigenen Zellen entstehen. Man könnte hier von einem Kollateralschaden sprechen. Dabei spielen ebenfalls die Zytokine eine wichtige Rolle. Höhere Mengen an Zytokin **stimulieren** wiederum das **Gehirn**. Als Gegenreaktion wird dann noch mehr Cortisol ausgeschüttet, um das Immunsystem stärker zu bremsen.

Interleukin (IL) wird von Immunzellen, aber auch von anderen Zellen, z.B. den Muskelzellen, zur **Bekämpfung der Erreger**, ausgeschüttet. Es kann Fieber und Gelenk- und Gliederschmerzen erzeugen. Damit sorgt das Immunsystem dafür, dass wir bei Krankheit aus der Alltagsbelastung genommen werden und sich Körper und Psyche ausschließlich um die Gesundung kümmern können. Daher tritt bei allen schwereren Erkrankungen, insbesondere auch bei der Depression, eine Müdigkeit auf, die sich zum **chronischen Müdigkeitssyndrom** steigern kann (s.u.).

Mittlerweile sind über 20 verschiedene Interleukintypen bekannt. Ein sehr wichtiges Interleukin ist **IL 6**. Bei Menschen, die unter Dauerstress stehen, fand man, dass Interleukin 6 in vierfacher Menge im Blut zirkuliert. Es ist der Gegenspieler zu dem Botenstoff TNF a, der Entzündungen fördert und unterhält. So facht TNF a auch eine Entzündung an, die zur Verengung der Herzkranzgefäße führt. IL 6 kann diese Entzündung neutralisieren und damit vor Herzinfarkt schützen. Ein Sportler, der seine Muskeln regelmäßig trainiert hat einen 100-fach höheren IL 6 Spiegel im Vergleich zu unsportlichen und übergewichtigen Menschen, weil seine Muskeln vielmehr IL 6 produzieren, während das Fettgewebe eines übergewichtigen Menschen viel TNF a produziert.[28]

Transmitter mit Wirkung v.a. auf das Immunsystem

Das Immunsystem unterliegt dem Einfluss des Nervensystems und fast aller aufgeführten Transmitter und Hormone, allen voran dem Cortisol und dem DHEA. Zwei weitere Botenstoffe sollen wegen ihres besonderen Stellenwerts für die Psychosomatik und das Immunsystem besprochen werden, das **Histamin** und **Substanz P**.

Histamin (H) ist einer der **vielfältigsten Transmitter** im Körper und bei vielen psychosomatischen Reaktionen beteiligt. In seiner Hauptfunktion agiert H. als `**Entzündungsstoff**´ im Nervensystem, Immunsystem und Magen-Darmtrakt (MDT). H reguliert die Nerven-

[28] *Bahnsen/Mackert, Heilende Kraft, aus Zeitwissen 06/2007, Zeitverlag Hamburg*

zellen, die die wichtigsten Transmitter im Gehirn, Serotonin, Noradrenalin, Acetylcholin, Dopamin und Glutamat, freisetzen. H aktiviert die freien Nervenendigungen von Schmerzfasern. Damit hat H. indirekte Effekte auf viele Neurotransmitter, um sie auf die Abwehr der in den Körper eingedrungenen Erreger oder Schadstoffe einzustimmen.

Im **Nervensystem** ist H an der Auslösung des **Erbrechens** sowie der Regulation des **Schlaf-Wach-Rhythmus** beteiligt. Basierend auf tierexperimentellen Befunden wird eine antidepressive, krampflösende und Appetit zügelnde Wirkung von H diskutiert. Ebenso scheint es an der Regulation der Körpertemperatur, der zentralen Kontrolle des Blutdrucks und der Schmerzempfindung beteiligt zu sein. H hat auch einen stimulierenden Effekt auf das Gedächtnis und die Lernfähigkeit. Auch der Befund eines positiven Zusammenhangs zwischen Neurodermitiserkrankung und Intelligenz bei Kindern, wurde mit dem erhöhten Histaminspiegel im Blut bei Neurodermitis begründet. Im **Immunsystem** ist H an der **Abwehr** körperfremder Stoffe beteiligt und kann allergische oder asthmatische Beschwerden auslösen. In der Darmschleimhaut wird es vorwiegend von den **Mastzellen** (s.o.) gebildet. Es macht die Gefäße durchlässig für Immunzellen.

Im **Magen-Darmtrakt** ist es an der Steigerung der **Magensäureproduktion** und **gastrointestinalen Motilität** beteiligt. Im Übermaß kann es massive Verdauungsbeschwerden hervorrufen. Die durch H vermittelte Magensäureproduktion kann als Abwehrreaktion gegen Erreger interpretiert werden. Neben der Nahrung können Medikamente, Allergene und andere körpereigene Botenstoffe eine Histaminfreisetzung im Darm bewirken.

<u>Substanz-P</u> (SP) ist ein sehr wichtiger Neurotransmitter, aus der Substanzklasse der Neuropeptide, für die **Vermittlung** von Schmerzsignalen. Es wird von Nervenzellen, aber auch von weißen Blutzellen (Leukozyten) gebildet. SP bewirkt die Schmerzvermittlung zwischen den Schmerzrezeptoren (*Nozizeptor*) und den schmerzleitenden C-Fasern. Wird ein Nozizeptor stärker erregt, setzt er SP frei. Das **P** steht heute für *pain* (engl. Schmerz) Zudem bewirkt SP eine Steigerung der Sensitivität der Schmerzneurone im Rückenmark. SP spielt aber auch zwischen dem **zentralen Nervensystem** (Gehirn und Bewusstsein) und dem **Immunsystem** eine wichtige Rolle, als **Mediator** bei Entzündungen. Bei lokalen Entzündungen wird SP von den Spinalnerven und in den Rückenmarksbahnen freigesetzt. SP bewirkt eine Erweiterung der Blutgefäße und steigert die Durchlässigkeit der Gefäßwand. Es reguliert auch die zielgerichtete Einwanderung von Leukozyten (Chemotaxis). Ein SP-Überschuss wird als Ursache der Fibromyalgie diskutiert.

Transmitter mit Wirkung v.a. auf den Verdauungstrakt

Die bisher genannten Botenstoffe Transmitter und Hormone haben am Verdauungstrakt vielfältige steuernde Funktionen und wirken nahezu alle mehr oder weniger direkt auf die Regulation des Essverhaltens und die Verdauungsfunktion ein.Die genaue neuronale und zelluläre Regulation ist sehr komplex und immer noch wenig verstanden. Nahrung ruft im Magen-Darmtrakt die Ausschüttung von **Histamin** (s.o.) und **Serotonin** hervor. Der Mangel oder das Zuviel an Botenstoffen kann die Bewegungsabläufe im Darm hemmen oder beschleunigen und funktionelle Symptome hervorrufen.

<u>Hypothalamische Neuropeptide</u>

Eine weitere wichtige Gruppe sind die **Neuropeptid-Hormone**, die im Hypothalamus gebildet werden und auf die Steuerung des Essverhaltens einwirken. Zu ihnen gehören die **Orexine** (Hypocretine). Daneben das Neuropeptid Y (NPY) und das Melanozyten stimulierende Hormon (alpha MSH), sowie das TRH, welches über die Hypophyse auf die Schilddrüse einwirkt.

<u>Orexin</u> (*stammt aus dem Griechischen und steht für Appetit*) ist ein Hypothalamushormon, mit **Appetit** steigernder Wirkung. Außerdem konnte gezeigt werden, dass die Ausschüttung von Orexin durch Leptin gehemmt wird. Orexine haben eine **Stoffwechsel**

fördernde (katabole) Funktion. Sie bewirken eine Erhöhung der Körpertemperatur, Gewichtsverlust. Immer deutlicher wird auch ihr starker Einfluss auf das Schlaf/Wach-Verhalten, so bewirken sie eine **erhöhte Aufmerksamkeit** und **Wachheit**. Bei Tierversuchen mit Hunden fand sich, dass das Krankheitsbild der Narkolepsie (s.u.) mit Mutationen im Gen des Orexin-Rezeptors-2 verbunden ist. Spritzt man dieses Hormon den Mäusen, hat es den Effekt, dass sie schlauer werden.

Transmitter des Verdauungstrakts mit Wirkung auf das Nervensystem und Organe

Die Magendarmfunktionen und unser Essverhalten werden zum Teil über das Nervensystem und zum Teil durch sog. **gastrointestinale Hormone** gesteuert. Von der großen Zahl dieser Hormone,die teilweise erst in den letzten Jahren entdeckt wurden, spielen die Hormone **Leptin**, **Ghrelin** und das Hormon **Somatostatin** eine besondere Rolle beim Hunger- und Sättigungsgefühl und bei der Steuerung des Essverhaltens. Bei der Nahrungszufuhr werden aber noch viele andere Hormone vom Gewebe des Magen-Darmtrakts und den Drüsenzellen ins Blut abgegeben.

Leptin (L) wird von Fettzellen ausgeschüttet (s.Grafik 22) und informiert das Gehirn, dass ausreichend Nahrung vorhanden ist, wodurch das Sättigungsgefühl im Hypothalamus ausgelöst wird. Daher wird es als `**Sättigungshormon**´ bezeichnet. Es hat eine wichtige Funktion für die Regulierung des Fettstoffwechsels. Die Hoffnungen, dass sich L als wirkungsvolles appetithemmendes Medikament erweisen könnte, haben sich zerschlagen, als man feststellte, dass die meisten fettleibigen Menschen hohe Spiegel dieses Hormons aufweisen. Diese oft ständig hungrigen Patienten weisen keinen Mangel an L, sondern vielmehr eine sog. Leptinresistenz auf, d.h. die entsprechenden Zielneurone im Gehirn sprechen nicht mehr auf L an.

Ghrelin (Gh) wird v. a. in der Magenschleimhaut gebildet, kommuniziert mit dem Gehirn und löst das **Hungergefühl** aus. Dann teilt es dem Gehirn mit, dass Nahrung angekommen ist. Wenn man hungrig in einen Supermarkt geht wird über Gh das Belohnungszentrum aktiviert und jedes Essen sieht besser aus und man kauft anders ein. Es gibt eine seltene, angeborene Erkrankung, das Prader-Willi-Syndrom, bei dem die Betroffenen unentwegt essen, weil das Sättigungsgefühl fehlt. Diese Menschen haben viel zu viel Gh im Blut. Gh könnte künftig zur Therapie des Untergewichtes, der Kachexie bei verschiedenen Krankheitsbildern eingesetzt werden. Mit einem Mittel gegen Gh kann man evtl. künftig das Übergewicht bekämpfen.

Somatostatin wird in allen Teilen des Magen-Darmtrakts gebildet und ist an vielen Regulationen beteiligt. Es verringert die Motorik und den **Transport von Darminhalt** und erhöht gleichzeitig die Resorption. Es wird auch bei verschiedenen Störungen des Magen-Darmtrakts als Medikament eingesetzt. Daneben wird es im Hypothalamus gebildet und hemmt das Wachstumshormon (STH).

Cholezystokinin (CCK) (auf deutsch *Gallenblasenbeweger*) ist lange bekannt als Peptidhormon des Magen-Darm-Trakts. Synonym zu dem Begriff Cholezystokinin wird auch der Begriff *Pankreozymin* verwendet. Es wird beim Anfluten von Fett- und Aminosäuren im Nahrungsbrei von der Darmschleimhaut im oberen Zwölffingerdarm und im Jejunum ausgeschüttet und bewirkt an Gallenblase den Gallenfluss, am Pankreas den Ausfluss von Pankreassaft und erhöht über die Kontraktion der Darmmuskulatur den Transport von Darminhalt in Dünn- und Dickdarm.

Für Aufsehen hat es kürzlich gesorgt, als man herausfand, dass CCK eine gewichtige Rolle als Neurotransmitter im Gehirn spielt. Es wird bei Angst ausgeschüttet, und löst eine **Schmerzreaktion** aus. Insgesamt spielt es eine besondere Rolle bei der Entstehung von Angst- und Panikerkrankungen.

Insulin sorgt für die **Energieversorgung der Zellen**. Es wird von der Bauchspeicheldrüse (Pankreas) ausgeschüttet und bedingt die rasche Aufnahme der im Blut zirkulierenden Zuckermoleküle in die verschiedenen Körperzellen, v.a. in Muskel- und Fettzellen. Der Insulinrezeptor kommt nahezu in allen Zellen vor, seine Anzahl reicht von einigen 100 Rezeptoren auf roten Blutzellen bis zu mehreren hunderttausend auf Fett- und Leberzellen.

Gastrin stimuliert die **glatte Muskulatur des Magens**, die **Salzsäureproduktion** und die **Histaminproduktion** (s.o.). Es wird im Magen und im Duodenum gebildet und von dort über Blutgefäße an seine Wirkungsorte transportiert.

Gefährdung durch Drogen

Aufgrund der euphorisierenden, Stress dämpfenden und schmerzstillenden Wirkung der Transmitter und künstlicher Stoffe, die in die Hirnchemie und neuronale/psychische Regulation eingreifen, wundert es nicht, dass diese Substanzen auch illegal und unkontrolliert eingesetzt werden. Drogenkonsum bringt eine gewisse Erleichterung oder Entspannung bis hin zur besseren Gefühlskontrolle. Die Gefahren sind zwar bekannt, werden aber in der öffentlichen Diskussion oft bagatellisiert, daher noch einige mahnende Worte hierzu.

In Deutschland sterben jährlich ca. 1300 Menschen durch den Konsum illegaler psychoaktiver Substanzen, 175000 gelten als drogensüchtig. 3-4 Millionen haben schon mal Ekstasy probiert.Viele davon sind psychisch/psychosomatisch krank und suchen im Drogenkonsum eine Hilfe, eine Art Selbstmedikation, die oft in der Sucht endet. Neben diesen beunruhigenden Zahlen gibt es eine unbekannte Zahl an Menschen, die ihre berufliche Laufbahn und Lebensperspektive durch einen Drogenkonsum im Jugendalter (s.u.) mit irreparabler Schädigung ihres Gehirns eingebüßt haben. Diese Zielgruppe, die sich ihre Zukunft verbaut,sollte noch mehr gesellschaftliche Fürsorge und Psychotherapie erhalten.

Daneben gibt es den weitgehend tolerierten Bereich des Genusskonsums bei psychisch stabilen Erwachsenen. Hier hängt es vom Steuerungsvermögen des Einzelnen ab, wie hoch die Selbstgefährdung ist. Gewisse Substanzen und Praktiken sind immer gefährlich, hierzu gehört Ekstasy.

Exkurs: Problem der Bagatellisierung von Cannabis (C)

*Auch wenn sich der kontrollierte Einsatz von C bei bestimmten, definierten Erkrankungen in der Medizin als Segen erwiesen hat, sind neue wissenschaftliche Hinweise über die Nerven schädigende Wirkung von C so alarmierend, dass von einem regelmäßigen Konsum zum Genuss und zur Linderung psychischer Beschwerden abgeraten werden muss, zumal es heute gute andere Behandlungsmöglichkeiten gibt. Bei dieser Substanz liegen Fluch und Segen eng beieinander. Bei höherem und unkontrolliertem Konsum ist C **neurotoxisch**, also ein **Nervenzellgift**. Es schädigt den Transmitterstoffwechsel im Gehirn, auch nimmt die Zahl der C-Rezeptoren im Gehirn mit steigendem Konsum zu. Nach einer großen repräsentativen Untersuchung aus den USA finden sich begleitende psychische Störungen bei der Mehrzahl der C-Abhängigen. Die psychiatrische Komorbidität scheint mit dem **Einstiegsalter** des C-Konsums, der **Stärke des C-Konsums** und der **Schwere der Abhängigkeit** zu korrelieren. Insbesondere sind eine Verminderung des Lern-, Gedächtnis-, Konzentrations- und Aufmerksamkeitsvermögens und eine **Gefühlsabflachung** festzustellen. Die Funktionseinschränkung ist intra- wie interindividuell hochvariabel. Abhängig von Konsummenge und -dauer sind Konzentrationsstörungen und Störungen des Kurzzeitgedächtnisses noch 48 Stunden nach dem letzten Konsum nachweisbar. Da das Gehirn in der Jugend noch reift, macht es aus neurobiologischer Sicht einen Unterschied, ob der **Konsum** mit 12 oder 18 **beginnt**. Bei entsprechenden Untersuchungen fand sich bei den Frühstartern eine Intelligenzminderung, im Vergleich zu den Spätstartern. Der IQ derjenigen, die mehr als fünf Joints pro Woche rauchten, sank um 4,1 Punkte. Auch die **Psychosehäufigkeit** steigt bei den Frühstartern stark an. Bereits 20-mal bekifft sein im jugendlichen Alter reicht hierzu aus.*

TEIL II: KLINISCHE PSYCHOSOMATIK

ORGANBEZOGENE FUNKTIONELLE STÖRUNGEN UND ERKRANKUNGEN

Einleitung

Als **medizinisches Fachgebiet** behandelt die **Psychosomatik** funktionelle Störungen und Krankheitsbilder quer durch die gesamte Medizin. Jede seelische Störung hat eine körperliche Seite und jede körperliche Störung eine seelische Seite. Daher ist im gesamtgesellschaftlichen Kontext und besonders im medizinischen Betrieb, ein Bewusstsein anzustreben, welches die willkürliche Trennung in eine entweder körperliche oder psychische Betrachtungsweise aufgibt zugunsten eines sowohl als auch. Die im Medizinbetrieb durchaus berechtigte Spezialisierung sollte nicht dazu führen, dass eine der beiden Seiten vernachlässigt wird. Zukunftsmusik wäre daher eine **Klinikbehandlung**, bei der jeder, der wegen einer schwereren Erkrankung eingewiesen wird, neben der üblichen medizinischen Versorgung, auch gleichzeitig eine **psychologische Betreuung** erhält. Wie Studien und Modellprojekte gezeigt haben, führt eine derartige kombinierte Behandlung oft zu einer schnelleren Gesundung und zu einem geringeren Medikamenten-/Schmerzmittelbedarf.

Die Kategorisierung und ihre Problematik

Neben einer kurzen Beschreibung der wichtigsten Störungsbilder möchte ich dem interessierten Leser auch Einblicke in das gültige **Kategorisierungssystem ICD 10** (international classifikation of disease) geben, da diese Begriffe im Schriftverkehr verwendet werden und für den medizinischen Laien einer Erläuterung bedürfen.

Die **Kategorisierung** und **Zuweisung** von seelischen und körperlichen Leiden erfolgt nach dem ICD 10 entweder im **psychiatrischen Erkrankungsspektrum** oder im **organischen Erkrankungsspektrum**, das heißt spezifische psychosomatische Diagnosen gibt es nicht. Immerhin gibt es mit dem ICD 10 einen Diagnosenkomplex (F 45.xx, somatoforme Störungen), in dem die Störungsbilder beschrieben werden, von denen angenommen wird, dass die körperlichen Symptome überwiegend psychisch verursacht sind. Seit je her steht die klinische Psychosomatik an der **Schnittstelle** zwischen somatischer und psychiatrischer Medizin und behandelt Krankheiten aus der gesamten Medizin, die eine mehr oder weniger große Schnittmenge beider Lager haben. Es liegt in der Natur der Sache, dass es hier keine klare Grenzziehung geben kann, auch wenn dies immer wieder versucht wird, da alles psychosomatisch ist. Insbesondere befasst sich die klinische Psychosomatik mit den Bereichen: *Somatoforme Störungen, Schmerzstörungen, Traumastörungen und Bindungsstörungen* und hat hier ihre **Forschungsschwerpunkte**.

Ein Hauptproblem bei der Kategorisierung ist die **Stigmatisierungsangst** (s.o), sowohl auf Patienten-wie auf Arztseite. Eine psychiatrische Erkrankung zugeschrieben zu bekommen wird von Patienten oft abgelehnt und von Ärzten gemieden, um den Patienten nicht zu kränken. Die Etikettierung in eine organische Erkrankung ist akzeptabler und wird daher bevorzugt. Leider ist diese Angst auch im 21. Jahrhundert noch nicht ganz unbegründet und es bedarf einer hohen Sorgfalt bei der Kategorisierung. Problematisch an den Fehletikettierungen ist allerdings, dass es in Folge zu unnötiger Diagnostik und Therapie kommt. Dies sollten auch die Kostenträger und Versicherungen wissen, die heutzutage immer mehr dazu übergehen, gewisse Risiken nicht mehr zu versichern oder bei gewissen Krankheitsbildern hohe Risikozuschläge zu fordern.

Ein Nachteil der aktuellen Kategorisierung der psychischen Erkrankungen, die von internationalen Gremien vorgeschlagenen wurde, ist, dass diese zu sehr beschreibenden Kriterien (**deskriptiv**) folgt und ursächliche, biographische Zusammenhänge kaum berücksichtigt. Auch geht das bisherige Kategoriensystem, welches eine Standardisierung anstrebt, mit einer enormen Reduktion der Komplexität des Individuums und seiner Biographie einher. Damit wollte man v.a. der Forschung nutzen, wird aber der Individualität des Menschen nicht gerecht. Es bleibt zu hoffen, dass dies mit der künftigen Überarbeitung der Kategoriensysteme verbessert wird.

Ein weiteres Problem der gängigen Kategorisierung ist, dass in der Psychosomatik ein Krankheitsbild nicht eindeutig körperlich oder psychisch auftritt, sondern als **Mischung** aus beidem. Das bedeutet für die Praxis, dass man mindestens zwei Diagnosen aus verschiedenen Bereichen stellt. Beides hängt zwar engst miteinander zusammen und bedingt sich gegenseitig, wird aber dann von mehreren Spezialisten unabhängig voneinander behandelt, weil eine Fächer übergreifende (interdisziplinäre) Behandlung, z.B. die Behandlung einer Angststörung und einer Schmerzstörung, in der gängigen Alltagspraxis des Spezialistentums und Schubladendenkens kaum möglich ist. Ernste Gefahr wird jetzt unter dem Kostendruck und den Gesundheitsreformen heraufbeschworen, weil diese deskriptive Kategorisierung zur Grundlage der Finanzierung gemacht wird, was unübersehbare Folgen für die Versorgung chronischer psychosomatischer Kranker hat.

Bei den dargestellten funktionellen Störungen und Krankheitsbildern handelt es sich überwiegend um **Befindlichkeitsstörungen**, die verschiedenste, oft wechselnde Symptome produzieren (s.u.). Diese können jedoch chronifizieren und ernsthafte Erkrankungen auslösen, wie sie u.a. im Teil III beschrieben sind. Es sind Störungen, die sich bei genauer Betrachtung meist auf ein oder mehrere Organe oder einen Organverbund beziehen. Dieses Faktum habe ich, etwas abweichend von der Gliederung im ICD 10, berücksichtigt und die Gliederung nach **Organen** und **Organsystemen** in 13 Kategorien vorgenommen. Die ersten 3 Kategorien beziehen sich auf die zentral regulierenden Systeme des **Nervensystems**. Die Funktionsstörungen in diesem Bereich äußern sich als Störungen des Schmerzsystems, Schlaf-Wachregulationssystems und als Störungen des Bewusstseins und der Wahrnehmung.

Zu diesen psychosomatischen Krankheitsbilder **im engeren Sinn** hinaus geselle ich gängige, zum jeweiligen Fachgebiet gehörende **Erkrankungen im weiteren Sinn** hinzu, z.B. koronare Herzerkrankung, Asthma, Glaukom, Neurodermitis, bei denen psychische Faktoren eine große Rolle spielen, bzw. die sich erst unter dem Einfluss von psychosozialem Stress körperlich manifestieren.

<u>Tab.8:</u> Übersicht über die funktionellen Störungen der Organsysteme, die in der Psychosomatik behandelt werden
1. Störungen des Schmerzsystems
2. Störungen des Bewusstseins und der Wahrnehmung (Kognitive Störung)
3. Störungen des Schlaf-Wachregulationssystems
4. Störungen des Hormonsystems und der Körperdrüsen
5. Störungen des Immunsystems
6. Störungen des Haut- und Haarsystems
7. Störungen des Augen-/Sehsystems
8. Störungen des Gehör- und Gleichgewichtsystems
9. Störungen des muskuloskeletalen Systems
10. Störungen des Herz-Kreislaufsystems
11. Störungen des Atmungssystems
12. Störungen des Magen-Darmsystems
13. Störungen des Urogenitalsystems und Reproduktionssystems

Störungen des Schmerzsystems

Zur Unterscheidung zwischen akutem und chronischem Schmerz

Jeder Mensch kennt Schmerz als etwas, das von alleine wieder aufhört, wenn die Ursache, z. B. Karies beim Zahnschmerz, behandelt ist. Wir erwarten, dass wenn eine Störung richtig erkannt und behandelt wurde, der Schmerz seine Funktion erfüllt hat und wir nach der Behandlung wieder schmerzfrei werden. Bis heute ist unsere Schmerzbetrachtung geprägt von diesem sog. monokausalen **Akut-Schmerzmodell**, einer klar erkennbaren Ursache und einer eindeutigen Lokalisation (anatomischen Zuordnung). Dieses Denkmodell hilft uns aber bei der Betrachtung des **chronischen Schmerzes** nicht weiter.

Um die chronische Schmerzstörung verstehen zu können, ist ein fundiertes Wissen über das Schmerzsystem erforderlich (s.o.). In kaum einem anderen Gebiet der Medizin gibt es so komplexe Entstehungsvorgänge und neurobiolgisch/tiefenpsychologische Vernetzungen wie im Gebiet des chronischen Schmerzes. Dies macht es zunächst auch für Ärzte und Therapeuten schwer, diese Komplexität zu überblicken. Die hohe Zahl der Verordnungen von Muskelentspannungsmitteln und ihre wenig sichere und vorübergehende Wirkung ist ein Beleg dafür, dass die medizinische und therapeutische Versorgung bei diesen Störungen noch zu wünschen übriglässt. Zunehmend gibt es aber interdisziplinäre Schmerzzentren, die auf diesem Gebiet ein spezifisches Know-How verfügen und in komplizierteren Fällen konsultiert werden sollten (Adresse s.u.). Folgende Gegenüberstellung soll die Unterschiede verdeutlichen.

	AKUTER SCHMERZ	*CHRONISCHER SCHMERZ*
Ursache	**einfach zu finden, monokausal**	*schwer zu erkennen, multikausal*
Pathogenese	**klar**	*komplex*
Lokalisation	**unproblematisch**	*multiple Lokalisationen und unphysiologische Schmerzausbreitung*
Therapie	**unproblematisch**	*schwierig und zeitraubend*

Somatoformer Schmerz

Der somatoforme Schmerz ist von besonderer Relevanz für die Psychosomatik, weil hier psychosoziale Faktoren die **grundlegende Entstehungsursache** bilden und ein psychotherapeutischer Therapieansatz verfolgt werden sollte. Dass **psychosoziale Reize**, also nicht physikalische Reize oder sog. **`non pain stimuli´**, Schmerz auslösend sein können, weiß man schon lange. Die Kategorie somatoformer Schmerz, die von psychosomatisch denkenden Ärzten und Stressforschern geprägt wurde,geht davon aus,dass durch Stresseinflüsse und Lernvorgänge im Gehirn **neuronale Vernetzungen** und ein **Schmerzgedächtnis** gebildet werden, die dann bei entsprechenden Triggerreizen und Stresssituationen aktiviert werden und Schmerzen auslösen. Dabei spielt auch das sog. **zustandsabhängige Lernen** eine Rolle, bei der neue Erfahrungen in einem bestimmten emotionalen Zustand eingeprägt und dann reproduziert werden, wenn dieser innere Zustand wieder hergestellt wird. Lernt man z.B. unter Alkoholeinfluss, kann man sich unter Alkohol am besten erinnern. Die neuronale Verknüpfung zwischen emotionalen Stimuli und Körperschmerzen konnte erstmalig 2003 auch mittels bildgebenden Verfahren dargestellt werden. In einer faszinierenden Studie wurden Menschen einem psychischen Stress ausgesetzt, indem sie aus einer Gemeinschaft ausgeschlossen wurden. (*Eisenberger et al., Rejektion hurts,* s.o.). In einer Kernspinuntersuchung wurde dann die Aktivierung der Schmerzbahn, im Bereich des Cingulums (im limbischen System) nachgewiesen. Haut man sich mit einem Hammer auf den Daumen, wird die Schmerzbahn in gleicher Weise aktiviert. Das psychotherapeutische Wissen konnte damit neurobiologisch glänzend bestätigt werden, ebenso wie die Kompatibilität zwischen beiden Betrachtungsweisen.

Übung: *Stellen Sie sich bitte einmal vor, so gut sie können, sie würden mit ihren beiden besten Freundinnen in die Stadt zum Bummeln und Shoppen gehen. Plötzlich eröffnen Ihnen die beiden anderen, sie sollten sich jetzt verdrücken, da diese den Stadtbummel ohne Sie fortsetzen möchten. Die Mehrzahl der Betroffenen, die eine solch überraschende seelische Erschütterung erlebt haben, berichten, dass dies ihnen einen regelrecht schmerzhaften Stich in der Brust versetzt.*

Neuropathischer Schmerz

Beim neuropathischen Schmerz liegen bekannte **strukturelle Veränderungen** in den Schmerz erzeugenden und leitenden Systemen vor, sog. **Polyneuropathien**. Die wohl bekannteste Neuropathie ist die *diabetische Neuropathie* bei der Zuckererkrankung. Auch ein chronischer somatoformer Schmerz kann auf Dauer zu neuropathischen Veränderungen führen, daher soll zur Abgrenzung hier Stellung genommen werden. Die Veränderungen sind dabei meist mikrostruktureller Art (d.h. sie liegen auf zelluläre, molekularer Ebene vor), so dass sie mit den herkömmlichen Nachweismethoden (noch) nicht darzustellen sind. Ein Modell für einen neuropathischen Schmerz ist auch der *Phantomschmerz*, der in zwei strukturell verschiedenen Varianten (s.u.) auftritt, dem peripheren Phantomschmerz auf Nozizeptorebene und dem zentralen Phantomschmerz auf Ebene des Großhirns.

Fibromyalgie

Der Begriff Fibromyalgie (FM, FM79.0)) leitet sich ab vom lateinischen *fibra* = Faser, griechischen *myos* = Muskel und *algos* = Schmerz (Fasermuskelschmerz). Der Begriff wurde 1990 von Rheumatologen geprägt, als noch kein so differenziertes psychosomatisches/ neurobiologisches Verständnis des Schmerzsystems vorlag. Der Nachteil des Begriffs ist dass eine Bindegewebs- und Muskelschmerzerkrankung impliziert wird, obwohl es sich um eine **Störung im neuronalen Schmerzsystems** handelt. Daher bringt m.E.`s das Konstrukt der FM keinen diagnostischen und therapeutischen Vorteil. Typisch für die FM ist neben der Schmerzüberempfindlichkeit (sog.**Hyperalgesie**) die chronische Müdigkeit (Erschöpfung,Fatigue-Syndrom). Die Schmerzen treten in allen Körperbereichen, insbesondere bei Belastung auf. Daneben bestehen eine allgemeine Schwäche, neurologische Störungen, Konzentrationsstörung, Schlafstörung und eine erheblich verringerte geistige und körperliche Leistungsfähigkeit. Körperliche, geistige, aber auch emotionale Belastungen erfordern unnatürlich lange Erholungsphasen.

Die Behandlung erfolgt nach den gleichen Prinzipien wie die somatoforme Schmerzstörung. Die Ursache-Wirkungs-Relation der FM ist noch ungeklärt. Verschiedene pathophysiologische Veränderungen sind mit der FM assoziiert. Dazu gehören Störungen der zentralen Schmerzverarbeitung *(der efferenten Schmerzkontrolle),* eine Hyporeaktivität der Hypothalamus-Hypophysen-Nebennierenachse, eine Störung des Wachstumshormon-Systems, immunologische Veränderungen im Bereich der Zytokinprofile *(z.B. bei chronisch verlaufenden Infekten)*, sowie Veränderungen des dopaminergen und serotonergen Systems. Dabei werden die von der Peripherie eingehenden, minimalen Reize vom Schmerzsystem nicht mehr sinnvoll begrenzt oder gefiltert, es kommt zur Schmerzüberempfindlichkeit (*Problem der Filterkontrolle*). Manches weist auf eine Fehlreaktion oder aus dem Ruder gelaufene Stressbewältigung hin. Mit den zunehmenden Erkenntnissen zeichnet sich ab, dass es sich bei der FM um eine **neuronale Störung** in Kombination mit einer **immunologischen Dysregulation** handelt und weniger um eine **rheumatische** Erkrankung. Vermutlich liegt bei der FM eine Störung in allen drei Kategorien vor, was gut mit dem Konzept der Vernetzung in Einklang stehen würde (s.o.). Daher wird man sie künftig auch eher bei den neurologischen und/ oder somatoformen Störungen einordnen, z.B. als Unterkategorie der ICD 10 Diagnose der anhaltenden somatoformen Schmerzstörung (F45.4, s.u.). Eine Namensänderung wäre dann wünschenswert.

Der traumatische Schmerz

Der traumatische Schmerz ist eine Sonderform des somatoformen Schmerzes. Bei schwer traumatisierten Menschen, die oft auch eine posttraumatische Belastungsstörung entwickeln (s.u.), bildet sich ein **Trauma assoziiertes Schmerzgedächtnis**. Bei Erinnerungen an das Trauma wird dann der mit dem Trauma einhergehende Schmerz körperlich wieder erlebt, sog. **Körperflashback**. Es ist dann so, als würde man gerade wieder geschlagen oder mit Strom traktiert, obwohl das Ereignis bereits 20 Jahre zurückliegt. Dies ist ein gutes Beispiel dafür, wie durch traumatische Erlebnisse entsprechende neurobiologische Verknüpfungen und ein traumatisches Schmerzgedächtnis entstehen. Verständlicherweise versuchen diese Menschen, die Erinnerung an solche Ereignisse aus dem Bewusstsein fernzuhalten, indem sie z.B. bestimmte Fernsehsendungen nicht anschauen, um sich nicht selbst immer wieder `körperliche Schläge´ zu verpassen. Bei diesen Menschen entsteht oft auch ein Abwehrverhalten mit starker Leistungsorientierung, mit besonderer Tüchtigkeit, um die Schmach des Traumas zu kompensieren oder nur um sich damit zu betäuben und möglichst wenig zu grübeln und sich an das Trauma erinnern zu müssen. Dabei missachten sie ihre Grenzen und überfordern sich und ihr Stressbewältigungssystem, was dann wiederum zu einem Schmerz verstärkenden Teufelskreis führt.

Psychologische (psychodynamische) Aspekte beim somatoformen Schmerz

Psychosoziale, kulturelle Ursachen, chronischer Stress, Traumata verändern das Schmerzsystem und das Schmerzempfinden. Die ursprüngliche Signalfunktion des Schmerzes geht verloren und der Schmerz hat sich verselbständigt und wird chronisch.

Psychisch-somatoforme Wirkfaktoren, wie eine erhöhte Anspannungshaltung mit muskulärer Tonuserhöhung, Persönlichkeitsmerkmale (z.B. Durchhalter/Helfer) und unbewusste Konflikte bilden die Grundlage verschiedenster Schmerzsyndrome. Tiefer liegende, unbewusste und ungelöste Prozesse erzeugen in unserem Stressbewältigungssystem Druck. Der chronische Schmerz kann dann den Betroffenen darauf hinweisen, dass noch bisher ungelöste, emotionale Schmerzquellen im seelischen Bereich vorhanden sind. Im tiefenpsychologischen Therapieansatz bekommt der Schmerz eine spezifische Bedeutung im Sinne einer **Botschaft** aus dem Unbewussten oder einer **Bewältigungsstrategie** der Psyche, nach dem Motto, wer nicht hören (sprich merken) will, muss spüren. Der Schmerz wird dann funktionalisiert und gewissermaßen in den Dienst einer Problemlösung gestellt. Daher sollte jeder Betroffene nach der **tieferen Bedeutung** oder **lebensgeschichtlichen Funktion** des Schmerzes suchen. Das Schmerzerleben ist also ein

- **subjektives, gefühlshaftes Erlebnis**
- **Ergebnis emotionaler Prozesse**
- **Hinweis auf (un-)bewusste Belastungen**

Ein grundsätzliches Problem dabei ist allerdings, dass es Hunderte psychischer Gründe für den somatoformen Schmerz gibt, und es schwer sein kann, diese zu erfassen. Meist gelingt dies nur mit Hilfe einer Psychotherapie. Erfahrungsgemäß fällt es vielen Schmerzpatienten schwer, sich in Psychotherapie zu begeben, weil sie am Akut-Schmerzkonzept festhalten und sich dann nicht vorstellen können, dass eine Psychotherapie etwas bringen kann. Mit Hilfe der **Selbstbeobachtung** und eines **Therapeuten** kann man dem Unbewussten entlocken, was hinter dem vermeintlichen Körperschmerz steht. Mit Hilfe einiger **Beispiele** möchte ich anregen, einmal darüber nachzudenken, ob der ein oder andere aufgeführte Aspekt auch bei Ihnen eine Rolle spielt. Dies soll keine Therapie ersetzen, sondern ermutigen sich einer Therapie zu stellen oder in einer laufenden Therapie das Thema zur Sprache zu bringen. Allgemein können alle drängenden, quälenden starken Gefühle oder Konflikte, körperliche Schmerzen hervorrufen (**Affektkorrelat**) oder in solche umgewandelt werden (**Affektäquivalent**, s.o.). Daher sollte man sich ganz zu Beginn der Suche nach der Schmerzursache fragen, welche Gefühle könnten hinter dem Schmerz stehen. Einige **Beispiele** sollen diese psychologische Detektivarbeit erleichtern.

***Tab.9:* Psychologische Aspekte beim somatoformen Schmerz**
• Der Schmerz zur Entlastung des bedrohten Selbstwertgefühls (narzisstische Plombe)
• Der Schmerz im Dienst Gewissensentlastung
• Der Schmerz im Dienst der Spannungsregulation (Selbstberuhigungsschwäche)
• Der Schmerz im Dienst der Affektkontrolle
• Der Schmerz im Dienst der Beziehungsregulation (social support)
• Der Schmerz im Dienst des Lustgewinns
• Konditionierungen beim Schmerz und kognitive Schmerzverarbeitung

Der Schmerz zur Entlastung des bedrohten Selbstwertgefühls (narzisstische Plombe)
Der Schmerz entsteht hier durch ein intensives **Minderwertigkeits- oder Schuldgefühl** und durch die Erfahrung, dass der Schmerz das quälende Wertlosigkeitsgefühl wie eine Plombe abdichtet und nicht weiter aufkommen lässt.
Der Schmerz im Dienst der Gewissensentlastung. Das quälende Schuldgefühl vermindert sich, wenn der Schmerz auftritt und als gerechte Strafe für Fehlverhalten betrachtet wird.
Der Schmerz im Dienst der Spannungsregulation (Selbstberuhigungsschwäche)
Besonders bei Menschen mit einer **Impulskontrollstörung** und hoher **innerer Anspannung** bekommt der Schmerz eine Funktion im Dienst der Spannungsregulation/ Ventilfunktion. Für diese Menschen ist es typisch, dass sie über ein zu **geringes Selbstberuhigungsvermögen** verfügen. Unter Stress kann sich die innere Spannung abrupt, u.U. panikartig so steigern, dass sie unerträglich wird. Das Auftreten des Schmerzes hat dann unmittelbar entlastende Funktion und wird gelegentlich durch Selbstverletzung herbeigeführt: `Schmerz tut gut´.
Der Schmerz im Dienst der Affektkontrolle
Unerträglich starke Gefühle können durch das Auftreten von Schmerz überlagert und dadurch vermindert werden. V.a. lässt sich dadurch ein massives **Angstgefühl** oder quälendes **Leeregefühl** regulieren. *(Der Schmerz ist oft erträglicher und vermeintlich kontrollierbarer als eine diffuse Angst, Einsamkeit und Leere).*

Beispiel: Eine Borderline Patientin (s.u.) benötigte bei ihren panikartigen Spannungszuständen den Notarzt, der ihr meist Valium, ein starkes Beruhigungsmittel, spritzte. Als sie herausfand, dass ihr der Schmerz half sich selber gut zu beruhigen, fing sie an, sich mit der Rasierklinge zu schneiden. Fortan setzte sie das als Notfallmaßnahme (Selbstmedikation) zur Selbstberuhigung ein und benötigte keinen Notarzt mehr. (Einzelne können das Herbeiführen des Schmerzes auch ohne Selbstverletzung willentlich beeinflussen, ähnlich wie ein Brechsüchtiger gelernt hat, das Erbrechen willentlich herbeizuführen, nachdem er sich zunächst den Finger in den Hals stecken musste).

Der Schmerz im Dienst der Beziehungsregulation (social support)
Schmerz bekommt auch oft eine Funktion in **sozialen Bezügen**. Er hilft dabei ein gewünschtes Verhalten bei einer Bezugsperson zu erzielen, soziale Zuwendung, Unterstützung (social support), **Halt** zu bekommen und Konflikte zu beschwichtigen. Er kann auf eine Beziehungsstörung und ungünstige Beziehungserfahrungen hinweisen, was ich mit einigen Beispielen erläutern möchte.
Der Schmerz im Dienst des Lustgewinns
Am Rande soll erwähnt werden, dass der Schmerz auch zur Steigerung der Lust sexuellen Erregung dienen kann (Sadomasochismus).

Beispiele: ***1.*** *Ein 7j. Mädchen wünscht abends am Bett noch Zuwendung von der Mutter. Diese ist anderweitig beschäftigt und nimmt sich keine Zeit. Das Kind gerät in Stress und bekommt starke Bauchschmerzen. Erst jetzt lenkt die Mutter ein. Dabei lernt das Kind dass sich die Mutter nur kümmert, wenn es Bauchweh hat. Der Bauchschmerz wird konditioniert.*
2. *Zwei Partner streiten sich. Der eine Partner bekommt Kopfschmerzen, die den Konfliktpartner bewegen mit dem Streit aufzuhören.*
3. *Ein Partner befürchtet verlassen zu werden. Er bekommt Schmerzen, die den anderen Partner hemmen, mit den Trennungsabsichten ernst zu machen.*
4. *Eine \`Powerfrau´ arbeitet für zwei und hat es bisher nicht gut genug geschafft ihre Familie in die alltäglichen Hausarbeiten mit einzubeziehen.Jetzt bekommt sie einen Bandscheibenvorfall und erfährt plötzlich die lang ersehnte Entlastung aufgrund ihrer Schmerzen. Nach Ausheilung des Bandscheibenproblems bleiben die Schmerzen jedoch vorhanden. Unbewusst fürchtet sie ohne die Schmerzen eine erneute familiäre Vereinnahmung, der Schmerz verschafft ihr hier die lang ersehnte Entlastung.*
5. *Eine verwitwete, ältere Dame lebt vereinsamt auf dem Land.Sie hat kaum noch Ansprache. Ihr Hausarzt wird zum wichtigsten Gesprächspartner. Ihre Schmerzen dienen ihr als \`Eintrittskarte zur mediz. Behandlung´ und helfen ihr die Kontaktbedürfnisse zu regulieren.*

Exkurs: Beruhigung durch sichere Bindung und Halt

Menschen, die als Kind viel Einsamkeit und Angst beim Alleinsein erlebt haben,haben schlecht entwickelte Selbstberuhigungs-/Selbstsicherungsstrategien. Sie erleben beim Alleinsein überdurchschnittlich viel Stress. In Gegenwart einer präsenten, haltenden Sicherheit vermittelnden Bezugsperson kann dieser Einsamkeits-Stress besser bewältigt werden.Bei fehlender \`Schutz-Bindungsperson´ dagegen, bleibt ein hoher Stresspegel erhalten, der in ein Schmerzerleben münden kann. Das Selbstberuhigungsvermögen wird dann gut entwickelt, wenn die Kinder in den ersten Lebensjahren konstante Bezugspersonen haben und sicher gebunden sind (Kap.II)

In diesem Kontext kommt der elterlichen Zuwendung am Abend für Kinder eine große Bedeutung zu. Vielbeschäftigte Eltern geben u.U. nur dann Trost und Zuwendung, wenn es dem Kind nicht gut geht und es über Schmerzen klagt. Der Schmerz dient dann als ***Mittel um Zuwendung*** *zu bekommen und wird als solches verankert und aktiviert (s.o.). Empfindet dieser Mensch später als Erwachsener Einsamkeit oder möchte er nicht dass der Partner weggeht, kann es wie damals in der Kindheit zum Bauchschmerz kommen, weil dieser als solcher konditioniert wurde. Daher ist ein abendliches* ***Zubettgeh-Ritual*** *wichtig, z.B. dass noch ein \`gute Nacht Lied´ gesungen wird.*

Verhaltenspsychologische Aspekte – Konditionierungen beim Schmerz und kognitive Schmerzverarbeitung

Lern-(Konditionierungs-) prozesse spielen bei der Verstärkung und Chronifizierung von Schmerzen eine große Rolle, wie eben erläutert. Falsche **Denk**- und **Verhaltensmuster** verstärken den Schmerz und tragen zu seiner Chronifizierung bei. Man spricht auch vom **sekundären Krankheitsgewinn**, dem Nutzen, den man neben dem **primären** Gewinn, Ruhe, Erholung und Hilfestellung aus dem Schmerz/Krankheit ziehen kann. Wenn sie das Beispiel des 7j. Mädchens oben nehmen, lernt dieses, dass es die nötige emotionale Zuwendung nur bekommt, wenn es Schmerzen hat. Hier ist der Schmerz ein absoluter **Verstärker**, um das ersehnte Ziel \`Mama´ zu erreichen, was dazu führt, dass der Bauchschmerz chronisch wird. In der Therapie arbeitet man solche Konditionierungen als ein Muster heraus und versucht diese durch andere Verhaltensmuster zu ersetzen, auch unter Einsatz anderer, günstigerer Verstärker. Was einmal gelernt wurde, kann auch wieder verlernt werden.

In der **kognitiven Schmerztherapie** versucht man **ungünstige Gedanken** bei der Schmerzbewältigung zu Gunsten günstigerer Gedanken und Muster zu korrigieren. Im Folgenden gebe ich eine Liste für besonders **ungünstige Denkmuster** wieder.

Tab.10: Liste der ungünstigen Denk- und Verhaltensmuster:
• *Die Lokalisation der schmerzenden Stelle ermöglicht eine ursächliche Zuordnung: der Schmerz entsteht dort, wo es weh tut*
• *Die Intensität der Schmerzempfindung hat etwas mit der Intensität des schädigenden Reizes zu tun, nach dem Motto: je größer der Schmerz, desto größer das Ausmaß der Schädigung*
• *Angenommene Hilflosigkeit: Ich kann sowieso nichts gegen den Schmerz tun, ich bin dem Schmerz hilflos ausgeliefert*
• *Angenommene Hoffnungslosigkeit: ich bin ein hoffnungsloser Fall; das Leben mit diesen Schmerzen ist kaum noch lebenswert*
• *Angenommenes Versagen: damit werde ich nicht fertig, ich bin ein Versager*
• *Fehlerintoleranz: ich darf mir trotz Schmerz keine Fehler erlauben*
• *Tendenz des Katastrophisierens, wenn der Schmerz als besonders bedrohlich erlebt wird: Ich werde doch keine schlimme Krankheit haben.*
• *Tendenz des Bagatellisierens: Am besten ich beachte den Schmerz gar nicht, er wird von alleine wieder besser. Da der Schmerz auch ein Signal ist, kommt es u.U. zu zunehmender Schmerz- und Funktionsbeeinträchtigung*
• *Gedanken der Behinderung: Dass mir die Schmerzen schon wieder dazwischen kommen müssen!*
• *Das Durchhaltesyndrom („Reiß dich zusammen, Lass dich jetzt nicht gehen", v.a. in Verbindung mit einer depressiven Stimmung verstärkt die Chronifizierung)*
• *Das Vermeiden körperlicher Aktivitäten (Spazierengehen, Radeln): wenn ich mich möglichst wenig bewege, wird der Schmerz besser*
• *Das Vermeiden sozialer Aktivitäten (Einladen von Gästen, etc.)*

Ziel ist es, diese negativen Denkmuster möglichst durch **günstige Denkmuster** zu ersetzen, wie unten aufgeführt:

Tab.11: Liste der günstigen Denkmuster:
• *jetzt nehme ich mir was Angenehmes vor*
• *Kopf hoch-ich schaffe es*
• *der Schmerz lässt auch wieder nach, jetzt entspanne ich mich*
• *der Schmerz wird nicht meinen ganzen Tag beherrschen*
• *ich versuche erst mal etwas Abstand zu gewinnen*
• *ich habe solche Situationen schon oft gemeistert*
• *ich kann den Schmerz beeinflussen, z.B. durch Entspannung*

Aufmerksamkeitslenkung

Der Schmerz drängt sich mit aller Macht in unser Bewusstsein und verändert die Aufmerksamkeit, damit wir rasch etwas gegen die belastende Situation tun. Er rückt in den Mittelpunkt des Lebens, was man auch als Scheinwerfereffekt bezeichnen kann. Andere Dinge aus der Umwelt werden dann kaum wahrgenommen und es fällt schwer, seine Aufmerksamkeit aufgrund dieser starken Sinnesempfindung, auf etwas anderes zu konzentrieren. Halten die Schmerzen lange an, beherrschen sie möglicherweise mehr und mehr unsere Gefühle und Gedanken und bekommen so Einfluss auf viele Lebensbereiche. Viele können dann der gewohnten Arbeit nicht mehr nachgehen; schränken Freizeitaktivitäten ein, haben weniger Sozialkontakte, fühlen sich mit den Schmerzen alleine und ihnen hilflos ausgeliefert. Die Aufmerksamkeit richtet sich immer mehr auf den Schmerz und sonstige negative Umweltaspekte und verstärkt so das Schmerzerleben. Wenn der Schmerz regiert, tritt das ebenfalls vorhandene Positive in den Hintergrund. So nehmen wir z.B. an anderen Menschen vorwiegend negative Eigenschaften wahr, in unserem Leben überwiegen dann die Belastungen die Alltagsfreuden. Spaß und der Genuss am Leben wird verdrängt. Es ist dann eine wichtige therapeutische Aufgabe die

Menschen darin anzuleiten, sich mittels seiner Aufmerksamkeit aktiv positive Aspekte seines Lebens und der Umwelt zu vergegenwärtigen und andere Teile daraus zu verdrängen. Machen Sie sich an dieser Stelle klar, dass es möglich ist die Aufmerksamkeit weg vom Schmerzgeschehen, hin zu anderen interessanten Dingen zu lenken. Der Fakir macht uns das vor, er erreicht es durch starke Kontrolle seiner Aufmerksamkeit. Aber auch ohne ein Fakir zu sein, kann man seine Aufmerksamkeit trainieren.Jeder hat schon mal erlebt,dass man bei einem fesselnden Gespräch die Umgebung gar nicht mehr wahrnimmt oder durch ein spannendes Buch den Umgebungslärm vergessen hat. Diese Wirkung gilt es zur Bewältigung von chronischen Schmerzen und Schmerzattacken zu nutzen.

Unbewusste Konfliktmuster, die zur Schmerzchronifizierung beitragen

Bestimmte, in der Persönlichkeit begründete Konfliktmuster (sog. Risikomuster), tragen zur Chronifizierung von Schmerzen bei. Solche Muster sind:

- **das Helfersyndrom**
- **das Durchhaltesyndrom**
- **der ungelöste Autonomie-Abhängigkeitskonflikt**

Das Helfersyndrom

Meist dient das Helfersyndrom zur Abwehr eines schlechten Selbstwertgefühls mit dem Versuch, dieses durch sich `Starkmachen´ und Helfen für andere zu kompensieren. Daneben findet sich ein Konfliktmuster zwischen kindlichen Versorgungswünschen und einem Streben nach Stark- und Fröhlichsein. Es entwickeln z.B. Menschen, die in ihrer Kindheit lang anhaltende depressive Zustände ihrer Mutter erlebten, verbunden mit der Tatsache, dass sie v.a. dann Anerkennung und Zuwendung erfahren haben, wenn sie ein entgegen gesetztes, d.h. aktives und fröhliches Verhalten zeigten, um die depressive Mutter auf zu muntern. Die Zeichen einer traurigen Stimmung wurden nicht beachtet oder gerügt. Das Helfersyndrom soll hier anhand eines typischen Modells: `Unsichere, depressive Mutter, fröhliche Fassade der Tochter´, näher erläutert werden:

Beispiel: *Ein 8 j. Mädchen kommt traurig von der Schule nach Hause, weil es gehänselt wurde Es wünscht sich eine einfühlsame Mutter, welche ihren Schmerz wahrnimmt, es möchte weinen und getröstet werden. Es trifft aber auf eine Mutter, die depressiv im Bett liegt und viel Unordnung hinterließ. Die Tochter wünscht sich nichts sehnlicher, als dass es der Mutter wieder gut geht und erkennt, dass sie sich um die Mutter kümmern und sie aufmuntern muss. Dies tut sie durch eine gespielte Fröhlichkeit (Fassade) und Verdrängung der eigenen Bedürfnisse und Traurigkeit. Sie muss jetzt für die Mutter stark und fröhlich sein zu dem Preis, dass sie sich später nicht mehr schwach zeigen und fallen lassen kann. Ja es lernt sogar, die Signale der eigenen Traurigkeit nicht mehr zu zeigen, die bei der Mutter u.U. auf Ablehnung und Desinteresse stoßen. Sie entwickelt ein* ***Helfer- und Durchhaltesyndrom*** *und später eine psychosomatische Erkrankung.*

Gelegentlich existiert in einem solchen Fall das Modell einer Großmutter, die ein extremes Durchhalteverhalten im Umgang mit alltäglichen Anforderungen und im Umgang mit Schmerzen zeigte, und damit bei der Tochter Insuffizienzgefühle auslöste: „Das schaffe ich nie“, was später zu einer anhaltenden Selbstwertproblematik mit Depression führte. Die Enkelin rutscht durch die mütterliche Schwäche in die großmütterliche Position der Starken und stützt die Mutter unter viel zu früher Aufgabe der normalen kindlichen Versorgungsbedürfnisse. Dieses Muster findet sich besonders in der Kriegsmüttergeneration, die ihre Kinder ohne Väter und Unterstützung eines Mannes aufziehen mussten.

Das Durchhaltesyndrom

Die sog. Durchhalter zeigen ein Muster, mit dem sie sich keine Schwäche eingestehen wollen, gegen sich selbst besonders hart sind und den Schmerz versuchen wegzudrücken. Bei Untersuchungen fand man heraus, dass der chron. Schmerz am häufigsten bei den Menschen entsteht, die Termine und Verabredungen um jeden Preis versuchen einzuhalten, und selbst bei stärkeren Schmerzen die Zähne zusammenbeißen. Sie geben dieses Verhalten erst auf, wenn es gar nicht mehr anders geht. Die so erzwungenen Ruhepausen führen bei ihnen aber nur selten zur Erholung, da sie in Ruhe nicht wirklich entspannen, bzw. sie nicht genießen können. Der Schmerz wird u.U. sogar stärker verspürt, als in der Aktivität, weil sie die Aktivität benutzen, um sich vom Schmerz abzulenken. Das Durchhaltemuster wird durch gesellschaftliche Normen, als Leistungsideal, positiv verstärkt: *`Indianer kennen keinen Schmerz´*, *`Hau nur her du kannst mich eh nicht unterkriegen´*. In Beziehungen sind die Durchhalter u.U. anstrengend, weil sie ihren Mitmenschen keine Schwäche zugestehen und diese überfordern.

Für die Entstehung eines chronischen Schmerzsyndroms ist das Durchhaltesyndrom ein besonderer Risikofaktor, denn nach jahrelangem Durchhalten kippt irgendwann das System und selbst der stärkste `Indianer´ bricht zusammen und spürt nur noch Schmerz. Aus den Durchhaltern werden dann **chronisch Klagende**, denen man sehr schlecht helfen kann. Daher sollte die Durchhaltestrategie bei Zeiten therapeutisch angegangen werden.

<u>Ungelöster Autonomie-Abhängigkeitskonflikt</u>

Beim Autonomie-Abhängigkeitskonflikt liegt ein Konfliktmuster zwischen starkem Streben nach Autonomie einerseits, sowie meist unbewusst bleibenden Bedürfnissen nach passiver Abhängigkeit gleichzeitig vor. Zur Abwehr der Abhängigkeitsbedürfnisse resultiert ein forciertes Autonomiestreben mit Überforderung. Im Unterschied zur depressiven Verarbeitung des Konflikts der unten (Teil III) beschrieben wird, wird hier der Konflikt progressiv verarbeitet. Männer entwickeln Probleme mit Autoritäten, von denen sie sich nichts sagen lassen wollen, um ihre Autonomie wahren zu können und Fluchttendenzen mit Ablehnung der Autorität, falls man sich etwas sagen lassen muss. Frauen dagegen neigen dann zur Identifikation mit Männern: `Ich muss sein, wie ein Mann (Abwehr von Schwäche), um nicht auf seine Stärke zurückgreifen zu müssen und ohne ihn auszukommen. Daraus resultiert u.U. eine selbstlose, aufopferungsvolle Helfereinstellung (Altruismus) mit chronischer Überlastung und Schmerz.Psychodynamische Aspekte hierzu finden sie auf S. 258.

<u>Exkurs:</u> Studie zum Durchhalter nach Bandscheibenoperation

In einer interessanten Studie wurden Patienten nach einer Bandscheibenoperation untersucht. Dabei fanden sich drei Gruppen mit unterschiedlicher emotionaler und kognitiver Schmerzverarbeitung:

<u>Gruppe A:</u> Durchhaltestrategie, Vermeidungsstrategie und depressive Stimmungslage
DEPRESSIVE DURCHHALTER

<u>Gruppe B:</u> Durchhaltestrategie und ausgesprochen positive Stimmungslage und
FRÖHLICHE DURCHHALTER

<u>Gruppe C:</u> Patienten ohne diese Risikofaktoren (Nicht A oder B).

Es zeigte sich, dass die Risikogruppen A u. B. einen wesentlich ungünstigeren Verlauf zeigen, was die Wiederaufnahme der Arbeit und die Frühberentung anging. In beiden Gruppen waren 6 Mon. nach der Operation wesentlich weniger arbeitsfähig, als in der C-Gruppe. In der B-Gruppe stellten 8x mehr einen Rentenantrag, wie in der C-Gruppe und in der A-Gruppe sogar 10x mehr als in der C-Gruppe. Die B-Gruppe unterschied sich von der A-Gruppe dadurch, dass sie kurzfristig mehr von der Operation profitierte, indem sie fröhlich und frei von Depression wirkten und eine kaum zu bremsende Aktivität zeigten. Längerfristig traten die Schmerzen aber wieder auf oder es kam zum Rückfall. Die Gefahr einer Chronifizierung der Schmerzen ist v.a. dann groß, wenn es dem Betroffenen schwer fällt, andere Menschen um Hilfe und Unterstützung oder den Partner um etwas mehr Aufmerksamkeit oder Zärtlichkeit zu bitten.

Spezielle therapeutische Aspekte

Die diagnostische Unsicherheit, die frustranen Behandlungsmaßnahmen und der Druck, der vom schmerzgeplagten Patienten ausgeht, verleiten die Ärzte oft zu unnötigen und unguten Behandlungsmaßnahmen, die vielleicht kurzfristig die Situation bessern, langfristig die Situation aber eher verschlechtern. Folglich ist die **Therapie** von Vermutungen und Hilflosigkeit geprägt. Sie führt gelegentlich zu einschneidenden Maßnahmen ohne Erfolg. In ihrer Not unterwerfen sich Patienten, die auch masochistische Tendenzen oder Selbstbestrafungswünsche haben, immer invasiveren Prozeduren, bis hin zu erfolglosen Operationen. Am Ende stehen oft verbitterte Patienten die sich geschädigt sehen und Wiedergutmachung verlangen. Folge ist dann die Berentung. Auch die Diskrepanz zwischen ständiger Verausgabung für andere und vorenthaltener Anerkennung lässt manche nach Ausgleich oder Entschädigung durch Rente streben.

Bei allen Rückenschmerzsyndromen spielt eine muskuläre Anspannungs- und Überlastungssituation bei Trainingsmangel und Fehlhaltungen (zuviel starres und einseitiges Sitzen, etc.) eine große Rolle. Stress verstärkt über das limbische Sytem die muskuläre Anspannung. Daher sollte nach Abklingen der Akutbeschwerden eine Basisbehandlung der Anspannungssituation mit Psychotherapie, Entspannungsverfahren oder Krankengymnastik erfolgen. Ergänzend, aber nicht ausschließlich lässt sich die gesamte Palette der physikalischen Medizin nutzen. Nicht genügend betont werden kann dabei der Faktor Bewegungsmangel. Ein großer Teil der Rückenprobleme lässt sich durch gezieltes Bewegungs- und Krafttraining über Wochen und Monate hinweg durchgeführt, gut behandeln.

Medikamentöse Schmerztherapie

Die periphere Schmerzbeeinflussung gelingt mittlerweile relativ gut, aber bisher gibt es nur wenige medikamentöse Möglichkeiten, die spezifisch in das zentrale Schmerzbewältigungssystem und das Schmerzgedächtnis einzugreifen. Starke Schmerzmittel, auch Opiate wirken, es kommt aber rasch zur Gewöhnung, so dass andauernde Schmerzfreiheit kein realistisches Therapieziel ist. Ein Teil der Patienten profitiert von Opiatpflastern. Die neurobiologische Forschung arbeitet daran, auf der Rezeptorebene besser in die Schmerzhemmung eingreifen zu können.

Zur therapeutischen Unterstützung für chronisch Schmerzkranke ist es nicht leicht, geeignete Ansprechpartner zu finden. Geeignet sind Fachärzte für psychosomatische Medizin und Fachärzte, z.B. Anästhesisten, die eine spezielle schmerztherapeutische Ausbildung durchlaufen haben. Eine Adressenliste findet sich im Anhang 2.

Prognose beim chronischen somatoformen Schmerz

Die Schmerzfreiheit bleibt beim chronischen somatoformen Schmerz ein wenig realistisches Therapieziel, mit gelegentlichen Ausnahmen. Die Effekte der Psychotherapie, eine Schmerzreduktion zu erreichen, sind davon abhängig, wie chronifiziert das Geschehen ist, und ob der somatoforme Schmerz bereits in ein neuropathisches Schmerzgeschehen übergegangen ist. Immerhin gibt es ermutigende Studien, die zeigen, dass eine spezifische Psychotherapie eine Schmerzreduktion bis zu 80% erreichen kann[29]. Der Patient muss lernen, dass es entscheidend auf die eigene Aktivität und Arbeit an sich ankommt. Das Ziel ist die Spannungsreduktion, die emotionale Entlastung und der bessere Umgang mit dem Schmerz (Coping). Die Psychotherapie arbeitet daran, störungsspezifische Therapiesettings zu evaluieren und Standards zu entwickeln.

[29] Egle, U., *persönliche Mitteilung*

Störungen der Schlaf-Wachregulation

„Etwas bringt mich um den Schlaf – In den Schlaf flüchten“

Innerhalb der Psychosomatik gehören Schlafstörungen zu den **häufigsten Beschwerden** und werden zu wenig registriert und behandelt. 30% aller Menschen und 70% der psychisch kranken Menschen klagen über Schlafstörungen (42% aller Erwachsenen in der BRD). Jeder 4. Erwachsene leidet gelegentlich unter Ein- und Durchschlafstörung, im Alter nimmt die Schlafqualität ab. 15% aller erwachsenen Deutschen leiden an einer behandlungsbedürftigen Schlafstörung, 50% der Männer über 50 schnarchen. Schlafstörungen treten in ganz verschiedenen Formen auf und die möglichen **Ursachen** sind vielfältig. Körperliche wie psychische Erkrankungen und die Nebenwirkungen vieler Medikamente können dazu führen. Die häufigsten Ursachen sind **psychischer Natur**, v.a. akute Belastungsreaktionen (Stress, bewusste/ unbewusste Konflikte).

Funktion und Physiologie des Schlafs

Der Schlaf ist ein lebenswichtiges, **biologisches Grundbedürfnis**. Er geht einher mit einer **Minderung des Wachbewusstseins**. Er ist aber kein inaktiver Zustand in dem nichts passiert, sondern ein Zustand in dem andere wichtige physiologische Prozesse vor sich gehen. Die **Funktionen des Schlafs** sind vielfältig und noch nicht in allen Details geklärt. Die vorrangige Funktion ist die der `**Entmüdung**´, der psychischen und körperlichen **Erholung**. Im Folgenden sind weitere Aufgaben des Schlafs und Träumens aufgelistet:

- **die Aktivierung des Immunsystems**
- **die Informationsverarbeitung und Gedächtnisbildung**
- **die Regulierung des Stoffwechsels**
- **die soziale, interaktionelle Konfliktbearbeitung**

Warum wir einschlafen ist immer noch nicht genau geklärt, aktuell geht man von zwei parallelen Prozessen aus. Der eine ist ein im Gehirn eingebauter 24-Stunden-Rhythmus (zirkadianer Rhythmus), eine innere Körperuhr, die im Zwischenhirn, dem **Schlafzentrum,** gesteuert wird. Sie besteht aus einem winzigen Zellhaufen, dem sog. **suprachiasmatischen Nucleus** (SCN). Seine Nervenzellen geben rhythmisch Signale an andere Gehirnregionen, die ihrerseits Nervenreize oder Hormone durch den Körper schicken. Der zweite Prozess besteht darin, dass sich während der 16 Tagesstunden eine besondere „Schlafsubstanz“ anhäuft, die einen Schlafdruck aufbaut und nur im Schlaf wieder abgebaut werden kann. Mittlerweile fand man heraus, dass hierfür die chemische Substanz **Adenosin** zuständig ist. Möglicherweise schläft man erst ein, wenn sich eine bestimmte Menge Adenosin angesammelt hat und gleichzeitig der zirkadiane Rhythmus „unten“ ist, also beide Prozesse auf „Schlaf“ gestellt sind. Zu den Botenstoffen, die die **Schlaf-Wachregulation** steuern gehört das Schlaf anstoßende **Melatonin** und das **Interleukin**. Die Botenstoffe **Serotonin**, (**Nor-) Adrenalin, Acetylcholin** und **Hypocretin** (s.o.) verstärken den Wachzustand. Der plötzliche Hypocretinabfall, bzw. chronische Mangel bedingt die gefährliche **Narkolepsie** (s.u.).

Der Schlaf wird in 5 verschiedene, physiologische **Schlafstadien** eingeteilt. Auf den sog. **Leichtschlaf** entfallen ca. 55-60% des Nachtschlafs, 15-25% auf den **Tiefschlaf** und 20-25% verbringen wir im **Traumschlaf**. Dieser wird auch als REM-Schlaf (rapid eye movement) bezeichnet, weil es dabei zu schnellen Augenbewegungen mit erhöhter Herz- und Atemaktivität kommt. Innere und äußere Reize können den Schlaf jederzeit beenden.

Zur **Informationsverarbeitung** ist die Speicherung wichtiger Tagesereignisse in das Langzeitgedächtnis wichtig. Für die **Gedächtnisbildung** ist es erforderlich, dass das, was während des Tages als bedeutungsvoll markiert wurde, in der Traumphase vom Arbeitsspeicher in den Langzeitspeicher (Festplatte) übernommen wird. Daher bringt es nichts, die Nacht vor einer Prüfung durchzulernen, da vieles von dem Gelernten dann nicht gut genug gespeichert wurde.

Der **Bedarf an Schlaf** ändert sich mit dem Alter. Der Säugling benötigt 16 -18, der fünfjährige 10 -12, der 20 j. etwa 8, der 40 j. etwa 7 -8 Stunden. Manche Menschen kommen mit 5 h Schlaf zurecht. Im Winter schlafen die Menschen länger. Die ersten Stunden des Schlafs sind für den Erholungseffekt besonders wertvoll. Ein Mythos ist jedoch, dass der Schlaf vor Mitternacht besonders wertvoll ist.

Schlafmangel wirkt sich vielfältig auf verschiedene Körpersysteme aus. So verschlechtern sich die **Stoffwechselprozesse**, so dass man unter Schlafmangel zunimmt, übrigens auch bei zuviel Schlaf. Die Schlafdauer hat also Bedeutung für die Gewichtsregulation. Auch das **Immunsystem** leidet (s.u.), wir werden krank uns sind z.B. infektionsgefährdeter. Dagegen bilden Langschläfer mehr weisse Blutzellen aus. Als erstes aber leidet nach einer durchwachten Nacht die **Konzentration**, die spätestens mittags sinkt, man ist weniger aufmerksam und merkt sich Dinge schlechter. Dieselbe Wirkung tritt auch dann ein, wenn Sie ein paar Nächte hintereinander einige Stunden zu wenig schlafen. Mehrere Nächte vollständiger Schlafentzug ist mit der Gesundheit nicht mehr vereinbar. Freiwillige haben gegen Geld ausprobiert, wie lange Menschen ohne Schlaf durchhalten. Spätestens nach drei durchwachten Nächten begannen sie sich merkwürdig zu benehmen. Sie wurden mürrisch, redeten Unsinn oder erlebten Halluzinationen. Der Rekord liegt bei elf Tagen und Nächten.

Drei physiologische Mechanismen für die Schlafstörung sind bekannt, die **Erhöhung der nächtlichen Cortisolwerte,** die abendliche **Aktivierung der HPA-Achse** (s.o.) und die verminderte Melatoninsekretion. Bei chronisch, anhaltendem **Stress** reagiert unser **Gehirn** und das **Immunsystem** mit Müdigkeit. Unser Aktivitätsniveau wird dann auf einen generellen Sparmodus umgestellt, was eine anhaltende Müdigkeit hervorruft. Alles geht langsamer und fällt schwerer. Manch ein Infektionskranker und Depressiver schläft 16 Std. täglich. Letztlich sind fast alle Systeme im Gehirn, Nervensystem und Immunsystem in ihrer fein abgestimmten Balance gestört und reagieren mit vielfältigen Symptomen. Aus Sicht des Organismus handelt es sich um eine sinnvolle Anpassungsreaktion und Hilfe für den Körper, wenn die Tagesenergie zur Gesundung genutzt wird, um mit den Erregern besser fertig zu werden. Allerdings kann dieser Mechanismus auch entgleisen und zum **chronischen Müdigkeitssyndrom** (s.u.) führen. Es kommt dann zu Änderungen des **Melatonin- und Serotoninspiegels** und der **Zytokinausschüttung** (v.a. Interleukin 1 und 6 und TNFa). Daher sind **Störungen** der **Schlaf-Wachregulation** eng mit Störungen des Immunsystems assoziiert.

Funktion und Physiologie des Träumens

Träumen ist für unsere Gesundheit lebenswichtig, es dient der **Erholung der Seele**. Dies konnte an Versuchen mit Ratten nachgewiesen werden. Lässt man sie nicht mehr träumen, sterben sie nach 2 Wochen an Fieber. An der Entstehung von Träumen sind das **Stammhirn** und ein Bereich des **Frontalhirns**, das Belohnungszentrum, beteiligt. Das Träumen findet überwiegend in den sog. **REM-Phasen** des Schlafs statt, kann aber auch im sog. Non-REM Schlaf stattfinden.Träumen verbraucht viel mehr Energie als der traumlose Schlaf. Träumen unterliegt einer **hormonellen Steuerung**, daher gibt es einen deutlichen Geschlechtsunterschied. Frauen träumen gefühlvoller und bunter, sie können im Traum Musik hören; der Monatszyklus hat einen bedeutenden Einfluss auf das Träumen. Bei ihnen dominiert im Traum mehr die romantische Liebe als die körperliche Sexualität, wie bei den Männern. Männer träumen aktiver und aggressiver, die Themen drehen sich mehr um Beruf, Konkurrenz, soziale Stellung. Mit Ausnahme einiger Menschen mit Hirnverletzungen träumt jeder Mensch, auch wenn man sich meist nicht daran erinnert.

Das Rätsel des **Träumens** ist noch ungelöst. Ist das Träumen gestört, können wir bestimmte Ereignisse schlecht verarbeiten. Wir sind dann unausgeglichen, aggressiver und reizbarer. Akute Belastungen, Stress, unbewusste Konflikte stören die Schlaf-Wachreguation. Daher wollen Schlafprobleme dem Betroffenen helfen, dass er sich aktiv um seine Sorgen und Probleme kümmert und diese nicht vor sich her schiebt. Eine Empfehlung hier wäre, dass sie sich jeden Abend ca. 30 min. mit ihren Problemen auseinandersetzen und nach Lösungsansätzen suchen. Zur Bewältigung einer chronischen Schlafstörung benötigt man meist fachliche Unterstützung und Therapie.

Psychologische Aspekte des Träumens

S. Freud hat zunächst angenommen, dass Träume der symbolischen Wunscherfüllung dienen und man sich im Traum manches von dem erfüllen kann, was einem das reale Leben vorenthält. Träume sind immer bedeutungsvoll, auch wenn sie uns unsinnig und wirr erscheinen mögen. Nur erschließt sich die Logik eines Traumes schwer einer bewussten Analyse, er unterliegt mehr der Symbolik einer Mythen- und Märchenwelt und der emotionalen Tönung unseres limbischen Systems.

Die psychologische **Funktion** des Träumens liegt zunächst in der Verarbeitung von verdrängten Tagesresten oder kleineren Konflikten, z.B. am Arbeitsplatz. Kleinere Konflikte können sogar im Sinne einer symbolischen Ersatzhandlung im Traum erledigt werden, z.B. ein kleiner Ärger, der entstand, weil ein Mitmensch seine Kaffeetasse nicht weggeräumt hat. In der aktuellen Situation ist es meist nicht möglich den Ärger loszuwerden, weil der Betreffende nicht greifbar ist, d.h. man bleibt auf dem Ärger sitzen und muss ihn zunächst schlucken. Durch die **symbolische Konfliktbearbeitung** im Träumen ist u.U. danach der ursprüngliche Groll weg. Größere Probleme lassen sich allerdings nicht wegträumen, hier soll der Betroffene daran erinnert werden, dass er noch ein gravierendes, tiefgreifendes Problem zu lösen hat und ein bestimmtes Thema besonders unter die Lupe nehmen sollte. Außerdem planen wir im Träumen Gutes und sorgen uns vor Bedrohungen. Bei massiven, unlösbaren Konflikten oder Traumata treten immer wiederkehrende **Alpträume** auf (s.u.). Das wiederholte Träumen eines Themas weist besonders auf seelische Notlagen, Traumata und schwer lösbare Situationen im Leben hin.

Wiederholungsträume sind für die Therapie besonders hilfreich beim Erkennen eines chronischen, unbewussten Konflikts. Zur Traumanalyse empfiehlt sich die professionelle Hilfe. Manchmal reichen einige Therapiesitzungen, um eine Ursache zu finden und möglicherweise zu beheben. Damit helfen Träume auch, seelische Schieflagen wieder ins Lot zu bringen und psychisch zu gesunden.

Exkurs: Zur Technik der Traumdeutung

*Eine zentrale Aufgabe der **Psychotherapie** und der **Psychosomatik** ist es, die Wahrnehmung der unbewussten Vorgänge zu schulen, Licht in das Dunkel unseres Innenlebens zu bringen und die Handlungskontrolle zu verbessern. Die analytische Betrachtungsweise sieht im Traum aktuelle Botschaften des Unbewussten an das bewusste Ich oder die Umwelt. Das Unbewusste teilt sich mit seinen Wünschen und Konflikten symbolisch mit, zum einen über die Körpersprache, zum anderen über Träume. In der Traumdeutung sieht man den Königsweg zum Unbewussten. Mit ihr versucht man den symbolischen Inhalt des Traums zu entschlüsseln und unbewusste Konflikte damit zum Verschwinden zu bringen. Bei der Klärung des symbolischen Sachverhalts bedient man sich auch des kollektiven Volksbewusstseins, in dem sich über die Jahrhunderte viele unbewusste Zusammenhänge in Redewendungen niedergeschlagen haben. Durch die Deutung des Traums kommt man auf seinen unbewussten Inhalt und kann diesen in das Bewusstsein heben und dann bearbeiten.*

Einteilung der Schlaf-Wachstörungen

Schlaf-Wachstörungen sind sehr häufig (s.u.). Eine leichte Form der **chronischen Müdigkeit** im Verbund mit Kraftlosigkeit und Antriebslosigkeit ist ein Symptom, welches die Tagesaktivität eines Organismus bremst. Sie ist im Winter verstärkt, weil unsere Lebensantriebe auch von der Sonneneinstrahlung abhängen. Eine chronisch zu kurze Schlafdauer scheint lebensverkürzend zu sein.

Tab.12: Einteilung der Schlaf-Wachstörungen
• **Psychogene Insomnie** (F51.0)
• **Narkolepsie** (G47.4)
• **Parasomnien** (G47.8)
• **Alpträume** (F51.5)
• **Pavor nocturnus** (F51.4)
• **Zähneknirschen** (Bruxismus, F45.8) und orofaciale Dyskinesien (G24.4)
• **Weitere Schlafstörungen:** *Hyposomnie (verminderte Schlafdauer), Hypersomnie (gesteigertes Schlafbedürfnis mit erhöhter Tagesmüdigkeit G47.1), Schnarchen, Schlaflähmung, Restless legs Syndrom (Bewegungsunruhe in den Beinen, mit Ziehen,Reißen, Kribbeln, Spannungsgefühl, Krämpfe), Schlafapnoesyndrom (nächtliche Atempausen von mindestens 10 – 60 sec. Dauer, mit Tagesmüdigkeit und -schläfrigkeit)*

Psychogene Insomnie

Die psychogene Insomnie (lat. Somnus= Schlaf) bezeichnet die Ein- und Durchschlafstörung, den unruhigen flachen Schlaf, längeres Wachliegen, häufiges Kurzerwachen, den nicht erholsamer Schlaf oder schlechte Schlafqualität. Sie ist eine sehr häufige Begleiterscheinung bei fast allen psychischen Störungen und Konflikten. Sie tritt aber auch ohne eine solche auf. Von einer Insomnie als Störung spricht man, wenn die Schlafstörung mindestens 3x /Wo. über mindestens 1 Monat auftritt. Am häufigsten ist der nicht **erholsame Schlaf**.

Menschen mit chron. Schlafstörungen sind erheblich beeinträchtigt und haben eine verminderte Leistungsfähigkeit, sie sind mehr Unfall gefährdet und haben ein höheres Suchtrisiko. Es entsteht Tagesmüdigkeit, Aufmerksamkeits-Gedächtnisstörungen und man genehmigt sich Schlafphasen am Tag, die den Nachtschlaf weiter schwächen. Man geht zu unregelmäßigen Zeiten ins Bett und arbeitet gegen den inneren Rhythmus. Der Teufelskreis wird verstärkt durch Alkohol, der zwar beim Einschlafen hilft, aber die Schlafstörung verstärkt. Durch die Schlafstörung entsteht Angst vor der Nacht mit innerer Anspannung, ein Teufelskreis.

Fehlverhalten: Ein Teil der Schlafstörungen geht auf Fehlverhalten im Umgang mit Schlaf zurück unter Missachtung der biologischen Rhythmen (falsche Schlafhygiene, spätes Fernsehen). Vielleicht haben Sie schon einmal erlebt, dass sie am Abend "über ihren Punkt hinausgeschossen" sind. Durch eine regelmäßige Lebensweise bildet sich mit der Zeit ein optimales "Einschlaffenster". Man spricht von **physiologisch bedingter Schlafstörung**, wenn durch eine unregelmäßige Lebensweise (z.B. unregelmäßige Essenszeiten,unregelmäßige Zubettgeh- und Aufstehzeiten) das Zusammenspiel verschiedener Rhythmen gestört wird. Man kommt dann quasi "aus dem Takt" und kann auch vegetative Beschwerden (z.B. Verdauungsstörungen) bekommen. Die Schichtarbeit ist in diesem Kontext ein gravierender gesundheitlicher Risikofaktor, v.a. für den älteren Menschen. Chronische Schlafstörungen führen ihrerseits zu körperlichen oder seelischen Störungen, aber von einer oder mehreren durchwachten Nächten gehen keine gesundheitlichen Gefährdungen aus.

Narkolepsie

Die Narkolepsie wird auch als Sekundenschlaf, Schlummersucht, das plötzliche Übermanntwerden von einem ultimativen Schlafbedürfnis, bezeichnet. Es entsteht durch genetische Ursachen, Verletzungen des Hypothalamus und Stress. Aufgrund eines Genfehlers können die ca. 1000 Hypocretin-Neurone im Hypothalamus durch Zytokine angegriffen und zerstört werden (Autoimmunerkrankung, s.o.). Durch den so entstehenden Mangel an Orexin/Hypocretin (s.o.) kommt es zu einer übermäßigen Tagesschläfrigkeit, so dass Narkoleptiker nur wenige Stunden am Stück wach bleiben können. Die Schlafarchitektur eines Narkoleptikers ist gestört, seine Nachtruhe ist oberflächlich und wenig erholsam. Stress und gravierende Änderungen der Lebens- und Schlafgewohnheiten durch Umzug, Elternschaft etc. begünstigen den Ausbruch der Erkrankung. In Westeuropa ist jeder 2000. te betroffen. Der Faktor Psyche und Stress spielt dabei eine Rolle.

Exkurs: Gähnen

Gähnen ist ein interessantes Phänomen, welches im Allgemeinverständnis Müdigkeit signalisiert, im psychosomatischen Kontext aber auch für Langeweile und Desinteresse steht. Daher hat es eine hohe Signalwirkung und ist angetan den Gesprächspartner zu kränken. Nach neueren Untersuchungen scheint das Gähnen erstens ein vom Großhirn und limbischen System gesteuertes Verhalten zu sein, das uns Erschöpfung signalisiert und uns eine Erholungspause verordnen soll. Zweitens gähnt der Mensch, um sein Gehirn zu kühlen. Durch das Gähnen wird der Blutfluss angeregt, wodurch die Hitze besser abgeführt wird. Durch langes intensives Lesen und Studieren (langwierige Vorträge) steigt der Hirnstoffwechsel und mit ihm die Temperatur im Kopf so, dass Kühlung angesagt ist. Durch externes Kühlen der Stirn, z.B. mit kaltem Lappen kann das Gähnen evtl. verhindert werden.

Parasomnien

Unter den sog. Parasomnien (Para = neben) werden unerwünschte Symptome gefasst, die beim Erwachen, Teilerwachen oder beim Wechsel von Schlafstadien auftreten und den Schlafablauf stören. Hierzu gehören

- **Schlafwandeln**
- **Alpträume**
- **Pavor nocturnus** und
- **Zähneknirschen** (s.u.)

Daneben zählen zu den Parasomnien: *die orofacialen Dyskinesien, Benommenheit, Erregung, Einnässen, Sprechen im Schlaf (Somniloquie).*

Die Zustände halten wenige Minuten an. Im Kindesalter sind Parasomnien viel häufiger als im Erwachsenenalter und in der Regel harmlos. Beim Erwachsenen können sie unter bestimmten Umständen zur Eigen- und Fremdgefährdung führen. Parasomnien sollten ab einer gewissen Häufung und Schweregrad psychiatrisch abgeklärt (u.U. im Schlaflabor) und therapiert werden.

Schlafwandeln

Schlafwandeln ist ein interessantes psychisches Phänomen des Kindes- und jungen Erwachsenenalters, das mit einer erheblichen Bewegungs- und Sprachaktivität im Schlaf einhergeht. Selten wird es auch bei Älteren berichtet. Wenn die Kontrolle des Bewusstseins wegfällt, werden manche Aktionen, die während des Wachzustandes unterbrochen oder gehemmt wurden, z. B. der Mutter noch einen gute Nacht Kuss geben oder dem Vater ordentlich die Meinung sagen,im Schlaf umgesetzt oder zu Ende geführt, vermutlich weil die Kontrolle der Großhirnrinde wegfällt. Typisch ist, dass diese Aktionen nicht erinnert werden.

Alpträume

Alpträume sind ein Phänomen, welches jeder gelegentlich hat. Ca. 5 % der Bevölkerung werden aber durch nächtliche Alpträume gequält, weil sie häufig auftreten (häufiger als alle 4 Wochen) und die Schlafqualität leidet. Betroffene erleben dabei heftige Ohnmachtsgefühle, Todesfurcht oder Lähmung, sie werden ängstlicher, reizbarer, energieloser, ihre Selbstsicherheit und Kontaktfreudigkeit leidet. Es kann zu weiteren körperlichen Erscheinungen wie anhaltende Schlafstörung, Angst, Herzrasen, Zittern, innere Unruhe kommen, die zermürbend und krankmachend sind. Der Träumer sieht sich bedrohlichen Bildern ausgeliefert, die intensive Angst erregen und ihn schließlich erwachen lassen. Diese düsteren Seiten der Nacht wurden früher dem Reich der Dämonen, besonders einem unterirdisch lebender Geist der Mythologie zugeschrieben, dem **Alp**, der sich auf die Brust des Schlafenden setzt ("Alpdrücken"). Der Alp entsteht meist im sog. REM-Schlaf, besonders in der 2. Nachthälfte und kann wenige bis ca. 30 min. dauern. Die **Ursachen** für Alpträume als Symptom sind vielfältig, in Frage kommen diverse psychische und körperliche Erkrankungen, Traumata und Medikamente. Man vermutet aber auch eine gesunde, u.U. lebenswichtige Funktion in den Alpträumen, da sie uns immer wieder auf drohende, reale Gefahren im Leben hinweisen und unser Gehirn darauf vorbereiten und wach halten.

Immer wiederkehrende Alpträume weisen darauf hin, dass **diffuse Ängste** vorliegen und die Bewältigungskompetenz für emotionale Probleme des Betroffenen überfordert ist. Hinter Alpträumen, in denen wir abstürzen oder umgebracht werden, stecken oft **Versagensängste** davor, dass wir im Leben irgendwo scheitern, am Arbeitsplatz, in der Beziehung. Es könnte auch ein Hinweis auf Unsicherheiten oder Schwächen in unserer Persönlichkeit sein, die es uns nicht erlauben, gewisse schwierige Lebenssituationen zu bewältigen, so dass wir ein Scheitern befürchten. Hinter Träumen, in denen wir einen Angehörigen oder Freund verlieren stecken oft **Verlustängste.** Bei Fallträumen verlieren wir den Halt im Leben, bei **Verfolgungsträumen** laufen wir im Alltag vor etwas davon. Daher sollten gehäuft auftretende Alpträume Anlass geben, sich in eine psychologische Beratung oder eine Psychotherapie zu begeben. Manchmal gelingt es relativ schnell, z.B. durch lucides Träumen (Wachträumen) das Traumgeschehen zu beeinflussen und zu einem guten Ausgang zu führen.

Liegt die Erkrankung **posttraumatische Belastungsstörung** (PTBS) (s.u.) vor, sind Alpträume ein Hauptsymptom. Bei der PTBS kommt es typischerweise zum Auftreten von quälenden Wiedererinnerungen oder Intrusionen (Flashbacks), zu denen auch die Alpträume zählen. Man träumt dann oft genau die traumatisierenden Horrorszenarien, denen man gerade so entkommen ist, oder z.B. die als furchtbar erlebte Kündigung. Lokomotivführer träumen vom Überfahren eines Selbstmörders, Augenzeugen erleben immer und immer wieder den tödlichen Unfall eines Kumpels oder erlebte Kriegs- oder Folterszenarien, so als ob sie gerade jetzt passieren würden, mit der gesamten emotionalen Erschütterung. Solche Träume können über Jahre anhalten und weisen auf die fehlende Verarbeitung und Mentalisierung eines Ereignisses hin. Mittlerweile gibt es zur Therapie von Alpträumen auch manualisierte, psychologische Therapieverfahren wie die „Imagery Rehearsal Therapy" nach *Krakow und Zandra* oder das luzide Träumen.

Der **neurobiologische Kontext** ist die Erregung des amygdalären Angstsystems mit den cholinergen Kerngebieten im Hirnstamm, die auch den REM-Schlaf anstoßen. Die Träume drängen sich dabei in Form isolierter Bilder intrusiv auf und stellen oft nur sensorische Fragmente des Erlebten dar. Eine symbolisch bedeutungsvolle, synthetische Darstellung gelingt dabei nicht. Furcht, Horror und Hilflosigkeit stehen anfangs im Zentrum des Traums.

Pavor nocturnus

Vom Alptraum ist der Pavor nocturnus (aus dem Lateinischen: Zittern vor Furcht oder Schreck) abzugrenzen. Man versteht darunter wiederholte Episoden plötzlichen und meist nächtlichen Erwachens. Der Betroffene schreckt mit Wimmern, Schreien und Gestikulieren bis hin zum durchdringenden, panischen Schrei aus dem Bett hoch und ist von alarmierten Angehörigen kaum zu beruhigen, oft ist er nicht ansprechbar und desorientiert. Ein vorangegangener Alptraum wird nicht berichtet. Dabei findet sich eine heftige vegetative Begleitreaktion mit Keuchen und Schweißausbrüchen. Er ist nicht an den REM-Schlaf gekoppelt sondern tritt im Tiefschlaf auf.

Zähneknirschen *(Bruxismus)*, orofaziale Dyskinesien

Beim nächtlichen Zähneknirschen oder Pressen handelt es sich um eine stereotype Bewegungsstörung. Es findet sich gehäuft bei emotionaler Instabilität und verminderter Affektkontrolle. **Psychologisch** findet sich oft eine unverdaute, **unterdrückte** Aggression, man ist zerknirscht und kaut auf etwas herum. Das Beißen dient neben der Nahrungszerkleinerung der Abwehr, um den Körper vor Angriff und Eindringen zu schützen. Das Beißen ist in der Tierwelt weit verbreitet und gehört zum üblichen Verteidigungsrepertoire. Auch unser limbisches System unterscheidet sich hier nur gering von dem des Hundes, v.a. im Kindesalter kennen wir das Beißen bei Kindern. Später gewöhnen wir uns das durch unsere menschliche Sozialisation ab. Nach Lockerung der Bewusstseinskontrolle im Schlaf wird aber die tagsüber unterdrückte Aggression aufgegriffen und u.U. durch nächtliches Beißen abgearbeitet. Viele kleine tagsüber erlebte Kränkungen und Aggressionen, z.B. durch Arbeitskollegen und Vorgesetzte, die wir nicht direkt im Konfliktgespräch erledigen konnten, kommen aus dem Untergeschoss des Unbewussten und werden in limbische Aktivität, z.B. das symbolische Beißen des Arbeitskollegen umgesetzt. So lässt sich das nächtliche Zähneknirschen als Form der Konfliktbewältigung im Traum, als Nachkauen von unverdauten/unverdaulichen Tagesresten und Beißen zur Abwehr oder als Wiederkäuen eines noch unverdaulichen Inputs deuten. Dies ist auch effektiv, da wir am nächsten Tag dem Arbeitskollegen wieder unbelastet gegenüber treten können, wir haben ihn ja im Schlaf gebissen. Diese Form der Konfliktbearbeitung geht aber zu Lasten unseres Gebisses und des Kiefergelenks, welches dann nicht selten schmerzt. Man kann auch Muskelbäckchen bekommen, wenn sich der `Backenmuskel´ (Massetermuskel) durch das ständige Pressen vergrößert.

Das Zähneknirschen kann sich auch verfestigen und zu Tic -haften Bewegungen (Stereotypien) ausweiten, sog. **orofaziale Dyskinesien**. Der Unterkiefer wird dann häufig zwanghaft, auch tagsüber, bewegt. Therapeutisches Ziel ist es eine direktere Form der Konfliktbewältigung zu erlernen und Altlasten, an denen wir ständig herum kauen, zu erledigen. Die Zahnärzte können ein Lied davon singen und finden nicht selten abgeriebene Zähne. Sie verordnen sog. Beißer- oder Knirscherschienen.

Störungen von Bewusstsein und Wahrnehmung (Kognitive Störung)

„Mir schwindelt vor Glück – Sich nicht auf den Beinen halten können – Auf wackligen Füssen stehen – Mir schwirrt der Kopf – Jemand beschwindeln – Gute Miene zu bösem Spiel machen – Sei gehorsam!"

Dem Bereich der kognitiven Störung lassen sich viele Störungen zuordnen, die mit Verminderung der geistigen Funktionen unseres Gehirns einhergehen. Dies geht bei einfachen, kurz dauernden Konzentrationsstörungen los, bis hin zum Benommenheitszustand, dem Wegdämmern und der Bewusstlosigkeit. Dabei sind die verschiedensten Hirnbereiche und Transmittersysteme beteiligt, und die Störung ist angesiedelt an der Schnittstelle zwischen den psychischen und organischen Störungen. Insbesondere bei diesem Störungsbild zeigt sich, wie schwierig und teilweise willkürlich die Zuordnung in eines dieser beiden Kategoriensysteme ist, u.U. codiert der eine Arzt eine solche Störung im psychiatrischen, der andere im organbezogenen Diagnosespektrum.

Tab. 13: Einteilung der Aufmerksamkeits-, Bewusstseinsstörung
• Unkomplizierte Konzentrations-, Gedächtnisstörung (F98.8, R41.3))
• Benommenheit, Bewusstseinstrübung (R42)
• Synkope (Ohnmacht) (R55)
• Dissoziation (R42, F44.9)
• Schwindel (R42, F45.8, H82)

Unkomplizierte Konzentrations-, Merkfähigkeitsstörung

Viele Menschen haben unter Stress, bei chronischem Konflikt oder nach einem traumatischen Erlebnis Schwierigkeiten, sich zu konzentrieren, es kommt zum Vergessen, Verdrängen und zu Blockaden. Es ist frustrierend und beunruhigend, wenn man sich nicht mehr konzentrieren oder daran erinnern kann, was um einen herum geschieht. Man verliert die Kontrolle und befürchtet verrückt zu werden. Dabei ist das Wichtigste, sich nicht zu sehr darüber Sorgen zu machen und zu wissen, dass solche Konzentrationsprobleme wieder vorübergehen.

Sie kommen dadurch zustande, dass das Gehirn versucht, mit dem Stress fertig zu werden und zu viele Stresshormone zirkulieren. Das Gehirn versucht dann, ein Problem zu verarbeiten, indem es das Ereignis im Geiste immer wieder durchgeht. Man hat dann weniger geistige Kraft für andere Dinge zur Verfügung. Auch „*kostet*" es viel geistige Kraft, die Erinnerungen an das Ereignis ständig vom Bewusstsein wegzuhalten. Die Konzentration kehrt zurück, wenn es gelingt ein Problem zu lösen oder sich innerlich davon zu distanzieren. Dadurch sinkt auch der Stresshormonspiegel. Zwanghaftes Grübeln ist unproduktiv und verschärft das Problem (s. Exkurs).

Exkurs: Grübeln

Forscher haben herausgefunden, dass anhaltendes, zwanghaftes Grübeln in Hirnbereichen stattfindet, die nicht mit den Hirnbereichen zusammenarbeiten, die für Lösungen zuständig sind. Man kann also davon ausgehen, dass es sich beim Grübeln meist um eine ineffektive, zeitaufwendige und Energie verbrauchende Hirn-Aktivität handelt. In jedem Fall erhöht Grübeln die Stressvulnerabilität und führt zu mehr Stress. Daher ist es ein wichtiges therapeutisches Ziel, das zwanghafte oder krampfhafte Grübeln zu vermindern.

Benommenheit, Bewusstseinstrübung

Unter **Benommenheit** oder **Bewusstseinseintrübung** versteht man die leichteste Form einer Bewusstseinsstörung. Dabei ist das Bewusstsein zwar noch erhalten, betroffene Personen reagieren aber verzögert auf ihre Umwelt, das Denken und Handeln ist verlangsamt und auch die Orientierung (zeitlich, örtlich, zur Person) ist möglicherweise eingeschränkt. Mit fortschreitender Störung des Bewusstseins kommt es dann zum Benommensein oder Schläfrigkeit (Somnolenz). Solch ein Zustand lässt auch an ein ernstes medizinisches Ereignis oder eine Substanzeinwirkung, z.B. Gifte oder Medikamente, denken. Bei Unkenntnis der Situation sind daher entsprechende Notfallmaßnahmen einzuleiten. Im Rahmen psychischer Stresssituationen, v.a. im Rahmen **dissoziativer Zustände** (s.o.) treten solche Zustände aber auch auf.

Synkope (Ohnmacht)

Bestimmte, emotional labile Menschen, können durch eine heftige emotionale Erregung in sich zusammensacken, hinfallen und einen plötzlichen **Bewusstseinsverlust,** eine sog. Synkope (Affektsynkope) erleiden. Es tritt z.B. auf, wenn in einer Gefahrensituation ein Fluchtimpuls entsteht, das Weglaufen aber nicht möglich ist. Der Betroffene hilft sich durch `Ausklinken aus einer unerträglichen Situation´(dissoziativer Mechanismus). Das **Schwarzwerden** vor Augen kann als Vorstufe hierzu gesehen werden.

Psychogene Ohnmachtsanfälle können z.B. dann auftreten, wenn ein Mensch in einen für ihn heftigen inneren Konflikt zwischen Freude und Abwehr gerät. Ein Beispiel ist, wenn eine Mutter erfährt, dass ihre Tochter schwanger ist, sie sich freut und gleichzeitig eine damit verbundene Anstrengung für sich erwartet. Dies ist ihr jedoch so nicht bewusst, sie wirft dagegen die Hände hoch und fällt zu Boden. Das Bewusstsein wird in einer solchen emotionalen Aufruhr u.U. einfach abgeschaltet.

Eine Sonderform des Bewusstseinsverlusts ist die **vasovagale Synkope**, zu der es bei längerem Stehen oder dem Anblick von Blut kommt. Hierbei reagiert der Parasympathikus (s.o.) zu heftig. Verantwortlich hierfür ist die Übererregung in einem Teilbereich des verlängerten Rückenmarks (Medulla). Dieser Bereich wird dann aktiv, wenn es zu einem Blutverlust oder einer Blutumverteilung in die Beinvenen von 1,5 -2 L. kommt. Druckrezeptoren im Brustraum erfassen den Druckabfall in den großen Venen und Lungengefäßen und melden es dem Gehirn. Über die Medulla wird dann ein Blutdruckabfall auf

Werte von unter 60 zu 30mm/Hg herbeigeführt. Dies soll einem befürchteten, weiteren Blutverlust vorbeugen und ist bei lebensbedrohlicher Blutung sehr sinnvoll. Doch wie kommt es dazu alleine beim Anblick von Blut? Hier nimmt das limbische System die Verletzung eines anderen wahr und antizipiert für sich eine ähnliche Gefahr. Damit wird eine **visuelle Information** vom emotionalen Bewertungszentrum, fehlbewertet und an die Medulla als falscher Alarm weitergeleitet. Vermutlich sind hieran die Spiegelneurone (s.o.) beteiligt.

Dissoziation

Die Dissoziation wird hier in ihrer leichten Ausprägung als Vorgang der **Separierung** zwischen **bewussten** und **unbewussten Vorgängen**, oder zwischen Emotion und Kognition verstanden, dies wurde bereits oben ausgeführt. Bei der leichten pathologischen Form der Dissoziation ist die Fähigkeit zu bewusster und selektiver Kontrolle in auffälligem Ausmaß gestört, ohne dass man sie als eigenständige Erkrankung, wie bei der **dissoziativen Störung** (F44, s.u.) kategorisieren würde. In den meisten Fällen liegt dieser ein **Trauma** zugrunde, weshalb man auch in der Regel von einer Traumafolgestörung sprechen kann. Bei der posttraumatischen Belastungsstörung PTBS (s.u.) tritt sie gehäuft auf.

Jeder Mensch kennt dissoziative Phänomene in milder Ausprägung ohne Krankheitswert. Hintergrund ist ein **Schutzmechanismus** (s.u.) der regelhaft aktiviert wird, wenn es zu einem unerträglichen, existentiellen Stress kommt. Die Körperwahrnehmung und die Schmerzempfindung werden auch vorübergehend dissoziativ vermindert, um durch starke Schmerzen nicht behindert zu werden (z.B. nach einem Autounfall).

Daneben tritt die Dissoziation als sog. **kognitive Dissonanz** auf, wenn Gefühl und Vernunft auseinander klaffen. Ein Beispiel hierfür ist die Tatsache, dass 70 % der Raucher an Krebs erkranken und jeder Raucher glaubt, dass es ihn nicht treffen wird. Es gibt viele Beispiele, bei denen wir wider besseres Wissen vernunftbetonte Aspekte einfach ausblenden und unser Erleben, Wissen und Handeln auseinanderfallen. Eine Steigerung ist ein regelhaft auftretender **`dissoziativer Abwehrmechanismus´**, um heftige aversive Gefühle, die im Rahmen eines unbewussten, unlösbaren Konflikts im Inneren entstehen, nicht wahrnehmen zu müssen (psychodynamischer Hintergrund). Dieser Schutz- und Abwehrmechanismus kann durch entsprechende Ereignisse und Lernerfahrungen konditioniert werden, und dann relativ leicht im Alltag, z.B. in Konfliktsituationen, als kurzzeitig auftretendes Verhaltensmuster aktiviert werden. Betroffene mit einer leichten dissoziativen Störung haben durch den damit verbundenen Kontrollverlust auch einen Verlust an innerer Sicherheit. Sie verlassen sich daher u.U. auch mehr auf andere als sich selber und sind daher i.d.R. suggestiv leicht beeinflussbar.

Schwindel

Unter der Rubrik **`Schwindel´** werden ganz unterschiedliche `Missempfindungen´ gefasst, daher bezeichnet man ihn auch als sog. **multisensorisches Syndrom**. Allein mit der Aussage:` Ich habe Schwindel´, lässt sich wenig anfangen. Die Symptomatik kann sich so unterschiedlich manifestieren, wie sich benebelt, taumelig, betrunken (unter Alkohol- oder Drogeneinfluss stehend) fühlen.

Dem Thema Schwindel und seiner Differenzierung widme ich hier viel Raum, weil es sich bei ihm,neben dem Schmerz,um die wohl häufigste Beschwerde in der ärztlichen Sprechstunde handelt und wenn er plötzlich auftritt zu einer schweren seelischen Erschütterung führt. Die Kategorisierung des komplexen Themas Schwindel fällt schwer, da es kaum einheitliche Differenzierungskriterien gibt. Wir sprechen zunächst vom **funktionellen** oder **somatoformen** Schwindel, wenn sich keine strukturelle Erkrankung erfassen lässt. Dann erfolgt eine Einteilung danach, ob ein Drehschwindel vorliegt oder nicht. Man spricht bei Drehschwindel vom **vestibulären Schwindeltypus**, weil man annimmt dass dieser etwas mit einer Störung im Gleichgewichts- oder Vestibularorgan zu tun hat. Diese Schwindelform fällt in den Bereich der Hals-Nasen-Ohrenkunde und wird unten abgehandelt (s.u.).

Alle anderen Schwindelformen ordnet man dem **nicht vestibulären Schwindeltypus** zu. Diese Schwindelform wird traditionell den Fachdisziplinen Innere Medizin und Neurologie zugeordnet. Zum Verständnis der Gleichgewichtsregulation möchte ich einige Erläuterungen zur Physiologie des **Gleichgewichtssinns** (GGS) geben (s. Exkurs).

Exkurs: Physiologie des Gleichgewichtssinns- Integration multimodaler simultaner Nervensignale

*Das uns so selbstverständlich erscheinende **Gleichgewicht** ist keine feste Größe, der wir uns immer bedienen können, sondern ein Körperzustand, der ständig erzeugt und reguliert werden muss. Die Gleichgewichts-Regulation hängt auch nicht nur mit dem Gleichgewichtsorgan im Innenohr zusammen, wie dies oft gemeint wird. Der GGS dient der Feststellung der Körperhaltung und Orientierung im Raum und ist verwandt mit der Tiefensensibilität (s.o.). Der GGS unterteilt sich in mehrere Teilsinne:*

*-das **Empfinden** für **oben/unten** (Lotrichtung)*

*-das **Empfinden** für **Winkel** bzw. Neigungen (Lageorientierung) und*

*-das **Empfinden** für **Linear- und Drehbeschleunigungen** des Kopfes in allen Richtungen*

*Die **Hauptzentren** unseres **Gleichgewichtorgans** befinden sich im **Vestibularorgan** des Innenohrs, s.u.) im **Kleinhirn** und in den **Vestibulariskernen**. Um Gleichgewicht zu erzeugen müssen viele Sinnesinformationen zusammengeführt und verarbeitet werden. Daher arbeitet das Gleichgewichtszentrum eng mit anderen Hirnstrukturen zusammen: der Formatio reticularis, dem limbischen System, dem Sehsinn, dem Hörsinn und den Reflexen. Die **räumliche Orientierung** ist erst zusammen mit dem Bewegungssinn möglich, mit dem man eine Lageveränderung im Raum bzw. **Rotation** wahrnimmt. Die Herstellung und Aufrechterhaltung von Gleichgewicht verlangt dem Gehirn eine hoch komplexe Koordinationsarbeit und die zeitgleiche Integration der verschiedenen neuronalen Systeme ab. Sie ist daher abhängig von der allgemeinen Hirnleistung, die sehr störungsanfällig und Stress sensibel ist. Beim schnellen Anfluten von Reizen kommt unser Gehirn u.U. bei der Verarbeitung nicht mehr nach, es entsteht eine sensorische Verarbeitungsstörung mit physiologischer Fehlregulation. Dies tritt v.a. bei Übermüdung, Sehfehlern, Depression und Reizüberflutung auf. Einen Schaltplan zur Integration der verschiedensten Sinnesreize finden sie in Grafik 23. Das was hier modellhaft für die Nahrungsregulation geschildert wurde gilt auch für die komplexe Gleichgewichtsregulation.*

*Gravierend wirkt sich auch ein **Transmittermangel** auf unser GGS aus. Psychische Störungen, die mit einem solchen einhergehen, z.B. einem **Serotoninmangel**, führen zu kognitiven Funktionseinbußen, v.a. im Bereich der Reizleitung und -verarbeitung, weil die Fülle der Reize nicht mehr adäquat und schnell genug verarbeitet werden kann.*

*Menschen mit **untrainiertem GGS**, z.B. weil sie zuviel sitzen, tun sich mit der Bewegungskoordination schwerer. Durch Training lässt sich das verbessern. Doch auch gut trainierte und psychisch stabile Menschen können bei der Koordination schneller Bewegungsabläufe Probleme bekommen, z.B. auf dem Wackelbrett, wenn sie emotional unausgeglichen sind und innerlich wenig Halt und Sicherheit haben. Daher sind auch die sportlichen Ergebnisse abhängig von der emotionalen Verfassung, besonders dann, wenn wir uns selbst überschätzen und übernehmen. Dies ist z.B. beim Skifahren der Fall, wenn wir die Fahrweise nicht an Können und Bodenverhältnisse anpassen. Zusammenfassend kann man den somatoformen Schwindel daher auch als **neuronale Reizverarbeitungsstörung** oder funktionelle Hirnleistungsstörung unter dem Einfluss von **psychosozialem Stress** auffassen.*

Beispiel: Stellen sie sich das Gehirn eines Skifahrers vor,das ständig die eintreffenden Informationen über Bodenbeschaffenheit, Wetterverhältnisse, Geschwindigkeit, Muskelanspannung, Kraft, technisches Können über verschiedene Wahrnehmungskanäle Auge, Gehör,Bogengänge, Tiefensensibilität des Körpers aufnehmen und koordinieren muss. Kommt es zu Fehlern in diesem integrativen System der Raumorientierung oder widersprechen sich eingegangene Informationen, z.B. die optische Wahrnehmung (der Boden ist eben) und die Körperwahrnehmung `Bodenwelle´, verliert der Skifahrer das Gleichgewicht, weil sein Gehirn das plötzliche Auftreten der Bodenwelle nicht vorhersieht und nicht stimmig in Kongruenz mit den anderen Wahrnehmungssystemen bringt. Solch verschiedenartige oder widersprüchliche Informationen (kognitive Dissonanzen) können den Skifahrer zu Fall bringen. Auch ein plötzlicher quälender Gedanke kann ihn zu Fall bringen, da nun die geistige Kraft plötzlich für anderes gebraucht wird und das Gehirn mit der Koordinationsarbeit nicht mehr nachkommt.

Somatoformer, nicht vestibulärer Schwindeltypus

Der **nicht vestibuläre Schwindeltypus** ist keine klar definierte Krankheitseinheit und hat verschiedene emotionale und kognitive Ursachen.Durch die Komplexität der Regulationsvorgänge im Gleichgewichtssystem treten Funktionsstörungen des GGS bei Erschöpfung leicht auf. Auch verwundert es nicht, dass das alternde Gehirn mehr Schwindel produziert, da die komplexen Regulationsvorgänge im Alter nicht mehr so reibungslos ablaufen. Etliche Schwindelphänomene können daher als direkte **Affekt**- oder **Erschöpfungsfolge** angesehen werden.

Aus diagnostischen und therapeutischen Gründen ist es hilfreich den Schwindel nach Form oder Qualität zu unterscheiden. Die neurobiologischen Mechanismen sind im Detail noch ungeklärt, lassen sich aber zumindest teilweise erschließen und beruhen zumindest zum Teil auf einer dysfunktionalen **Transmitter-Stresshormonaktivität**.

Tab.14:Einteilung des nicht vestibulären Schwindeltypus nach der Form
• Schwächeschwindel (R53)
• Schwankschwindel/ Taumel/ Benommenheit (R42)
• Attackenschwindel (R42, F41)
• Liftschwindel nach unten (F45.8)
• Liftschwindel nach oben (F30.9)

Schwächeschwindel – Der Schwächeschwindel ist ein typischer Erschöpfungs- oder Depressionsschwindel. Er tritt bei, Überforderung (`Ich kann nicht mehr´), Resignation, und Regression auf. Vermutlich ist er mit einem **Serotoninmangel** assoziiert.

Schwankschwindel/Taumel/Benommenheit – Diese Schwindelform tritt gehäuft auf bei akutem Stress, plötzlicher Hiobsbotschaft, Schock, Trauma, Verlust an Halt, Selbstwert und Identität. Vermutlich ist er mit einer funktionellen Hirnleistungsstörung durch **Stresshormone**, die v.a. das Kleinhirn fluten, assoziiert.

Attackenschwindel – Diese Schwindelform wird durch eine **Angst-Panikattacke** ausgelöst. Hierbei löst ein **sensorischer Reiz** (Sinneseindruck, z.B. Brücke, Kaufhaus, Enge, Weite), eine Stand-, Gangunsicherheit und Benommenheit aus (Stresshormonaktivität).

Liftschwindel nach unten – Diese Schwindelform tritt typischerweise auf, wenn man plötzlich den **inneren Halt** verliert, z.B. durch ein heftiges Schamgefühl (`man möchte im Erdboden versinken´, s.o.). Man bekommt das Gefühl, als ob der Boden unter einem nachgibt und es abwärts geht. Daneben kann ein plötzlicher Selbstwertverlust, eine Selbstverunsicherung, das Gefühl sich zu verlieren (Selbstverlust), eine Trennungsphantasie mit Verlustangst, ein innerer Konflikt, der nicht ins Bewusstsein gelangen darf, dieses Liftgefühl auslösen. Im psychologischen Sprachgebrauch spricht man von **Ich-Schwäche**, es ähnelt dem oben genannten Schwanken oder Taumel.

Liftschwindel nach oben – Diese Schwindelform tritt typischerweise auf wenn man ein plötzliches, heftiges **Glücksgefühl**, einen `inneren Kick`, verspürt, verbunden mit Euphorie/Manie (Höhenflug), wie wenn man vor purem Glück abheben und schweben könnte. Solche Gefühle entstehen bei einem starken Selbstwertgewinn. Man könnte auch von Glücks- oder Freudeschwindel sprechen, z.B. wenn man einen wichtigen Wettkampf gewonnen hat (Siegesrausch). Dieser Schwindel beruht vermutlich auf einer **Endorphinausschüttung** und ruft Assoziationen an Drogeneinfluss wach.

Psychologische Aspekte

Bei fast allen psychischen Störungen kann ein somatoformer Schwindel als Begleitphänomen auftreten. Alle inneren und äußeren Reize, negative oder euphorische Gedanken und Gefühle schalten sich in die komplexe innere Regulation des Gleichgewichts störend ein. Krankheitsaspekt bekommt ein solcher Schwindel dann, wenn ein Leidensdruck entsteht. Für die psychologischen Aspekte des somatoformen Schwindels gelten viele Anmerkungen, die auch für den somatoformen Schmerz gelten.

Ergänzen möchte ich, dass neben der körperlichen und psychischen Bedeutung des Wortes Schwindel, auch der **Aspekt der Täuschung,** die Unwahrheit sagen, ein betrügerischer Tatbestand mit dem Begriff Schwindel verbunden ist. Schwindel ist also:

- **ein körperlicher Vorgang,**
- **ein Gefühlsereignis und**
- **ein sozialer Tatbestand**

Dabei fragt man sich nach dem tieferen Sinnzusammenhang dieser Tatsache. Warum bringt der Sprachgebrauch drei so verschiedene Phänomene in einem Wort zusammen? Tatsächlich überlappen sich diese drei grundlegenden Bedeutungen beim somatoformen Schwindel in hohem Maße, d.h. wir haben es zeitgleich mit einem körperlichen Vorgang, einem gefühlshaften Vorgang und einer Täuschung des Selbsts und der Anderen zu tun.

Eine wichtige erste Frage, die man sich bei der Analyse des somatoformen Schwindels stellen sollte, ist, wie es um das **Selbstwertgefühl** bestellt ist. Ist es gut, haben wir genug **innere Sicherheit, Halt** und **Identität** und sind wir seelisch im Gleichgewicht. Aus diagnostischen und therapeutischen Gründen bilde ich für diesen Schwindel 2 Kategorien, den Schwindel als **Gefühlsereignis** und als Ausdruck einer **Ich-Schwäche**.

Schwindel als direktes Gefühlsereignis-Affektäquivalent

Alle Gefühle können Schwindelphänomene auslösen (`trunken vor Freude, im Gefühlstaumel´), auch in Folge von Transmitteränderungen. Der somatoforme Schwindel kann als **Affektkorrelat** oder **Affektäquivalent** auftreten (s.o.). Daher sollte man sich bei jedem Schwindelereignis zunächst fragen, welche Gefühle dahinter stehen könnten.

Beispiele für Schwindel als direktes Gefühlsereignis
• *als* ***Angstäquivalent****, assoziiert mit einem Angstgefühl und der Ausschüttung von Stresshormonen.*
• *bei* ***plötzlichem Selbstwertverlust,*** *assoziiert mit dem Gefühl von Wertlosigkeit (s.o.).*
• *als* ***Schamgefühläquivalent*** *(s.o.).*
• *als* ***Depressionsäquivalent****, assoziiert mit einem Transmittermangel, v.a. von Serotonin, wodurch Stress und Konflikte schlechter bewältigt werden. Bei jedem neuen Stress (z.B. Verlustangst) fühlt sich der Depressive noch hilfloser, ohnmächtiger und handlungsunfähiger, was Kraftlosigkeit, Lähmung und Schwindel bewirkt.*
• *als* ***Leereäquivalent****. Menschen mit einer Bindungsstörung (s.o.) empfinden u.U. ein* ***quälendes Leere-*** *und* ***Einsamkeitsgefühl*** *in sich durch die schmerzliche Erfahrung des Ungebundenseins und des Beziehungsmangels. Es kann bei Trennungserlebnissen oder dem Auftreten von aversiven Gefühlen, bezogen auf wichtige, nahestehende Menschen, sehr heftig werden und Schwindel auslösen.*
• *als* ***dissoziatives Phänomen.*** *Erregende innere und äußere Reize (Impulse) können so unerträglich werden, dass die Wahrnehmungsfunktion abgeschaltet wird (s.o.). Dabei spielen spezifische Transmitterstörungen eine Rolle (s.o.), z.B. die Hemmung des Gleichgewichtszentrums und der Tiefensensibilität durch Cortisol.*

Schwindel als Ausdruck einer Ich-Schwäche

Das **Ich** oder **Selbst** (s.Kap.II) ist die höchste integrative Instanz in uns. Kann das Ich seiner **integrativen, synthetischen Funktion** nicht mehr gerecht werden und unser Leben mit den Anforderungen der Umwelt nicht mehr in Einklang bringen, entsteht ein Verlust an innerer Ordnung, Orientierung, Kompetenz und ein Mangel an autonomer Lebensgestaltung. Das Ich verliert im symbolischen Sinn den Boden unter den Füßen, man spricht von einer **Regulationsstörung des Ichs**, so als ob einen das Ich ermahnen wolle, besser zu koordinieren. Diese Ich-Schwäche ist oft Folge innerer Konflikte, von Entwicklungsdefiziten, Traumata, Selbstwertverlust und/oder Selbstsicherheit.

Beispiele für Schwindel als Ausdruck einer Ich-Schwäche
• ***als Signal für mangelnden Halt, Sicherheit, Kontrolle***. *Der Schwindel tritt auf in Form wiecher Knie oder eines Blackout,wenn jemand den Halt in sich oder im Außen verliert (Selbstverlust), z.B. weil er von Haus aus selbstunsicher oder seine Sicherheit und Geborgenheit bietende Objektvorstellung (Vorstellung von einer Halt gebenden Bezugsperson) bedroht ist z.B. bei Bindungsstörung (s.o.). Eine plötzliche Konfliktspannung oder Trennungs- und Verlustangst kann diesen Schwindel auslösen.*
• ***als Signal für mangelnde Identität und Orientierung.*** *Betroffene berichten einen Verlust an Orientierung oder des Ziels im Leben. Sie wissen nicht mehr was sie wollen, wer sie sind, ihr Kompass stimmt nicht mehr. Erst wenn der innere Kompass wieder funktioniert, wird der Schwindel besser.*
• ***als Konversions-Phänomen.*** *Der Schwindel ist hier Folge einer symbolischen Mitteilung des Unbewussten. Es liegt die Fähigkeit des Ichs zugrunde, Wünsche, Gedanken oder Phantasien, die nicht in Erfüllung gehen können oder die vom zensierenden Bewusstsein verboten werden, symbolisch in der Körpersprache auszudrücken. Der Träger des Wunsches reagiert mit einem körperlichen Vorgang, ohne zu wissen, dass ein Wunsch dahintersteckt. Der unannehmbare, unbewusste Wunsch oder Gedanke, wird so in modifizierter Form verhüllt als Schwindel in die Tat umgesetzt (`am liebsten würde ich dich jetzt beschwindeln, betrügen oder hintergehen´, s.u.).*
• ***als Signal für mangelnde Echtheit, Ehrlichkeit und Abstimmung mit sich selbst***. *Im Begriff Schwindel steckt auch der Aspekt der* ***Täuschung.*** *Zunächst geht es nicht darum andere zu täuschen, sondern um die Beziehung und innere Auseinandersetzung mit sich selbst, die Ich-Ich Relation. Bei der* ***Selbst-Täuschung*** *(subjektiven Sinnestäuschung) steckt oftmals ein Ereignis oder eine Zielvorstellung dahinter, welche unvereinbar (inkompatibel) mit dem Bekannten, Vertrauten oder auch dem moralischen Anspruch an sich selbst ist. Bei der* ***Enttäuschung*** *hat man Vorstellungen vom oder Ansprüche an das Leben, die nicht in Erfüllung gehen und seinen Lebensentwurf scheitern lassen, was für das Selbstgefühl kränkend ist. Man vertut sich bei der Einschätzung der inneren und äußeren Realität. Es handelt sich also um einen Konflikt mit der Realität. Beides erzeugt einen inneren Erregungszustand, einen grundlegenden Vertrauensverlust in die Fähigkeit, sein Leben selbstständig zu gestalten, Herr seines Lebens zu sein. Es entsteht ein Gefühl des Versagens, den Boden unter den Füßen zu verlieren, des Absturzes ins Bodenlose.*
• ***als Signal für mangelnde Echtheit, Ehrlichkeit und Abstimmung mit der Umwelt.*** *Täuschungen und Schwindeleien sind feste Bestandteile der zwischenmenschlichen Kommunikation, ob uns das gefällt oder nicht. Wer die entsprechenden Regeln nicht beherrscht oder nicht akzeptiert, macht sich unbeliebt. So hat man bei einer Untersuchung an amerikanischen Schulen herausgefunden, dass Jugendliche, die Schwindel und Aufschneidereien sehr sensibel wahrnehmen und damit nicht hinter dem Berg halten, sowohl von Mitschülern wie von den Lehrern als weniger sozial kompetent eingeschätzt wurden. Dagegen sind Teenager, die sehr überzeugend schwindeln können, in ihrer jeweiligen Gruppe besonders anerkannt und erfolgreich. Daraus wird gefolgert: Lügen auf gewisse Art ist eine soziale Begabung. Unser komplexes Beziehungsleben wäre ohne Täuschung und Irreführung undenkbar. Nichts desto trotz ist der bewusste Schwindel für das Gehirn durch die Diskrepanz von Wissen und Mitteilung eine* ***Form von Stress****. Das Gehirn muss Tatsachen verleugnen oder unterdrücken. Natürlich legitimieren diese Erkenntnisse keinesfalls vorsätzliche oder kriminelle Betrügereien. Täuschungen (Lügen) sind also nicht nur ein komplexer kognitiver Vorgang, sondern auch ein essentieller Bestandteil unserer* ***sozialen Intelligenz*** *und ein zentraler Bestandteil des Lebens (s.Exkurs). Einige Forscher sagen sogar, dass ohne all die kleinen Schwindeleien und Betrügereien das menschliche Zusammenleben vielleicht gar nicht möglich wäre. Diese Ergebnisse nehmen der Lüge auch ein Stück von ihrem Negativimage. Aber je größer das Schwindelausmaß, und das ist das Problem, desto mehr Stress hat das Gehirn mit den ganzen Verdrängungs- und Vertuschungsmaßnahmen. Daher ist es ein therapeutisches Ziel das Ausmaß der Schwindeleien und den Realitätskonflikt zu begrenzen.*

Exkurs: *Die soziale Intelligenz des Schwindelns (Zusammenfassung aus der Zeitschrift G&G*[30]*)*

Der Psychologe Jelissen *fand bei der Untersuchung der Alltagskonversation von 20 Probanden, dass statistisch betrachtet selbst die ehrlichsten Versuchsteilnehmer alle acht Minuten einmal logen. Insgesamt sei 40 % von dem, was der Mensch so von sich ergibt, erstunken und erlogen. 180-mal am Tage schwindelt eine Frau und 220-mal ein Mann.Die größten Aufschneider in seiner Untersuchung waren Probanden mit den meisten sozialen Kontakten, also beispielsweise Verkäufer, Arzthelferinnen, Anwälte, Psychologen, Journalisten. Eine kleine Notlüge dient dem friedlichen Zusammenleben mehr als ungeschminkte Offenheit, und wie diese Schwindelei resultiert so manche Lüge aus dem Wunsch, unseren Mitmenschen eine Freude zu machen oder sie zumindest nicht bloß zu stellen oder zu verletzen. Frauen schwindeln dabei eher um das Wohlbefinden ihres Gegenübers zu hegen, während Männer eher lügen, um sich selbst in ein gutes Licht zu rücken. Je höher entwickelt ein Sozialleben ist, desto mehr Lug und Trug gibt es in den Hierarchien und verflochtenen Beziehungen. So konnte sich die Lüge nur in komplexen Gruppen entwickeln, bereits die in Horden lebenden Schimpansen sind Meister der Verstellung. Dabei kämpfen sie mit Tricks, Täuschung, Schauspielerei in wechselnden Koalitionen um Rang, Futter und Geschlechtspartner.*

Kokain? Habe ich nie genommen, beteuert ein prominenter Fußballtrainer. Dabei bleiben die meisten Lügen im Alltag unentdeckt. Oft gibt es eine weitgehende Übereinkunft zwischen „Lügensender" und „Lügenempfänger", es mit der Wahrheit nicht so ernst zu nehmen. Denn wer hätte je von einer Frau gehört, die auf die Frage „Sieht die Blonde da drüben besser aus als ich?" eine wahrheitsgemäße Antwort haben will? Oder welcher Liebhaber wollte das Stöhnen der Gespielin anders deuten als dass er ihr gerade wieder den Gipfel der Lust beschert? Die Lüge als soziales Schmier- und Betäubungsmittel ist jedem von uns genehm, wobei es auf die Formulierung ankommt. Wer will denn schon von einem Gast hören: „Ihr Rumpsteak schmeckt mir nicht. Wie viel freundlicher klingt dagegen die Phrase „Danke, ich bin auf Diät". Da ist es doch eher ein Segen, dass wir nicht dazu verdonnert sind, nur noch die Wahrheit und nichts als die Wahrheit zu sagen. Am Ende brächte irgendeine Herstellerfirma ein Diktaphon auf den Markt, wo man vorne hinein lügt und hinten der wahre Text herauskommt, mit allen Bosheiten und Peinlichkeiten.

Störungen des Hormon- und Drüsensystems

Das Hormonsystem (HS) und das Drüsensystem sind übergeordnete Systeme, die sehr eng mit dem Nervensystem und dem Immunsystem in Verbindung stehen. Daher können sie bei akuten und chronischen Stresszuständen auf vielfältige Weise Zustände von Unter- und Überfunktionen der Hormon-Drüsen erzeugen können. Beide Systeme werden vorwiegend über das vegetative Nervensystem (s. Grafik 28) gesteuert.
Die **Hormone** werden von den Drüsenzellen an das Blut – nach innen – abgegeben, daher ist das Hormonsystem ein sog. **endokrines System**.
Sekrete dagegen werden von den Drüsenzellen an die Haut/Schleimhaut – nach außen – abgegeben, weshalb dieses Drüsensystem als **exokrines System** bezeichnet wird.
Manche Drüsen arbeiten sowohl endokrin wie exokrin, z.B. die Bauchspeicheldrüse. Die Leber (s.u.) nimmt innerhalb der Drüsen eine Sonderstellung ein, darauf gehe ich hier nicht ein.

Das **endokrine Hormonsystem** produziert an die 30 verschiedene Hormone, also chemische Botensubstanzen, die über den Blutkreislauf zu ihren Zielorganen gelangen und ihre Wirkung direkt an der Zellmembran der Organzellen über spezielle Rezeptoren entfalten. Die vielfältigen **Funktionen** der **Hormone** sind oben beschrieben. Das HS übt seine Funktion über ca.7 Hormon produzierende Drüsen aus: *Hypothalamus, Hypophyse, Nebenniere (Rinde und Mark), Schilddrüse, Nebenschilddrüse, Bauchspeicheldrüse und Drüsenzellen des Magen-Darmtrakts* (s. Grafik 22, 29 und 33).

[30] *Jellisen, Gehirn & Geist, 2006*

Störungen des Hormonsystems (endokrin)

Klinisch im Vordergrund stehen hier die funktionelle Störung der Schilddrüse, der Keimdrüsen und der Nebenniere.

Tab. 15.: Einteilung der Hormonstörungen (endokrin)
• die **Schilddrüsen-Unterfunktion**-Hypothyreose (E03.9)
• die **Schilddrüsen-Überfunktion-**Hyperthyreose (E05.9)
• die **Unterfunktion der Eierstöcke-**sekundäre Amennorrhoe (N91.1, E28.3)
• die **Unterfunktion des Hodens-**Hypogonadismus (E29.1)
• die **Nebennierenrindenüberfunktion-**Hypercortisolismus (M.Cushing) (E27.0)
• die **Nebennierenrindenunterfunktion-**Hypocortisolismus (E27.4)
• **Funktioneller Diabetes insipidus- Psychogene Polydipsie** (E23.2, R63.1)
• **Diabetes mellitus** (Unterfunktion der Bauchspeicheldrüse) (E14.9)

Schilddrüsen-Funktionsstörung – Hypothyreose/Hyperthyreose

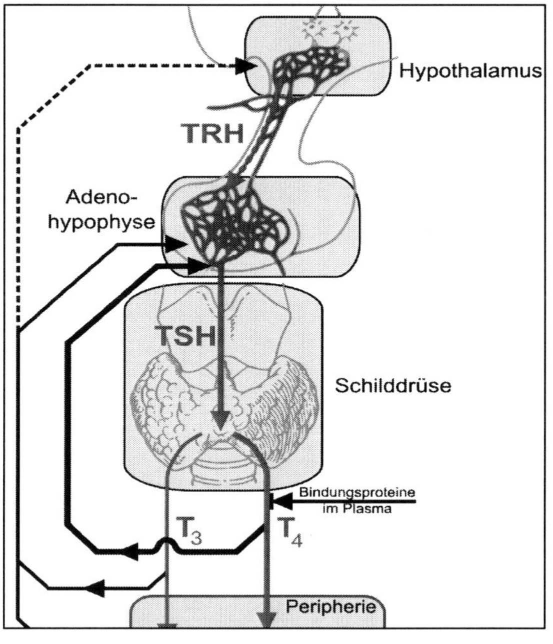

<u>Grafik 33:</u> Regelkreis Hypothalamus-Hypophyse-Schilddrüse. *(Bildnutzung nach den Lizenzbedingungen von Creative Commons Attribution, ShareAlike 3.0 Unported License, Autor: Armin Kübelbeck)*

Die **Schilddrüse** (SD) produziert die beiden Hormone Tyroxin (T4) und Trijodthyronin (T3, s.o.), die über den Blutkreislauf zu den Körperzellen gelangen. Diese Hormone sind zuständig für den Energieumsatz der Zellen und für die Eiweißproduktion. Damit die SD sie produzieren kann, benötigt sie Jod. Sind diese Hormone im Blut erniedrigt und erfolgt die Geschwindigkeit des Energieumsatzes langsamer als normal, spricht man von SD-Unterfunktion.

Bei der **<u>Unterfunktion</u>** (Hypothyreose) kommt es zu Schwäche, Müdigkeit, Gedächtnisstörungen, Depression, verminderter neuromuskulärer Erregbarkeit bis hin zu einer psychischen Störung. Die genauen Vorgänge, die zur Entstehung einer Hypothyreose führen, sind noch wenig verstanden. Offensichtlich ist aber der schädigende Einfluss von Dauerstress, der die SD erschöpft (s.o.) und dazu führt, dass die SD unempfindlicher gegen eine zentrale Steuerung und den TSH-Stimulus wird. Beobachtet wird bei \`psychosomatischen Patienten´ öfters eine leichte TSH-Erhöhung mit grenzwertig niedrigem T4/T3, sowie die Erhöhung von Autoantikörpern. Relativ häufig findet sich bei \`psychosomati-

schen Patienten´ auch eine **Autoimmunentzündung** vom Typ Hashimoto mit Unterfunktion. Vermutlich wird diese auf dem Boden einer genetischen Anlage unter dem anhaltenden Einfluss von Stresshormonen entzündet.
Ein Mangel oder Überfluss an SD-Hormonen ist zu beheben, besonders bei psychischen/ psychosomatischen Störungen. Der medikamentöse Ersatz von SD-Hormonen ist sehr verbreitet. Die Hormonersatztherapie mit Thyroxin (T4) ist vermutlich die häufigste medikamentöse Substitutionsbehandlung in Mitteleuropa überhaupt. Es wäre heute ein Kunstfehler, wenn bei einer Depression eine SD-Unterfunktion übersehen wird.

Bei der **Überfunktion** (Hyperthyreose) treten Nervosität, Unruhe,Überaktivität, Zittern, erhöhte neuromuskuläre Erregbarkeit, Gewichtsverlust, seelische Spannungen und Schlafstörung und weitere psychische Störungen auf. Hier koppelt sich die SD von der zentralen Steuerung ab und produziert zu viele Hormone.
Hinter einer Überfunktion kann die Autoimmunerkrankung **Morbus Basedow** (s.u.) stecken. Dabei wird ein Auto-Antikörper produziert, der eine zufällige Ähnlichkeit mit dem SD stimulierenden Hormon TSH hat. Die unsinnige Produktion des Antikörpers führt zu einer übermäßigen Stimulation der Schilddrüse und damit zu einer Schilddrüsenüberfunktion. Zusätzlich fungiert dieser Antikörper als Immunglobulin – *Eiweißkörper des Immunsystems* – der einen Entzündungsprozesses in der Augenhöhle auslösen und dadurch den Augapfel aus der Augenhöhle drücken kann.
Eine weitere Erkrankung, die zur Überfunktion führen kann, ist das sog. **autonome Adenom**, bei der sich SD-Zellen von der TSH-Steuerung abkoppeln. Beide Erkrankungen stehen mit Stress in Zusammenhang. Die genauen Mechanismen sind noch unklar. Sowohl die Unter-wie Überfunktionsstörungen der SD nehmen zu.

Nebennierenrinden-Funktionsstörungen – Hypocortisolismus/Hypercortisolismus

Die **Nebennierenrinde** (NNR) produziert drei Arten von Hormonen mit unterschiedlichen Funktionen. Erstens reguliert sie über das **Aldosteron** den Wasser- und Salzhaushalt des Körpers und unterstützt ihn bei der Bewältigung von "Notsituationen". Zweitens produziert sie bei gesteigertem Energiebedarf des Körpers **Cortisol** um den Blutzuckerspiegel zu erhöhen und damit dem Körper mehr Energie zur Verfügung zu stellen. Drittens produziert sie **männliche Geschlechtshormone** und etwas Östrogen.

In ihrem inneren **Nebennierenmark** produziert die Nebenniere die Hormone **Adrenalin** und **Noradrenalin**, die in Gefahren- oder Stresssituationen in die Blutbahn abgegeben. Dadurch erhöht sich die Herzschlagfrequenz, und die Blutgefäße der Haut und der Eingeweide verengen sich. Das Blut steht der arbeitenden Muskulatur zur Verfügung, und der Blutdruck steigt an. Dabei arbeitet es mit den Hormonen Adrenalin und Glucagon zusammen, die ebenfalls den Blutzuckerspiegel erhöhen.

Bei physischem oder psychischem Stress kommt es zunächst zur **Aktivierung der HPA-Achse** (s.o.). Wenn danach die Aktivierung abklingt, sinken die Werte von Cortisol wohl dauerhaft ab, was auf eine Funktionsstörung der Nebenniere hinweist, deren Ursachen aber meist zentral im Gehirn liegen. Erst dann treten die charakteristischen Symptome auf. Durch die Rückkopplung (Feedback) der Hormon-Hirnachse wird dann das zentrale Nervensystem wiederum in Mitleidenschaft gezogen, ungünstige Teufelskreise entstehen. Stress kann einen Hypercortisolismus oder Hypocortisolismus über unterschiedliche Wege auslösen und zahlreiche psychische und psychosomatische Reaktionen hervorrufen."

Beim sog. **Hypocortisolismus** ist das Hormon Cortisol nur unzureichend verfügbar, bzw. kann es seine Wirkung nicht ausreichend entfalten. Die Symptome des Hypocortisolismus variieren und werden durch Feedbackvorgänge partiell maskiert. Ein Hypocortisolismus kann ausgelöst werden durch chronischen Stress (z.B. Infektionserkrankung, Verkehrsunfall) und psychischen Traumata (z.B. Missbrauch). Er ist im Wesentlichen gekennzeichnet durch Symptome wie: geringe Belastbarkeit und depressive Verstimmung, schlechte Laune, ständige innere Unruhe, Nervosität, Aggressivität,erhöhte Reizbarkeit, Neigung zum Zittern, erhöhte Schmerzempfindlichkeit (Fibromyalgie), Müdigkeit (Chronic Fatigue Syndrom, Burnout), Stressintoleranz (PTBS s.o. + u.).

Beim **Hypercortisolismus** (M.Cushing) kommt es zur erhöhten Cortisolproduktion. Er geht einher mit Vollmondgesicht, typischer Fettverteilung (dünne Arme und Beine, dicker Rumpf mit „Büffelnacken"), Gewichtszunahme, verringerter Muskelmasse und erhöhter Knochenbrüchigkeit (Osteoporose), erhöhtem Blutdruck, Störungen des Kohlenhydratstoffwechsels, erhöhtem Durst, häufigem Wasserlassen und Impotenz. Bei ca. 60% der Patienten finden sich psychische Störungen, v.a. eine Depression.

Hypogonadismus – Unterfunktion des Hodens

Der Begriff Hypogonadismus bezeichnet allgemein die Unterfunktion der Keimdrüsen (Gonaden) bei beiden Geschlechtern. Im Allgemeinen spricht man beim Mann aber eher vom **Hypogonadismus** und bei der Frau von **sekundärer Amennorrhoe**. Er geht beim Mann einher mit erniedrigten Testosteronwerten und den damit in Verbindung stehenden Störungen. Hierbei kann sowohl die Hormonfunktion als auch die Fortpflanzungsfunktion betroffen sein. Je nach Lebensalter kommt es zu unterschiedlichen Auswirkungen und eventuell zur verminderten oder fehlenden Zeugungsfähigkeit (Infertilität). Der Hypogonadismus des alternden Mannes ("Klimakterium virile") wird auf die nachlassende Hodenfunktion zurückgeführt. Die Störungen beinhalten eine Libidoabnahme bis hin zu ihrem Verlust, Abnahme der Vitalität, Erektionsstörung, Reduktion der Muskelmasse, Osteoporose, Blutarmut und depressive Entwicklung. Die Störung liegt oft auf der Ebene des Hypothalamus und ist meist Stress bedingt.

Sekundäre Amenorrhoe – Unterfunktion der Eierstöcke

Eine sekundäre (*meist hypothalamische)* Amenorrhoe liegt vor, wenn die zunächst vorhandene Menstruation im geschlechtsreifen Alter versiegt, weil der Hypothalamus zunächst die Hypophyse und diese dann die Eierstöcke über ihr Follikel stimulierendes und luteinisierendes Hormon (FSH und LH) nur mangelhaft stimuliert. Dahinter steht oft der physische und psychische Stress, Leistungssport (Marathonläuferinnen; Balletttänzerinnen); Mangelernährung mit plötzlichem Gewichtsverlust und Magersucht.

Funktioneller Diabetes insipidus – **Psychogene Polydipsie**

Der funktionelle Diabetes insipidus ist charakterisiert durch ein gesteigertes Durstgefühl mit vermehrtem Trinken (Polydipsie) und eine vermehrte Urinausscheidung (Polyurie). Zugrunde liegt eine unzureichende Produktion oder Wirksamkeit des für die Urinausscheidung sehr wichtigen Hormons **ADH** (s.o.) durch die Hypophyse. Auch hier liegt das Problem meist in einer funktionellen Störung der Hypothalamus-Hypophysenachse mit einer Unterfunktion der Hypophyse als Folge von chronischem psychischem und physischem Stress.

Diabetes mellitus – Unterfunktion der Bauchspeicheldrüse

Der Diabetes mellitus (Dm) ist eines der größten gesundheitlichen Probleme überhaupt. Unsere Lebensweise und unser Lebensstress spielen bei Verlauf und der Entwicklung des Dm eine große Rolle. Psychische Faktoren wirken sich direkt auf die Blutzuckerregulation, der Insulinfreisetzung aus der Bauchspeicheldrüse (s.u.) aus. Dem Stressmanagement und dem Essverhalten kommt daher eine große Rolle zu. In einer Stress-Konfliktsituation ist v.a. die schnelle Zuckerbereitstellung entscheidend und kommt es zu komplexen psycho-neuro-endokrinologischen Bereitstellungs- und Regulationsvorgängen, um den \`bedrohten Organismus´ mit genügend Energie zu versorgen. Stresshormone, allen voran das Cortisol, greifen tief in die Blutzuckerregulation ein. Chronischer Stress belastet daher v.a. diese Drüse und führt dazu, dass sie sich früher als andere Organe erschöpft und an Leistungsvermögen verliert.

Störungen des Drüsensytems (exokrin)

Das exokrine Drüsensystem produziert Sekrete und Fermente, die als Gleit- und Schmiermittel des Körpers (z.B. Tränenfilm, um die Hornhaut vor dem Lidschlag zu schützen), Verdauungssäfte und Verpackungsschleim fungieren. Es übt seine Funktion aus über 5 größere Drüsen: *Tränendrüse, Ohr- und Mundspeicheldrüse, Brustdrüse, Bauchspeicheldrüse und die Vorsteherdrüse (Prostata)* und eine Unmenge an Haut/Schleimhaut assoziierten **Drüsenzellen** (s. Grafik 20).

Klinisch im Vordergrund stehen hier die funktionelle Störung der Ohr- und Mundspeicheldrüse mit **Mundtrockenheit**, der Tränendrüse mit **Augentrockenheit** (Sicca-Syndrom), sowie der Brustdrüse, mit **Milchfluss** (Galaktorrhoe) bei der Frau. Eine weitere Störung ist das **Schwitzen** (Hyperhidrose, s.u.). Hier kann man sich fragen, warum die Psyche die Tränen und den Speichel fließen, bzw. versiegen lässt und das Auge zu trocken wird. Die Symptome werden andernorts besprochen, mit Ausnahme der Galaktorrhoe.

Galaktorrhoe (Milchfluss)

Galaktorrhoe bedeutet dass es zu einem Milchfluss ausserhalb der Stillzeit kommt. Die Ursache, besonders bei beidseitiger Milchsekretion, ist ein **erhöhter Prolaktinspiegel**, der durch Stress,psychische Erkrankungen, Schilddrüsenstörungen und eine Vielzahl von Medikamenten,v.a. zentral wirksamen Medikamenten (Psychopharmaka), entstehen kann

Störungen des Immunsystems

"Allergisch auf jemand sein".

Das Immunsystem (IS) bildet ein **durch den Körper ziehendes** und **integrierendes Netzwerk**, welches nahezu alle Körperbereiche betrifft, allen voran die **Haut**. Die Haut ist quasi ein Teil des Immunsystems, ohne sie kann es seiner Abwehrfunktion nicht nachkommen.

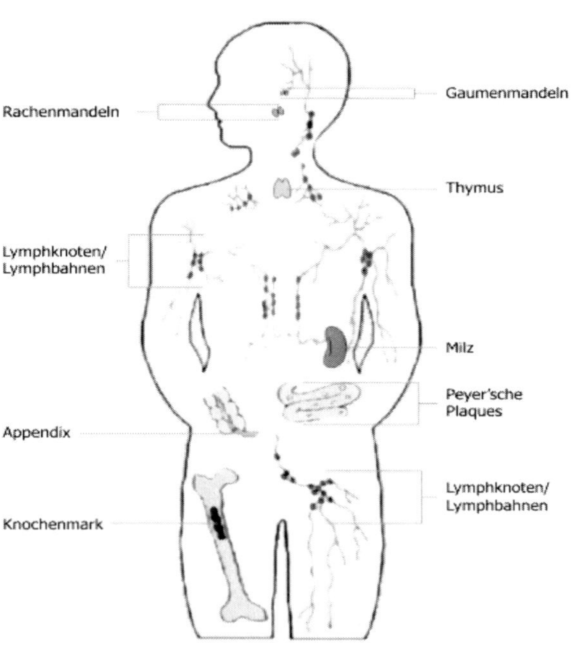

Grafik 34: Bestandteile des Immunsystems *(steht unter der Lizenz von Creative commons, Attribution Share Alike 2.5 Autor: Dr. med. Mario Schubert, Heidelberg, Germany).*

Das IS besteht aus Thymus, Knochenmark, Lymphknoten, Mandeln, Milz und den im Körper zirkulierenden weißen Blutzellen, v.a. den Lymphozyten, den Lymphknoten und dem lymphatischen Gewebe, welches der Schleimhaut assoziiert und reichhaltig innerviert ist (Grafik 34). Dadurch hat das IS auch engen Anschluss an das Nervensystem. Die Signale werden wechselseitig in beide Richtungen verarbeitet Übergeordnete **Steuerzentren** sind der Hypothalamus, die Hirnanhangdrüse, der Locus coeruleus und der Hirnstamm (s. Kap. IV). Die meisten Immunreaktionen finden im Rahmen von Abwehrprozessen an dem Ort statt, an dem die Substanzen nämlich an den **Eintrittspforten** von **Haut** und **Schleimhaut** (s.u.), hier v.a. im Bereich des lymphatischen Gewebes der Schleimhäute von Augen, Mund, Nase, Darm und Bronchien (s.u.). Die **Milz** ist der Hauptort für die Entfernung von Mikroorganismen und bestimmter Antigene und für die Aussonderung alter, funktionsschwacher Immunzellen (Lymphozyten). Zudem kann sie ein geschwächtes Knochenmark teilweise ersetzen und neue Blutzellen bilden.

Die **Funktion** des IS ist es, den Körper ständig auf das Vorliegen von Erregern, entartete Zellen und eindringende Fremdstoffe zu überprüfen, diese zu kontrollieren und zu bekämpfen, eine immense Aufgabe, die ganz im Verborgenen stattfindet. Es arbeitet hoch spezialisiert und organisiert die Körperabwehr über verschiedene neurovegetative und chemische Prozesse. Den Verlust einiger Teile, wie der Mandeln und der Milz, übersteht es erstaunlich gut, unsere Immunabwehr ist aber dadurch geschwächt. Ohne IS sind wir nicht lebensfähig. Um dieser Aufgabe gerecht zu werden benötigt das IS ein **Erkennungssystem** um zu sehen, welche Zellen und Substanzen in Ordnung sind und welche nicht. Hierzu haben alle Zellen an ihrer Oberfläche eine Signatur das sog. HLA-System (s.o.). Ist diese **Zellsignatur** in Ordnung wird die Zelle in Ruhe gelassen (**Selbsttoleranz**). Fremde oder entartete Objekte kann das IS anhand der fehlenden Erkennungsmerkmale an der Oberfläche feststellen, von körpereigenen Zellen und Stoffen unterscheiden, und dann zerstören. Ist dieser Erkennungsmechanismus gestört, können Autoimmunerkrankungen entstehen.

Die Reaktionsweise unseres Immunsystems ist aber keine feste Größe, sondern wegen seiner engen Verzahnung mit dem Nervensystem immer auch abhängig von der aktuellen **Stressbelastung**, **Wahrnehmung** und der **kognitiven Verarbeitung**. Das IS greift mit seinen Transmittern auch tief in die Schlaf-Wachregulation ein und kann eine **chronische Müdigkeit** bedingen, z.B. um den Körper bei Infektion vor Überlastung zu schützen. Bei einer gravierenden Infektion übernimmt es im Körper die Regie und nimmt verschiedene Körperfunktionen unter seine Fittiche. Bei Dauerstress wird das IS immer in Mitleidenschaft gezogen, mit allen unten aufgeführten Störungen. Die Autoimmunerkrankungen stellen dabei eine nicht selten auch lebensbedrohliche Form von Erkrankungen dar.

Einteilung der Immunstörungen
• Allergie – Pseudoallergie (T78.4)
• Autoimmunerkrankungen (M35.9)
• Infektanfälligkeit – Psychogene Immundepression (D80.9)

Allergie – Pseudoallergie

Bei der Allergie reagiert das IS auf eine körperfremde, unschädliche Substanz inadäquat, überschießend (hyperreaktiv) und behandelt diese als Schadstoff (**Antigen**). Gegen dieses Antigen bildet es dann sog. **Antikörper**, einen Vorgang den man als Sensitivierung bezeichnet. Durch Ausschüttung von Immunglobulin E und Histamin (s.o.) kommt es zu heftigen **Haut-Schleimhautreaktionen**. Mittlerweile konnte in Untersuchungen nachgewiesen werden, dass Immunreaktionen wie Pawlowsche Reflexe konditioniert werden können. Es ist zu vermuten, dass bei der Allergieentstehung solche Konditionierungen ablaufen, die durch Desensibilisierung auch wieder rückgängig gemacht werden können. Der Faktor Stress, bzw. eine Schwäche unseres Stressbewältigungssystems spielt dabei eine entscheidende Rolle.

Eine nicht leicht zu beantwortende Frage im psychosomatischen Kontext ist aber, ob sich hinter einer \`allergischen Reaktion´ nicht die Reaktion eines **überaktiven, sensitivierten Nerven-Immunsystems** versteckt. Eine solche Reaktion ist von einer allergischen Reaktion oft kaum zu unterscheiden und geht mit Hautausschlag, Schwellung etc. einher. Sie basiert aber nicht auf einer Antigen-Antikörper-Reaktion, sondern vermutlich auf einer Konditionierung. Daher wird sie gerne als **Pseudoallergie** bezeichnet. Da die Unterscheidung zwischen echter allergischer und pseudoallergischer Reaktion schwer

fällt, lässt dies viel Raum zur Fehlattribution (falschen Zuschreibung). Das betrifft insbesondere die Pseudoallergie auf Nahrung oder sog. Nahrungsintoleranz (s.u.).
Dass stresssensible Menschen oft eine erhöhte Lärmempfindlichkeit haben ist bekannt. Die Tatsache, dass Stress vulnerable Menschen (s.o.) sensibler auch auf physikalisch-chemischen Stress reagieren, bezeichnet man als sog. **Physiko-Chemosensitivität**. Die **Chemosensitivierung** ist ebenso ein **Problem der Stressbewältigung**, auf dem Boden von **Hypervigilanz** (s.o.) und **kognitiver Fehlverarbeitung**. Betroffene bewerten gewisse Substanzen über und ziehen sie fälschlicherweise zur Begründung heran.Solche Menschen sind oft verzweifelt auf der Suche nach einem **Verursachungsprinzip** für ihre Beschwerden und finden dann fast zwangsläufig irgendwelche, schädigenden Einflussfaktoren in der Außenwelt oder in sich. Dabei spielt auch die Erwartungshaltung eine Rolle. Bekanntlich kann die negative Erwartung: *Wenn ich das esse wird mir bestimmt schlecht*, auch den erwarteten Effekt hervorrufen (selbsterfüllende Prophezeiung). Oftmals sind es daher weniger die Schadstoffe in uns oder von außerhalb, die das IS reagieren lassen, als viel mehr der Faktor Stress und Angst auf dem Boden der erhöhten Stressvulnerabilität. Hat sich ein solcher Bewältigungs-Abwehrmechanismus etabliert, ist er wegen der kognitiven Fixierung oft schwer zu beheben. Hierbei ist die durch Ärzte verursachte, kognitive Fixierung auf Umweltgifte bedeutend. Patienten mit Pseudoallergie und erhöhter **Chemosensitivität** sind im ambulanten Setting wegen ihrer **kognitiven Fixierung** oft schwer zu erreichen, adäquate Therapiestrategien fehlen. Mitunter lässt sich so ein Krankheitsgeschehen nur in einem vollstationären Setting mit der Abschirmung von beruflichen und familiären Einflüssen in einem schützenden, stressreduziertem Rahmen, über mindestens 6 Wochen, beeinflussen. Wenn die Patienten dann erfahren, wie ihnen der Milieuwechsel körperlich Linderung verschafft, werden sie eher bereit sein ihre Krankheitskonzepte und Fehlattributionen zu korrigieren.

Autoimmunerkrankungen

Die Vielzahl körperlicher Erkrankungen, die mit Autoimmunvorgängen assoziiert ist, ist groß. Ich gebe hier eine Auswahl wichtiger Autoimmunerkrankungen (AIE) wieder, die häufig den Bereich der Psychosomatik mit betreffen. Von Bedeutung dabei ist v.a. die **Stresssensibilität** einzelner Zell-/Gewebetypen, einige Zellen reagieren deutlich stärker auf Stress, sind besonders von einer AIE betroffen und gehen schneller kaputt.

Die **Entstehung** von Autoimmunerkrankungen ist multifaktoriell und in ihren Details noch wenig verstanden. Der Faktor **Dauerstress,** die **genetische Anlagen** und **Infektionen** sind prädestinierende Faktoren für eine AIE.

Tab 16: Übersicht über wichtige Autoimmunerkrankungen

Erkrankung	Betroffenes Gewebe
Chronische Gastritis	Magen
Morbus Crohn	Verdauungstrakt, v.a.Dünn-und Dickdarm
Colitis ulcerosa	Dickdarm oder Mastdarm
Autoimmunhepatitis	Leber
Morbus Basedow	Schilddrüse
Hashimoto-Thyreoiditis	Schilddrüse
Diabetes mellitus Typ 1	Betazellen der Bauchspeicheldrüse
Morbus Bechterew	Wirbelsäule, Iris
Multiple Sklerose	Myelinscheiden im zentralen Nervensystem
Psoriasis	Haut, Bindegewebe der Gelenke
Rheumatoide Arthritis	Bindegewebe der Gelenke, Sehnen, Bindegewebe der Gelenke, Herzgewebe, Haut
Lupus erythematodes	Haut, Gelenke, Niere, ZNS
Sjögren-Syndrom	Speicheldrüsen, Tränendrüsen

Lichen sclerosus	Haut
Sklerodermie	Bindegewebe unter der Haut
Vitiligo	Melanozyten der Haut

Zum Faktor Stress: *Bekannt ist, dass anhaltender Stress die* ***Stresshormonproduktion*** *aufrechterhält, es zirkulieren zu viele Stresshormone, Noradrenalin, Cortisol, Substanz-P, Zytokine etc., bzw. die Gegenregulation fällt zu schwach aus. Dies führt auch zu einer anhaltenden Mobilisation von* ***Abwehrzellen*** *und einem* ***hyperreaktiven*** *(überschießenden)* ***Immunsystem****. Letztlich kann man sich den Zelluntergang im Rahmen einer AIE durch Stress wie ein durch starkes Betreten geschwächtes Rasenstück vorstellen, welches apere Stellen bekommt, wenn noch eine zusätzliche Belastung in Form von Hitze oder Trockenheit hinzukommt. Der Rasen geht nicht auf einmal ein, sondern nach und nach, die besonders beanspruchten Bereiche zuerst.* ***Aggressionsgehemmte Menschen*** *sollen besonders davon betroffen sein. Dabei wird vermutet, dass Menschen mit einer* ***Aggressionshemmung*** *ihre* ***Wut*** *nicht nach außen loswerden können und diese unterdrücken, wodurch sich der erhöhte Stresshormonspiegel zu langsam abbaut.*

Zum Faktor genetische Anlage: *Die* ***Genetik*** *betrifft v.a. das sog. HLA-System (human leucocyte antigen). Dieses System beschreibt die genetisch festgelegten Merkmale an der Zelloberfläche (Zellsignatur, s.o.). Fremde Zellen oder Eiweiße werden sofort vom Immunsystem bekämpft, wenn sie anhand ihrer HLA-Merkmale als fremd erkannt werden. Dies führt z.B. nach einer Transplantation zur Organabstoßung, wenn nicht eine genetische Ähnlichkeit vorhanden ist. Menschen mit bestimmten HLA Merkmalen, z.B. HLA B27,DR 4, sind besonders von Autoimmunvorgängen betroffen*

Zum Faktor Infektion: *Bei der* ***Infektionshypothese*** *wird vermutet, dass der Abwehrkampf gegen einen Krankheitserreger nach Abschluss der `Feindbekämpfung´ nicht beendet wird, sondern dann gegen körpereigene Zellen fortgeführt wird. Man vermutet, dass solche Zellen betroffen sind, deren Oberflächeneigenschaften denen des zuvor bekämpften Erregers ähneln und sie fälschlicherweise vom Immunsystem für feindlich gehalten werden.*

Infektanfälligkeit – Psychogene Immundepression

(z.B. gehäuftes Auftreten von Herpes-Bläschen, Pilz- oder Harnwegsinfekt, Erkältung)

Durch Schwächung des Immunsystems kommt es zu immer wiederkehrenden Infekten, da der Körper nicht oder zuwenig auf vorhandene Erreger (Feinde) des Körpers reagieren kann. Auch die Abwehr gegen Tumorzellen, die durch Killerzellen erfolgt, ist bei einer Immunschwäche vermindert. Die Infektanfälligkeit tritt bei chronischer psychischer Erkrankung, Stress und Burnout gehäuft auf.

Spezifische therapeutische Aspekte

Durch eine geeignete **psychologische Intervention**,– also gesprochene Worte – ist es möglich, das IS, unsere Abwehrkräfte mental zu beeinflussen wie das Geübte mit ihrem Herzschlag und der Atmung können. Die Psychotherapie zielt darauf ab das IS durch das Lösen unbewusster Konflikte und Stressoren zu entlasten. Dabei geht es meist um das Ausdrücken von Gefühlen, ein besseres **Stressmanagement** und die Therapie der **Aggressionshemmung**. Es ist ein vorrangiges Therapieziel, diese zu lockern und einen anderen Umgang mit den Aggressionen zu finden.

Etliche Vorgänge beruhen im IS auf **Konditionierungen**, d.h. Lernvorgängen (s.o.). In einem klassischen Tierversuch wurde Ratten mit Saccharin versetztes Trinkwasser gegeben, bevor sie Cyclophosphamid injiziert bekamen. Cyclophosphamid bewirkt unter anderem eine Unterdrückung des Immunsystems. Zur Überraschung der Experimentatoren hatte nach der Konditionierungsphase das Saccharin allein eine Immunsystem unterdrückende Wirkung[31]. Damit eröffnet sich zumindest mittelfristig die Chance durch geeignete psychotherapeutische Verfahren – dekonditionierend– auf das IS einzuwirken und die Abwehrkräfte noch gezielter zu beeinflussen. Ziel ist es nicht die AIE zum Verschwinden zu bringen sondern ihren Verlauf günstig zu beeinflussen.

---

[31] *Ader R, Cohen N, Behaviorally conditioned immunosuppression.*, in *Psychosom Med.*, 1975;37:333–40.

Weitere **psychologische Interventionsmöglichkeiten** sind z.B. die **Meditation** oder **Hypnose**. Die Beeinflussung des IS ist auch durch **elektrische Stimulation** des parasympathischen Nervensystems oder über **Psychopharmaka** möglich. Dies verwundert nicht, wenn man sich die enge Kooperation zwischen dem Nerven- und Immunsystem vergegenwärtigt. In diesem Bereich besteht großer Forschungsbedarf.

Störungen des Haut- und Haarsystems

„Aus der Haut fahren – Etwas geht mir unter die Haut –Seine Haut zu Markte tragen – Mir juckt das Fell – Die Nase voll haben – Jemand nicht riechen können – Verschnupft sein – Sich die Haare raufen – Sich jemand vom Leib halten"

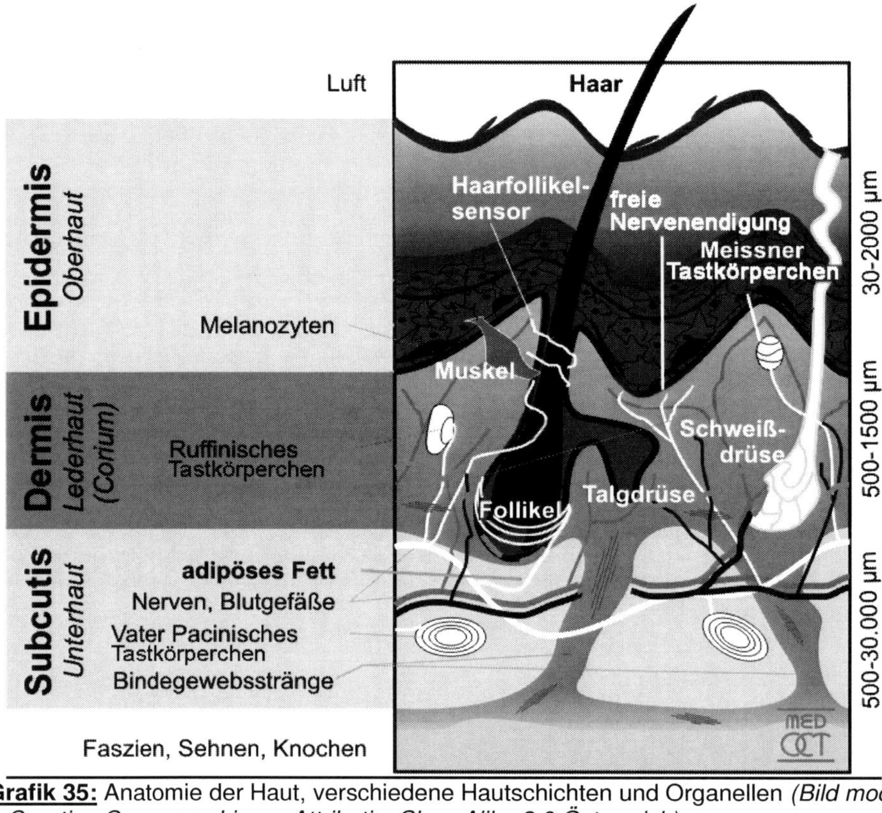

Grafik 35: Anatomie der Haut, verschiedene Hautschichten und Organellen *(Bild modifiziert nach Creative Commons-Lizenz AttributionShareAlike 2.0 Österreich)*

Anatomische und physiologische Aspekte des Haut- und Haarsystems

Die **Haut** bedeckt den Körper als flächenmäßig größtes Organ (ca. 1,5 -2 m^2) und stellt eine höchst differenzierte Struktur dar. Ohne Haut sind wir nicht lebensfähig. Die Haut besteht aus acht **Hautschichten**, u.a. der Oberhaut (Epidermis), Lederhaut und dem Unterhautfettgewebe (s. Grafik 35). Über spezielle Fähigkeiten verfügen die sog. Hautanhangsgebilde (Haare, Nägel, Zähne) bzw. Abwandlungen der Haut (Schleimhaut). Dieser Bereich in der Medizin wird von den Fachdisziplinen Dermatologie, Trichologie (Haarkunde), Innere Medizin, Hals-Nasen-Ohrenkunde, Immunologie, Gynäkologie und Urologie betreut.

Das **Haut**- und **Haarwachstum** wird von einer Reihe von löslichen Faktoren eines komplexen Signalsystems (Hormone, Neuropeptide, Zytokine, Wachstumsfaktoren und Proteinen) gesteuert. Für ein gesundes Haut- und Haarwachstum benötigt es zudem **Spurenelemente** v.a. Eisen, Zink, Kupfer, Vitamin A und Abkömmlinge.

Die Anzahl der **Kopfhaare** beträgt ca. 85000 bis 150000, die Wachstumsrate 0,35 - 0,5mm täglich, 3mm/Wo., ca. 12 mm im Monat oder ca. 13 cm im Jahr. Zwischen 50 bis 150 Kopfhaare können durch den natürlichen Haarwechsel je nach Haarbestand pro Tag ausfallen. Das Haar besitzt einen Haaraufrichtemuskel, der sich unter dem Einfluss des sympathischen Nervensystems zusammenziehen und das Haar aufrichten kann. Das Haar ist aufgebaut aus **Faserstrukturproteinen** mit Pigmenten und Spurenelementen. Das normale Haar ist sehr reißfest und strapazierfähig. Es verfügt über eine viel größere Dehnungs- und Bruchresistenz als die Haut und eine geringere Durchlässigkeit für Wasser. Trotzdem kommt es zum Qualitätsverlust durch mechanische Beanspruchung, die Einwirkung von UV-Strahlen sowie unvermeidliche strukturelle Veränderungen in Folge kosmetisch chemischer Prozesse z.B. Anlegen von Dauerwellen.

Um den **Haarfollikel** herum breitet sich ein dichtes **Netz von Nervenfasern** aus. Diese Nervennetze haben eine sensorische Funktion (Tastsinn). Ferner üben sie einen Einfluss auf das Haarwachstum durch Ausschüttung von Neuropeptiden z.B. Substanz P aus. Die für Wachstum und Erhaltung wichtigen Hormone sind die Sexual-, Schilddrüsen- und Wachstumshormone, das Prolaktin und das Cortison. Das Hormon mit der dramatischsten Wirkung auf das Haar ist das Testosteron. Erst durch die Beeinflussung der DNS durch das Testosteron wird eine Veranlagung zur Glatze umgesetzt. Beim durch Testosteron bedingten Haarausfall, der sog. **androgenetischen Alopezie**, zielt die Therapie darauf, den Einfluss des **Testosterons** auf die Haarwurzel zu blockieren (z.B. durch Finasterid und Minoxidil).

Auch **immunologische** Faktoren beeinflussen das Haarwachstum und seinen Ausfall. Es hat sich gezeigt, dass unter dem Einfluss immunsuppressiver Substanzen wie Kortisol und Zyklosporin das Haar vermehrt wächst, wohingegen Autoimmunerkrankungen (s.u.) mit einem vermehrten Haarverlust einhergehen. Bei einer seltenen Erkrankung, dem Lichen ruber, zerstören körpereigene Immunzellen die Haarfollikel.

Die **Haarfarbe** gelangt über Pigment bildende Zellen (Melanozyten) in Form von Melanosomen (Melaninkörperchen) an die Haarwurzelzellen. Es gibt zwei Arten von Melaninpigmenten, das schwarze und das rote Pigment. Graues Haar ist Folge eines üblicherweise altersbedingten Pigmentverlustes.

Für die Gerichtsmedizin hat das Haar dank seinem **Speichervermögen** noch eine besondere Bedeutung. Über Monate kann die Einnahme bestimmter Substanzen, z. B. ein Drogenkonsum oder Ernährungsmangelzustände herausgefunden werden. Damit ist das Haar ein perfekter Mikrokosmos, an dem sich die Vorgänge um Geburt, Leben, Krankheit und Tod oft noch Jahre später studieren lassen.

Die <u>Funktionen der Haut</u> sind bemerkenswert vielfältig, dies sind die:

- die **Grenz-, Schutz/Abwehrfunktion.** (*Damit schützt sie unseren Körper vor vielfältigen Außeneinflüssen wie Hitze, diversen Strahlen, aber auch Krankheitserregern.*
- die **Anpassungsfunktion** *(zuständig für <u>Temperaturausgleich</u> und <u>Flüssigkeitsregulation</u>)*
- die **Sinnesfunktion** *(zuständig für die Wahrnehmung einer Fülle von Empfindungen über spezifische Rezeptoren. Neben den freien Nervenendigungen, den Schmerzsensoren oder Nozizeptoren sind noch vier verschiedene Sinneszellen für die Druck- und Temperaturempfindung zuständig: die <u>Merkelzelle</u>, das <u>Meissnerkörperchen</u>, das <u>Ruffinikörperchen</u>, das <u>Pacinikörperchen</u>)*
- **Spezialfunktionen** im **Atmungsbereich** *(in der **Atemwegsschleimhaut** als: <u>Befeuchtungsorgan, Erwärmungsorgan und Ausscheidungsorgan</u>)*
- **Spezialfunktionen** im **Mund/Magen/Darmschleimhaut/Zahnbereich** *(Im Mundraum und MDT hat sie Aufgaben als: <u>Zerkleinerungs-, Verdauungs- und Aufnahmeorgan</u>)*
- **Spezialfunktionen** im **Haarbereich** *(<u>Wärmeisolation</u> und <u>Schutz</u> gegen ultraviolette Strahlen der Sonne. Am Naseneingang und Auge helfen sie, Fremdkörper von empfindlichen Körperöffnungen fernzuhalten)*

Psychologische Aspekte von Haut und Haar

Die Haut ist das körperliche Organ, das als **seelisches Ausdrucksorgan** par excellence gilt, weil es sichtbar ist. In diesem Sinne gilt sie auch als **Spiegel der Seele**. Welch hohe **symbolische, tiefenpsychologische, unbewusste Bedeutung** der Haut zukommt, kann man den umgangssprachlichen Redewendungen entnehmen (s.o.). Bei mindestens einem Drittel aller Hauterkrankungen besteht eine psychische Komorbidität.

Bei Ausdruck **emotionaler Erregung** drücken sich Gefühle oft unmittelbar über die Haut aus, z. B.vor Wut rot anlaufen oder vor Angst erblassen. Dahinter finden sich oft Wut über das Verlassen werden, *Paarkonflikte, Ängste vor Trennungen und Prüfungen.* Dabei werden die Gefühle und Spannungen oft schlecht wahrgenommen, unterdrückt oder verbalisiert. Die Verfärbung entsteht durch Änderung der Hautdurchblutung und die Erhöhung des Hautwiderstandes. Hierbei zeigt sich, wie eng die Wechselbeziehungen zwischen dem Nervensystem und der Haut sind. Bei Depressionen und Angsterkrankungen kommen psychosomatische Hautreaktionen als Begleitstörung gehäuft vor.

Als **Kommunikations-/Kontaktorgan** dient sie der Nähe-Distanz und Beziehungsregulation. Neben Schmerz und Unbehagen werden bei Kontakt und Berührung Wohlbefinden und zärtliche Gefühle ausgelöst. Die Haut ist auch von großer Bedeutung für die Entwicklung des Menschen. Störungen der Haut in der frühen Kindheit, z. B.durch Neurodermitis, schlagen sich später u.U. in einer gestörten Persönlichkeitsentwicklung nieder.

Als **Prestigeobjekt** verhilft sie zu Status und sozialer Anerkennung: *"Seine Haut zu Markte tragen".* Die Werbung bedient sich der makellosen Haut als Ausdruck einer besonderen Attraktivität. Auch Schmucktätowierungen tragen dazu bei, die Haut und damit sich selbst ins rechte Licht zu rücken.

Als **Aktionsfeld** – *`jemand könnte aus der Haut fahren´* – dient sie der Spannungsabfuhr und Affektregulation in Verbindung mit **Aggression** (oder anderer Gefühle, wie Scham und Langeweile).

Unser **Sprachgebrauch** zeugt auch von einer hohen **symbolischen Bedeutung** des Haares. Es ist ein nonverbales soziales **Kommunikationsmittel** und **Kontaktorgan** und kann auch **starke Gefühle** auslösen. Umgangssprachlich drückt sich dies u.a. so aus:

- *die Haare stehen einem zu Berge, von haarsträubenden Dingen erzählen.*
  (Dem entspricht im Wesentlichen auch das Sträuben des Fells, wenn ein Tier Gefahr wittert. Evolutionsbiologisch macht das Aufstellen der Haare Sinn, da das angreifende Tier u.U. nur in das voluminöse Haarbüschel biss und das Beutetier sich dadurch retten kann. Es gibt Geschichten aus den Weltkriegen, bei denen Soldaten, die von Erinnerung an schreckliche Erlebnisse geplagt waren, die Haare monatelang zu Berge standen).
- *eine Gänsehaut bekommen*
- *Haarspaltereien betreiben*
- *ein Haar in der Suppe finden*
- *sich keine grauen Haare wachsen lassen*

Seit Menschheitsgedenken kommt der **Haarpracht** eine **psychologische Bedeutung** zu. Neben der Wahl der Kleidung ist die Frisur unser **Markenzeichen** und bringt Innerseelisches zum Ausdruck. Sie steht für ein gutes **Selbstwertgefühl** und für sozial wünschenswerte Eigenschaften, sie dient als Barometer für körperliches und seelisches Wohlbefinden. Sie drückt einen gewissen **Lebensstil** im Zeitalter des Lifestyles aus und ist Werbemittel für vielfältige Produkte. Mit den Haaren werden *Schönheitsideale, Temperament, Eigenschaften, Individualität und magische Vorstellungen* verknüpft. Davon profitiert ein entsprechender Wirtschaftszweig, der mit der Pflege und dem **Styling** der Haarpracht befasst ist.

Exkurs: Zur Haarpracht

Die Haarpracht und das Ausmaß der Haarpflege stehen unmittelbar in Zusammenhang mit dem persönlichen Selbstverständnis, einer guten medizinischen Versorgung, Ernährung und dem Verzicht auf Rauchen. Sie fungiert als ***Prestigeobjekt*** *und* ***Kommunikationsorgan****. Spezielle Frisuren und Färbungen bringen einen* ***Lebensstil*** *oder Protest zum Ausdruck. Die* ***Seelenlage*** *drückt sich besonders über die Frisur aus. Bei* ***psychischer Erkrankung*** *kann der Kopf, insbesondere auch das Haar, wie jeder andere Teil des Körpers als* ***Projektionsfläche*** *oder Schauplatz psychischer Erkrankungen dienen und auf eine schlechte seelische Gestimmtheit hinweisen. Frauen, mehr noch wie Männer, senden mit der Haarpracht erotische Signale aus. Speziell das lange Haar hat ein sexuelles* ***Verführungspotential****, besonders, wenn Mädchen oder junge Frauen am Haar drehen und damit spielen, wird es zum Blickfang und wird dies meist als Verführungssignal verstanden.*

Die **Haarfarbe** löst besondere Assoziationen aus. **Rotes Haar** galt früher als böse. Rothaarige wurden schon als Hexe verbrannt. Heute spricht man ihnen besondere lebhafte oder sexuelle Erregungen zu. **Blondes Haar** dagegen steht für Reinheit, es soll magisch anziehen. In mittelalterlichen Heiligenbildern wurden die Heiligen mit einem goldenen Heiligenschein ausgestattet, was auf die göttliche Dimension, das Engelsgleiche hinweist. Andererseits werden Frauen mit blondem Haar in den berühmt-berüchtigten Blondinenwitzen in die Nähe einer schwachköpfigen oder sich prostituierenden Frau gerückt. Dabei kommen ganz besondere Projektionen zum Tragen, vielleicht auch der Neid, dass etwas, was man begehrt, aber nicht hat, dann abgewertet werden muss, durch üble Nachrede.

Exkurs: Vorurteile

Am Beispiel des Vorurteils Frauen mit rotem Haar seien Hexen, kann man die verheerende Wirkung von Vorurteilen anschaulich demonstrieren. Das Prinzip ist immer das Gleiche, an einem etwas auffallenden oder andersartigen Merkmal eines Menschen, es könnte auch die krumme Nase oder dunkle Hautfarbe sein, werden eigene Ressentiments und Unzufriedenheiten bzw. Probleme mit sich und seiner Welt festgemacht. Man kann dies auch als ***Sündenbocksuche*** *zur Abwehr persönlicher Unbill bezeichnen. Es handelt sich hier um einen weit verbreiteten,* ***psychischen Abwehrmechanismus****´,mit dem die Problemlösung vom Innenraum in den Aussenraum verlagert wird. Wenn der/die Andere daran schuld ist, ist man selbst entlastet. In der Vergangenheit wurden deshalb Hexen verbrannt, Kriege geführt und Juden vernichtet. Daher ist es ein zentrales Anliegen in der Psychotherapie, für die Schwierigkeiten, die man im Leben hat, selbst die Verantwortung zu übernehmen, an sich selbst zu arbeiten und sich nicht an Unschuldigen abzureagieren.*

Einteilung der Funktionsstörungen und Erkrankungen des Haut und Haarbereichs

Tab. 17: Einteilung der Funktionsstörungen und Erkrankungen im Haut und Haarbereich
• Blässe (R23.1)
• Erröten/ Rote Flecken (R23.3)
• Schwellung – Urtikaria (R22.8, L50.9)
• Schwitzen (Hyperhidrose) (R61.0,1,9)
• Körpergeruch (R19.6)
• Verstopfte/laufende Nase (Rhinitis/Fließschnupfen) (J30.4)
• Chron. Nasennebenhöhlenentzündungen und Polypen (J32.9, J33.9))
• Juckreiz/Spannungsgefühl (F45.8)
• Schuppung
Störungen im Umfeld der Haut: Körperdysmorphe Störung (F22.8), Selbstverletzung (L98.1)
Hauterkrankungen mit genetischem, konstitutionellem Faktor, der sich **unter psychischer Belastung** manifestiert.
• Warzenbildung (B07)
• Weißfleckenkrankheit/Vitiligo (L80)

- Akne (L70)
- Ekzem (Neurodermitis) (L20.8)
- Schuppenflechte (Psoriasis) (L40.9)
- Diffuser Haarausfall (L65.9)
- Kreisrunder Haarausfall (Alopecia areata) (L63.9)
- Glatze (Alopecia totalis) (L63.0)

Blässe

Die rasch auftretende Blässe der Haut entsteht durch eine Engstellung der Blutgefäße in der Haut (wenn nicht eine Blutarmut vorliegt). Diese Gefäßreaktion wird über das vegetative Nervensystem vermittelt. Ziel ist es im Rahmen einer Notfallreaktion das Blutvolumen zu zentralisieren, um den lebenswichtigen Organen Herz, Gehirn, Muskeln die verfügbaren Sauerstoff- und Energiereserven zuzuteilen und unwichtigere Körperregionen befristet unterzuversorgen, um das Überleben zu sichern. Ausserdem verringert sich der Blutverlust bei einer oberflächlichen Verletzung. Allerdings kann dies eine konditionierte Reaktion sein, wenn wir in harmlosen Situationen überschießend reagieren, weil wir diese als bedrohlich bewerten.

Psychologisch ist beim scheinbar `sinnlosen Blasswerden´ der Frage nachzugehen: Was lässt mich jetzt schon wieder erblassen?

Erröten/Rote Flecken

Beim Erröten führen nervale Steuerungssignale des vegetativen Nervensystems dazu, dass die Hautgefäße in bestimmten Bereichen, v.a. dem Gesichts-Halsbereich plötzlich weitgestellt werden und die Haut besser durchblutet wird. Die physiologische Ursache besteht oft darin, dass der Organismus Wärme oder Flüssigkeit abführen will. Darüber hinaus tritt dies als ein soziales-zwischenmenschliches Signal auf in Verbindung mit Unsicherheit, Scham- und Schuldgefühlen. Dem Gegenüber wird vermittelt, das ist mir jetzt aber unangenehm. Auch hierbei handelt es sich oft um konditionierte Reaktionen, die ohne willentliche Steuerung ablaufen.

Psychologisch passt hier der Ausspruch von der **Haut als Spiegel der Seele**, von allen funktionellen/psychosomatischen Hautreaktionen, wohl am besten. Die Haut tut etwas, was wir am liebsten verbergen wollten. Es gibt sehr viele Situationen, mit Menschen, die uns unangenehm sein können, z.B. wenn wir uns bei einer verbotenen Aktion (z.B. Spicken bei einer Klausur) ertappt fühlen. Die evolutionäre Bedeutung des Errötens ist nicht genau bekannt. Möglicherweise hat es mit einer Unterwerfungs-Demutsgeste zu tun: "*Frag jetzt bitte nicht nach oder greif mich nicht an, du siehst doch dass ich peinlich berührt und wehrlos bin*". Individualgeschichtlich kann es damit zu tun haben, dass die Menschen, die häufig auch in scheinbar unverfänglichen Situationen erröten, als Kind schwer gedemütigt und beschämt wurden und dadurch ein negatives Selbstkonzept entwickelt haben.

Schwellung – Urtikaria

Die Haut- oder Schleimhautschwellung oder das Ödem,kann eng begrenzt,gerade sichtbar, großflächig, erhaben und generalisiert auftreten. Von **Urtikaria** (Nesselsucht) spricht man, wenn das Reaktionsmuster der Haut durch Quaddeln gekennzeichnet ist Sie kann durch verschiedenste innere und äußere Reize ausgelöst werden, u.a. physikalische Reize wie *Wärme, Kälte, Licht, Druck* oder *Wasser.* Auch Unverträglichkeiten gegen Nahrungsmittel und Medikamente können Auslöser sein. Die Mechanismen, die zur Schwellung unter seelischem Stress führen, sind noch wenig bekannt. Faktoren sind ein vermehrter Zufluss an Flüssigkeit durch Änderung der Durchlässigkeit (Permeabilität) der Haut- und Lymphgefäße und/oder ein behinderter Abfluss von Gewebeflüssigkeit. Das vegetative Nervensystem und gefäßaktive Botenstoffe wie Histamin, aber auch Hormone und Zytokine sind beteiligt. Erlittene Nervenschäden nach Verletzung, Erfrierung oder in Folge eines Stoffwechselleidens können unter seelischem Stress zu einer Schwellneigung führen. Diese `pseudoallergische´ körperliche Reaktion wird oft als Allergie fehl gedeutet. **Psychologisch** tritt sie bei heftigen Erregungszuständen und bei schlechter Affektkontrolle auf.

Fallbeispiel: *Ein ca. 45j. cholerischer Beamter bekam von seinem neuen, ebenfalls cholerischen Chef einen Zusatzauftrag, den er am gleichen Tag durch Überstunden erledigen sollte. Zunächst versuchte er sich lautstark argumentativ zu wehren und Luft zu machen, ohne damit beim neuen Chef Wirkung zu erzielen, dieser donnerte zurück. In dieser Lage steigerte sich der Patient in einen Riesenzorn hinein: `Ich bekam einen solchen Kropf´, dann blieb ihm die Luft weg und er brach zusammen. Der Notarzt, der rasch zur Stelle war, fand eine lebensbedrohliche Schwellung im Rachen (Larynxödem) und musste ihn intubieren, um ihn vor dem Ersticken zu bewahren.*

Verstopfte/laufende Nase (Rhinitis/Fließschnupfen)-Hyperreaktivität der Schleimhaut

Eine häufige Klage in der täglichen Praxis ist die Schwellung im Bereich der Nase. Die chronisch verstopfte oder laufende Nase wird fälschlicherweise oft als infektiös (viral) oder als allergisch angesehen. Der Organismus reagiert auf einen banalen Schleimhautreiz oder einen generellen Stressreiz mit einer über das Normalmaß gesteigerten Reizantwort des Parasympathikus (s.o.), veranlasst vom limbischen System und dem Hypothalamus. Zunächst **schwillt** die **Schleimhaut** an und die Nase wird dicht, damit nichts mehr eindringen kann. Im weiteren Verlauf kommt es zur **Drüsensekretion**, mit flüssigem, wässrigem Sekret (Fließschnupfen), um einen Fremdkörper oder Eindringling (Virus) hinauszuschwämmen. Das gleiche gilt für die Bronchialschleimhaut, die bei Schwellung zu einer Form von Asthma führen kann. Die Aktivierung des Sympathikus (s.o.) dagegen führt zur Abschwellung und trockenen Nase, weil bei einer Kampf oder Fluchtsituation viel Sauerstoff in den Körper gelangen muss. Das Wechselspiel zwischen Sympathikus und Parasympathikus führt zu wechselseitigen, oft über Stunden anhaltenden Schleimhautschwellungen einer Nasenseite (physiologischer Nasenzyklus). Darüber hinaus kann jede unspezifische innere Spannung über die Aktivierung des Parasympathikus zur verstopften Nase führen, bis hin zur Atemnot und Asthmaanfall.
Psychologisch *habe ich die Nase voll, oder ich kann jemand nicht riechen und mache die Nase dicht.* Wenn einem im Rahmen eines Sozialkontakts die Nase zugeht, kann dies als Signal des limbischen Systems verstanden werden, dass sie diesen Menschen jetzt nicht riechen können.

Chronische Nasenpolypen und Nebenhöhlenentzündungen

Nasenpolypen sind gutartige Wucherungen der Nasenschleimhaut. Diese kleidet die Nebenhöhlen und die innere Nase aus. Sie sind meist glasig, honigfarben und an der Schleimhaut der Nase gestielt. Die Größe variiert von wenigen Millimetern bis zu ausgedehnten Gebilden (Polyposis nasi), welche die Nasenräume völlig verschließen können. Die Polypen wachsen in den Nasennebenhöhlen und aus den Ausführungsgängen der Nebenhöhlen in die Nasenhaupthöhle. Sie können das körperliche Wohlbefinden erheblich beeinträchtigen. Ursache ist die chronische Reizung der Nasenschleimhäute bei schlechter Durchlüftung, z.B. einer gekrümmten Nasenscheidewand. Dadurch kann sich Sekret in den "Nischen" der Nasenschleimhaut ansammeln und eine chronische Entzündung der Nasenschleimhaut und Nebenhöhlen (Sekretstau) verursachen. Auch anhaltender allergischer Schnupfen zählt zu den Ursachen.

Schwitzen (Hyperhidrose), Schweißausbruch, Hitzewallungen

Durch Schwitzen produziert der Körper Verdunstungskälte und kann sich abkühlen. Rund drei Millionen Schweißdrüsen sind hierfür über die gesamte Körperoberfläche verteilt. Die meisten finden sich an den Handflächen, den Füssen und in den Achselhöhlen. Bei Durchschnittstemperaturen sondern die Schweißdrüsen täglich etwa einen halben

Liter Schweiß ab. Bei Wärme oder körperlicher Anstrengung kann sich die Schweißproduktion stark steigern, bei extremer Hitze bis zu 1l/Stunde. Evolutionsbiologisch konnte Schwitzen auch lebensrettend sein, wenn das angreifende Tier zupacken wollte und an der schweißnassen Haut des Beutetieres abglitt.
Ca. 1 -2% der Menschen in Deutschland leiden an der Krankheit **Hyperhidrose**, bei der der Körper unabhängig von Wärme oder Kälte, Tages- oder Jahreszeit übermäßig viel Schweiß produziert. Die Krankheit Hyperhidrose wird definiert als Produktion von 100 ml Schweiß innerhalb von 5 Min. in einer Achselhöhle. Betroffen sind vor allem die Hand- und Fußflächen (zu 60%), dann die Achselhöhlen (40%) und dann der Rest des Körpers (10%). Im Klimakterium gehören die **Hitzewallungen** mit Schweißausbrüchen zur normalen Umstellungsreaktion, wenn die Eierstöcke die Östrogenproduktion einstellen.

Psychische Faktoren wie Aufregung, Angst (Angstschweiß) führen zur Steigerung der Schweißproduktion über das **vegetative Nervensystem** und die **hormonelle Regulation**. Dabei werden der Blutgefäße durch Einwirkung von Nervenimpulsen auf die Muskulatur der Gefäßwand weit gestellt. Eine Hyperhidrose verursacht selbst schwerwiegende **soziale Probleme** und kann zur Entstehung einer psychischen Störung führe

Körpergeruch

Jeder Mensch hat seine individuelle, unverwechselbare Duftnote, die nur bei eineiigen Zwillingen wirklich identisch ist. Das liegt daran, dass für den Geruch vor allem zerfallende Eiweiße und Fette verantwortlich sind, die im sog. MHC-Komplex genetisch festgelegt sind. Der ausgetretene Schweiß mit den darin enthaltenen Eiweißen wird von Körperbakterien zersetzt, die dann den typischen Schweißgeruch erzeugen. Hinzu kommt die Achselschweiß-Substanz **Androstenon** als Abbauprodukt des Testosterons.

Für die **psychische Beeinflussung** des Körpergeruchs gilt nahezu dasselbe wie für die Schweißproduktion (s.o.). Hinzu kommt eine schlechte Körperhygiene, die bei depressiven Störungen auftreten kann (s. auch bei Mundgeruch). Unangenehme Gerüche wirken abstoßend bis ekelerregend und halten Menschen, früher in der Evolution vielleicht auch Angreifer, auf Abstand. Die Psyche kann das funktionalisieren, wenn jemand auf Abstand gehalten werden soll, z.B. weil man seine Ruhe haben will. Ziel wäre es, dies herauszufinden und es zu verbalisieren. Düfte können aber auch anziehend wirken, bei Tieren heißen die Duftstoffe Pheromone. Für Menschen gilt, dass Frauen eher von Düften oberhalb und Männer von denen unterhalb der Gürtellinie angezogen werden.

Juckreiz, Pruritus

Der Juckreiz (F45.8) ist eine komplexe multifaktorielle Sinneswahrnehmung, die auf **neuronalen Mechanismen** und/oder der Ausschüttung von **Histamin** basiert. Er wird größtenteils durch zentrale Mechanismen, die Aktivierung verschiedener Hirnbereiche, Gedächtnisprozesse und die *`geistige Ansteckung´*, über Spiegelneurone (s.o.), ausgelöst. Juckreiz wird nicht wie lange vermutet, als kleiner Bruder des Schmerzes, über die Schmerzfühler generiert und über deren Bahnen ins Gehirn geleitet, sondern über eigenständige Fasern, sog. polymodale C-Fasern. Es gibt aber Verbindungen zwischen beiden Systemen und ein Schmerzreiz kann einen Juckreiz verhindern, sog. kompetitive Hemmung. Man unterscheidet 4 Formen von Juckreiz:

- ***pruritozeptiv,*** *durch trockene, entzündete oder sonst* ***geschädigte Haut****, über Histamin (s.o.), v.a. bei Neurodermitis.*
- ***neuropathisch,*** *durch* ***Erkrankungen der Nervenfasern****, z.B. Multiple Sklerose oder Gürtelrose*
- ***neurogen,*** *durch nervöse Übererregung im Gehirn*
- ***somatoform*** *(psychogen), durch emotionale Prozesse*

Das gelegentlich auftretende Hautjucken ist meist harmloser, nervöser Natur. Dagegen hat der lang anhaltende, quälende Juckreiz oft eine körperliche Ursache. Juckreiz kann **psychisch** durch **Stress** und unterdrückte **Affekte**, wie: Wut, Verlassenheitswut, Paarkonflikte, Trennungsangst, Prüfungsangst, ausgelöst werden. Symbolisch juckt einen das Fell. Psychotherapie alleine reicht hier in der Regel nicht aus. Eine zusätzliche medikamentöse Therapie sollte refolgen. Tierexperimentell konnte nachgewiesen werden, dass die Histaminausschüttung klassisch konditionierbar ist. Ein Kältepack (1 °C) ist oft die effektivste akute Therapiemaßnahme.

Spannungsgefühl

Eine weitere unangenehme Hautsensation ist das **Spannungsgefühl**. Wir empfinden ein Gefühl, wie wenn wir aus der Haut fahren könnten. Dabei wird die zentralnervöse Spannung über efferente, vegetative Nervenbahnen (s.o.) an die Haut weitergeleitet oder über eine vermehrte Flüssigkeitseinlagerung, s. Schwellung, erzeugt. Das Spannungsgefühl kann sich zu Juckreiz und Schmerz steigern. Wie ich unter dem Thema Schmerz s.o. ausgeführt habe, reagiert das Schmerzsystem leider nicht nur, wenn an der entsprechenden juckenden und schmerzenden Stelle etwas los ist, sondern auch, wenn das Nervensystem unter **Stress** und Spannung gerät.

Schuppung

Bei der Schuppung wird die oberste Hautschicht abgestoßen, wir häuten uns ganz langsam. Dies ist durchaus ein normaler Wachstums- und Regenerationsvorgang, der zur Erneuerung der Haut führt. Man kann jedoch zu sehr schuppen. Vermutlich werden bestimmte Wachstumsstoffe aktiviert, so dass die alte Haut forciert abgestoßen wird.

Psychologisch stellt sich die Frage: *Wollen wir die alte Haut loswerden, wachsen wir aus ihr heraus? Wollen wir unsere Grenze nach außen verändern und uns einen neuen Anzug zulegen?* Solche Fragen bringen manchmal erstaunliche Ergebnisse, z.B. kann vermehrtes Schuppen im Rahmen einer Reifungskrise und ausgeprägter Autonomiebestrebungen auftreten. Dies ist oftmals kombiniert mit Akne (s.u.), da durch den Wachstumsschub die Abwehr gegen eindringende Erreger (Akneerreger) durchlässiger wird.

Warzenbildung/ Verhornung

Bei der Warzenbildung kommt es an einem umschriebenen Hautareal zu einer gutartigen Wucherung ohne dass die Haut, wie bei der Schuppung, abgestoßen wird. Vermutlich entsteht regional begrenzt ein Wachstumssignal, ausgelöst durch Umweltreize, virale oder genetische Faktoren, welche die Haut an einer Stelle unkontrolliert wachsen lassen. Das Wachstum wird begrenzt durch Stoppsignale; es ist vorstellbar, dass solche Signale durch Stresseinfluss gehemmt werden. Interessant ist das Phänomen, dass Warzenbildungen im Kindesalter auf ein `*Besprechen*´ reagieren. Es gibt viele Berichte, dass die Warzen abfallen, wenn beim mitternächtlichen Vollmond ein Zauberspruch gesprochen wird. Dies lässt an magische Rituale und an Hexenzauber denken. Ich sehe darin aber keine obskure Macht, sondern viel mehr die Wirkkraft suggestiver, imaginativer Fähigkeiten, die in unserem Gehirn biologische Qualität erreichen, und durch welchen Mechanismus auch immer das Abstossen der Warze bedingen. Eine Hypothese zum biologischen Wirkmechanismus wäre, dass durch einen zentralnervösen Impuls hemmende Botenstoffe und Zytokine regional konzentriert werden, die Durchblutung wird reduziert und die Warze abgestoßen.

Imagination und Suggestion werden heute in der Psychotherapie als therapeutische Techniken eingesetzt und es werden heilsame, biologische Effekte damit erzielt. Besonders gut gelingt dies bei Kindern, wegen deren höheren Suggestibilität. Auch bei der Methode der Hypnose wird die Suggestibilität genutzt.

Weißfleckenkrankheit (Vitiligo)

Innerhalb der Haut ist ein bestimmter **Zelltyp** für die Pigmentierung und Dunkelfärbung zuständig, die **Melaninbildende Zelle** (Pigmentzelle oder Melanozyt). Wie jede Zelle kann sie sich vermehren oder kaputtgehen. Unter intensiver Sonnenbestrahlung vermehrt sie sich und bildet einen wirkungsvollen Licht und UV-Schutz. Unter bestimmten Umständen, z.B. auch beim Albino werden keine Pigmentzellen mehr gebildet. Es ist bekannt, dass psychische Faktoren (Stress) eine Entpigmentierung bewirken können. Der Mechanismus des Verlustes von Pigmentzellen ist unbekannt. Es ist aber zu vermuten, dass der Melanozyt besonders Stress sensibel ist, ähnlich wie die sehr sensible Haarwurzelzelle (s.u.), und daher auf eine **erhöhte Stresshormonaktivität** (Substanz P?) mit Absterben reagiert. An den Hautarealen, wo dies passiert, entfärbt sich die Haut und bildet weiße Flecken. Im Rahmen alterungsbedingter Abbauprozesse tritt diese sog. Weißfleckenkrankheit regelhaft auf. **Psychologisch** sind v.a. aggressionsgehemmte Menschen betroffen, die ihre Wut unterdrücken und nicht verbalisieren können.

Akne

Bei der Akne besteht eine **lokale Abwehrschwäche** gegen auf der Haut lebende Bakterien. Diesen gelingt es die Hautbarriere zu überwinden und sich in der Tiefe, genauer gesagt in der Talgdrüse am Haarschafft einzunisten und zu vermehren. Dort bilden sie dann Abszesse, welche die Haut nach oben durchbrechen. Durch den hormonellen Wachstumsschub wächst die Haut so rasch, dass das Immunsystem die nun eindringenden Bakterien nicht mehr effektiv genug bekämpfen kann. Die Akne reizt zum Kratzen und Knibbeln. Gelegentlich kommt es zum zwanghaften Pickel ausdrücken. Man spricht dann vom **Skin-Picking-Syndrom**.

Psychologisch sind die Selbstwertentwicklung und die Pubertät betroffen. In einer Entwicklungsphase mit starkem Wachstum, wächst man aus der alten Haut, die Haut bekommt quasi Risse und bietet Eindringpforten für die Bakterien. So einen pubertären Wachstumsschub kann man auch später nachholen, insbesondere dann, wenn man die Pubertät zwischen dem 11. -16. Lebensjahr ausgelassen hat. Bricht die Akne, z.B. im 30 Lj. aus, wäre zu fragen, ob man jetzt seine rebellische Trotzphase nachholt und dabei ist, seine bisherigen familiären oder sonstigen Fesseln zu sprengen.

Ekzem (Neurodermitis)

Ekzeme (Juckflechten) sind vielgestaltige Hautausschläge, die mit Juckreiz, Rötung, Nässung und Krustenbildung einhergehen. Bevorzugt tritt es an Gesicht und Handrücken auf. Es gibt verschiedene Ekzeme. Häufig ist die **Neurodermitis** (endogenes Ekzem). Aufgrund genetischer Anlagen ist die Haut in ihrer Funktionstüchtigkeit und Belastbarkeit durch Umweltreize eingeschränkt und reagiert unter physikalischen Reizen (z.B. starker Sonneneinstrahlung), Erregereinwirkung und **emotionalen Prozessen** mit Ekzembildung.

Psychosozialer Stress (z.B. Trennungs-, Verlusterlebnisse) löst über die Aktivierung **vegetativer** und **immunologischer Regulationsmechanismen** oft einen Ekzemschub aus. Der Psychohygiene kommt dabei eine ähnlich hohe Bedeutung zu wie der kontinuierlichen und ausreichenden Pflege einer empfindlichen Haut. Ekzemkinder haben in ihrer **Persönlichkeitsentwicklung** in frühen Entwicklungsphasen das Handicap, aufgrund der Hautentzündung nicht den nötigen Bezug und Körperkontakt (Bindung) zur Mutter herstellen zu können, weil die Mutter u.U. Ekelgefühle entwickelt oder der Körperkontakt schmerzt. Diese Kinder sind in frühen Jahren einem hohen Maß an Juckreiz und Schmerz ausgesetzt. Weitere **psychologische Befunde** sind die hohe Reiz- und Stressempfindlichkeit und die Probleme bei der Aggressionsverarbeitung. Interessant ist der Befund, dass Neurodermitiskinder oft überdurchschnittlich **intelligent** sind. Dies hängt möglicherweise damit zusammen, dass beim Ekzem der Neurotransmitter Histamin (s.o.) oft erhöht ist, der neben vielen anderen Wirkungen auch für die Lernfähigkeit und das Gedächtnis verantwortlich ist.

Schuppenflechte (Psoriasis)

Die Schuppenflechte geht einher mit fleckhafter Rötung und silbrig weißen Schuppen. Bevorzugt treten die Herde an mechanisch besonders belasteten Stellen wie Knie,

Ellenbogen und Kopf auf. Dabei handelt es sich um eine genetische Hauterkrankung, die auch unter dem Einfluss verschiedenster Belastungsfaktoren, physikalischer und/oder psychischer Art ausbrechen kann. Es gibt etliche Parallelen zur Neurodermitis. Psoriasis-Patienten geben in mehr als der Hälfte der Fälle eine Auslösung durch **Stress** an. Wie bei der Neurodermitis ist psychosozialer Stress aller Art ein erheblicher Risikofaktor und bedarf psychohygienischer Maßnahmen.

Haarausfall

Der Haarausfall kann diffus, total und kreisrund sein. Beim diffusen Haarausfall handelt es sich um einen Haarverlust von mehr als 100 Haaren pro Tag. Als Faustregel wird ein normaler täglicher Haarverlust von 50 -100 Haaren pro Tag angenommen. Da uns ein Teil des Haarverlusts bei der Zählung entgeht, können weniger als 100 Haare bereits auf einen diffusen Haarausfall hinweisen. Zu den Ursachen siehe unten.

Beim kreisrunden Haarausfall **(Alopecia areata**) handelt es sich um einen, gewöhnlich rasch, in umschriebenen Arealen meist kreisförmig auftretenden Haarausfall.

Die Glatzenbildung (**Alopecia totalis**) ist die Extremform des Haarausfalls. Man geht davon aus, dass diese durch die Wirkung der männlichen Geschlechtshormone (Testosteron) auf die Haarwurzel eingeleitet wird. Bei der Frau beginnt die Glatzenbildung um 10 Jahre später als beim Mann. Nach der Menopause kommt es zu natürlichen Veränderungen im Hormonhaushalt zugunsten der männlichen Hormonwirkung (Abfall der Östrogenproduktion), dies führt zum beschleunigten Haarverlust.

Neurobiologische Aspekte des Haarausfalls. Haarausfall entsteht durch Schädigung der Haarwurzelzellen Eine bedeutende Rolle spielen dabei die **Stresshormone**, z.B Substanz-P, die **Geschlechtshormone** und die **immunologische Prozesse** (Zytokine). Hierbei kommt es zu einer Ansammlung von Immunzellen um den Haarbulbus, die über die Ausschüttung von Zytokinen (Interleukin 1 und TNF-a) bei den Haarwurzelzellen zu einem Haarwachstumsstopp führen. All dies geschieht unter Einwirkung von anhaltendem oder heftigem Stress. Daneben können weitere zirkulierende **Schadstoffe**, **Medikamente** und ein **Spurenelementmangel** den Vorgang verstärken. Spurenelemente haben Zell schützende (zytoprotektive) Effekte. Daneben gibt es den Haarausfall infolge Eisenmangels (bei starker Monatsblutung), durch Fehlernährung (radikale Diät), durch Schilddrüsenfunktionsstörung, sonstige Krankheiten und Haarfärbemittel.

Nachgewiesen ist mittlerweile, dass unser moderner westlicher Lebensstil, v.a. die Zunahme an Hast und Hektik eine Ursache für vermehrten Haarausfall ist. Auch der Einfluss der Lärmbelastung (akustischer Stress) kann sich negativ auf das Haarwachstum auswirken, wie das Ergebnis eines Tierexperiments an Mäusen ergab. Durch die Injektion von Substanz-P konnten die Veränderungen am Haarfollikel bei Mäusen künstlich hervorgerufen werden.Umgekehrt konnte der Effekt des akustischen Stresses durch einen Substanz -P-Blocker verhindert werden. Substanz-P scheint auch eine Art Bindeglied zwischen Nervensystem und Haut zu sein. In besonderen Stresssituationen wäre künftig zu überlegen, ob man besonders gefährdeten Menschen präventiv Medikamente zur Abschirmung der Stresshormone geben sollte.
Prognose: Eine verlässliche Therapie gibt es bis heute nicht. Generell geht man davon aus, dass es in 30 – 50 % der Fälle zu einem spontanen Nachwachsen der Haare innerhalb von 6 -12 Monaten, kommt. Bei zwei Dritteln kommt es zum kompletten Nachwachsen innerhalb von 5 Jahren, es gibt aber eine hohe Rückfallquote.

Psychologische Aspekte beim Haarausfall. Wie kaum ein anderer Bereich des Körpers dient ein volles und gepflegtes Haupthaar als **Barometer** für körperliches und seelisches **Wohlbefinden** (s.o.) und ist Stresseinflüssen besonders ausgesetzt. Der Haarverlust oder das **„Haare lassen“** geht meist einher mit einem Verlust an genereller **Gesundheit** und **sozialem Image**. Der Mensch hat im sozialen Ranking an Ansehen und Macht ver-

loren, früher mehr noch wie heute. Daher enthält diese Redewendung einen Aspekt von Demütigung. Wenn man seinen `Haarschmuck´ (Schmuckfedern) oder gar seinen Skalp verlor, war man **sozial erledigt**. Menschen sind deshalb bemüht, ihre Haare besonders zu stylen bzw. eine Perücke zu tragen, als Ausdruck von Gesundheit und Status. Die Kahlköpfigkeit ist überwiegend verpönt, so dass meist versucht wurde, ihr entgegen zu wirken. Der Haarausfall, z. B. im Rahmen einer Chemotherapie, wird oft als stigmatisierend und schockierend erlebt, so dass diese Menschen sich aus der Gesellschaft zurückziehen und soziale Ängste entwickeln. Dadurch können sie sich weniger soziale Unterstützung holen, ein Teufelskreis der zu mehr Stress und dem weiteren Haarausfall führt (sozialer Tod).
Bei allen Formen des Haarverlustes (diffus, begrenzt und komplett) spielen die **Angststörung** und **Depression**, aber auch einschneidende Lebensereignisse wie Scheidung, Arbeitsplatzverlust und soziale Demütigungen, eine Rolle. Betroffen sind v.a. aggressionsgehemmte Menschen (s.o.). Die dadurch bedingte Beeinträchtigung der Lebensqualität kann auch zur Einschränkung der Leistung, zur aggressiven Gestimmtheit und zur Anwendung irrationaler Praktiken führen. Es gibt anekdotische Berichte nachdem Menschen über Nacht ihre gesamte Haarpracht verloren, oft nach einem besonders schweren Schockereignis (Todesfall, Arbeitsplatzverlust).

Körperdysmorphe Störung

Bei der körperdysmorphen Störung handelt es sich nicht eigentlich um eine Hauterkrankung, sondern um eine **Wahrnehmungsstörung** und eine **übermäßige Beschäftigung** mit einem Mangel oder einer Entstellung im körperlichen Aussehen. Morphologische Veränderungen der Haut, aber auch anderer Körperpartien (z.B. Nase, Brust) werden subjektiv als entstellend erlebt und lassen den Betroffenen ärztliche Hilfe in vielen verschiedenen Fachdisziplinen suchen. Dieser Mangel ist objektiv entweder nicht vorhanden oder sehr gering ausgeprägt. Der Betroffene stellt eine Diskrepanz zwischen seinem Körperideal und dem realen Körper her und bewertet diesen dann negativ. Die Ursache gründet in einer Selbstwertproblematik (s.u. narzisstischer Störung) und der Annahme, dass man mit diesem Aussehen nicht liebenswert und willkommen ist. Den Hintergrund bildet oft eine Bindungsstörung, bei der das Kleinkind von seiner Familie nicht so angenommen wurde, wie es dies gebraucht hätte.

Selbstverletzendes Verhalten – Die Haut als Aktionsfeld

Die Haut kann zum <u>Aktionsfeld,</u> zur Spannungsabfuhr und Affektregulation in Verbindung mit **Autoaggression** werden. Zum selbstverletzenden Verhalten (SV, Z 72.8) gehört: *Schneiden, Brennen, Kratzen, Schlagen, Haarezupfen, Nägel beißen.* Wenn wir uns verletzen schlägt der Körper Alarm, schüttet Stresshormone aus und versetzt uns in einen emotionalen Ausnahmezustand, den die Betroffenen herbeiführen wollen. Verschiedene Funktionen verknüpfen sich mit dem SV.
<u>Selbstverletzung als Antidissoziativum:</u> Menschen mit dissoziativer Störung (s. Teil III) leiden meist an einer enormen inneren Anspannung, für die sie kein Ventil haben. Um diesem Druck zu entgehen haben sie gelernt zu dissoziieren (s.u.), d.h. ihre Körperwahrnehmung abzuschalten. Der Betroffene fühlt sich dann wie tot. Dieser Schutzmechanismus löst aber auch Angst aus. Durch die Verletzung der Haut wird ein deutlicher Schmerzreiz erzeugt, um das Angstgefühl zu beenden. Das SV wird dabei meist zufällig als Antidissoziativum bei einer Bagatellverletzung entdeckt, z. B. wenn sich der Patient beim Brotschneiden schneidet. Plötzlich geht es ihm dadurch besser. Insofern ist die SV das Gegenteil eines Suizidversuchs, es macht wieder lebendig. Wenn es gut wirkt, kann es später allgemein als Form der Stressbewältigung eingesetzt werden. Das SV bietet bei Anspannung daher eine Art Notfallhilfe oft schon bevor der dissoziative Zustand eintritt.
<u>Selbstverletzung zur Selbstberuhigung:</u> Jemand der sich grundlegend nicht geliebt fühlt tut sich schwer, einen positiven liebevollen Selbstbezug zu sich aufzubauen. Als Aus-

druck von Vernachlässigung und mangelnder Fürsorge in der Kindheit, findet sich bei Betroffenen ein fundamentaler Mangel an Fähigkeit zur **Selbstberuhigung**. Daumenlutschen, Haarezupfen, Nägelbeißen oder stereotypen Kopfbewegungen dienen dann der Selbststimulation. Diese Kinder versuchen durch Beschäftigung mit sich selbst, sich zu stimulieren und das unerträgliche Gefühl von Einsamkeit/Verlassensein zu kompensieren und Spannung abzubauen. Im Erwachsenenalter läuft diese Form der Selbststimulation oft automatisiert und konditioniert ab und kann dramatische Ausmaße annehmen, z.B. ständige Aderlässe. Das Verhalten tritt u.U. selbst bei geringen Frustrationen und diffusen Spannungen auf, da es sich als Allheilmittel zur Spannungsregulation und Angstreduktion bewährt hat. Im Rahmen von traumatischen Körpererfahrungen,wie sexueller Missbrauch tritt das selbstverletzende Verhalten gehäuft auf.

Selbstverletzung zum Abbau von Selbsthass und zur Selbstbestrafung: Bestimmte Menschen gehen mit sich sehr kritisch, streng oder destruktiv um.Sie entwickeln einen Selbsthass gegen sich oder leiden an einem quälenden Schuld- oder Schlechtigkeitsgefühl. Durch ihren negativen Selbstbezug geraten sie in eine solche Spannung, die nach Entladung trachtet. Die Selbstverletzung dient dann der Aggression gegen das verhasste Selbst oder den Körper oder der Gewissensentlastung:`*Ich habe mich ja jetzt selbst für mein Versagen bestraft*´. Das Schmerzempfnden (s.o.) bekommt eine entlastende Funktion.

Nägel beißen

Die Fingernägel bestehen aus einer Hornsubstanz (Keratin), die etwa 3mm im Monat wächst, Fußnägel wachsen langsamer. Das Nägel beißen gehört zur Spannungsabfuhr und zu den Übersprungshandlungen, ähnlich wie das Kratzen am Kopf, und ist ein Ventil für die angestaute Spannung. Über die Jahre kann es zum Zwang werden.

Haare ausreißen (Trichotillomanie)

Wenn wir uns am Kopf kratzen oder Haare eindrehen, so ist dies oft eine Verlegenheitsgeste und spiegelt nicht selten eine Stimmungslage wieder, bei der Schuld- und Schamgefühle im Spiel sind. Bei der Trichotillomanie kann der Betroffene seinen ständigen Impulsen zum Haare ausreißen nicht widerstehen. Sie gehen oft mit einer Zwangsstörung einher. Vor dem Haare ausreißen besteht meist eine zunehmende Spannung, danach folgt ein Gefühl von Entspannung und Befriedigung.

All diese Phänomene, genauso wie Verstümmelung, Vernarbung, Verfärbung und Schuppung, wirken sich nachteilig auf den nahen, zärtlichen Kontakt zw. Menschen aus und bedingen einen Beziehungsstörung und weitere psychische Probleme.

Die **Psychotherapie** ist schwierig und langwierig, da es viel Zeit braucht, bis ein negativer Selbstbezug hin zu einem positiven Selbstbezug verändert werden kann und andere Mechanismen der Spannungsregulation entwickelt werden.

Störungen des Gehör- und Gleichgewichtsystems

„Ich kann es nicht mehr hören -Auf einem Ohr taub sein
Viel um die Ohren haben - Alles dreht sich“.

Anatomische und physiologische des Hör- und Gleichgewichtsystems

Das **Ohr** besteht aus Ohrmuschel (3), dem Gehörgang (2), Trommelfell (4), Gehörknöchelchen (6,7,8) und Innenohr. In der Schnecke (10) wird der Schall in elektrische Aktivität umgewandelt. Zum Hören braucht es spezialisierte Zellen, sog. **Haarzellen**, die in der **Schnecke** liegen. Es gibt ca.15000 davon. Diese Hörzellen kann man sich wie ein Getreidefeld vorstellen, wenn der Wind bläst biegen sie sich. Wenn der Wind nachlässt richten sie sich wieder auf. Bei Sturm können sie einknicken, d.h. sie sterben ab. Im schlimmsten

Fall geht das ganze Getreidefeld kaputt. Die einzelnen Hörzellen im **Cortischen Organ** (Grafik 37) sind jeweils für bestimmte Frequenzbereiche zuständig und wandeln die Schallwellen in elektrische Signale um. Diese werden dann über den Hörnerv und weitere Leitungsbahnen zur sog. Hörrinde des Cortex (s.o.) geleitet, dort analysiert und zu einem bewussten Hörerlebnis zusammengebaut. Der Wahrnehmungsbereich des menschlichen Gehörs liegt im Frequenzbereich zwischen 16 – ca. 19.000 Hertz. Das Hören der höheren Frequenzbereiche nimmt mit zunehmendem Alter ab. Frauen hören besser als Männer. Unser **Hörorgan** hängt anatomisch und funktionell mit dem **Gleichgewichtsorgan** (Bogengänge) zusammen.

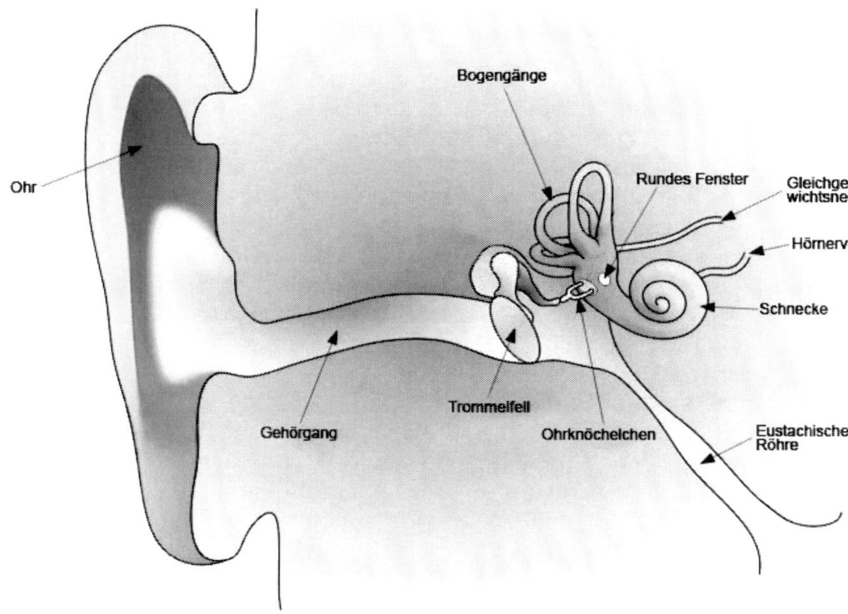

Grafik 36: Gehör – (*Bildnutzung nach den Bedingungen der GNU-Lizenz für freie Dokumentation*)

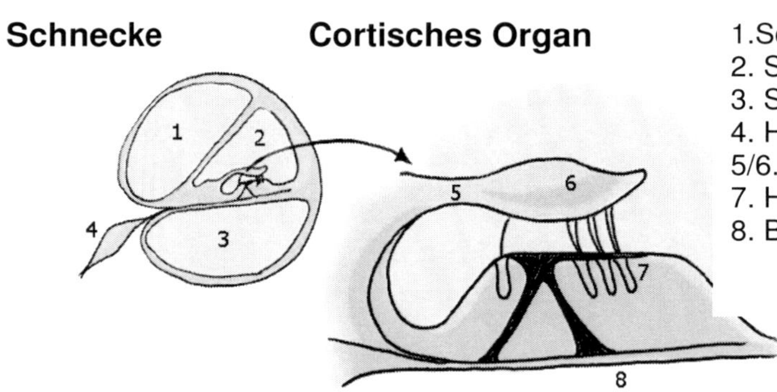

1. Scala vestibuli
2. Scala media
3. Scala tympani
4. Hörnerv
5/6. Deckmembran
7. Haarzelle
8. Basilarmembran

Grafik 37: Cortisches Organ (*Bildnutzung nach den Bedingungen der GNU-Lizenz für freie Dokumentation, commons.wikimedia.org/wiki/User:Malene*)

Tab. 18: Einteilung der Funktionsstörungen und Erkrankungen des Gehör-und Gleichgewichtssystems
• Funktionelle (psychogene), reversible Hörminderung (F44.6, H90.5)
• Hörschädigung/Hörsturz (H91.2)
• Tinnitus (H93.1)
• Drehschwindel (somatoform, vestibulär) (H81)

Die funktionelle (psychogene), **reversible Hörminderung**

Physischer Stress, z.B. eine Dauerbeschallung in der Disco, führt in Abhängigkeit von der Zeit zur Erschöpfung der Haarzellen und kann zu einem funktionellen, reversiblen Hörverlust meist bestimmter Frequenzbereiche führen. Dies ist vergleichbar mit dem Sehverlust, wenn man kurz ohne ausreichenden Schutz in die Sonne geschaut hat.

Bei **psychischem Stress** ist meist die zentrale Reizverarbeitung der akustischen Signale betroffen mit den Folgen von **psychogener Hörminderung** oder **Hörverlust**. Die Wahrnehmung kann zentral nach oben oder nach unten reguliert werden, um akustische Reize je nach Bedarf stärker oder schwächer wahrnehmen zu können, bis hin zur psychogenen Taubheit: `*Ich kann es nicht mehr hören*´. Dabei wird ein unbewusster innerer Abschaltmechanismus aktiv, der sich bei Reizüberflutung oder dem Auftreten aversiver Gefühle während des Zuhörens einschaltet und dann zum `*Überhören oder nicht mehr Hören können*´ führt. Hier spielen psychodynamische Aspekte eine große Rolle, und zwar dann, wenn es dem Zuhörer nicht gelingt sich gegen den Redefluss eines Sprechers zu wehren. Auch eine dissoziative Störung kann mit Hörminderung einhergehen.

Therapieziel ist zunächst die akute Reizabschirmung (radikale Stressreduzierung), und Ausschaltung aller bekannten Stressoren. Im weiteren Verlauf, wenn sich gewisse Stressreize nicht ausschalten lassen, kommt die Psychotherapie zum Einsatz um die Entwicklung einer höheren Stresstoleranz, eines besseren Abgrenzungs- und Abschirmungsvermögens zu erzielen, z. B. durch die sog. Stressimpfung.

Hörschädigung/Hörsturz

Je höher der Lärmpegel ist, desto eher kommt es zur **Hörschädigung**. Ab 120 Dezibel tut es weh im Ohr, nach Explosionen die 180 Dezibel erreichen, kann man ertauben. Eine Hörschädigung entsteht in Abhängigkeit von Intensität und Zeitdauer des einwirkenden Schalls. Wenn man einige Millisekunden einem Lärm von 140 Dezibel ausgesetzt ist, ist das genauso schlimm, wie wenn man jahrelang bei 85 Dezibel arbeiten muss. In Discos werden schon mal 140 Dezibel erreicht. Junge Leute wissen oft nicht, dass sie sich in jungen Jahren in der Disco bereits einen Hörschaden geholt haben, man schätzt, dass dies bei jedem vierten 20-25 Jährigen bereits der Fall ist und sie im Alter ein Hörgerät brauchen.

Beim **Hörsturz** verspüren Betroffene plötzlich einen Knall oder Druck im Ohr, wie wenn etwas platzen oder reißen würde. Dem Hörsturz folgt meist ein irreparabler dauerhafter Hörverlust, der auf bestimmte Frequenzen begrenzt ist. Das sehr empfindliche Sinnesorgan Gehör wurde dann durch physikalischen oder emotionalen Stress in seiner Struktur beschädigt. Daher ist im Vorfeld auf eine gute Stressprophylaxe und Beschallungsgrenze zu achten, damit erst gar kein Hörsturz auftreten kann.

Krankheit durch Dauerlärm

Der **Gehörsinn** schaltet sich aus gutem Grund nie ab, auch nicht im Schlaf, weil ja ein bedrohliches Geräusch immer gehört werden muss. Daher besitzt er eine so hohe **Stressempfindlichkeit** und wir können nicht vorsichtig genug mit ihm umgehen, eine Vorsicht, die wir oft nicht walten lassen. Nächtlicher Dauerlärm, z.B. eine laute Strasse oder ein schnarchender Bettnachbar, hält das Gehör in erhöhter Alarmbereitschaft, führt zu höheren nächtlichen Stresspegeln (Erhöhung der Adrenalin- und Cortisolproduktion) und verringert den Tiefschlaf und die Entspannung. Dies hat gravierende Folgen für die Gesundheit, lässt einen psychosomatisch erkranken, führt zu Tinnitus, Schlafstörung, und vermehrten Herzinfarkten. Daher haben Menschen, die an einer lauten Strasse wohnen, eine kürzere Lebenserwartung. Abhilfe schafft hier aber keine Psychotherapie, sondern eher der Einbau von Schallschutzfenstern oder ein Umzug.

Tinnitus

Der Tinnitus bezeichnet eine ständig oder zeitweise vorhandene **quälende Geräuschkulisse** im Ohr, von rauschender, pfeifender oder klingender Qualität, scheinbar aus dem Nichts heraus. Meist weist ein Tinnitus auf eine bestehende neuronale Stresssituation (physikalisch oder psychisch) hin und kann u.U. einem Hörsturz als Warnsignal vorausgehen. Beim Auftreten von Tinnitus sollte man daher sein Leben auf chronische Belastungen und Anspannungssituationen überprüfen. Ein hoher allgemeiner Stresspegel betrifft das Gehör oft zuerst, da es die vorderste Front unseres Stressbewältigungs-Alarmsystems zur Außenwelt bildet und immer auf Empfang gestellt ist. Es ist das Organ das uns zuerst vor Gefahren warnen kann.

Tinnitus kann auch entstehen, wenn man längere Zeit in einem schalldichten Raum verbringt und am Ohr keine Signale mehr eingehen (**Reizdeprivation**). Diese Form des Tinnitus ist Ausdruck der **spontanen Eigenaktivität** von Nervenzellen, die sich dann im Gehirn ausbreiten kann, wenn keine Hörreize mehr eingehen.

Abzugrenzen vom Tinnitus sind **akustische Halluzinationen**, sie sollten nicht gleich mit einer Psychose in Verbindung gebracht werden. Sie kommen vor in Form von Stimmenhören, Musikhören oder anderen Geräuschphänomenen. Bei anhaltender sozialer Isolation und fehlendem mitmenschlichen Kontakt kann es sein, dass man plötzlich seine Mutter oder den Partner zu einem sprechen hört. Vermutlich ist dies der neuronale Versuch unseres Gehirns um mit dem Isolationsstress,dem Gefühl der Einsamkeit, besser fertig zu werden. Bei Psychosen sind akustische Halluzinationen ein Hauptsymptom oft in Form von befehlenden Stimmen, und müssen entsprechend behandelt werden.

Drehschwindel – Vestibulär bedingter Schwindel

Beim Drehschwindel, bei dem es einen nach rechts oder links um die eigene Achse dreht, liegt die Störung vermutlich im Gleichgewichtsorgan. Dieser Schwindel entsteht dabei nicht durch Bewegungsreize wie Karussell fahren, sondern er reflektiert eine **neuronale Überreizung** oder eine **Reizverarbeitungsstörung** der Bogengänge oder der Vestibulariskerne (akute Vestibulariskrise). Um das Gleichgewichtsgefühl zu erhalten, müssen der linke und der rechte Bogengang (s. Grafik 36) zeitgleich ihre Signale an das **Gleichgewichtszentrum**, die **Vestibulariskerne** schicken. Unter Stress kann eine Zeitdifferenz im neuronalen Informationsfluss auftreten, die evtl. dieses Drehphänomen auslöst. Möglicherweise hängt das Drehen zur einen Seite auch mit der Dominanz der einen Hirnhälfte zusammen (Links- oder Rechtshändigkeit), so könnte unter Stress die die subdominante Seite langsamer als die dominante Seite arbeiten.

Emotionale Stressreize (v.a.Angst), der Verlust an innerem Halt und Orientierung, oft im Sinne eines unspezifischen Stress,-Affektkorrelats bilden oft den psychologischen Hintergrund des Drehschwindel

Davon abzugrenzen ist der Drehschwindel, bei dem sich die Umgebung um einen dreht. Diese Form tritt besonders bei Reizüberflutung, Überlastung, \`Multitasking´ (gestresste Hausfrau) im Sinne eines nervösen Begleitphänomens und beim Gedankenjagen auf. Vermutlich handelt es sich hier um eine Form der neuronalen Überreizung, die mit einer erhöhten Nervenzellaktivität und einer Beschleunigung des Informationsflusses im Gehirn einhergeht.

Neurobiologische Aspekte von Hörsturz, Tinnitus und Schwindel

Die Geräusche werden von den Hörzellen im Innenohr oder den Nervenzellen der Hörrinde erzeugt. Der Tinnitus reflektiert in der Regel kleinere **neuronale Überreizungen** unseres Hörsystems meist am Ort der Umwandlung der Hörreize, im Cortischen Organ. Aber auch größere vorausgegangene physikalische oder emotionale Stressereignisse, wie z.B. Knalltrauma und Hörsturz, hinterlassen ihre Spuren am Hörsystem und Gleichgewichtssystem und können mit anhaltendem Tinnitus, Hörminderung und chronischen Schwindelphänomenen quittiert werden.

Der **Hörsturz** entsteht, entweder durch starke **äußere Reize** (sog. ear stimuli, z.B. Knalltrauma oder zu lange Beschallung mit lauter Musik) oder starke **innere Reize** (sog. non ear Stimuli) durch emotionalen Stress. Der genaue `Non ear Schädigungsmechanismus´ ist noch unbekannt. Man kann aber vermuten, dass durch Stresshormone und Gefäßverkrampfung, dem sog. **vasospastisches Syndrom**, im Verbund mit der Einwirkung von vasoaktiven Stresshormonen (z.B. Angiotensin II oder Endothelin I) eine **neuronale Überreizung** eintritt, welche die sehr empfindlichen Haarzellen im Cortischen Organ schädigt. Diese Mechanismen können auch an anderen Orten, z.B. der Netzhaut des Auges auftreten. Betroffen sind gehäuft strebsame, pflichtbewußte und beruflich erfolgreiche Frauen mit niedrigem Blutdruck.

Tinnitus, Hörsturz und Schwindel sind geradezu **neurobiologische Paradebeispiele** für die Stressempfindlichkeit von Nerven- und Sinneszellen und ein Modell dafür, was passieren kann, wenn wir unser Nervensystem überreizen. Es gilt daraus zu lernen, dass wir behutsam mit unserem Gehirn und den Sinnesorganen umgehen und für den nötigen **Reizschutz** sorgen. Die Mechanismen der Aufmerksamkeitserhöhung (s.o.) und Wahrnehmungsverstärkung im Rahmen einer erhöhten Stressvulnerabilität stellen hierfür einen Risikofaktor dar. Das Gehör wird als Teil der Alarmanlage Gehirn überempfindlich eingestellt mit Erniedrigung der Reizschwelle. Dadurch werden die üblichen Geräusche verstärkt und stärker wahrgenommen und es entsteht eine **Lärmüberempfindlichkeit** und evtl. später eine neuronale Überreizung.

Ein Großteil der Tinnitus- und Schwindelformen ist funktioneller Natur. Ein gewisser Prozentsatz von Betroffenen, muss aber abhängig vom Ausmaß der Reiz- und Stresseinwirkung, bleibende, strukturelle Schäden am Gehör- und Gleichgewichtsorgan hinnehmen, die man dann unter den **neuropathischen Störungen** einordnen kann. Der Übergang von den funktionellen hin zu den neuropathischen Störungen ist fliessend.

Therapeutische Aspekte

Die von den HNO-Ärzten standardmäßig durchgeführten Durchblutung fördernden Maßnahmen greifen bei diesen neuronalen Überreizungssyndromen meist zu kurz. Entscheidend ist, einen drohenden Hörsturz oder die Neigung dazu rechtzeitig zu identifizieren und durch Aufklärung und das Erkennen von Alarmsignalen im Vorfeld präventiv zu bekämpfen. Bei der Therapie des akuten Hörsturzes steht ein optimales Stressmanagement im Vordergrund. Der Betroffene sollte das Stressmilieu (z.B. berufliches und privates Umfeld) so rasch wie möglich verlassen und/oder an einen ruhigen, möglichst sicheren Ort verbracht werden. Dort sollte ihm von einer kompetenten Person der stressphysiologische Sachverhalt ruhig erläutert werden und evtl. die Gabe von Beruhigungsmitteln angeboten werden, um der neuronalen Überreizung entgegen zu wirken und das Stressbewältigungsystem Gehirn herunterzufahren. Hierzu kann auch ein Klinikaufenthalt sinnvoll sein. Bei der Klinikaufnahme ist besonders darauf zu achten, dass der Patient dabei so wenig wie möglich Stress und Hektik erlebt. Danach erst stellt sich die Frage nach Durchblutung fördernden Maßnahmen. Im Vordergrund der hier besprochenen Störungen stehen aber vorbeugende Maßnahmen:

- **auf ausreichende Reizabschirmung achten** (Vermeiden von Therapiestress)
- **auf niedrigen Stresspegel und Verbesserung der Stressvulnerabilität hinarbeiten**
- **auf ausreichende Erholungszeit nach Beschallung achten**

Störungen des Sehsystems

„Ich kann das nicht anschauen – Da bleibt kein Auge trocken“

Funktionelle Sehstörungen liegen bei etwa 5% der Patienten in der Augenarztpraxis vor. Bei etwa 30-40% der Augenerkrankungen spielen psychosomatische Faktoren eine wesentliche Rolle. Das häufigste psychosomatische Augensymptom ist das Weinen. Seine Funktion ist so bekannt, dass ich es hier nicht weiter erläutere. Zum Problem wird das Weinen, wenn wir es nicht mehr steuern können und uns die Tränen in den scheinbar unpassendsten Momenten überkommen.

Tab. 19: Einteilung der Funktionsstörungen und Erkrankungen des Sehorgans
• Psychogene Sehminderung (F44.6, H53.0)
• Kurzsichtigkeit durch psychogene Akkomodationsschwäche (H52.5)
• Latentes Schielen (Strabismus) (H50.9)
• Lidkrampf/Blinzeln (Blepharospasmus) (G24.5)
• Trockenes Auge (Sicca-Syndrom oder Keratoconjuktivitis sicca) (H04.1)
• Glaukom (H40.9)

Psychogene Sehminderung

Beschrieben werden der Verlust der Sehschärfe, das Verschwommen- und Tunnelsehen. Ein Mensch, der sich in einer **ausweglosen Konfliktsituation** sieht oder **unerträgliche Gefühle** abwehren muss, kann mit einem teilweisen oder vollständigen Verlust des Sehvermögens reagieren, indem er Teile seines Gesichtsfeldes ausblendet oder vorübergehend komplett erblindet, um besonders schmerzhafte Bilder nicht (mehr?) wahrnehmen zu müssen. Relativ häufig wurden solche Sehstörungen aus den Weltkriegen berichtet, was auch nicht verwundert, angesichts der schrecklichen Anblicke von zerfetzten Körpern. Solche Sehstörungen kommen häufig auch als Begleitphänomen bei einer **dissoziativen Störung** (s.o.) vor.

Kurzsichtigkeit durch psychogene Akkomodationsschwäche?

Immer wieder wird berichtet, dass auch die Kurzsichtigkeit emotionalen Stressreizen unterliegt und dass dann die angepasste Brille nicht mehr passt. Das Scharfsehen entsteht dadurch, dass der Ort, an dem sich die Lichtstrahlen an einem Punkt vereinigen, auf der Netzhaut liegt. Diese Fähigkeit der Linse, die Lichtstrahlen möglichst genau auf die Netzhaut zu zentrieren, also für die nötige Brechkraft zu sorgen, nennt man **Akkomodation**. Der Ort, an dem die Lichtstrahlen auf der Netzhaut zusammentreffen heißt **Brennpunkt**. Das Wachstum des Augapfels ist verantwortlich für die häufigste Form von Kurzsichtigkeit, weil sich dadurch der Brennpunkt verlagert. Nun kann man sich schlecht vorstellen, dass sich das Auge schnell verlängern oder verkürzen kann, sondern man muss andere Mechanismen annehmen, um zu verstehen, warum emotionale Reize Kurzsichtigkeit verursachen. Am schnellsten verschiebt sich der Brennpunkt, wenn die **Linse** durch den **Ziliarmuskel** gekrümmt wird. Eine durch Linsenkrümmung oder Akkomodation entstehende Kurzsichtigkeit nennt man **Brechungsmyopie**. Die Akkomodation hängt von der Funktion des vegetativen Nervensystems ab. Das Gleichgewicht zwischen sympathischer und parasympathischer Aktivität (s.o.) spielt dabei die entscheidende Rolle. Wie genau dieses Gleichgewicht reguliert wird, ist unbekannt. Emotionale Stressreize vermögen aber dieses empfindliche Gleichgewicht zu stören. Alles Bewegliche am Auge, aber auch sonst am Körper, kann im Rahmen einer funktionellen Störung gestört sein.

Latentes Schielen (Strabismus, Doppelbilder)

Die Augen müssen durch die Augenmuskeln so koordiniert und in Position gehalten werden, dass die Richtung ihrer Sehachsen bei der Fixation eines Objektes voneinander nicht abweichen, sonst entsteht Schielen und damit Doppelbilder. Diese motorische Steuerung der Augenmuskeln erfolgt über drei Nerven und erfordert eine erhebliche Anstrengung des Gehirns. Eine leichte Fehlstellung der Sehachsen (latentes Schielen) ist häufig, ein ideales Augenmuskelgleichgewicht besteht nur bei etwa 25% der Menschen. Durch Übermüdung, Krankheit, **emotionalen Stress** oder andere Faktoren kann es beim Bemühen, diese Fehlstellung auszugleichen, zum Nachlassen der Steuerungskraft des Gehirns kommen und in Folge zu **Doppelbildern**, Kopf- oder Augenschmerzen und Konzentrationsstörungen kommen, was dem latenten Schielen erst einen gewissen Krankheitswert verleiht. Ein typischer Auslöser für das Auftreten solcher Probleme ist die Zunahme von visuellen Belastungen an einem Bildschirmarbeitsplatz.

Lidkrampf/Blinzeln (Blepharospasmus)

Ein Blepharospasmus ist der ein- oder beidseitige Lidkrampf durch eine Dauerkontraktion des Muskulus orbicularis, dem Muskel, der das Auge ringförmig umgreift und der dem Lidschluss dient. Der **reflektorische Lidschluss** schützt das Auge vor Fremdkörpern. Der Lidkrampf tritt fast immer beidseitig auf und beginnt meist mit exzessivem Blinzeln, das in den Frühstadien durch helle Lichtreize, Müdigkeit und emotionale Spannung getriggert wird. Die Symptome nehmen im Laufe der Zeit an Heftigkeit und Stärke zu und können so ausgeprägt sein, dass ein vollständiger Verschluss der Augen über mehrere Stunden entsteht. Er tritt gehäuft nach belastenden Lebensereignissen auf und ist assoziiert mit Angst, Depression und Persönlichkeitsstörung. Im Ergebnis führt er dazu, dass das Auge fest zugemacht wird und man etwas nicht mehr sehen kann.

Trockenes Auge (Keratokonjuktivitis sicca)

Die Tränensekretion ist ein komplizierter Vorgang, der über nervale, hormonelle und immunologische Vorgänge gesteuert wird. Ursache der Keratoconjuktivitis sicca ist ein qualitativer und/oder quantitativer Mangel des schützenden Tränenfilms, ein trockenes Auge. Diese Trockenheit führt dann zu einer Entzündung der Hornhaut (Keratitis), die sog. Keratoconjuktivitis. Die Tränendrüse wird durch sympathische, parasympathische und somatische Nervenfasern gesteuert. Der Parasympathikus stimuliert die Sekretproduktion der Tränendrüse (befeuchtet das Auge), bei Aktivierung durch emotionale Vorgänge bringt er uns auch zum **Weinen**. Der Sympathikus hemmt die Tränenproduktion und macht bei Überaktivität das Auge trocken. Die Frage ist dann, warum versiegen unsere Tränen?

Glaukom

Beim Glaukom wird durch **Erhöhung des Augeninnendrucks** die Papille (Ort des Sehnervenaustritts in das Auge) geschädigt, was zur Erblindung führen kann. Die Frauge ist, wie es zur Erhöhung des Augendrucks kommt. Im Auge findet ein Zu- und Abfluss von Flüssigkeit statt. Dieser Flüssigkeitsaustausch kann durch verschiedene Faktoren gestört werden:

- *ein schlecht funktionierendes Wechselspiel des Sympathikus und Parasympathikus*
- *eine genetische Veranlagung zur Gefäßdysregulation, das sog.vasospastische Syndrom*
- *ein evtl. vorhandener systemischer Bluthochdruck*

All diese Vorgänge stören den Blutfluss und die Flüssigkeitsregulation und verursachen biologische Umbauprozesse im Auge. In Folge leidet die Sauerstoffversorgung und damit die Netzhaut und der Sehnerv. Emotionaler Stress greift in diese Regulationsvorgänge an verschiedenen Stellen ein. Besondere Stressereignisse (Life events) können einen Glaukomanfall (rascher Anstieg des Augendrucks) auslösen. Aufgrund des biologischen Rhythmus finden diese Glaukomanfälle besonders in der 2. Nachthälfte statt.

Störungen des muskuloskeletalen Systems

„Den Kopf nicht hängen lassen – Kopf hoch – Halt Dich gerade! – Rückgrat zeigen Seinen Kopf hinhalten – Einen steifen Nacken haben – Halsstarrig sein –Jemandem das Rückgrat brechen – Vom Schicksal gebeugt sein – Verantwortung auf den Schultern“

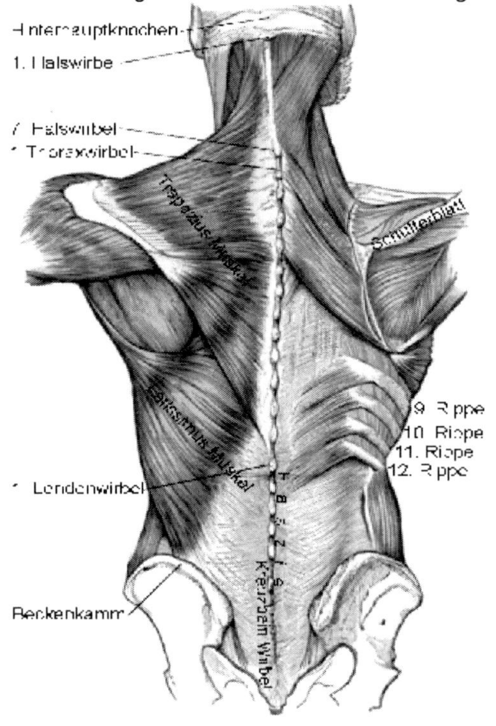

<u>Grafik 38:</u> *Äußere Rückenmuskulatur, die sich verspannen kann und zu muskulären Schmerz syndromen führen kann. (Gray`s Anatomieatlas)*

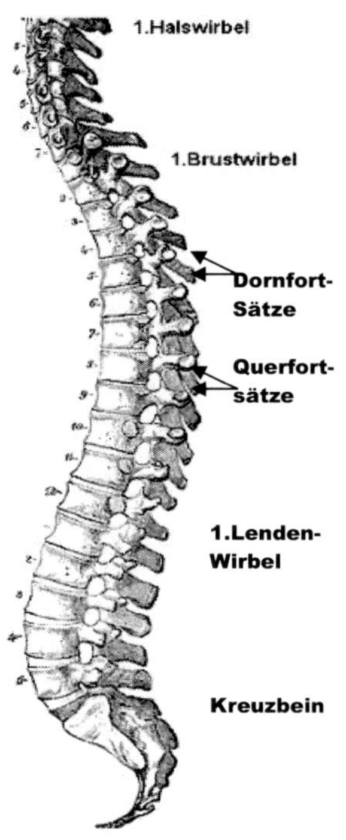

<u>Grafik 39:</u> *Wirbelsäule (Gray`s Anatomieatlas)*

Anatomische und physiologische Aspekte des Skelett- und Muskelsystems

Das muskuloskeletale System des Rückens gliedert sich in die **knöcherne Wirbelsäule** (Grafik 39), **Gelenke, Bandscheibe**, **bindegewebige Haltebänder** (Grafik 41), **Sehnen, Faszikel, Muskeln** und **Nerven.**Wichtig ist die Unterscheidung in oberflächliche (Grafik 38) und tiefe, sog. autochthone Muskulatur (Grafik 43). Sie stellen eng miteinander verzahnte **Funktionseinheiten** dar. Jeder Teilbereich kann für sich in unterschiedlichem Ausmaß eine funktionelle Beeinträchtigung erleiden, verspannt, überdehnt, überreizt sein oder zu Blockaden führen. Je nach Ausmaß und Einwirkungsort können so in Kombination dieser Faktoren und Wirkmechanismen die unterschiedlichsten, schmerzhaften Prozesse entstehen. Mit Entzündung, wie dies oft vermutet wird, hat dies nichts zu tun. Die chronisch verspannte oder überlastete Muskel/Sehnen/Knochen-Einheit wird nach Wochen und Monaten zum chronisch schmerzenden Problem.
Die **Funktion** des Rückens besteht im: **Halten, Bewegen, Dämpfen.**
Zur **Symbolik:** *Rückgrat zeigen, s.o.*

Rückenschmerz – Allgemeine Aspekte

Unter den Störungen des muskuloskeletalen Systems, ist der **chronische Rückenschmerz** (RS) das dominierende Symptom, als Erkrankung, wie auch aus arbeitsmedizinischer Perspektive. Daher wird er hier paradigmatisch für die anderen, nicht Rücken bezogenen muskuloskeletalen Beschwerden besprochen. Im Gegensatz zu früher wird der RS heute als biopsychosozialer Symptomenkomplex aufgefasst und innerhalb der Medizin als solcher anerkannt. Konzeptionell wurde dieser Ansatz im Jahr 2001 mit dem Buch IX (Rehabilitation und Teilhabe behinderter Menschen) in das Sozialgesetz aufgenommen. 2003 fand dieser Ansatz mit den neuen Heilmittelrichtlinien Eingang in den Bereich der ambulanten medizinischen Versorgung. Das ist ein Riesenfortschritt, weil damit die psychosozialen Aspekte, incl. der Berücksichtigung beruflicher Aspekte, ganz offiziell auf der obersten Ebene der medizinischen Organisationsstruktur angekommen sind und juristische Relevanz haben. Das heißt, bei fachgerechter Behandlung des Rückenschmerzes ist eine biopsychosoziale Anamnese (s. Teil III) zu erheben und sind die Hintergründe mitzubehandeln. Vermutlich wird es aber noch Jahre dauern, bis sich dieser Paradigmenwechsel in den Arztpraxen vollzogen hat. Der muskuloskeletale Bereich wird traditionell dem Fachgebiet der Orthopädie und der physikalischen Medizin zugeordnet.

Die Ursachenüberzeugung für den Rückenschmerz unterliegt vielen falschen Vorstellungen und Mythen. Vermutlich wird es sie überraschen, dass mehr als 50 % der chronischen Rückenschmerzen durch psychische Faktoren bedingt sind und sich bei ca. 80% der Kreuzschmerzen keine fassbare Pathologie findet, weshalb man sie als funktionell einstuft. Bei diesem Störungsbereich handelt es sich überwiegend um Schmerzproblematiken mit vielen Parallelen zur oben erläuterten Schmerzstörung.

Exkurs: Gesundheitsökonomische Aspekte des Rückenschmerzes

Der unspezifische RS ist in den westlichen Ländern zur Massenerkrankung geworden und stellt insgesamt ein enormes gesundheitsökonomisches Problem, als einer der häufigsten Gründe für die vorzeitige Invalidität, dar. Jeder Mensch hat mehr oder weniger damit zu tun (85% der Bevölkerung westlicher Industriestaaten). 30 -40% sind aktuell zu jedem Zeitpunkt betroffen. In den orthopädischen Praxen macht der RS bis zu 40% der Behandlungsfälle aus. Akute Rückenschmerzen bilden sich in ca. 80% der Fälle innerhalb von 6 -12 Wochen wieder zurück. Nach einer Beschwerdedauer von mehr als 6 Mon. sinkt die Chance wieder an den Arbeitsplatz zurückzukehren auf ca. die Hälfte, nach zwei Jahren geht die Arbeitsfähigkeit gegen Null. Damit sind Kosten von etwa 20 Mrd. Euro verbunden, somit ist der RS das teuerste Krankheitssymptom der Industrieländer. Etwa ein Drittel aller Arbeitsunfähigkeitstage sind durch Probleme mit dem Skelettsystem bedingt, der funktionelle RS hat hieran einen Löwenanteil. Verordnungen von Schmerzmittel in diesem Bereich machen den größten Posten bei der Verordnung von Medikamenten aus. Trotz aller Anstrengungen der letzten Jahre von Seiten der Medizin mit Rückenschulung, physikalischer Medizin, Fitness und Kiesertraining, hat unser Gesundheitssystem bisher wenig Mittel gefunden, den RS einzudämmen. Gründe hierfür mögen die Wissensdefizite um die Ursachen des RS und deren Bewältigung in der Bevölkerung sein, sowie die Widerstände bei der Umsetzung dieses Wissens und die Maßnahme Psychotherapie, die immer noch zu wenig gewürdigt wird.

Einteilung chronischer, funktioneller Rückenschmerzsyndrome

Tab.20: Einteilung chronischer, funktioneller Schmerzsyndrome (anatomisch)
Myofaszial (muskulär) **bedingte Schmerzsyndrome** (M79.1, M54.9, F45.4, R52) *(Der Schmerz geht von Muskeln, dem bindegewebigem Halteapparat und den Faszien aus)* Myogelosen-Muskelhärten, muskulärer Hartspann (M62.8)
Gelenk-Knochen (artikulär-osteogen) **bedingte Schmerzsyndrome**: Facettensyndrom (M47.2) Blockierungssyndrom (M47.2)
Neuronale (nerval) **bedingte Schmerzsyndrome**: Lumbago-Ischialgiesyndrome (M54.3/4) Posttraumatischer Rückenschmerz, ausgehend vom Schmerzgedächtnis

Der myofasziale (unspezifischer) Rückenschmerz

Das was früher vorschnell als degenerativer RS kategorisiert wurde ist in Wirklichkeit meist myofaszial bedingt, d.h. der Schmerz geht von der Muskulatur und dem umhüllenden Bindegewebe, den Faszikeln aus. Er entsteht durch die zu **hohe innere Anspannung** mit einer Tonuserhöhung der Muskulatur, die auch elektromyographisch nachgewiesen werden kann. Durch die anhaltende **Erhöhung des Muskeltonus** wird der Muskel chronisch überlastet mit Minderung der Durchblutung (Sauerstoffmangel), pH-Senkung, Lactaterhöhung und Freisetzung schmerzauslösender Substanzen, z.B. Bradykinin und ATP. Zusätzliche ruckartige Bewegungen oder Kälte mit **abrupter Muskelanspannung** können die bereits bestehende Anspannung zu akuter Überdehnung ausweiten, die auf reflektorischem Weg einen Reizzustand an den beteiligten Muskelpartien, Nerven, Bändern, Sehnen, Gelenk- und Knochenstrukturen bewirken kann. Durch diese Vorgänge werden die Schmerzfühler (**Nozizeptorschmerz**, s.o.) gereizt. Daneben führt die ständige Reduktion von Bewegung in unserem modernen, bequemen Leben zur **Belastungsreduktion** und zum **Trainingsmangel**. Unser Muskel-Sehnenapparat degeneriert und ist dann bei plötzlich auftretenden Alltagsbelastungen überfordert. Ein Großteil der Menschen mit chronischen Rückenschmerzen ist dekonditioniert, d.h. er hat aufgrund des Trainingsmangels Kraft-, Ausdauer und Koordinationsdefizite der Rumpfmuskulatur. Bei chronischen Schmerzpatienten kommt es bereits zur Muskelanspannung, wenn sie sich belastende Dinge vorstellen. Weitläufig spricht man auch von einem HWS- oder LWS-Syndrom, einem chronischen Schmerzsyndrom im Bereich der Hals- oder Lendenwirbelsäule. Dabei beschreibt der Begriff **LWS-Syndrom** kein eigenständiges, auf bestimmte anatomische oder morphologische Gegebenheiten zurückführbares Krankheitsbild. Vielmehr ist er eine störungsübergreifende Sammelbeschreibung für Rückenbeschwerden unterschiedlichster Ursache. Das Leitsymptom des LWS-Syndroms ist der lokale, auf die Lendenwirbelsäule bezogene Rückenschmerz, beim **HWS-Syndrom** ist der Schmerz auf die Halswirbelsäule bezogen. Die myofasziale Schmerzform wird auch oft als **unspezifischer RS** kategorisiert und macht den Löwenanteil aller Schmerzformen am Rücken aus (85-90%).

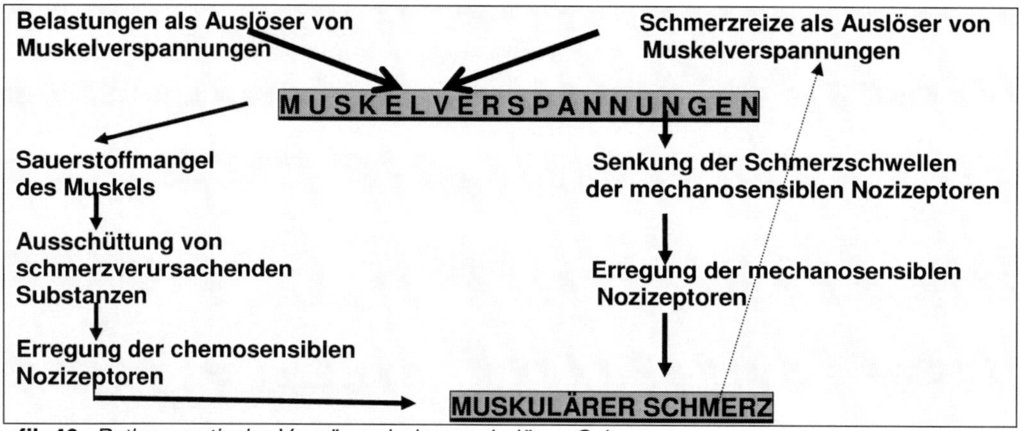

Grafik 40: *Pathogenetische Vorgänge beim muskulären Schmerz*

Myogelosen, Muskelhärten, muskulärer Hartspann

Die Myogelosen, Muskelhärten oder der Muskelhartspann, sind meist gut lokalisierbare, **knotige Muskelverhärtungen** im Bereich der oberflächlichen Muskelschicht, die man beim Abtasten der Muskulatur im Schulter- oder Halsbereich leicht feststellen kann. Bei Massagen spürt man den Druck der Hand als unangenehm bis schmerzhaft. Die Ursache ist wie oben **eine anhaltende Anspannung** mit lokaler Durchblutungsstörung und Stoffwechselstörung (Laktaterhöhung). Dadurch entstehen Schwellungen der Muskelfasern. Zur Therapie: Wärmeanwendung und Massagen wirken nur kurzfristig lindernd. Sie können keine anhaltenden Effekte erzielen,daher muss beim chronischen Schmerzgeschehen eine spezifische Krankengymnastik und/oder Psychotherapie erfolgen.

Facettensyndrom

Die Wirbelkörper der Wirbelsäule sind durch Gelenke, die Facettengelenke, miteinander verbunden und ermöglichen so deren Beweglichkeit. Beim Facettensyndrom werden die sog. Facetten (Wirbelgelenke) an der Wirbelsäule vermehrt belastet und gereizt, eine vermehrte Abnutzung und der Verschleiß von Gelenkknorpel kann hinzukommen. Die Schmerzen entstehen durch **Druck** und **Reizung** der **knöchernen Strukturen** im Bereich der Facettengelenke und führen zu ausstrahlenden Beschwerden an Armen, Schulterblättern, der Lendenwirbelsäule und den Beinen, evtl. kann es auch zu Gefühlsstörungen kommen. Ein verstärkter Muskelzug, der tiefen (autochthonen) Muskulatur (Grafik 43), die an den Querfortsätzen der Wirbelkörper ansetzt, belasten die Facettengelenke. Ein ausgeleierter und schwacher Bandapparat kann dem Muskelzug zuwenig entgegensetzen und verschärft dieses Syndrom. Vor ruckartiger Chiropraxis (s.u.) ist in diesem Zusammenhang dringend zu warnen.

Blockierungssyndrom

Bei der **Blockierung** sind die Wirbelkörper in ihrer Beweglichkeit ohne erkennbare organische Veränderungen eingeschränkt (*sog. reversible segmentale Dysfunktion*) und gleiten nicht mehr so wie bisher in ihren seitlichen Gelenken. Der Schmerz entsteht durch von der angespannten Muskulatur ausgehenden **Zug- und Scherkräften**, die an der Gelenkkapsel oder Gelenkfläche ansetzen und gelegentlich knirschende Geräusche verursachen. Durch die hohe, einseitige Zugkraft werden die Wirbelkörper (WK) gegeneinander verzogen. Dadurch wird oft fälschlicherweise angenommen, es könnte etwas herausgesprungen sein. Die genauen Vorgänge sind noch wenig erforscht.

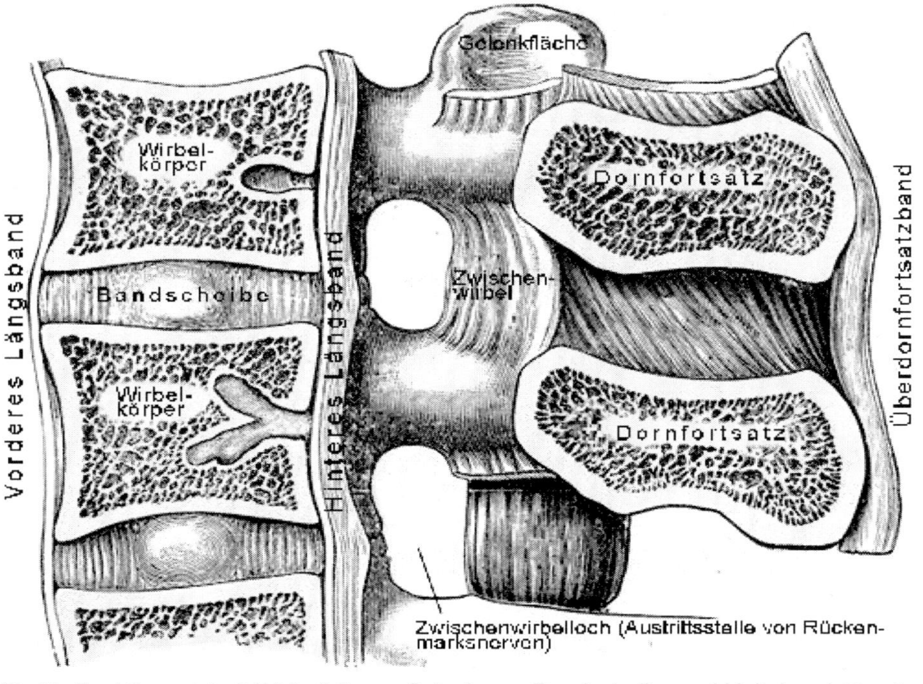

Grafik 41: Funktionseinheit Wirbelkörper, Spinalnerv, Bandscheibe und Halteband *(Gray`s Anatomieatlas)*

Exkurs: Problem des chiropraktischen, ruckartigen Einrenkens

Der durch ein Blockierungsproblem ausgelöste Schmerz kann u.U. durch ein ruckartiges, chiropraktisches Manöver kurzfristig beseitigt werden. Dabei wird mit erheblichem Krafteinsatz, ein aus der Achse gezogener Wirbelkörper wieder gerade gestellt. M.E. wird diese Form der Chiropraxis viel zu häufig angewendet.

Problem: langfristig verschlimmert diese Form der Chiropraxis das Schmerzproblem durch Überdehnung der Haltefasern des stützenden Bandhalteapparats (Grafik 41). Mit jedem ruckartigen Einrenkmanöver wird die Elastizität der inneren Haltebänder geschwächt, welche die Wirbelkörper in der Achse halten und dem Muskelzug entgegenwirken, und die Bänder „leiern aus". Ein chronisch durch Anspannung erhöhter Muskelzug wird dann die Wirbelkörper in immer kürzer werdenden Abständen wieder in die schmerzhafte Ausgangsposition zurückziehen und das Blockierungssyndrom auslösen. Somit ist v.a. das wiederholte Einrenken schädlich und verschlimmert auf Dauer den chronisch rezidivierenden Rückenschmerz, weil der chronische Schmerz neuronal gebahnt wird. Besprechen sie daher diese Thematik mit ihrem Arzt, der sie Einrenken möchte oder als Arzt mit ihrem Patienten, der Chiropraxis wünscht, und nutzen sie die sanften Methoden (wie die ***manuelle Therapie****),die zwar nicht schnell schmerzfrei macht, aber auf Dauer günstiger ist.*

Das **Stressbewältigungssystem** Kap.III) spielt bei allen beschriebenen Schmerzstörungen eine große Rolle, da der psychische Stress, vermittelt v.a. über den Sympathikus (s.o.) an die Muskulatur weitergeleitet wird und dort den myofaszialen Schmerz, die Myogellosen und das Facettensyndrom auslösen kann.

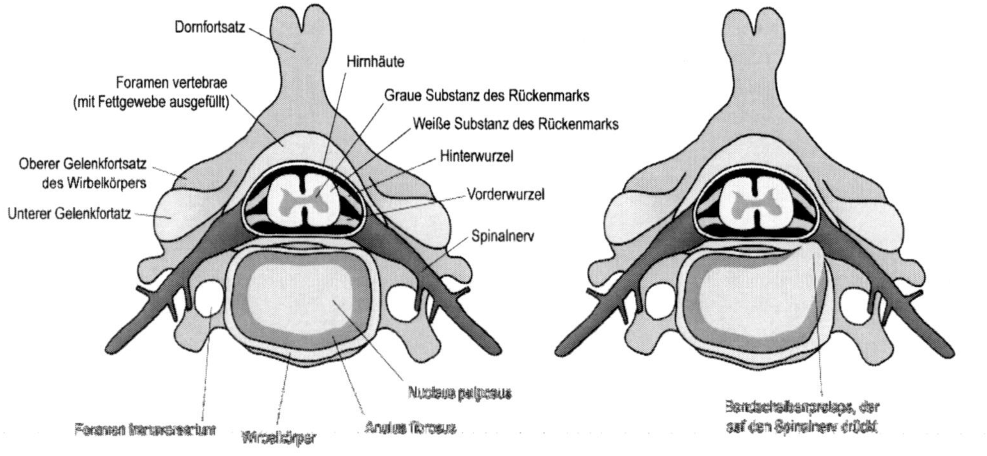

Grafik 42: Bandscheibenprolaps – Druck- und Zugeinwirkung auf die Bandscheibe durch die tiefe Muskulatur führt u.U. zur Vorwölbung der Bandscheibe. Bei dauerhaftem Druck auf die BS kann sie einreißen und Teile können abbrechen. *(Bildnutzung nach den Bedingungen für freie Dokumentation, "GNU Free Documentation license", wikimedia, user:debivort)*

Lumbago-Ischialgie-Syndrome

Lumbago-Ischialgie-Syndrome werden durch plötzlich auftretende Änderungen der Wirbelsäulenkonfiguration, bei schnellen Bewegungen oder ungünstigem Heben schwerer Lasten hervorgerufen. Man spricht auch vom ***Wurzelreizsyndrom***, der *Radiculopathie*, vom *Hexenschuss*. Es entsteht durch eine Störung im komplexen Zusammenspiel zwischen Bandscheibe, Bändern, Nerven und Muskeln, die u.U. mit einer Einengung und/ oder Quetschung (Kompression) der durch das Zwischenwirbelloch austretenden **Ner-**

venwurzel der Spinalnerven (Grafik 42) einhergehen. Dabei spielen mehrere Faktoren eine Rolle, der **muskuläre Druck**, die **Wirbelkörperverlagerung** sowie die **funktionelle Bandscheibenvorwölbung**. Die Bandscheibenvorwölbung lässt sich damit erklären, dass die Bandscheibe zwischen den Wirbelkörpern in Sandwichposition liegend, durch einen starken,parallel links und rechts an den Querfortsätzen des Wirbels ansetzenden Muskelzug, der tiefen Muskulatur zusammengepresst wird und ausweichen muss (Grafik 43/44). Dabei kann sie sich einige Millimeter vorwölben (Vorfall oder Prolaps) und auf die Nervenwurzel drücken,sog. subligamentärer Bandscheibenvorfall.Diese Vorwölbung ist funktioneller Natur und kann sich zurückbilden, wenn es dem Betroffenen gelingt die muskuläre Anspannung zu reduzieren. In Folge tritt eine Nervenirritation mit Schwellung auf. U.U kommt es zu starken, anhaltenden, in das ganze Bein/Arm einstrahlenden Schmerzen, Taubheitsgefühlen, Kribbeln (Parästhesien) auf. Eine Behandlung muss rasch erfolgen, auch mit abschwellenden Mitteln (sog. Antiphlogistika), um den betroffenen Nerv zu entlasten. Evtl. ist auch eine Spritzenbehandlung angezeigt. Mit dieser Akutbehandlung ist aber das zugrunde liegende, chronische Problem der Anspannung, Fehlhaltung oder Haltungsschwäche nicht behoben. Anschließend sollte die weitere spezifische Krankengymnastik und/oder Psychotherapie erfolgen.

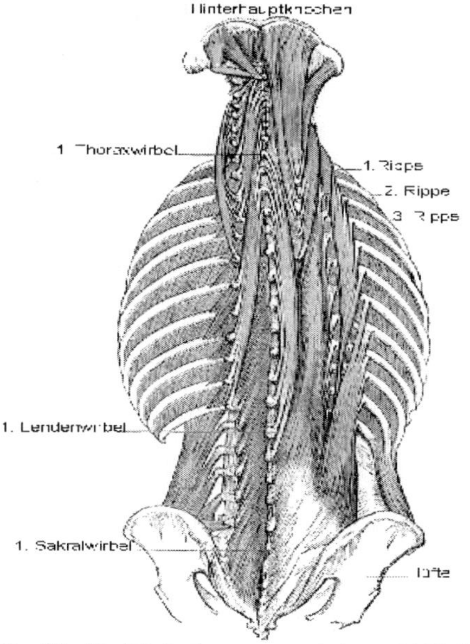

Grafik 43 :*Tiefe (sog. autochthone) Rückenmuskulatur, die für den Halt der Wirbelsäule maßgeblich ist und bei unphysiologischer Anspannung zwei Wirbelkörper aufeinanderpresst und die Bandscheibe einquetscht. (Quelle: Gray`s Anatomieatlas)*

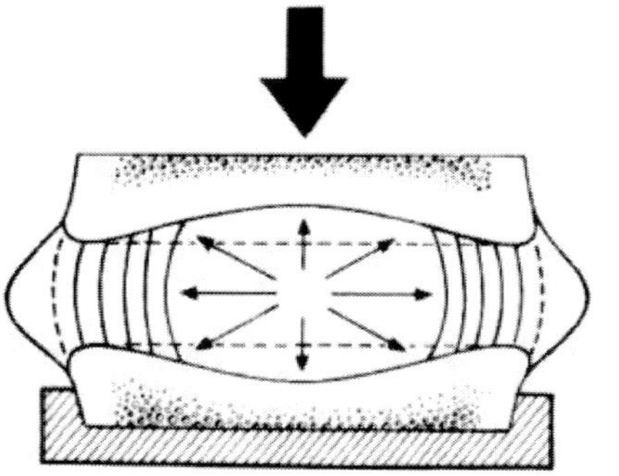

Grafik 44: *Bandscheibenvorwölbung durch Druck und Zug der Muskulatur s.Grafik 41*

Durch dauerhaften Druck und Anspannung kann die BS im ungünstigen Fall frühzeitig degenerieren, eine **Aussackung** (Diskushernie) und/oder einen Einriß bilden, bis hin zum Abbrechen eines Teilstück (sog. **Sequester**).

Exkurs: Problem der Indikationsstellung für eine Bandscheibenoperation

*Je ausgedehnter der Vorfall nach hinten und seitlich ist, desto eher kommt es zu Nervenirritationen mit Lähmungserscheinungen. Davon hängt ab, ob eine Bandscheibenoperation vorgenommen werden muss. Früher wurde großzügiger operiert, oft mit schlechten Ergebnissen. Daher ist man heute, selbst bei der Sequesterbildung mit Recht zurückhaltender geworden. Bei einem **chronischen Schmerzsyndrom**, bzw. einer chronisch erhöhten muskulären*

Spannungssituation muss die Operationsindikation sehr streng gestellt werden. Die Operation stellt die Ultima Ratio dar und darf erst nach Ausschöpfung aller konservativen Maßnahmen erfolgen. Mit adäquater konservativer Therapie und Entspannungsverfahren bildet sich ein Großteil der Bandscheibenvorfälle auch ohne Operation wieder zurück. Da mit der Operation immer auch eine Traumatisierung eines intakten Muskel- und Binde- und Knochengewebes in einer bereits bestehenden Schmerzregion verbunden ist, sollte ein möglichst schonendes Operationsverfahren gewählt werden. Die operative Gewebsverletzung mit Narbenbildung pfropft sich auf den psychogenen Schmerz auf und verstärkt ein vorbestehendes Schmerzproblem. Die Zahl der Rentenbegehren bei operierter Bandscheibe ist trotz vieler Reha-Maßnahmen und Schmerztherapien sehr hoch. Eine Großzahl der Frühberentungen, wenn nicht der größte Teil, geht auf ein Wirbelsäulen- oder Bandscheibenleiden zurück.

Der posttraumatische Rückenschmerz

Menschen mit besonderer **Gewalt- oder Deprivationserfahrung** neigen nahezu automatisch zu einer hohen inneren Anspannung und leiden regelhaft unter Rückenschmerzen. Die meisten traumatisierten Menschen versuchen ihre seelischen Traumata durch eine permanente **innere Kontrolle** und **Anspannung** zu kompensieren und der bewussten Erinnerung fernzuhalten. Irgendwann jedoch kommt der Moment, bei dem die mühsam, unter großem Kraftaufwand aufgebaute Abwehr zusammenbricht und der abgewehrte traumatische Schmerz die Oberhand gewinnt. Das jahrelange Abwehrbemühen und ein besonders leistungsorientiertes Verhalten führen oft zu einem Anspannungs-Schmerzsyndrom. Die Abwehr kann bei einer erneuten Traumatisierung, einem einschneidenden Lebensereignis oder im Alter, wenn die hohen Leistungsanforderungen nicht mehr erfüllt werden können, zusammenbrechen und ein Schmerzgeschehen reaktivieren.

Eine **Sonderform** des Rückenschmerzes ist das sog. **Körperflashback** (s.o.). Dabei wird der Schmerz, der einem als Kind durch Schläge zugefügt wurde, besonders mit Gegenständen wie Peitsche oder Stock, plötzlich wieder erlebt, so als wenn man jetzt gerade den Schlag bekommt.

Psychologische Aspekte

Seit langem ist bekannt, dass psychische **Belastungsfaktoren** und **charakteristische Persönlichkeitsmerkmale** bei der Entwicklung des chron. Rückenschmerzes eine Rolle spielen. Jedoch wird dieses Wissen den Patienten kaum adäquat vermittelt. Die psychologischen Aspekte der meisten hier beschriebenen Schmerzsyndrome, basieren auf dem Mechanismus der erhöhten **muskulären Anspannung** in verschiedenen Muskelpartien, wie sie oben bei der somatoformen Schmerzstörung beschrieben wurden. Der Faktor muskuläre Anspannung wird v.a. durch die Gefühle von **Angst** und **Ärger** und durch ungünstige, unbewusste **Denk- und Verhaltensmuster** mit typischen **Grübelgedanken** verstärkt. Daher muss die innere Anspannung und Fehlhaltung in den Fokus der Therapie genommen werden. Letztlich gibt es eine Vielzahl von Einflussfaktoren, die zur Erhöhung der Spannung in der Muskulatur und dann auch zu unphysiologischem Druck und Zug an den Wirbelkörpern an den Bandscheiben führen. Zur Demonstration machen sie bitte einmal folgende Übung:

Übung: *Spannen Sie sich bitte einmal stark an. Ballen Sie die Fäuste, beißen Sie die Zähne zusammen, spannen Sie die Thoraxmuskulatur an, in dem Sie sich an der Armlehne festhalten und in den Stuhl pressen. Beobachten Sie, ob Sie durch diese Anspannungsübung einen Rückenschmerz auslösen oder verstärken können. Sie können so vermutlich feststellen, wie unmittelbar der Schmerz mit der Tonuserhöhung ihrer Muskulatur zusammenhängt. Die meisten sagen zwar, dass sie verspannt sind, haben aber keine Wahrnehmung dafür, wie sehr sich diese „Verspannung" in ihrem muskulären System eingenistet hat und für ihre Schmerzen verantwortlich ist.*

Charakteristische Persönlichkeitsmerkmale bei chronischem Rückenschmerz

Typische **Persönlichkeitsmerkmale** (Tab. 21) tragen dazu bei, dass sich Patienten chronisch überfordern und sich zuviel zumuten lassen. In Folge unbewusster Konfliktmuster, die oft mit kindlicher Vernachlässigung und Zurückweisung zu tun haben, wollen Betroffene sich selbst oder anderen etwas beweisen, z.B. dass sie stark und tüchtig sind und es wert sind, geliebt zu werden. Oder sie wollen Rückgrat beweisen und aufrecht, unbeugsam durch das Leben gehen. Solche Muster treten dabei oft in Kombination mit einer charakterlichen Fehlhaltung, z.B. Perfektionismus auf. Der Schmerz löst Grübeln über mögliche Ursachen oder darüber aus, wie es weitergehen soll. Ein Teufelskreis beginnt auch, wenn z.B. durch eine erzwungene Ruhepause der Schmerz stärker wahrgenommen wird. Fehlende Antworten erzeugen Angst, Niedergeschlagenheit, Ärger, diffuse Unruhe mit dauerhafter Anspannung und Schmerz. Oft fehlt den Patienten mangels Selbstachtsamkeit und schlechter Körperwahrnehmung zudem das Gespür für die eigenen Grenzen.

Tab. 21: Charakteristische Persönlichkeitsmerkmale und Kindheitbelastungen
• Muster der übermäßigen Selbstüberlastung und Verausgabung mangels Selbstwert
• Übermäßige Hilfsbereitschaft bei einem Gefühl der Wertlosigkeit, gebahnt durch soziale Zurückweisung und Vernachlässigung in der Kindheit.
• Forcierte Selbstbehauptung, Rückgrat beweisen müssen „auf Biegen und Brechen."
• Übermäßiger Tatendrang, ruhelose Menschen, Müßiggang wird nicht ertragen.
• Die körperliche Selbstwahrnehmung und die Selbsteinschätzung für Grenzen des eigenen Leistungsvermögens und für schützende Ermüdungszeichen sind vermindert.
• Man wurde in der Kindheit vorzeitig zu harter Arbeit und Verantwortung herangezogen.
• Man wurde durch Strenge und Entbehrung der Eltern unmündig gehalten.
• Entwicklung von trotziger Eigenständigkeit, expansiver Unternehmungslust und unermüdlichem Arbeitseifer (Durchhalte-Syndrom).
• Regressive(Erholungs-)Bedürfnisse werden verleugnet.
• Schlafstörung liegt vor:„Ich habe einen Apparat in mir, der hört nicht auf sich zu drehen."
• Innerliche Unsicherheit, Patienten sind angewiesen auf Anerkennung. Sie werden fordernd bis feindselig, wenn ihnen diese verwehrt wird.
• Mangelnde Genussfähigkeit als Antwort auf ein Gefühl von Wertlosigkeit .
• Geschenke und Hilfe können schwer angenommen werden.
• Aus unbewusster Angst vor Hingabe und Nähe tendiert man dazu andere dominierend zu betreuen, teilweise mit zwanghafter, bevormundender Helfereinstellung.

Störungen des Herz-Kreislaufsystems

„Mir bleibt das Herz stehen, sein Herz an jemand verlieren
Sein Herz ausschütten, sich etwas zu Herzen nehmen"

Anatomische und physiologische Aspekte des Herz-Kreislaufsystems

Das Herz ist ein hoch spezialisierter **Muskel**, mit der **Funktion** den Körper kontinuierlich mit sauerstoffhaltigem Blut zu versorgen. Es gliedert sich in vier *Kammern*, die rechte und linke Herzkammer und die beiden *Vorhöfe*. Daneben besteht es aus dem *Herzmuskel,* den *Klappen* und dem *Reizleitungssystem.* Der Bluttransport zum und vom Körper erfolgt über das *Gefäßsystem.* Es besteht aus den *Arterien*, die das O^2 -haltige Blut in den Körper transportieren und sich in immer kleinere Gefäße aufzweigen und den *Venen*, die das CO^2 haltige Blut zur Lunge bringen.

Das Herz schlägt ca. 70x/min., in der Stunde 4200x, ca. 80.000-120.000x am Tag. Dabei ist es abhängig von der körperlichen Aktivität. Im Schlaf schlägt es weniger. In einer Minute pumpt es etwa 5 l Blut, in einer Stunde ca. 300 l, an einem Tag ca.7200 l.

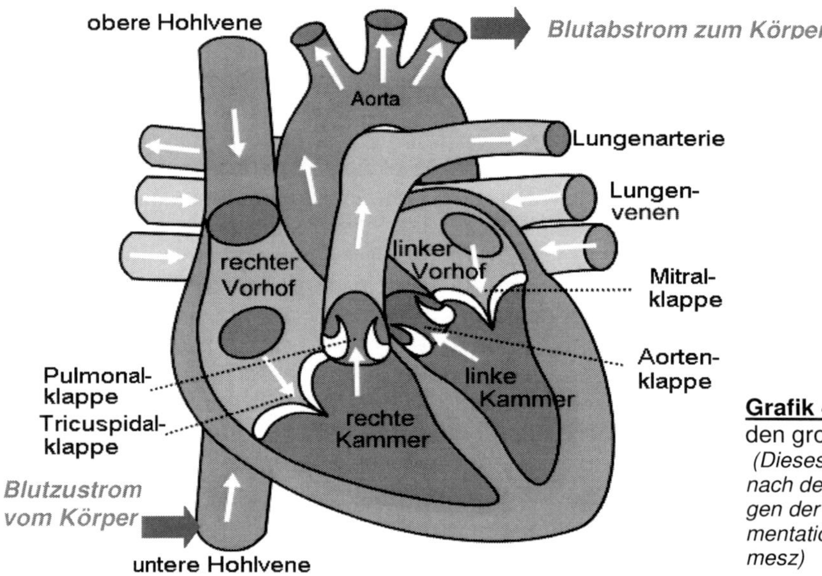

Grafik 45: Das Herz mit den großen Gefäßen *(Dieses Bild verwende ich nach den Lizenzbestimmungen der GNU freien Dokumentation.Autor: Olek Remesz)*

Die Regulation der Herzaktion (Puls) und des Gefäßdruckes (Blutdrucks) wird ohne unser bewusstes Zutun vom **Hypothalamus** unter Mitwirkung übergeordneter Zentren, v.a. dem limbischen System bedarfsabhängig, gesteuert. Bei Bedarf kann die Herz-Kreislaufleistung durch die Aktivierung des **Sympathikus** über neurovegetative und hormonelle Signale (Nor-Adrenalin) um ein **Vielfaches gesteigert** werden, so dass wir für jeden Fall, ob dies nun Marathonlauf oder Tiefschlaf ist, die gerade erforderliche Energie zur Verfügung gestellt bekommen. Zur Bereitstellung des erforderlichen Sauerstoffbedarfs, der Kraft- und Energiereserve, kann die Herzleistung gut und gerne für eine kurze Zeit verzehnfacht werden und 50 l/min pumpen. Angesichts einer solchen Anpassungsleistung der Natur kann man wirklich nur staunen.

Exkurs: Normwerte zur Unterscheidung von normaler und auffälliger Herzaktivität

Zu langsamer Puls, Bradykardie: (Herzschlag unter 60xmin. in Ruhe) (R00.1) *(Beim Untrainierten liegt der Ruhepuls normalerweise zwischen 60-100/min.)*

Zu schneller Puls, Herzrasen, supraventrikuläre Tachykardie: (Puls über 100 in Ruhe)

Blutdruckerhöhung: (über 135 zu 90 mm/Hg). *Eine Blutdruckerhöhung liegt vor, wenn die Blutdruckwerte in Ruhe, bei mehrfachen Messungen, über 135 zu 90 mm/Hg liegen. Der erstgenannte, obere oder systolische Wert gibt den Druck wieder, den der Herzmuskel auf die Blutsäule ausübt. Der untere oder diastolische Wert gibt den Druck wieder, der im Gefäßsystem verbleibt, wenn das Herz eine Blutfraktion ausgeworfen hat und bereit ist sich wieder zu füllen. Damit wird der Druck oder Widerstand gemessen, den das Gefäßsystem ohne Herzaktion auf die Blutsäule ausübt.*

Unregelmäßiger Herzschlag (I49.9): *Das Herz schlägt unregelmäßiger als sonst, bzw. unsere Wahrnehmung für den Puls ändert sich und wir bekommen plötzlich mit, dass unser Herz nicht so regelmäßig schlägt, wie wir das erwarten.*

Extraschläge (Extrasystolen**), Herzstolpern**(I49.4)**:** *Die ca. 100000 Herzschläge/Tag folgen in der Regel rhythmisch aufeinander. Es gibt aber immer wieder Schläge die aus der Reihe tanzen und beim Herzgesunden ohne Krankheitswert vorkommen. Etliche hundert Extraschläge/Tag sind normal und gelten als vertretbare Rhythmusabweichung. Meist bemerken wir sie gar nicht, erst mit ihrer Wahrnehmung kommen die Beunruhigung und das Gefühl, dass etwas mit dem Herz nicht stimmt. Hierzu ist anzumerken, dass es sich bei unserem Organismus und*

unseren Organen um biologische Systeme handelt, die nicht wie ein Roboter oder Uhrwerk ablaufen und Normabweichungen die Regel sind. Auslösende Faktoren können dabei Erregung, Übermüdung, eine vermehrte Aktivität des vegetativen Nervensystems oder Genussmittel wie Alkohol, Nikotin und Kaffee sein.
Herzklopfen(Palpitationen):*Das Herzklopfen entsteht durch eine Wahrnehmungsänderung,so dass man den Herzschlag besonders stark wahrnimmt:`Das Herz schlägt mir bis zum Hals´.*

Psychologische Aspekte des Herzes

Das Herz ist traditionell das Organ, das als der **Sitz der Seele** gilt, weil es so stark von unseren Emotionen beeinflusst wird. Es sind die Herzen, die sich einander auf und zu tun, die sich binden, es ist das Herz das uns bricht, wenn wir einen geliebten Menschen hergeben müssen, was sich dann vegetativ auf unser biologisches Herz auswirkt. Dies können wir auch der Literatur und Musik entnehmen. Steht uns jemand nahe, schenken wir ihm unser Herz, verlieren wir jemand unerwartet, *bricht uns das Herz*, Briefe verzieren wir mit ihm. Nur ist nicht dieser Pumpmuskel Herz erkrankt, sondern unser emotionales Herz, v.a. wenn man schlechte oder traumatische Beziehungs-Bindungserfahrungen mit Menschen gemacht hat. Bei Gefahr oder Aufregung (auch positiver Art) wird der Kampf oder Fluchtmechanismus aktiviert, um unsere Überlebenschancen zu verbessern. Dabei können Puls und Blutdruck für eine bestimmte Zeit sehr hoch gehen, weil die Herzaktivität angetrieben wird und sich die Arterien über die Anspannung der Gefäßmuskulatur verengen. Diese Herz-Kreislaufaktivierung nennt man auch **Arousal** (s.o.), sie ist unser Überlebensmechanismus schlechthin. In der Urzeit der Menschheit wurde dann gekämpft oder gerannt und die überschüssige Energie dadurch abgebaut. In der heutigen Zeit haben wir das Problem, dass wir die massiv mobilisierte Energie nicht mehr wie früher, in Form von Muskelarbeit oder Kampf loswerden. Ständig wird durch banale Alltagsereignisse dieser Kampf-Fluchtmechanismus ausgelöst, z.B. wenn vor uns jemand im Auto bummelt und uns nicht vorbeilässt oder der Aktienkurs fällt. Wann immer wir uns aufregen, tut unser seit Urzeiten unverändertes limbisches Sytem so, als seien wir im Überlebenskampf mit einem imaginären Angreifer. Im Auto oder Büro können wir aber nicht zuschlagen oder einfach davon laufen. Unser Herz braucht dann eine gewisse Zeit um seine Aktivierung herunterzufahren und überschüssige Energie abzubauen. Diesen Vorgang nehmen wir u.U. als **funktionelle Störung** wahr. Wenn wir uns deshalb innerlich beunruhigen, wird das System durch die Angst wieder hochgefahren und wir bekommen anhaltende Beschwerden. Bei Entspannung und Schlaf werden die entspannenden und beruhigenden Zentren im Gehirn aktiviert, die Puls und Blutdruck über den Parasympathikus (s. dort) wieder sinken lassen.

Tab.22: Einteilung der Funktionsstörungen und Erkrankungen des Herz-Kreislaufsystems
• Autonome somatoforme Funktionsstörung des kardiovaskulären Systems (F45.30)
• Supraventrikuläre Tachykardie (R00.0, I47.1)
• Zu niedriger Blutdruck (I95.9)
• Zu hoher Blutdruck-Hypertonie (I10)
• Koronare Herzerkrankung, Herzinfarkt (I25.1)

Autonome somatoforme Funktionsstörung des kardiovaskulären Systems

Die autonome somatoforme Funktionsstörung des kardiovaskulären Systems lässt sich auch als **Befindlichkeitsstörung** betrachten, die sich um das Herz gruppiert, aber keine reale Gefahr darstellt. Naturgemäß ist alles, was wir dem Herz an Unregelmäßigem zuordnen sehr angstbesetzt und wird übergenau beobachtet und wahrgenommen, um ja rechtzeitig ärztlich Hilfe zu bekommen, bevor wir tot umfallen. Die Symptome betreffen v.a.die Abfolge der Herzaktionen, den Blutdruck und die Wahrnehmung der Herzaktionen. All dies kann unter psychischem Stress auftreten, da dann die Herz-Kreislaufaktivität zunimmt und anhaltend gesteigert wird oder nur langsam zurückgebremst wird, es kommt zur Übererregung des Herz-Kreislaufsystems (Hyperarousal, s.o.). Dies ist oft verknüpft mit eine übermäßigen, unrealistischen Furcht am Herzen erkrankt zu sein. Hinzu kommen nicht primär herzbezogene, unspezifische Allgemeinsymptome die auch die Atmung betreffen können. Sie sind in Tab. 23 wiedergegeben. Eine Sonderform ist der **Koronarspasmus** (I20.1), der gelegentlich als Zufallsbefund während einer Herzkatheteruntersuchung gefunden wird und einen Angina pectoris (I20.9)-Anfall auslösen kann.

Tab. 23: Unspezifische Allgemeinsymptome die bei autonomer somatoformer Herz-Kreislaufstörung und Atmungsstöung auftreten
• Druck-Engegefühl im Brustkorbbereich (R07.2, F45.8)
• kurzzeitiger stechender Brustschmerz, evtl. mit Ausstrahlung in Arm und Hals (R07.2)
• Zittern, Beben, Schwitzen (R25.1)
• Kribbeln, Ameisenlaufen (Paresthesien) (R20.2)
• Innere Unruhe, Reizbarkeit (R45.1)
• Schwarzwerden vor den Augen (H53.0)
• Schwindelgefühle, Benommenheit, Schwäche (R42, R53)
• Ängste, speziell vor Herzinfarkt und Ersticken (F41, F45.2))

Zu niedriger Blutdruck

Von niedrigem Blutdruck spricht man, wenn der Blutdruck systolisch unter 90 und diastolisch unter 60 mm/Hg ist. Für einen zu niedrigen diastolischen oder systolischen Blutdruck gibt es keinen korrekturbedürftigen Grenzwert, da der niedrige Blutdruck beim Herzgesunden keinen Krankheitswert hat. Patienten mit niedrigem Blutdruck leiden jedoch häufig an Symptomen wie Schwäche und Schwindel, v.a. wenn der Blutdruck beim Aufstehen plötzlich abfällt. Dabei handelt es sich nicht um eine Erkrankung, sondern um eine Befindlichkeitsstörung. Diese kann durch bestimmte Stresseinflüsse (ausgeprägtes Hilf-, Hoffnungslosigkeits- oder Ohnmachtsgefühl) verstärkt werden. Vorwiegend betroffen sind Frauen, die unter Stress zu parasympathischer Regulation (s.o.) neigen.

Psychologische Aspekte der somatoformen Herz-Kreislaufstörung

Die Frage, die immer wieder gestellt wird, ist, warum ein Mensch mehr mit dem Herz, der andere mehr mit dem Magen, der dritte mehr mit der Blase, der vierte mehr mit dem Rücken reagiert. Folgende 6 Faktoren werden als begünstigend für eine funktionelle, somatoforme Herz-Kreislaufstörung angesehen:

- *ungünstige frühe Bindungserfahrungen (z.B. Vernachlässigung)*
- *eine bestimmte, zu enge Form der Mutter-Kindbeziehung (Exkurs s.u.)*
- *Modelllernen (andere Herzkranke in der Familie)*
- *angeborene oder erworbene Anlagen (somatosensorische Prädisposition):*
- *eine verstärkte Körperwahrnehmung und*
- *die übermäßige Bewertung normal ablaufender Körperreaktionen*

Spezifische **Überzeugungen**, z.B. körperbezogene (somatogene) **Krankheitskonzepte** festigen unsere Wahrnehmungs- und Bewältigungsstile und lassen eine psychologische Betrachtungsweise nicht mehr zu (Abwehrprozess).

Hinzu kommen Menschen mit einer **Selbstberuhigungsschwäche** bei schwachem **Stressbewältigungssystem** (s.Kap.II), in Komorbidität mit einer Angststörung. Menschen mit einer **Persönlichkeits- und Traumastörung** (s. dort) und Depression sind ebenso betroffen. Dabei spielen **Bindungsstörungen** und **soziale Isolation** eine prägende Rolle. Die Fähigkeit zum Aufrechterhalten **zwischenmenschlicher Beziehungen** übt einen auf das Wohlergehen des Herzens entscheidenden Einfluss aus und erhöht die Lebenserwartung. Diese Faktoren spielen nicht nur bei der funktionellen Störung eine Rolle, sondern auch bei der koronaren Herzerkrankung.

Der amerikanische Psychosomatiker *Lynch*[32] hat schon vor über 30 Jahren herausgearbeitet, dass psychosozialer Stress, besonders der Faktor Einsamkeit uns sprichwörtlich das Herz brechen kann. Durch die Bindungsforschung und Neurobiologie wurde er glänzend bestätigt:

" Man hat uns in dem Glauben erzogen dass richtige Ernährung, Sport und andere vorbeugende Maßnahmen die Mittel seien, um Krankheit zu vermeiden und den Tod hinauszuzögern. Doch auch die Fähigkeit zum Aufrechterhalten zwischenmenschlicher Beziehungen übt einen entscheidenden Einfluss auf unser Wohlergehen aus und erhöht unsere Lebenserwartung. Aber erst die psychosoziale Analyse der Herzerkrankung, der häufigsten Todesursache, lehrt, dass Einsamkeit, soziale Isolation und der Mangel an menschlicher Nähe uns buchstäblich das Herz brechen können."

Exkurs: Entwicklung einer somatoformen Herzstörung bei übermäßiger Bindung an ein Elternteil

*Mütter und Väter, die **selbstunsicher** sind, **Probleme mit dem Alleinsein** oder schmerzliche Trennungserfahrungen hinter sich haben, können ihre Kinder in besonderer Weise an sich binden, so dass eine als **symbiotisch** bezeichnete **Mutter-(Vater) Kind Beziehung** entsteht. Es begegnet mir in der psychotherapeutischen Praxis öfters, dass vorwiegend Frauen sich dringend ein Kind wünschen, in der meist unbewussten Absicht, dann einen verlässlichen Bindungspartner zu haben und das befürchtete Alleinsein zu verhindern. Vorausgegangen sind meist sehr enttäuschende Beziehungserfahrungen (Eltern, Partner, Freunde). Mit einem eigenen Kind, welches man sich in gewissem Rahmen nach seinen Bedürfnissen ziehen kann, verknüpft sich die Hoffnung nach einen Beziehungspartner, der einen nicht im Stich lässt. Eltern sehen dann in einem Kind ein Mittel zum Zweck, um eigene Selbst- und Beziehungsprobleme zu lösen, die sie besser mit Psychotherapie lösen sollten. Ein solches Kind entwickelt u.U. durch die emotionale Funktionalisierung seiner Existenz im späteren Leben eine Angststörung und psychosomatischen Beschwerden. Wenn ich auf solche Zusammenhänge hinweise, geht es mir nicht darum Eltern ein schlechtes Gewissen zu machen, sondern darum schicksalhafte Verstrickungen aufzuzeigen, die in einer Psychotherapie bearbeitet werden können, was sowohl für das betroffene Elternteil, wie für das Kind gilt.*

*Eine ihr Kind **übermäßig bindende** Mutter legt eine **überbeschützende Haltung** an den Tag, die verwöhnenden Charakter hat und das Kind vor allerlei Unangenehmen abschirmt, z.B. indem sie das Kind nicht auf einen Baum klettern lässt. Diese Bindung beinhaltet dadurch für das sich entwickelnde Kind einen übergroßen Schutz, der verhindert, dass es eigene, unabhängige **Strategien zur Angstbewältigung** aufbauen kann. Eine Konsequenz dieser Erfahrungen besteht für das Kind darin, dass es den Eindruck gewinnt, ohne die Mutter hilflos, bzw. auf sie angewiesen zu sein, um mit seiner eigenen Angst umgehen zu können. Diese an sich selbst wahrgenommene **Hilflosigkeit**, steht in Beziehung zu der bei diesen Patienten immer wieder auftretenden Depressivität mit Trennungsängsten.*

*Bei fortschreitender Entwicklung des Kindes werden **Selbstständigkeitswünsche** zunehmend wichtig. In dem Maße wie das Kind versucht, diesen Bestrebungen nach Autonomie und eigener Kompetenz nachzugehen, stößt es auf die Grenzen,die die Haltung der Mutter setzt. Entsprechend unfrei ist die Mutter ihrem heranwachsenden Kind den notwendigen Spielraum für seine eigene Entwicklung, v.a. für seine Loslösung von ihr einzuräumen. Hieraus ergibt sich für das Kind der Konflikt, dass seine **Selbstständigkeitswünsche** mit dem Angewiesensein auf die beschützende Mutter unvereinbar sind. Auch entsteht **Aggression**, wenn berechtigte Autonomiewünsche auf zu enge Grenzen stoßen. Diese Aggression bedroht*

[32] *James J, Lynch: Das gebrochene Herz, Rowohlt 1979, Basic Book 1977*

dann gerade das Fundament seines Lebens, und droht die Person, die in besonderem Maße für sein Wohlergehen notwendig ist, zu vernichten. Diese Aggression muss daher heftig abgewehrt werden, zum Preis einer massiven inneren Spannung und Zunahme der Angst.

In der psychoanalytischen Theorie bezeichnet man die für einen Menschen bedeutendste Person als ***Objekt*** *und die dazugehörende Verlustangst als* ***Objektverlustangst****. Wird sie ausgelöst entsteht das Gefühl der existentiellen Bedrohung (Panikgefühle, Vernichtungsangst des Säuglings) was bei betroffenen Menschen zu einem* ***„Herzanfall"*** *führen kann. Dieser verstärkt die Angst mit der Folge weiterer Körperreaktionen, es entsteht ein sog. Angstteufelskreis, bis hin zur Todesangst. Diese Angst wird als so vernichtend erlebt, dass der Betroffene alles erdenkliche tut, um die Angst auslösende Situation zu vermeiden oder zu kontrollieren. Er entwickelt* ***Angst vor der Angst*** *und interpretiert das Auftreten jeder normalen vegetativen Reaktion als Gefahrensignal. Kommt dies öfters vor entwickelt er die ständige Angst an einer ernsten Herzerkrankung zu leiden, früher sprach man dann von Herzneurose oder Herzphobie. Bei Erwachsenen mit enttäuschenden Bindungserfahrungen kann diese Objektverlustangst mit `Herzsymptomatik´ bereits dann ausgelöst werden, wenn eine Frau bei einem Stadtbummel beobachtet, wie ihr Partner einer beliebigen attraktiven Frau nachschaut, in der unbewussten Befürchtung er könnte eine andere Frau attraktiver finden als sie.*

Psychologische Aspekte der Hypertonie

Man geht davon aus, dass ca. 90% der erhöhten Blutdruckwerte in Ruhe und der Bluthochdruckerkrankung psychosozialer Natur (Stress und Lebensstil) sind. Man kann die Hypertonie im Wesentlichen als eine Stressbewältigungsstörung ansehen, von einigen organischen Ursachen (ca. 10%) abgesehen. Die Hochregulation des Blutdrucks erfolgt automatisch bei Stress, es gehört als hochkomplexer, sinnvoller Stressbewältigungsmechanismus zur Aktivierung des Kampf-Fluchtmechanismusses (s.o.). Sind Menschen häufig einem solchen unkontrollierbarem Stress ausgesetzt und fehlen ihnen die nötigen Erholungs- und Entspannungsphasen, wird der Blutdruck anhaltend nach oben reguliert und es kommt zur Bluthochdruckerkrankung, der **Hypertonie**. Betroffen sind v.a. Menschen, die im Kindesalter in einer unfreundlichen und aggressiven Umwelt ausgesetzt und ständig in unkontrollierbaren Stress- und Angstsituationen (Hyperarousalzustand, s.o.) lebten oder deren Bindung zur Mutter misslungen ist (s.u. Bindungsstörung). Die verzweifelten Versuche dieser Kinder sich bei der vernachlässigenden Umgebung bemerkbar zu machen, z.B. durch Schreien, sind oft ignoriert worden. Dadurch kam es zu Bahnungen, die später zu funktionellen Herzkreislauferkrankungen aber auch zu Hochdruck und Gefäßverkalkung führen. Die Hypertonie ist also primär eine Erkrankung der **Psyche** und des **Nervensystems**, die sich allerdings am **Herz-, Kreislauf- und Nierensystem** manifestiert. Daher ist die **psychosomatische Therapie** der Hypertonie genauso wichtig wie die sonstige **kardiologische** und **nephrologische** (Herz-/Nierenheilkunde) Therapie. Jeder Hypertoniker sollte sich dessen bewusst sein und versuchen sein Leben neu zu organisieren und sich evtl. einer Psychotherapie zu unterziehen.

Exkurs: Zur Häufigkeit der Hypertonie

Die Häufigkeit des Auftretens der Hypertonie in der Bevölkerung(Prävalenz) nimmt von Jahr zu Jahr zu. In Deutschland sind schätzungsweise 30 Mio. Bundesbürger davon betroffen. Die Zunahme der Hypertonie, zusammen mit Adipositas und Diabetes, ist ein Spiegelbild unserer Gesellschaft. Unsere Leistungsorientierung, die Zunahme des äußeren Druckes, der schnelllebige Lebensstil, das Anspruchsdenken (immer mehr wollen), trägt hierzu einiges bei. Man kann sich vorstellen, dass die Anforderungen an den modernen Menschen der seinen Beruf am PC mit seinen schnellen Bildfolgen ausüben muss oder jemand der im 5 Minuten Takt im Callcenter Kunden akquirieren oder Probleme lösen muss, sein Gehirn völlig anders strapaziert, als der Hirte der in früheren Jahren gemütlich mit seiner Herde über die Felder zog. Letztlich ist unser Gehirn nicht mehr gut an die Anforderungen der modernen Gesellschaft adaptiert. Ich befürchte, dass wir ohne gesellschaftliches Umdenken und Wertewandel immer mehr zu einem Volk von Hypertonikern werden.

Psychologische Aspekte der koronaren Herzerkrankung (KHK)/Herzinfarkt – Das gebrochene Herz

"Mein Leben liegt in der Hand eines jeden Rüpels, der es darauf anlegt, mich in Rage zu bringen." (englischer Chirurg)

Forscher haben schon lange herausgefunden, dass Herzleiden sehr stressabhängig sind. Die **Herzkranzgefäßerkrankung** mit der Gefahr des **Herzinfarkts** ist die für uns bedrohlichste Erkrankung überhaupt. Nicht nur das, auch die Höhe des **Blutfettspiegels** und die Tendenz, Kalk in Gefäße einzulagern, sind stressabhängig. Bei Menschen mit Angststörung verändert sich auch die Gerinnungsaktivität des Blutes, sie haben sprichwörtlich ein dickeres Blut, da ihre Gerinnungsneigung zunimmt, wie Forscher in Bonn kürzlich herausgefunden haben. Daher spielt das biopsychosoziale Krankheitskonzept auch für das Verständnis und den Verlauf einer KHK eine wichtige Rolle. Wir haben es hier also genauso, wie bei der Hypertonie, mit den **körperlichen Spätfolgen von Stress** zu tun. Der bei Stress erfolgende **Adrenalinstoss** belastet, je öfter er vorkommt, unsere Gefäße und unser Herz und führt langfristig zu Organschäden. Leicht erregbare, cholerische Menschen (das berühmte HB-Männchen), sind besonders gefährdet. Daher ist es ein vorrangiges Ziel, uns unnötige Aufregung zu ersparen, und, wenn sie sich nicht vermeiden lässt, uns so schnell wie möglich wieder zu beruhigen. Hilfreich dabei kann sein,die mobilisierte Kreislaufenergie in Bewegungs -Muskelaktivität (wie Laufen) umzusetzen. Der amerikanische Forscher, *D. Ornish*[33] konnte sogar nachweisen, dass sich eine Herzkranzgefäßerkrankung durch Änderung des Lebenswandels und dem Erlernen von Entspannungstechniken ohne Medikamente und operativen Eingriff zurückbildet.

Bei der multifaktoriellen Entstehungsgeschichte der KHK muss man zwischen den langfristigen (z.B. Rauchen), mittelfristigen (z.B. Depression) und kurzfristigen Prozessen (z.B. akuter Ärger) unterscheiden. Der **Herzinfarkt** ist dabei die Endstufe eines langjährigen Krankheitsprozesses, der Tropfen, der das Fass zum Überlaufen bringt. Der Auslöser kann dabei vergleichsweise harmlos sein, z.B. ein aufregendes Fußballspiel, eine Erregung im Straßenverkehr, Gedanken an erlittenes Unrecht etc.-Alles das, was eine Herz-Kreislaufaktivierung mit Puls-, Blutdruckanstieg bedingt. Als Warnsignal und Vorstufe zum Infarkt tritt dabei oft **Angina pectoris** auf. Sie bezeichnet den Brustschmerz, der durch die Durchblutungsstörung und den Sauerstoffmangel am Herzmuskel ausgelöst wird. Dieser Sachverhalt findet sich schön in dem anekdotischen Bericht eines herzkranken, englischen Chirurgen wieder, der obigen Spruch bereits vor ca. 200 Jahre nach mehreren Herzattacken kundtat.

Menschen mit hoher Stressempfindlichkeit mobilisieren ihren Herz-Kreislauf stärker als andere, beachten ihre Körpersignale stärker und fühlen sich schneller einer Bedrohung ausgesetzt. Ein unguter Herz-Angst-Teufelskreis entsteht. Hier sind auch jahrelang zurückliegende Erinnerungen, als `Geister der Vergangenheit´, zu erwähnen, die einen Herzanfall auslösen können. **Persönlichkeitsfaktoren** und **unbewusste Konflikte** verstärken das Problem. KHK-Patienten wurden als hart arbeitend, ehrgeizig, erfolgsorientiert und unter Dampf stehend beschrieben. Daher postulierte man ein sog. *Typ A-Risikoverhalten*. Man vermutete, dass Menschen mit geringem Selbstwert diesen versuchen durch Leistung zu kompensieren und dabei über ihre zu Grenzen gehen. Die Etikettierung des Typ A-Verhaltens ist heute in den Hintergrund getreten, da das Geschehen zu komplex ist, um es auf wenige Parameter zu reduzieren. Gefährdet sind jedenfalls Menschen, die ihre Grenzen und warnende Körpersignale missachten. Daneben sind **aggressionsgehemmte** Menschen, die ihre Ag-

---

[33] *D. Ornish: Revolution in der Herztherapie, Kreuz Verlag 1992*

gressionen eher versteckt zeigen, mehr gefährdet. Schuldgefühle und ein unbewusster Abhängigkeits-Autonomiekonflikt (s.o.) verstärken den Prozess.
Depression und **negative Affektivität** (Angst, Ärger, Feindseligkeit) ist ein eigenständiger Risikofaktor. Eine Untergruppe von Patienten, die an einer schweren Depression nach Herzinfarkt leiden, hat während der ersten 6 Mon. nach dem Infarkt ein 4x so hohes Sterberisiko wie nicht depressive Patienten. Ängstliche und unsichere Menschen sind auch durch ihre Herzsymptomatik so geängstigt, *`das Herz könnte ja plötzlich stehen bleiben´*, dass sie den sicheren Hort einer anderen Person suchen und Alleinsein schlecht ertragen. Das bedeutet, dass sie auch Trennungssituationen und Liebesentzug von Halt gebenden Personen kaum verkraften: *`Es bricht mir das Herz´*. Daher lässt sich auch die klinische Erfahrung verstehen, dass der Besuch einer Bezugsperson bei herzkranken Menschen unmittelbar zur Beruhigung der Herzaktivität führt.

Zusammenfassend betrachtet ist, bei all den bekannten psychosozialen Faktoren die zur KHK oder ihrer Verschlechterung beitragen, eine spezifische, multimodale Psychotherapie mit Psychoedukation, besonders nach Herzinfarkt, angeraten[34].

Störungen des Atmungsystems

„Etwas nimmt mir die Luft zum Atmen – Jemandem etwas husten – Seinem Ärger Luft machen – Es stockt einem der Atem (atemberaubend) – Die Luft anhalten“

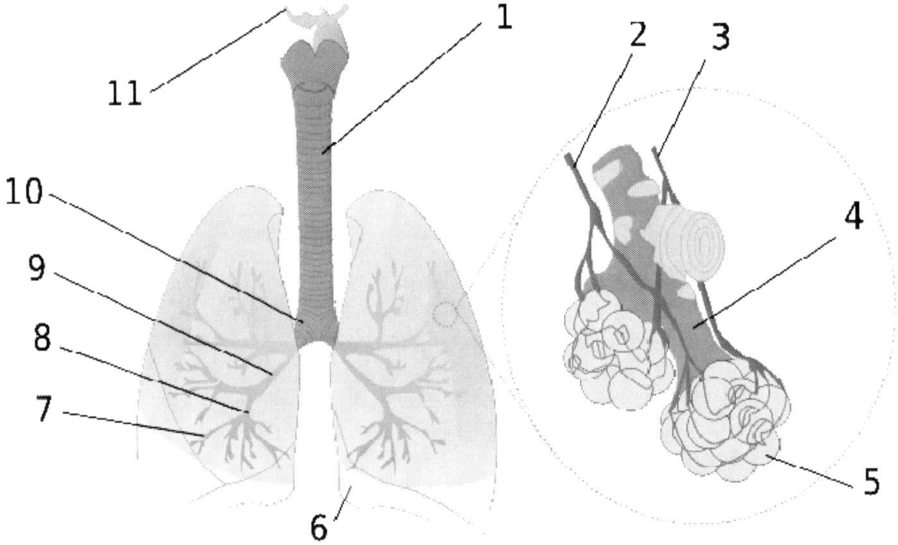

Grafik 46: Atmungsorgan (*`Dieses Bild verwende ich nach den Lizenzbestimmungen der GNU freien Dokumentation Version 2.0.´*, Autor Rastrajo)

Anatomische und physiologische Aspekte des Atmungssystems

Das Atmungsorgan gliedert sich in die Luftröhre (1), Lungenarterie (2) die Lungenvene (3), den Alveolargang (4), die Alveole (5), (Herzeinschnitt 6), die kleinen Bronchien (7), den, Tertiärbronchus (8), den Sekundärbronchus (9), den Hauptbronchus (10) und den Kehlkopf (11). Die Luft gelangt über die oberen **Atemwege** (Nase und Rachen,Kehlkopf und Luftröhre) zu den unteren Atemwegen und den 3 – 4 Mill. **Lungenbläschen** (Alveo-

[34] *Uexküll, TH.v., Kap. 58 (S. 879-889)*

len). Dort erfolgt die **Aufnahme** von **Sauerstoff** in das Blut, der für die **Energiegewinnung** benötigt wird. Im Blut wird der Sauerstoff an den roten Blutfarbstoff Hämoglobin angekoppelt und dann zur Energiegewinnung in die Körperzellen transportiert. In einer chemischen Reaktion wird er dort an Kohlenstoff gebunden. Dabei wird Energie freigesetzt, weshalb man auch von „Verbrennung" des Sauerstoffs spricht. 99% des Sauerstoffs nehmen wir über die beiden Lungenflügel auf, 1 % über die Haut. Ohne Sauerstoff kann der Mensch nur ein paar Minuten überleben. Parallel zur O^2 Aufnahme erfolgt in den Alveolen als zweite Hauptfunktion die **Abatmung** von **Kohlendioxid** (CO^2), das als Abfallprodukt entsorgt werden muss, man nennt dies auch Gasaustausch. Die Gasaustauschfläche beider Lungenflügel beträgt ca. 70 – 80 qm. Die Lunge eines normal grossen Menschen fasst etwa 6 Liter Luft, doch nur 4,5 Liter kann der Mensch willentlich ein- und ausatmen. Bei einem üblichen Atemzug bewegt sich etwa ½ Liter Luft. Gleichzeitig ist gewährleistet, dass immer Luft in der Lunge ist (Restkapazität 1,5 Liter), damit die Lunge nicht zusammenfällt. In Ruhe atmen wir ca. 18 x pro Minute ein und aus, können aber die Atemzüge mühelos auf 30 bis 40 Züge pro Minute erhöhen, wenn ein erhöhter Sauerstoffbedarf, z. B. beim Laufen, besteht. Die Steuerung der Atmung erfolgt über unser Nervensystem und über Reflexe. Wichtig dabei ist, dass diese **Reflexe** so fest in unserem Gehirn (Gehirnstamm) verankert sind, dass wir sie nicht außer Kraft setzen können. Willentlich können wir die Luft nur bis zu einem gewissen Grad anhalten. Tieftaucher schaffen dies bis zu 8 Minuten. Es ist nicht möglich, sich durch Luft anhalten umzubringen. Wenn dies möglich wäre, gäbe es viel mehr Selbstmörder. **Rezeptoren**, die bei Erregung einen Hustenreiz auslösen können, befinden sich in den Atemwegen, am Rippfell, Herzbeutel, Magen, an der Speiseröhre und am Zwerchfell. Prozesse in diesen Bereichen, aber auch Blutdruck senkende Medikamente können einen **chronischen Reizhusten** auslösen.

Kohlendioxidüberschuss ist als **Reizgeber für den Atemantrieb** sogar stärker als der **Sauerstoffmangel**. Beim Hecheln oder Hyperventilieren wird mitunter zuviel CO^2 abgeatmet was dann zu Symptomen führt (s.u.). In der Regel kriegen wir von der automatischen Atmungsregulation nichts mit. Erst wenn die Atmungsabläufe ins Stocken geraten z.B. durch nervöses Atmen, Hyperventilation und Beklemmungsgefühl, werden Atmungsprobleme bewußt.

Tab.24: Einteilung der Funktionsstörungen der Atemwege
• **Somatoforme autonome Funktionsstörung des respiratorischen Systems** mit Atemnot und /oder (F45.33)
• Hyperventilation (R06.4, F45.33)
Weitere Stress bedingte Funktionsstörungen und Erkrankungen des respiratorischen Systems
• Asthma bronchiale - nicht allergisch (J45,1, F45.33)
• Psychogener Reizhusten (R05, F45.33)
• Räuspern (J95.1)
• Psychogene Aphonie (Verlust der Stimme) (R49.1)

Psychologische Aspekte der Atmung

Die Atmung ist **emotional hoch besetzt**, was sich auch in den mythologischen Redewendungen ausdrückt: Uns wird mit dem Atem (Odem) das Leben eingehaucht, ohne Atmung kein Leben. Es heißt auch, dass der Atem das verbindende Element zwischen Körper und Geist sei. Veränderungen im Körper wie im Bewusstsein verändern die Atmung. Sprachlich findet sich die Verbindung zwischen dem Atem und einem feinstofflichen, geistigen Prinzip wieder, z.B. im Begriff Inspiration (lat. spirare= einhauchen). Bei körperlicher Anstrengung atmet man tiefer und schneller, ist man ängstlich, atmet man flacher und schneller, ist man entspannt, atmet man langsamer und tiefer. Mit einer Änderung der Atmung kann man auf die Psyche und das emotionale Erleben einwirken, was der Ausgangspunkt für viele Atemtechniken und meditative Übungen ist. Die umgangssprachlichen Redewendungen geben ein beredtes Zeugnis davon (s.o.).

Die Atemfunktion ist in hohem Maße **stressabhängig**. Durch psychische Konflikte, Traumata, Schockerlebnisse oder unterdrückte Gefühle wie Wut oder Angst geraten die normalen, unwillkürlichen Atemabläufe rasch ins Stocken. Eine flache Atmung dient der Kontrolle und Unterdrückung von Gefühlen. Oft geht das einher mit einem Beklemmungsgefühl. Menschen mit chronischen Atmungs- oder auf den Brustkorb bezogenen Problemen haben oft seit der Kindheit in hohem Maße **Enge**, Zwang, äussere Einengung und Beklemmung, Kontrolle, Fremdbestimmung und Manipulation erlebt. Schon das Wort Angst (aus dem Mitteldeutschen angust = Enge) drückt dieses Gefühl von Einengung, welches dann oft als Körpergefühl verankert ist, aus. Immer wenn später Betroffene innerlich in Not oder unter Druck geraten, durch Mitmenschen oder sich selbst, wird es körperlich eng und kann eines der genannten Symptome ausgelöst werden, häufig sind es **Luftanhalten** und **Hyperventilation**. Außerdem ist die Körperwahrnehmung für kleine Signale entweder verringert oder erhöht. Wird einem die Atmungsstörung bewusst, kann man sich selbst mit bestimmten Fragen weiterhelfen um herauszufinden, woran es liegen könnte:

Was nimmt mir die Luft zum Atmen? Was schnürt mir den Hals zu?
Was drückt mich, klemmt mich ein? Beengt mich? Was ängstigt mich?
Wem möchte ich was husten? Welche Kröte habe ich geschluckt,
die ich wieder loswerden möchte?

Wenn unsere Atmung nicht mehr so funktioniert, wie wir das gewohnt sind, bekommen wir unmittelbar Angst, da eine zentrale Lebensfunktion betroffen ist. Es kann ein Teufelskreis entstehen, der bis zur Ohnmacht geht. Ziel sollte es sein sich so schnell wie möglich seiner Angst bewusst zu werden und sich selber zu beruhigen. Dabei ist es hilfreich sich zu vergegenwärtigen, dass wohl eine frühere Erinnerung oder ein Gefühl im Angstgedächtnis mobilisiert wurde (z.B. durch ein Geräusch oder eine Veränderung einer Körperfunktion), welche Bedrohung oder Einengung signalisieren ohne dass gegenwärtig eine reale Gefahr vorhanden ist. Die Anwesenheit der Enge (Angst) geht einher mit der **Abwesenheit von Weite** (Freiheit). Dies drückt sich körperlich oft dadurch aus, dass jemand *sich Luft machen* will und das Hemd aufreißt oder *Luft bekommen* will, indem er das Fenster aufreißt. Beide Male will der Betroffene Luft oder Raum, weil es ihm zu eng ist. Die Therapie zielt darauf ab den inneren Engezustand zu beenden, indem man der Enge die Weite entgegensetzt z.B. mit speziellen Atemtechniken, Entspannungs- und Imaginationsübungen (z.B. die Weite imaginieren).

Somatoforme autonome Funktionsstörung des respiratorischen Systems

Die somatoforme autonome Funktionsstörung des respiratorischen Systems (bezeichnet eine **Befindlichkeitsstörung**, die sich um die Atmung mit unten genannten Symptomen gruppiert, meist auf dem Boden einer **Hyperarousal-Angstreaktion**, wie sie bereits oben beim Herz beschrieben wurde. Stimmt etwas mit der Atmung nicht tritt unmittelbar eine Beunruhigung ein. Gelegentlich steckt eine übermäßige, unrealistische Furcht an der Lunge erkrankt zu sein dahinter. Neben den atmungsbezogenen Symptomen gibt es noch etliche unspezifische Allgemeinsymptome, die bei der funktionellen Atmungsstörung auftreten können. Sie sind identisch mit den bei der funktionellen Herzstörung beschriebenen Allgemeinsymptomen.

Atemnot

Die **Atemnot** (=Dyspnoe) ist das Hauptsymptom, was meist mit thorakalem Druck- und Engegefühl und der Anspannung des äußeren Thoraxbereiches einhergeht. Zudem ist die Atemnot eine sehr individuelle Empfindung und stark abhängig von der **subjektiven Wahrnehmung** und **zentralen Verarbeitung**. Die persönliche Einschätzung der Atemnot hat oft nichts mit den bei der Lungenfunktionsmessung messbaren, objektiven Parametern oder physiologischen Veränderungen zu tun. Sie kann unterschiedliche Schweregrade einnehmen, von leicht bis schwer, bis hin zum **Erstickungsgefühl** und unterschiedliche Hintergründe haben. In einer geringeren Anzahl von Fällen geht die Atemnot mit einer Verengung der Atemwege und entsprechenden Geräuschen bei der Atmung einher und kann Folge einer **Asthmaerkrankung** sein. Man kann vier Mechanismen unterscheiden, die zur Verengung der Atemwege führen und kombiniert vorliegen können. Sie sind für die Auswahl der therapeutischen Technik hilfreich:

- *Anspannung der Thoraxwandmuskulatur (Sympathikusreiz, Angst)*
- *Anspannung und Verengung der Bronchialmuskulatur (Parasympathikusreiz)*
- *Schwellung (mit Verengung) der Bronchialschleimhaut (Parasympathikusreiz), u.U. mit starker Schleimproduktion (Verschleimung)*
- *Atemnot durch Hemmung des Atemantriebs (Stammhirn) und Hypoventilation*

Übung: *Pressen Sie einmal mit beiden Armen den Brustkorb rechts und links für 30 sec. zusammen. Sie können dann feststellen, dass das Einatmen schwer wird. Genau diesen Effekt kann die Thoraxmuskulatur bewirken, wenn sie sich unwillkürlich anspannt. Die Lösung besteht darin, sich zu lockern, den Brustkorb zu weiten und tief einzuatmen. Dies kann man durch gezielte Entspannungsübungen und Imaginieren von innerer Weite und Raum und anderen Übungen zur Atementspannung rasch erreichen. Atemnot kann auch bei der Hyperventilation (s.u.) entstehen, da die Betroffenen durch das schnelle flache Atmen eher weniger als mehr Sauerstoff aufnehmen.*

Atemnot durch Druck im Brustkorbbereich

Durch eine unbewusste Anspannung oder **Verkrampfung der Thoraxmuskulatur** entsteht ein Druckgefühl und Engegefühl im Brustkorb, die aktiv an der Ein- und Ausatmung beteiligt ist und einer Sympatikusaktivität zugeschrieben wird. Durch die starke Anspannung kann Schmerz und Atemnot entstehen, da der Brustkorb seiner Aufgabe sich zu weiten dann nicht mehr nachkommt. Beim Abhören der Lunge hört man kaum Atemgeräusche, die Atmung ist flach.

Atemnot durch Verengung der Bronchien

Die **Anspannung** kann sich auf die **Muskulatur der Bronchien** übertragen. Diese zieht sich zusammenziehen (Bronchokonstriktion), engt die Atemwege ein und vermindert die Luftzufuhr. Symbolisch vermeidet der Betroffene eine dicke (=schlechte) Luft einzuatmen. Auf der Beziehungsebene kann jemand einen anderen nicht riechen, er will seine Luft nicht einatmen und die Nähe vermeiden. Bei höherem Schweregrad hört man beim Abhören typische bronchitische Geräusche.

Atemnot durch Schleimhautschwellung der Atemwege

Die **Atemwegsschleimhaut** kann durch einen Parasympathikusreiz anschwellen, dabei kommt es zur Schleimproduktion, der auch zum Husten führt. Beim Abhören der Lunge hört man typische Geräusche. Diese Schleimhautreaktionen sind oft mit immunologischen Vorgängen und Transmitteränderungen, z.B. Histamin assoziiert.

Atemnot durch Minderung des Atemantriebs (Hypoventilation)

Der zentrale **Atemantrieb** (das Atemzentrum) kann bei massivem Stress (Schockreaktion/Todesangstfolge) durch die zentralen Steuerungszentren vermindert werden. Es stockt einem der Atem, vermittelt durch Psyche und Nervensystem. Eine schlechte Selbstwahrnehmung und Interpretation der Beschwerden verstärkt den Vorgang. Der Betroffene hypoventiliert, nimmt seine Atmung als gestört wahr und ist überzeugt nicht genug Luft zu bekommen. Eine reale Erstickungsgefahr besteht dabei nicht, wenn man nicht irgendwelche Gifte zu sich genommen hat oder der Hirnstamm anderweitig verletzt ist, da sich der Hirnstamm mit seinen Automatismen gegen die übergeordneten Steuerzentren durchsetzen kann.

Anmerkung: *Das Phänomen Einengung der Atemwege unter Stress scheint zunächst unlogisch zu sein, da bei Gefahr die Verbesserung der Sauerstoffzufuhr durch Erweiterung der Atemwege(Bronchodilatation) über den Sympathikus mit Aktivierung des Kampf-Fluchtmechanismus Priorität haben müsste. Warum also findet man in Gefahrensituationen oftmals das Gegenteil mit einer Verengung der Atemwege und einer Anspannung der Thoraxmuskulatur? Die Mechanismen die hierzu führen unterliegen einer komplexen zentralen Steuerung. Wenn der Stress das Paniksystem aktiviert, wirkt sich die damit verbundene parasympathische Aktivität hemmend auf die Atmung aus. Dies verdanken wir den Schutzreflexen aus unserem genetischen Erbe, die uns erstarren und die Luft anhalten lassen, damit wir uns einem potentiellen Fressfeind nicht durch Atemgeräusche verraten. Dies war früher für das Überleben sinnvoll, hat aber heute seine Funktion verloren und erscheint sinnlos. Die Entwicklung des limbischen Systems hinkt den Veränderungen unserer Umwelt um Jahrtausende hinterher. Daher sind u.U. ursprünglich sinnvolle Reaktionen heute von Nachteil.*

Für die Therapie der Atemnot unter Stress sollte man als Helfer beobachten, ob die/der Betroffene mehr mit Sympathikus- oder Parasympathikusaktivierung reagiert, weil man dann gezielter intervenieren kann, z.B. eher eine leichte Anspannung anstrebt wie eine Entspannung oder umgekehrt. Bei der Gabe von Betablockern ist besondere Vorsicht gefragt, da diese den Sympathikus bremsen und eine evtl. parasympathische Reaktion verstärken.

Bei Atmungsregulationsstörungen hat sich die Methode des ***Biofeedbacks*** *sehr bewährt und sollte breiter angewandt werden. Auch die verschiedenen Techniken zur* ***Atementspannung*** *dämpfen den Sympathikus und bringen uns in eine tiefere, über den Parasympathikus vermittelte Entspannung, bis hin zum Schlaf. Besonders hilfreich ist dabei das Verweilen im AUS, d.h. den Moment der tiefsten Ausatmung etwas hinauszuzögern.*

Hyperventilation

Die Hyperventilation ist in über 95% der Fälle **psychisch** bedingt (durch Angst, Wut oder chronische Stressbelastung) und tritt bevorzugt im zweiten und dritten Lebensjahrzehnt auf. Sie steht für die willentliche oder unwillentliche Beschleunigung und/oder Vertiefung der Atmung unabhängig vom Sauerstoffbedarf. Der zentrale Atemantrieb ist verstärkt und führt zum hektischen Atmen. Dadurch wird zuviel Kohlendioxid aus dem Blut abgeatmet, wodurch der pH-Wert sinkt und Symptome wie Schwindel, Benommenheit, Kurzatmigkeit und Kribbeln entstehen. Sie kann auch Ausdruck einer Säure-Basenstörung im Blut sein, wenn zu viele basische Substanzen zirkulieren und der pH-Wert steigt. Der Körper hyperventiliert dann, um über das verstärkte Ausatmen von Kohlendioxid den pH-Wert im Blut wieder zu normalisieren.
60% der Angstpatienten hyperventilieren bei Angst. Die Symptomatik kommt bei Frauen 3x so häufig vor wie bei Männern. Menschen mit Ängsten und Verspannung atmen flach und unergiebig aus dem oberen Brustkorb heraus. Sie nutzen damit nur ein Drittel bis zur Hälfte der Lungenkapazität und in weniger als 1% der Fälle eine Zwerchfellatmung (geringe oder fehlende Bauchatmung). In der Regel kann die psychogene Hyperventilation leicht überwunden werden, wenn man die Atmung verlangsamt, v.a. bewusst und langsamer ausatmet und zudem die Ausatemluft zurückatmet, indem man sich eine Tüte oder einen Beutel vor den Mund hält. Kommt es immer wieder zu solchen Anfällen muss die zugrunde liegende psychische Störung behandelt werden.

Asthma bronchiale (nicht allergisch)

Asthma ist eine chronische Atemwegserkrankung mit anfallsweise auftretender Atemnot, Engegefühl und Reizhusten.Es besteht eine Überempfindlichkeit der Atemwege auf innere und äußere Faktoren, die angeboren oder erworben ist (bronchiale Hyperreaktivität). Dabei kommt es zur Verengung der Atemwege mit entsprechenden Strömungsgeräuschen über der Lunge. Ursächlich findet sich eine Kombination genetischer, allergischer und funktioneller/psychischer Faktoren, die zu einer ausgeprägten Verengung der Atemwege, v.a. der kleinen Atemwege (Bronchiolen) führt. Eine Vielzahl von Reizen verursacht die Zunahme der Empfindlichkeit der Atemwege (*bronchiale Hyperreaktivität*) und die damit verbundene Entzündung. **Stress**, immunologische Faktoren (Zytokine), die Parasympathikusaktivierung und Entzündungsprozesse spielen eine Rolle. Nach einem Asthmaanfall sollte man daher immer nach einem Auslöser (Trigger) suchen, der oft auch in einer psychischen Komponente besteht, z.B. einer äußeren oder inneren Drucksituation, die man beeinflussen kann. Wie bei anderen chronischen und bedrohlichen Erkrankungen (z.B.Diabetes) ist auch beim Asthma eine ausführliche Patientenschulung, möglichst individuell ausgerichtet, sehr wichtig.

Psychologisch werden Autonomie-/Abhängigkeitskonflikte (s.o.) beobachtet. Eine Bindungsstörung (s.o.) bei unsicherer, ambivalenter Bindung an die Mutter hat einen bahnenden Einfluss. Gefühle von Zorn, Wut und Angst aber auch Nähewünsche müssen abgewehrt, unterdrückt werden und führen symbolisch zu einem `Luft anhalten´. Außerdem fand man bei Asthmatikern, dass negative Stimmungen den Peakflow (messbarer Widerstand der Atemwege) verschlechtern, positive ihn verbessern. Das Gleiche gilt für das Zusammensein mit fremden Menschen (verschlechternd) und vertrauten Personen (verbessernd). Wegen solcher Zusammenhänge wurde das Asthma in den Anfängen der Psychosomatik zu den 7 typischen psychosomatischen Erkrankungen gezählt.

Psychogener Reizhusten

Der Husten dient dazu eingeatmete Partikel/Feinstaub wieder aus dem Körper hinauszubefördern. Dabei wird das Zwerchfell über das Atemzentrum zu rhythmischen Kontraktionen angeregt. Ein chronischer, psychogener Hustenreiz kann in spezifischen Stresssituationen auftreten, z.B. dann, wenn eine Person von einer anderen eingeengt oder fremdbestimmt wird und sich verbal nicht wehren kann. Der Körper reagiert dann: Ich huste dir was, um den lästigen Brocken, den ich wider Willen schlucken musste, los zu werden. Hüsteln kann auch als Verlegenheits- oder Unsicherheitsgeste auftreten.

> **Beispiel:** *Eine 40 j. Frau beklagte einen Reizhusten, der sie regelmäßig Freitag abends, wie aus dem Nichts ereilte. Auf meine Frage: "Wem wollen sie denn etwas husten kam ganz spontan die Antwort: "Meinem Mann!" Es stellte sich heraus, dass dieser am Freitagabend immer Sex von ihr wollte, sie traute sich nicht ihm ihre Abneigung dagegen mitzuteilen. Es wurde vereinbart, dass sie ihn bitten sollte sie nicht mehr zu bedrängen. Danach war der Husten weg.* (Dies ist eines der seltenen Beispiele dafür, dass auch eine dreiminütige Psychotherapie helfen kann).

Räuspern

Es ist die leichtere und bereits am Eingang des Bronchialsystems stattfindende Reaktion des Organismus auf einen Reiz, um etwas, das in den Rachen eingetreten ist, wieder los zu werden. Kommt es zu Heiserkeit, Räuspern oder Hüsteln während eines Gesprächs, sollte man sich fragen, ob der Gesprächspartner vielleicht das Gespräch belastend findet, sich aber nicht traut Kontra zu geben oder Nein zu sagen. Räuspern kann auch als Verlegenheits- oder Unsicherheitsgeste auftreten.

Psychogener Stimmverlust (Aphonie), heisere, tonlose Stimme

Bei diesem Krankheitsbild wird die Stimme zunehmend tonloser, oft ist nur noch Flüstern möglich und in schweren Fällen tritt vollkommene Stimmlosigkeit ein, ohne organische Veränderung an den Stimmbändern. Diese unterliegen einer feinen muskulären Steuerung, durch die sie in Vibration versetzt werden und die Töne erzeugen. Wenn sich die Stimmbandmuskeln verkrampfen, kommt es zum Verlust der Stimme.Begleitend kann es zu tönendem Husten, Räuspern, Verspannungen, Schweißausbrüchen und Globusgefühl kommen (s.u.).

Störungen des Magen-Darm-Systems

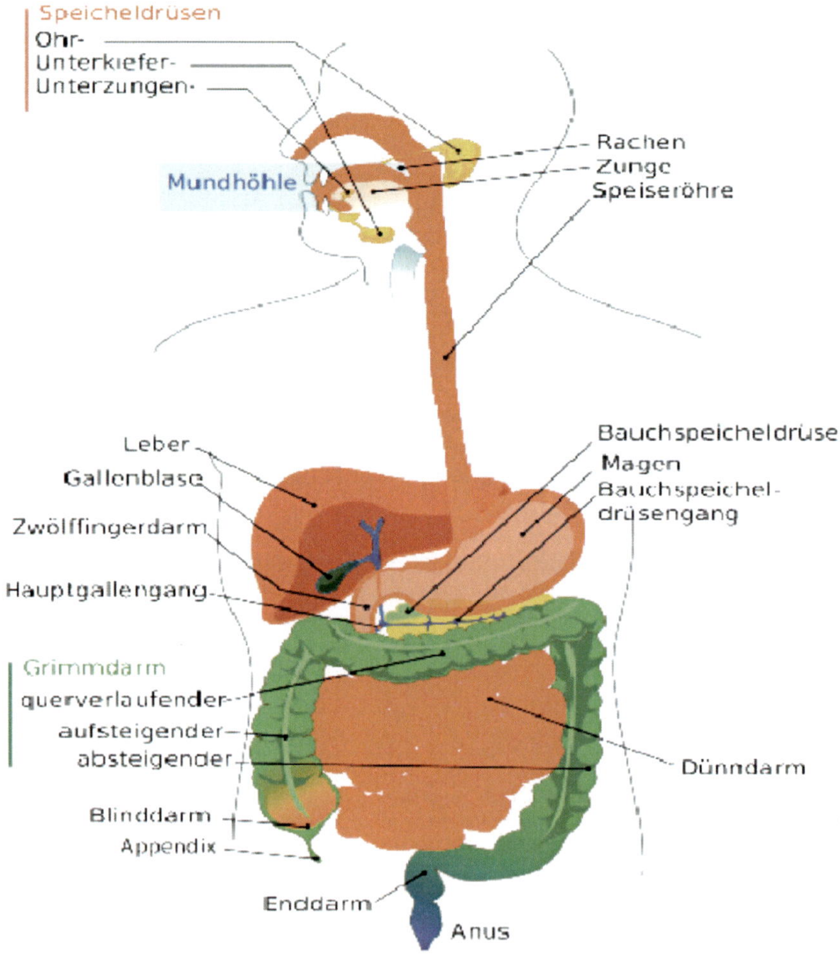

Grafik 47: Übersicht über den menschlichen Magen-Darm-Trakt *(gemeinfrei, Autor Lady of Hats)*

Anatomische und physiologische Aspekte des Magen-Darm-Systems

Der Magen-Darmtrakt (MDT) beginnt bei den Lippen und endet am Anus, er gliedert sich also in viele Strukturen, die der Grafik 47 zu entnehmen sind. Mehrere medizinische Disziplinen beschäftigen sich mit ihm, z.B. die Gastroenterologie, Zahnheilkunde und Proktologie. Die einzelnen Bestandteile werden unten erläutert. Insgesamt handelt es sich um ein großes komplexes System. Um die komplizierten Verdauungsabläufe zu verstehen bedarf es zunächst weiterer physiologischer Erläuterungen.

Die neuronale Steuerung – Das darmeigene Nervensystem (= enterisches NS)

Den gesamten MDT muss man als Organverbund sehen,mit der hoch komplexen Aufgabe die Verdauung zu steuern. Die neuronale Steuerung wurde bereits oben als **Hirn-Darmachse** beschrieben. Der MDT sendet über das propriozeptive System (s.o.) afferente Signale an das Gehirn und instruiert das Ess-Brechzentrum, ebenso wie die beim Essen eingehenden sensorischen Signale durch Sehen, Schmecken und Riechen dort einwirken. Dabei schaltet sich auch die Gefühlswelt mit ein (z.B. Ekel, Wut, Angst) und verdirbt einem u.U. den Appetit. Über die efferenten Signale zieht sich der Magen zusammen. Wichtig dabei ist, dass die Signale wechselseitig von oben nach unten und unten nach oben, in einer Art Kreisverkehr, verarbeitet werden. Das Ganze wurde oben beschrieben und ist in Grafik 22+ 23 dargestellt.

Die zentrale Steuerung ist aber alleine nicht ausreichend. Sie wird unterstützt durch ein eigenständiges, unabhängig vom zentralen und vegetativen Nervensystem arbeitenden **Nervensystem**, dem sog. **enterischen Nervensystem** (ENS). Mit seinem riesigen Geflecht von Nervenzellen, etwa 100 Millionen, einem Netz, das von der Speiseröhre bis hin zum Enddarm reicht, reguliert das ENS die Nahrungsaufnahme, die Darmbeweglichkeit und die Ausscheidung von Sekreten. Über eigene Nervenknoten leitet das ENS erste automatisierte Verdauungsprozesse ein, die durch die zentrale Steuerung weiter moduliert werden. Mit dem Gehirn ist es über den Parasympathikus verbunden. Dabei werden die Aktionen der einzelnen Darmabschnitte aufeinander abgestimmt und in ihren Aktionen synchronisiert. Ein Teil des Geschehens läuft reflexhaft ab, so bekommt bei Magenfüllung der Dickdarm über den sog. gastrokolischen Reflex den Impuls, nun seinerseits aktiv zu werden und einen Teil des Darminhaltes in Richtung After zu schieben. Diesen Reflex bekommen wir z. B. dann zu spüren, wenn nach einer Mahlzeit, insbesondere nach dem Genuss von Kaffee, der Stuhldrang ausgelöst wird. Jede Funktionsstörung an einem Organ wirkt sich also auf die Nachbarorgane aus, weil die einzelnen Teile des MDT`s eng miteinander vernetzt sind. Es bedient sich dabei derselben Neurotransmitter wie im Gehirn, z.B. dem Serotonin und dem Dopamin.

Im enterischen Nervensystem können auch unabhängig von der zentralen Steuerung Störungen entstehen, ein Beispiel hierfür ist die genetisch bedingte Hirschsprungsche Erkrankung. Auffälligkeiten im ENS finden sich auch bei bestimmten entzündlichen Darmerkrankungen, z.B. dem Morbus Crohn und der Colitis ulcerosa. Das ENS arbeitet auch mit dem Immunsystem (Kap.IV) zusammen.Von den Darmrezeptoren werden Reize, wie Schleimhautberührung, Überdehnung, Muskelanspannung, Darmfüllung durch Blutung, Schleimhautschädigung und die Mastzellaktivität an das Gehirn übermittelt.

Die immunologische Steuerung – Das darmeigene Immunsystem

Der Darm beherbergt den größten Teil unseres Immunsystems (IS), er ist also selbst ein immunologisches Organ. In der Darmschleimhaut sitzen mehr als 70 % aller Abwehrzellen, die direkt mit dem ENS verbunden sind. Hier dient das IS der Abwehr von in den Darm gelangenden Erregern und schädlichen Stoffen. Bekanntlich gelangt ein Großteil aller Schadstoffe und Erreger mit der Nahrung in den Körper.

Tausende von unterschiedlichen Substanzen passieren den Magen und es ist eine Mammutaufgabe des IS v.a. im Dünndarm, die gefährlichen, schädlichen oder infektiösen Substanzen von den nützlichen und lebenswichtigen zu unterscheiden und am weiteren Vordringen zu hindern bzw. sie spezifisch zu erkennen und zu bekämpfen. Wenn eine Immunzelle durch Erreger gereizt wird, v.a. die Mastzelle, produziert diese eine ganze Reihe von Signalmolekülen (Zytokine, s.o.).

Immunzellen werden auch unspezifisch durch das zentrale und periphere Nervensystem aktiviert und überaktiviert v.a. unter Stress. Man kann wohl vom Auftreten eines falschen Alarms sprechen, wenn die Immunzellen durch unspezifischen Stress zum Reagieren gebracht werden, ohne, dass ein Grund zur `Feindbekämpfung´ gegeben ist. Ein Teil der sog. pseudoallergischen Reaktionen und Nahrungsintoleranzen (s. u.) die mit Histaminfreisetzung einhergehen, sehe ich im Rahmen einer solchen Fehlalarmierung. Der Mechanismus der Aufmerksamkeitserhöhung (s.o.) spielt dabei eine Rolle.

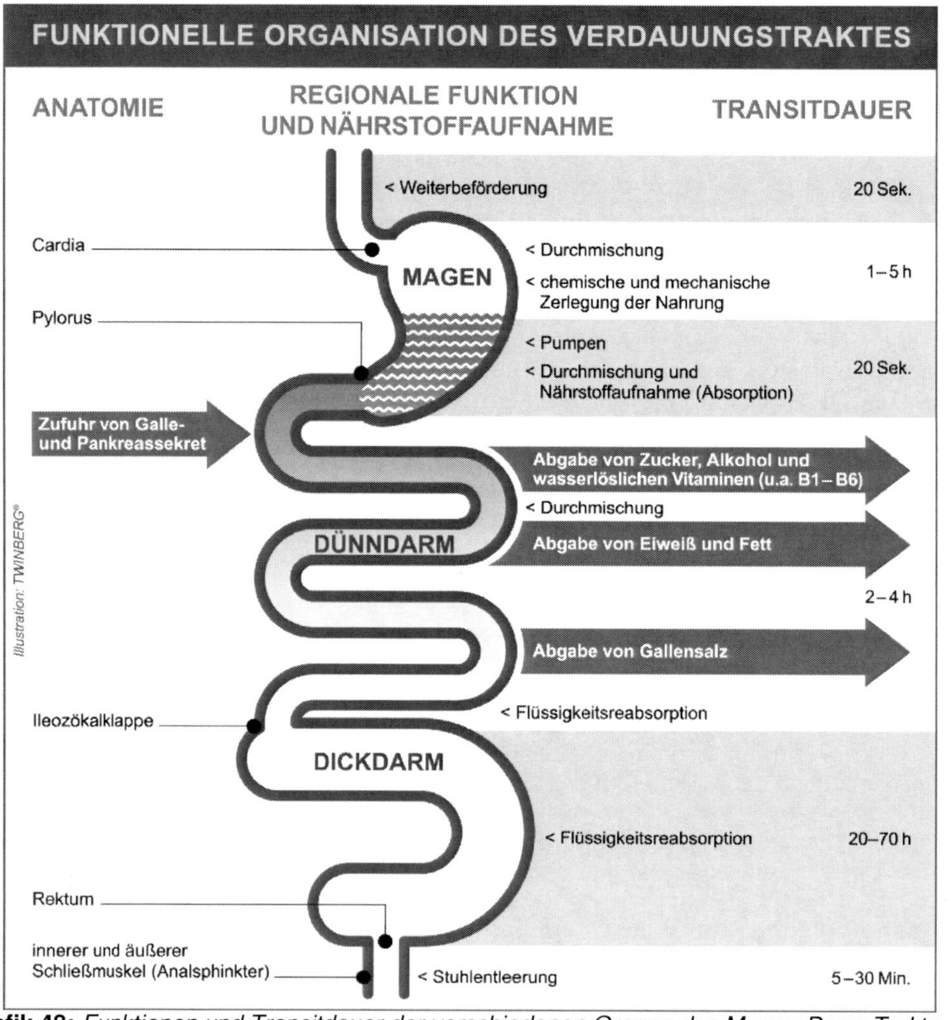

Grafik 48: *Funktionen und Transitdauer der verschiedenen Organe des Magen-Darm-Trakts*

Die muskuläre Aktivität – Darmmotilität

Unser Darm ist ein bewegtes Organ, allerdings merken wir wenig davon, weil die Bewegungsabläufe im Darmtrakt automatisch, vegetativ gesteuert ablaufen. Der Darmtrakt kann sich mit Hilfe seiner Muskulatur längs und quer zusammenziehen und eine impulsive Bewegungsaktivität für den **Nahrungstransport** aufbauen, sog. **peristaltische Wellen**. Diese laufen automatisiert und reflexhaft ab. Der Begriff **Darmmotilität** (Beweglichkeit) weist daraufhin, dass diese Muskelwellen mit unterschiedlicher Geschwindigkeit über den Darmkörper laufen. Wie so eine Bewegung abläuft, kann man gut an einem sich bewegenden Regenwurm beobachten. Er verdickt sich an einer Stelle, dann streckt und verkürzt er sich wieder. Gelegentlich laufen auch rhythmische Wellen über seinen Körper. Läuft eine solche Kontraktionswelle von oben nach unten, bezeichnet man dies als **Properistaltik**, in die umgekehrte Richtung bezeichnet man dies als **Retroperistaltik**. Durch die Automatisierung der peristaltischen Wellen (v.a. an der Speiseröhre) wird eine besonders rasche Beförderung sichergestellt. Die Magenfüllung erfolgt also schnell, die Entleerung dagegen langsam. Zur völligen Entleerung können Stunden (zwischen 20 -300 min) vergehen. Neben der **Beförderung** dient die Motilität auch der **Durchmischung** und der **mechanischen Zerkleinerung** des Nahrungsbreies. Hierzu kommt es im unteren Drittel des Magens auch zu einer im Kreis laufenden Muskelbewegung, die den Mageninhalt wie in einer Mühle (**Magenmühle)** hin- und herpumpt (**Pumpen)**. Die peristaltischen Bewegungen werden durch den Speisebrei ausgelöst, die Magenwand erfasst, durch Druck- und Chemorezeptoren, Menge und Inhalt der Nahrung und meldet dies an Nervensystem und Esszentrum im Gehirn. Im Unterschied zum Magen erfolgt die Dünndarmentleerung relativ konstant nach ca. 90 – 180 min. Der Dickdarmtransport erfolgt viel langsamer, hier kann der Stuhl Stunden bis Tage verweilen, in der Regel 24 -48 h. Die normale **Mund-After Transitzeit** für feste Nahrung beträgt 57h.

Beschwerden entstehen, wenn die normalen Bewegungsabläufe (sog. **Peristaltik**) gestört sind (**Motilitätsstörung**).Sie treten auf in Form von Blähungen,ziehenden Schmerzen, Übelkeit, Durchfall, glucksenden oder gurgelnden Geräuschen und Stuhlunregelmäßigkeiten. All das weist darauf hin, dass die Peristaltik gehemmt oder beschleunigt ist. Bei Beschleunigung der **Passagezeit** (Transitzeit) kommt es zum **Durchfall** (Diarrhoe). Der Dickdarm kann sich dann innerhalb von Minuten entleeren. Verlangsamt sich die Passagezeit oder tritt Stillstand ein, kommt es zur **Verstopfung** (Obstipation). Der Stuhl kann dann mehrere Tage im Darm verweilen. Kommt es zur Umkehr der Bewegungsabläufe wird die Nahrung gegen die Transportrichtung von unten nach oben, also zurück, transportiert entsteht **Übelkeit** bis hin zum **Erbrechen**. Die Motilitätsstörung kann sich auch auf die vier **Schließmuskeln** (Sphinkteren) des Magen-Darm-Bereichs auswirken wodurch weitere Verdauungs- und Refluxprobleme entstehen (s.u.).

Exkurs: Rückfluss von Darminhalt (Reflux) als Spezialfall

*Der Reflux von Darminhalt in weiter oben gelegene Darmabschnitte ist eine **spezielle Form** der **Motilitätsstörung**. Er ist in mehrfacher Hinsicht problematisch. So schädigt Magensäure die Speiseröhrenschleimhaut (Säurereflux),die Lebergalle und die Bauchspeicheldrüsensekrete, die Magenschleimhaut, der Dickdarmreflux kann zu einer bakteriellen Fehlbesiedelung des Dünndarms mit chronischer Dünndarmentzündung führen. Diese Störungen müssen spezifisch behandelt werden.*

Die chemische Aktivität – Verdauung

Die chemische Verdauung beginnt bereits im Mund durch den Speichel, v.a. dem darin enthaltenen Enzym **Amylase**. Damit diese gut einwirken kann ist das Zerkleinern der Speisen durch Kauen sehr wichtig. Die chemische Verdauung der großmoleküligen Kohlenhydrate (KH) erfolgt durch Enzyme im Dünndarm, wie die **Laktase** und **Maltase.** Diese zerlegen die KH in ihre Grundbausteine (Monosaccharide). Bei Vorliegen eines Enzymmangels, kommt es zur mangelhaften Aufspaltung mit Verdauungsproblemen (z.B. bei Lactoseintoleranz). Für die Eiweißverdauung sind v.a. Salzsäure, **Pepsin** und im Dünndarm **Trypsin, Chymotrypsin, Pankreaselastase, Lipase** (Enzym der Fettverdauung) und **Carboxipeptidasen** erforderlich. Bei einer Magen- oder Pankreasstörung ist die Verdauung von Eiweißen vermindert und die Ausscheidung erhöht. Die Fettverdauung erfolgt durch **Pankreasenzyme** und **Gallensalze**. Weitere Botenstoffe, die den Energiestoffwechsel steuern, wie **Leptin**, **Insulin** etc. wurden in KAP.IV besprochen.

Die bakterielle Besiedelung – Darmflora (Darmmikrobiota)

Der Darm des Menschen stellt ein komplexes und dynamisches **bakterielles Ökosystem** dar, das sich innerhalb der ersten Lebensjahre aufbaut. Eine Bakterienbesiedelung findet sich im gesamten Darm, von der Mundhöhle bis zum After. In ihm befinden sich rund 10 mal mehr Bakterien, als der Organismus des Menschen Zellen enthält. Der Begriff Darmflora stammt aus einer Zeit als man die Bakterien noch dem Pflanzenreich zuordnete. Heute spricht man richtigerweise von einer „Darmmikroorganismengemeinschaft“ bzw. von einer **Darmmikrobiota** sprechen – eine Bezeichnung, die sich in der Medizin erst langsam durchsetzt. Die Darmflora des Menschen wiegt ca. 1,5 kg und hat eine mit der Leber vergleichbare Stoffwechselleistung. Sie kann als eigenständiges Organ aufgefasst werden, und Forscher gehen davon aus, dass die Unmengen an Bakterien unser Leben mit ihren Genen und Stoffwechselprodukten nachhaltig beeinflussen können, auch unsere Stimmung[35]. Die Darmflora hat verschiedene **Funktionen**:

- *Die **Restverdauung** von Bestandteilen, die für den Menschen unverdaulich sind. V.a. holzige Anteile der Nahrung, aber auch restliche Kohlehydrate, die den Dünndarm passieren, werden verdaut.*
- *Die **Synthese von Stoffen**, die der Körper selbst nicht oder nur ungenügend produzieren kann. Am bekanntesten ist das für die Blutgerinnung notwendige Vitamin K. Daneben werden die Vitamine Pyridoxin, Riboflavin, B12 und Thiamin erzeugt.*
- *Die **Entgiftung von Arzneimitteln** und von potentiell krebserregenden Stoffen, die im Stoffwechsel entstehen.*
- *Die **Stärkung der Immunabwehr**, indem sie als Sparringpartner für das Immunsystem fungiert und es fit hält gegen schädlichere Krankheitserreger. Andererseits spielt sie wahrscheinlich eine wichtige Rolle bei der Entstehung verschiedener chronischer allergischer und autoimmuner Erkrankungen, z.B. werden chronisch entzündliche Darmerkrankungen auch als krankhafte Immunreaktion gegen die Darmflora aufgefasst. Die Gründe hierfür sind unbekannt.*

Das **Bakterienspektrum** (Relation der Keime zueinander) variiert in den einzelnen Lebensphasen und den verschiedenen Darmabschnitten erheblich. In der Mundhöhle finden sich z.B. häufig Streptokokken, Lactobazillen u.a.m. Im nüchternen Magen und **Duodenum** (oberer Dünndarm) ist die Keimzahl mit 10^2 -10^3/ml gering, das Spektrum ist ähnlich wie in der Mundhöhle. Nach der Nahrungsaufnahme steigt die Keimzahl in den ersten 2 h auf das 100 -1000 fache an. Bei geringem Säuregehalt steigt diese Zahl um den Faktor 1000 an. In der Magenschleimhaut kann sich der **Helicobacter**-Keim ansiedeln, der mit zunehmendem Lebensalter durch die Nahrung und durch Küssen aufgenommen wird und lebenslang im Magen verbleibt, wenn er nicht behandelt wird. Er scheidet Substanzen aus, die die Schleimhaut schädigen. Im **Dickdarm** finden sich 10^{11} bis 10^{12} Keime/gr. Stuhl 400 bis 500 verschiedene Arten, sie machen etwa ein Drittel bis die Hälfte des Stuhlvolumens aus. Der Hauptkeim heißt **Escherichia coli**, er ist unser wichtigstes Nutztier im Körper, vorausgesetzt er verbleibt im Darm. Er kann mit seinen Enzymen Zuckerstoffe (Fermentation) spalten und bezieht daraus seine Energie.

Zur Einteilung der somatoformen (funktionellen) Magen-Darmbeschwerden

Die Einteilung der somatoformen (funktionellen) Magen-Darmbeschwerden habe ich nach den Organen vorgenommen (Tab. 25).

Tab. 25: Einteilung der Funktionsstörungen am Magen-Darmtrakt
• Mundraum (mit Rachen)
• Speiseröhre (Ösophagus)
• Magen
• Leber
• Gallenblase, Gallengang und Gallengangschliessmuskel
• Bauchspeicheldrüse
• Dünndarm
• Dickdarm (Colon)
• Enddarm und Beckenboden

[35] *Scheppach, Die Herrschaft der Bakterien, P.M. 10/08, S.64ff.*

Mundraum/Rachen

„Frosch (Kloß) im Hals haben – Da bleibt mir die Spucke weg – Zähne zusammenbeissen – Bissig sein – Verbissen sein – Das Wasser läuft mir im Mund zusammen"

Der Mundraum gliedert sich in *Lippen, Zähne, Speicheldrüse, Zunge, Gaumen, Rachen.* Er hat mehrere **Funktionen** als:

- *Eintrittspforte in den Körper mit dem Aspekt der Eingangskontrolle.*
- *Beißen zur Abwehr und Zerkleinern.*
- *Einspeicheln (als Vorbereitung auf die zu verarbeitende Nahrung Schmecken Schluckakt einleiten).*
- *Kontaktstelle zu anderen Menschen.*

Symbolik: Mir bleibt etwas im Hals stecken kann heissen man bekommt eine unverdauliche Kost/Aggression/Druck ab, die man nicht aufnehmen will.

Stress, der den Mundraum betrifft, wirkt sich nicht nur dort, sondern auf die gesamte Verdauung und Nahrungsaufnahme aus. Mit der Einleitung eines Essvorgangs, z.B. durch Gerüche, kommt es zur Aktivierung des Magen-Darmtrakts. Bleibt dann das Essen stressbedingt aus, arbeitet der Magen quasi im Leerlauf und leidet unter der frustranen Verdauungsaktivität. Eine Einteilung ist in Tab. 26 wiedergegeben.

Tab.26: Einteilung der Funktionsstörungen im Mundraum/Rachenbereich
• Schmerzen *(sie sind unspezifische Reaktionen auf alle möglichen Stressoren, s.o. unter Bauchschmerz)* (evtl. F45.4)
• Trockener Mund *(er ist Folge verminderter Speichelproduktion, v.a. bei Angst, Anspannung und Schreck: \`mir bleibt die Spucke weg´, als Begleitreaktion)* (R68.2)
• Erhöhter Speichelfluss *(die Speichelproduktion soll den Verdauungsprozess einleiten, Mund und Speiseröhre einschleimen und gleitfähiger machen. Entsteht auch bei Lustgefühl:\`Mir läuft das Wasser im Mund zusammen´)* (K11.7)
• Zungenbrennen *(lässt sich verstehen als Wahrnehmungsstörung, Reizüberflutung, tritt auf bei sensorischer Überreizung, Wahrnehmungsverstärkung)* (K14.6)
• Nichtschmecken *(ist Folge einer Wahrnehmungsstörung, sensorischen Störung – Ein nicht wahrnehmen, schmecken wollen)* (R43.8)
• Aphthen *(unspezifischer Infekt bei Immunschwäche, s.dort)* (K12.0)
• **Kloßgefühl** (=Globus) (F45.8)
• Würgreiz *(tritt auf bei Ekelgefühl, z.B. bei Menschen die mit Gewalt gezwungen wurden etwas gegen ihren Willen aufzunehmen; diese Reaktion überträgt sich von der ersten Situation auf spätere ungefährliche Folgesituationen, im Sinne eines generalisierten, konditionierten Musters, zur Abwehr eines potentiellen Eindringens)*
• Wiederkäuen *(=Rumination, dabei erscheint die bereits geschluckte Nahrung plötzlich wieder im Mund. Etwas schwer Verdauliches soll nachbearbeitet werden)* (R11)
• Luftschlucken (*Aerophagie, tritt auf bei Angst und Unbehagen)* (F45.3)
• **Mundgeruch** (R19.6)
• **Zähneknirschen** *(=Bruxismus)* (F45.8)

Kloßgefühl (Globus)

Globus (=Ball) pharyngeus, Fremdkörpergefühl oder Einschluckstörung im Rachen.

Der Kloß oder Frosch im Hals ist eine häufige Alltagserfahrung. Fast die Hälfte der Bevölkerung berichtet gelegentlich über dieses Gefühl, Frauen sind bevorzugt betroffen. Damit assoziiert ist häufig ein Fremdkörpergefühl, ein nicht richtig Schluckenkönnen. Es steht meist in Verbindung mit einer **trockenen Schleimhaut** und **muskulärer Anspannung** im Hals-Rachenbereich. Selten steckt eine internistische oder neurologische Erkrankung dahinter. Psychische Faktoren sind oft eine zugrunde liegende Angststörung und ein schlechtes Abgrenzungsvermögen. Menschen, die sich chronisch zu viel aufbürden lassen, trifft es häufiger. Daher sollte man sich fragen: Gibt es etwas, was ich im symbolischen Sinn (`welche Kröte´) nicht schlucken will?

Mundgeruch (Halitosis)
Über 50 unterschiedliche Erkrankungen verursachen Mundgeruch, aber 80-90% der Ursachen sind im Mundbereich zu suchen. Geruchsquelle sind hier anaerobe Keime die organische Substanzen aus dem Mundraum (Nahrungsreste, tote Zellen), die zu flüchtigen chemischen Verbindungen abgebaut werden (z.B.zu biogenen Aminen und Schwefelwasserstoffen). Ursachen sind v.a. die Zungenbeläge und verminderter Speichelfluss, aber auch Rauchen, Mundatmung, Schnarchen und Ausdünstungen führen dazu. Eine Reduktion des durch Zungenbelag entstehenden Mundgeruchs lässt sich durch einen Zungenschaber erreichen. Weitere Mundgeruchquellen sind der Magen (säuerlich) und die Lunge (z.B. Alkohol). Psychische Faktoren sind die Selbstvernachlässigung mit einem Mangel an Körperhygiene, gehäuft bei Depressionen und einer Suchtproblematik. Möglich ist auch hier eine Abgrenzungsproblematik, man kann einem anderen nicht sagen, dass man keinen Kontakt (Intimität) zu ihm möchte und muss sich ihn dann über Körpergeruch vom Leib halten.

Zähneknirschen *(Bruxismus)*
Das Zähneknirschen wird zu den Schlafstörungen gezählt und auf S. 154 besprochen.

Speiseröhre (Ösophagus)

„Der Bissen bleibt mir im Hals stecken".

Die Speiseröhre (Grafik 23 und 47) ist ein schlauchförmiges, muskuläres ca. 50 cm langes **Hohlorgan** mit Schleimhautauskleidung. Ihre **Funktion** ist das Schlucken, der Transport fester und weicher Speisen zum Magen. Die Speiseröhre ist lebenswichtig. Ihren Verlust können wir jedoch dank der Segnungen der Medizin überleben.
Symbolik: *Die Tatsache dass einem der Bissen stecken bleibt reflektiert analog der bereits im Mundraum geschilderten Symbolik, eine Etage tiefer, eine unverdauliche Kost/Aggression/Druck, die/den man nicht aufnehmen will.*

Schluckstörung mit und ohne Schmerz – Dysphagie

(*auch Odynophagie, Steckenbleiben von Nahrung, Schmerz hinter dem Brustbein*).
Stress wirkt sich an der Speiseröhre v.a. als **Schluckstörung** mit und ohne Schmerz (sog. Dysphagie) und **Sodbrennen** aus. Betroffene berichten, dass die Bewegungsabläufe in der Speiseröhre irgendwie ins Stocken geraten, wie wenn ein Bissen im Hals stecken bleibt. Durch zentralnervöse Prozesse, die mit innerer Anspannung und Verkrampfung zu tun haben, wird der rasche Transport unterbrochen oder behindert. Die symbolische Bedeutung dieses Vorganges könnte heißen: `Dieser Brocken ist für mich unbekömmlich´ oder `Derzeit bin ich mit anderen schwer verdaulichen, psychischen Brocken belastet und kann nichts Neues, ob gut oder schlecht, aufnehmen´. Wenn verschiedene Zentren im Gehirn in Konflikt kommen, z.B. das Hungerzentrum, das bei Absinken des Blutzuckerspiegels essen und das Abwehrzentrum, das eine übergriffige Mutter abwehren will: "Dieser Spinat wird jetzt aber gegessen", gibt der Mundraum grünes Licht, während die Speiseröhre den Transport verweigert und sich die Muskulatur verkrampft. Der Schluckvorgang wird zwar eingeleitet, kommt aber dann plötzlich ins Stocken. Die Abstimmung des Mundraums mit den anderen Teilen des Verdauungstrakts ist gestört, es kommt zur Verspannung und fehlerhaften Koordination der Bewegungsabläufe (z.B. hastiges Einschlucken). Offensichtlich ist man nicht wirklich aufnahmebereit oder versucht im Stress, zwischen Tür und Angel zu

essen. Dabei können auch starke Schmerzen bis hin zu Spasmen (krampfartige Kontraktionen) auftreten. Auch ohne zu schlucken, kann sich die Muskulatur der Speiseröhre verkrampfen. Die Schmerzen können so heftig werden, dass sie mit Todesangst einhergehen v.a., wenn sie auf das Herz bezogen werden (Infarktangst).

Sodbrennen

Sodbrennen entsteht durch den **Rückfluss** (Reflux) von Magensäure in die Speiseöhre. Das regelhafte Rückfließen von Magensäure in die Speiseröhre wird auch als **Refluxkrankheit** bezeichnet. Die Ursache liegt dabei mehr im Magen und Mageneingangsbereich als in der Speiseröhre. Der Reflux entsteht durch **erhöhte Druckverhältnisse** im Magenbereich und/oder eine **schlechte Schließmuskelfunktion** im Bereich des Mageneingangs. Anatomische Gegebenheiten wie eine Hiatushernie (Zwerchfellbruch mit Ausbuchtung des Magens nach oben), sowie unsere neuzeitlichen Essgewohnheiten (Überernährung, Fast-Food), der Bewegungsmangel, exzessiver Alkoholkonsum, Übergewicht, Medikamente und ein erhöhter äusserer Druck (enger Gürtel) dazu bei und schwächen die Schließkraft des Muskels. Je höher der Druck im Magen wird, desto eher wird der Schließmuskel zur Speiseröhre hin überwunden und Magensäure kann in die Speiseröhre gelangen. Die Speiseröhre muss also die Fehlregulation am Magen ausbaden. Alle **psychischen Faktoren** wie Angst, Aggression, die zu einer muskulären Anspannung am Magen führen (s.a. dort), können Sodbrennen bedingen. Es handelt sich um ein multifaktorielles Geschehen. Jeder Mensch erlebt einmal bis mehrmals im Leben Sodbrennen, bei ca. 7 % der Bevölkerung besteht ein rezidivierendes, behandlungsbedürftiges Sodbrennen.

Der Schmerz ensteht dadurch, dass sich die Schleimhaut der Speiseröhre, im Unterschied zur Magenschleimhaut, nicht gegen die ätzende Wirkung der Magensäure (pH-Wert von 1 bis 1,5) schützen kann, so dass es zu chemischen Irritation mit brennenden Schmerzen kommt. Besteht diese Irritation über einen längeren Zeitraum, entzündet sich die Speiseröhre und kann wegen der ständigen Säureeinwirkung nicht abheilen. Es entsteht eine Verengungs- und sogar Entartungsgefahr. Bei zusätzlicher Übelkeit wird die Säure, die normalerweise im Magen in Ruhe in einer Menge von ca. 50 bis 150 ml vorliegt, nach oben in die Speiseröhre gedrückt. Noch unangenehmer ist es, wenn diese Säure weiter nach oben steigt und in den Rachen-Mundraum und sogar in die Luftröhre und Lunge gelangt. Dies kann Asthmaanfälle auslösen, v.a. nachts im Liegen, wenn sich der Magen während Alpträumen verkrampft.

Magen

„Etwas zum Kotzen fnden – Wut im Bauch haben“

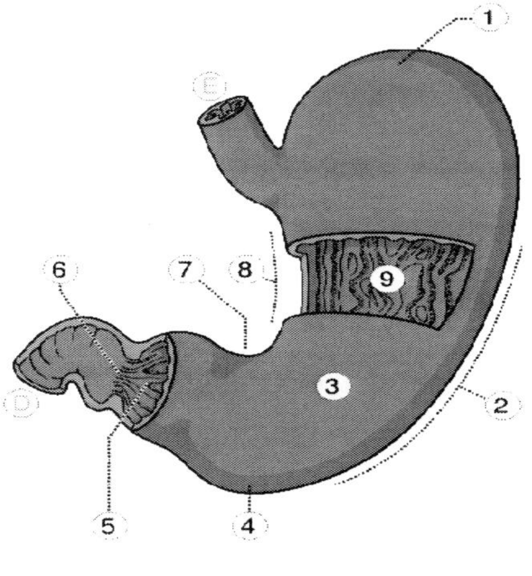

<u>Grafik 49:</u> *Magen (gemeinfrei, Autor Olek Remesz)*

Der Magen ist ein **schlauchförmiges Hohlorgan** (s. Grafik). Er gliedert sich in (1) Fundus, (2) große Kurvatur, (3) Korpus, (5) Antrum, (6) Pylorus, (7) Incisura angularis, (8) kleine Kurvatur, (9) Schleimhautfalten (durch Fensterung). Die Magenwand besteht aus Muskelschicht und Schleimhaut, die verschiedene Sekrete, Fermente und Säure produziert. Die Steuerung erfolgt über das vegetative und enterische Nervensystem, v.a. den Vagusnerv und das Gewebshormon Gastrin. Der Magen ist lebensnotwendig, seinen Verlust kann man überleben, muss dann aber sein Ernährungsverhalten umstellen.

Die **Hauptfunktion** des Magens ist die Zerkleinerung von Speise zu einem Nahrungsbrei, dies macht er mechanisch und chemisch. Durch Kontraktionen im Antrumbereich des Magens (s. Grafik 49, Nr.5) wird die Nahrung zerrieben, man spricht hier auch von der Antrummühle. Daneben wird die Nahrung, durch Säure zersetzt und durch spezifische Enzyme aufgespalten. Die Säure dient auch der Abtötung von Mikroorganismen und damit dem Schutz vor Infektionskrankheiten. Dann gibt der Magen die Nahrung wohl proportioniert, in kleinen Fraktionen an den Zwölffingerdarm ab.

Stress wirkt sich am Magen besonders ausgeprägt und vielfältig aus. Der Magen ist wohl das **prädestinierte Stressorgan**, welches besonders sensibel und unmittelbar auf Stress reagiert. Dies hängt vermutlich mit der dichten Nervenversorgung zusammen. In Tab. 27 findet sich eine Liste über die funktionellen Magenbeschwerden.
Symbolik: *Wenn mir etwas auf den Magen schlägt, mich sauer macht, kann nach einer ungelebten oder unterdrückten Aggression geforscht werden.*

Tab.27: Einteilung der Funktionsstörungen des Magens
• **Übelkeit** (R11)
• **Erbrechen** (F50.5)
• Diffuses Unwohlsein, Druck-Völlegefühl. *Der Magendruck geht dabei meist weniger von der Füllung aus, als von der nervlichen inneren Anspannung der Magen-Darm-Muskulatur (bei Motilitätsstörung)* (R19.8).
• Diffuse, variable Schmerzen. *Sie entstehen durch zunehmenden Druck und Anspannung als Steigerung des Druckgefühls. Magenschmerzen werden oft als dumpf, diffus und nicht sehr klar lokalisierbar beschrieben. Davon abzugrenzen sind scharfe, brennende Schmerzen, die eher auf eine Schleimhautschädigung oder auf krampfartiges Zusammenziehen der Hohlorgane (Kolik, Spasmus) hinweisen* (F45.4).
• Schnelles Sättigungsgefühl. *Der Magen ist gereizt und stellt die Verdauungsaktivität ein, es folgt die Rückmeldung an das Hungerzentrum, bitte keine Nahrung mehr schicken, da ich anderweitig bedient bin* (R63.0).
• Missempfindungen durch Nahrungsaufnahme.*Wenn der Magen gereizt ist (durch Stress und Anspannung) leistet er ungern Verdauungsarbeit und erzeugt Mißempfindungen.*

Übelkeit

Übelkeit entsteht durch nervöse Anspannung und Umkehr der peristaltischen Bewegungsaktivität. Übelkeit ist ein Impuls, sich von geschlucktem, unbekömmlichem Darminhalt zu befreien. Symbolisch findet man etwas zum Kotzen, man hat unverdauliche Kost erhalten". Übelkeit ist oft assoziiert mit einem Ekelgefühl. Dahinter steckt ein Schutzreflex, damit sich der Organismus unmittelbar von verdorbener oder giftiger Speise befreien kann. Vor Jahrhunderten gab es keine Lebensmittelkontrolle und Kühlkette. Daher leiten reflexhafte Muster bei bestimmten Signalreizen Übelkeit und Erbrechen ein. Man kann annehmen, dass diese der Menschheit das Überleben gesichert haben. Ein Ekelgefühl kann aber auch andere Ursachen, meist psychischer Art haben, und hat dann nichts mit der Speise zu tun.

Erbrechen

Die Steigerung der Übelkeit ist das Erbrechen. Steigt der innere Druck, wird die Nahrung durch Erbrechen wieder hinausbefördert. Dies kann auch schlagartig passieren, wenn uns plötzlich bewusst wird, dass wir eine verdorbene Seelen-Nahrung zu uns genommen haben. Diese Kontrolle erfolgt im Ess-Brech-Zentrum (s.Grafik 22) und koordiniert den komplexen Brechvorgang mit Aktivierung des Zwerchfells, der Bauchwand und der Eingeweidemuskulatur. In einer konzertierten Aktion muss der normale Bewegungsablauf von oben nach unten umgekehrt werden (Retroperistaltik). Dieser Brechvorgang kann auch gelernt (konditioniert) werden, so dass die bewusste, willentliche Steuerung möglich wird (z.B. bei Bulimie).

Alle Symptome können dabei einzeln oder kombiniert auftreten. **Vagus- und Sympathikusnerv** (s.u.) verhalten sich antagonistisch, wie Antrieb und Bremse zueinander, können u.U. aber auch gleichzeitig aktiviert sein. Nach getaner Verdauungsarbeit kommt der Magen zur Ruhe. Allerdings kann er jederzeit durch Stress,auch im Schlaf, durch Alpträume aktiviert werden und Probleme machen. Alpträume gehen als nächtliche Stressereignisse oft mit Magenproblemen (z.B. Sodbrennen) einher und können zum Erwachen führen. Die Frage ist hier, was wir nachts alles zu verdauen haben?

Die somatoforme autonome Funktionsstörung des oberen Gastrointestinaltrakts

(auch chronisch nervöser Magen/Reizmagen, Beschwerden nicht auf Magen begrenzt- F45.31)
Von der somatoformen autonomen Funktionsstörung (SAF) des oberen GIT`s spricht man, wenn sich das nervöse Geschehen im Magen und Oberbauch so chronifiziert hat, dass die Magenbeschwerden anhaltend sind, automatisiert auftreten und Krankheitswert bekommen. Betroffene reagieren auf viele Stressoren mit erhöhter Magen-Darmaktivität. Der MDT ist quasi ständig gereizt und in seiner Funktion auch ohne Stress eingeschränkt. Die komplizierten Verdauungsprozesse sind nicht mehr optimal aufeinander abgestimmt. Hier ist immer die Frage, welche psychischen Belastungen in der Vergangenheit vorlagen, und wie jemand sein Leben und Essverhalten darauf eingestellt hat. Eine psychosomatische Mitbehandlung zur Besserung dieses Krankheitsbildes ist hilfreich und sollte möglichst früh einsetzen, um eine weitere Chronifizierung zu vermeiden. Es besteht eine große Variabilität bezüglich der Beschwerden, mit Zeiten völliger Beschwerdefreiheit bis hin zu ständigen Oberbauchschmerzen.

Abhängig vom vegetativen Muster (s.u.) gibt es zwei unterschiedliche Typen des Reizmagens die sich besonders in bestimmten Stresssituationen zeigen:

-Beim **parasympathikotonen Typus** ist der Vagusnerv (Parasympathikus) überaktiviert, der die Verdauungsaktivität am Magen antreibt. Es kommt zu erhöhter Säureproduktion und peristaltischen Kontraktionen, mit Hungergefühl bis hin zur Fressattacke. Der psychische Hintergrund ist oft eine Ersatzbefriedigung. Beispiel wäre eine chronisch frustrierte Frau, die in der Kindheit zuwenig Liebe bekommen hat und gelernt hat ihren Kummer mit Süßigkeiten zu stillen. Wenn sie jetzt als Erwachsene von ihrem Freund versetzt wird, bekommt sie, anstatt ihrem Ärger Luft zu machen, eine parasympathische Magenaktivierung mit Grummeln und bekämpft dieses mit `Futtern´. Der Parasympathikotoniker muss lernen mit Stress/Frustrationen anders umzugehen und seine Enttäuschungswut nicht mehr in unnütze Magenaktivität mit der Folge von Frustessen umzuwandeln. Dieser Magentypus sollte im Stress, z.B.Stau auf der Autobahn, immer etwas Leichtes zum Knabbern dabei haben, um den übererregten Magen durch leichte Kost, z.B. Kauen auf einer Karotte oder Lutschen eines Zitronenbonbons, zu beruhigen. Schokolade beruhigt auch, ist aber lange nicht so gesund.Kommt es gehäuft zu solchen Stressreaktionen, ohne dass der Magen etwas zu arbeiten bekommt, verkrampft er sich und produziert Säure, was zur Ulkusbildung führen kann.

-Dem **sympathikotonen Typus** verschlägt es dagegen den Appetit, z.B. wenn er sich während des Essens angegriffen fühlt und Wut- und Angstgefühle aufsteigen. Er aktiviert den Flucht- und Kampfmechanismus, wodurch die Verdauung abgebrochen wird und er sofort gesättigt ist. Durch sympathikotone Steuerimpulse wird eine Magen- und Verdauungsaktivität abrupt abgebremst, der Bissen bleibt einem im Hals stecken und es dreht einem den Magen um. Dieser Typus sollte während des Essens keine stressigen, konflikthafte Themen besprechen (z.B. Diskussion über schlechte Zensuren) und muss das Streitgespräch so früh wie möglich beenden. Das Ignorieren dieser Reaktionen ist ungünstig und verstärkt die Funktionsstörungen.

Exkurs: Magenschleimhautentzündung (Gastritis), Geschwür (Ulkus) und Helicobacter

Chronisch anhaltender Stress *wirkt sich nachteilig auf Durchblutung, Schleimproduktion und Säuresekretion des komplizierten* ***Räderwerks*** *im MDT aus (Managerkrankheit). Besonders prädisponiert ist der parasympathikotone Magentypus für eine Gastritis oder ein Ulkusleiden. Es kommt zum Einwirken* ***aggressiver Substanzen*** *(z.B. Säure, Gallensaft, Enzyme, Medikamente, Alkohol, Bakterien etc.), die das Immunsystem und die Schleimhaut des Magens schädigen, mit der Folge von* ***Entzündungsprozessen*** *(ohne oder mit Bakterien), die sich zum* ***Geschwür*** *auswachsen können. Dabei spielen auch genetische Faktoren und körperliche Grunderkrankungen eine Rolle.*

Der Reizmagen kann auch in Kombination mit einer ***Helicobacter-Infektion*** *auftreten. Diese wird jedoch oft zu Unrecht als Ursache des Reizmagens vermutet. Dabei wird übersehen, dass am Magen gleichzeitig zwei Erkrankungen vorliegen können, die sich gegenseitig verstärken. Es ist erforderlich bei Beschwerden nach dem Helicobacter-Keim zu suchen. Wenn er sich findet, heißt das aber noch nicht, dass er auch für die Beschwerden maßgeblich zuständig ist, da viele Menschen den Keim jahrelang beschwerdefrei in sich tragen können. Deshalb sollte immer auch an den Reizmagen denken, der in Kombination vorliegen kann. Der Keim ist dann zunächst zu behandeln und falls die Beschwerden andauern, sollte sich eine psychosomatische, psychotherapeutische Behandlung anschließen.*

Mit den modernen medikamentösen Therapien und dem Vermeiden Schleimhaut schädigender (ulzerogener) Substanzen (z.B. Medikamente, Alkohol) gelingt es in der Regel die Ulkuserkrankung so zu bessern, dass sich die chirurgische Therapie, die früher an der Tagesordnung war, heute fast erübrigt hat. Auch die Frage nach ***spezifischen psychogenen Auslösern*** *oder einer* ***spezifischen Ulkus-Psychotherapie*** *ist dadurch in den Hintergrund getreten. Trotzdem kann es beim Auftreten eines Geschwürs sinnvoll sein* ***tiefenpsychologisch*** *nachzufragen: `Warum taucht die Krankheit gerade jetzt auf? Was gibt es für Belastungen?*

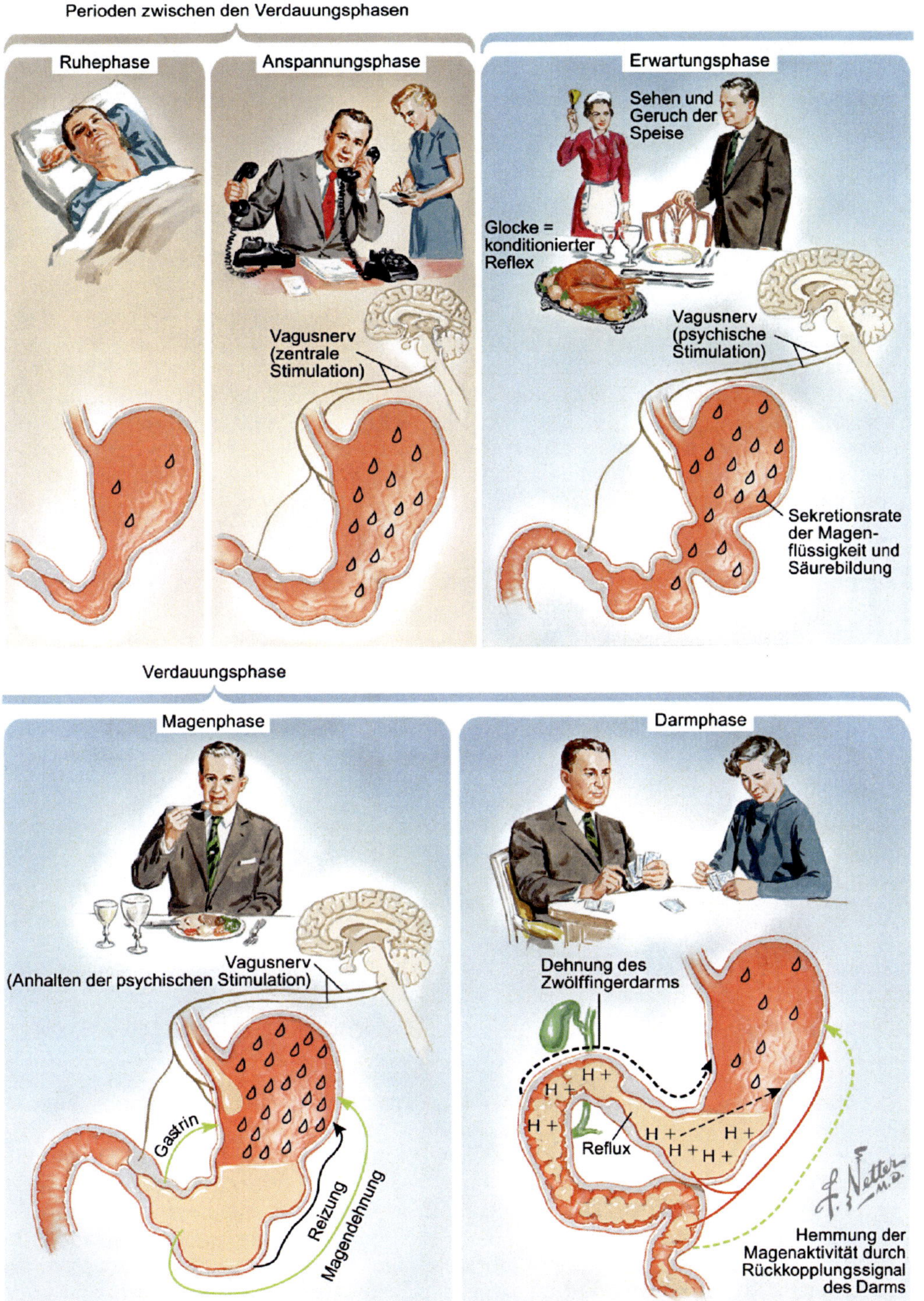

<u>Grafik 50:</u> Auswirkung von Stress auf die Magen-Darmaktivität *(Das Netterbild darf mit freundlicher Genehmigung des Elesevier Verlages verwendet werden-Netter image reused with the permission of Elsevier Inc.)*

Leber

„Mir ist eine Laus über die Leber gelaufen"

Die **Leber** (Grafik 47) ist eine Drüse, die zwischen 1,3 und 1,8 kg wiegt. Sie ist die größte Körperdrüse und lebenswichtig. Zur Not können wir aber auf ca. die Hälfte verzichten.

Sie hat umfangreiche **Funktionen** als Speicher-, Entgiftungs-, Verdauungs- und Immunorgan, auf die hier nicht im Detail eingegangen wird. Sie stellt eine Art chemische Fabrik dar und bildet das **Gallesekret**. Die darin enthaltenen Gallensäuren dienen v.a. der Fettverdauung und der Aufnahme der Fette und fettlöslicher Vitamine in den Körper. Die Leber ist sehr in den Energiestoffwechsel des Körpers mit einbezogen und unterstützt die Bauchspeicheldrüse bei der Blutzuckerregulation (s.u.).

All diese Leberfunktionen werden durch **Stress** beeinträchtigt. Allerdings sind die Stressfolgen der Leber und ihre Rolle bei der Stressregulation wenig erforscht. Vermuten kann man, dass sich die **kleinen Gallenwege** verkrampfen, der Zellstoffwechsel und die **Produktion von Gallesekret** reduziert wird, und dass sich der **Fettsoffwechsel** verändert. Am ehesten entsteht wohl ein verminderter Gallefluss mit der Folge von unspezifischen **Verdauungsproblemen**. Auch ist die Leber Zielorgan von Autoimmunprozessen, bei denen die Psyche eine Rolle spielt, so dass davon auszugehen ist, dass chronischer Stress die Leber schädigt.

Symbolik: *Wenn einem die Laus über die Leber läuft, ist man beleidigt und indisponiert.*

Gallenblase, Gallengang mit Gallengangschließmuskel

„Mir läuft die Galle über – Gift und Galle spucken – Mir kommt die Galle hoch"

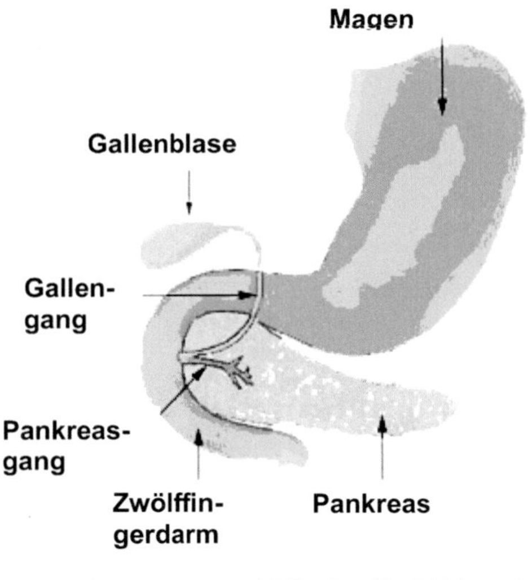

Grafik 51: *Gallenblase, duodenale C-Schlinge mit Pankreas*
(gemeinfrei, Autor:Arcadian)

Die **Gallenblase** (GB, Grafik 51) ist ein muskuläres Hohlorgan, welches aus einer Muskelschicht und einer Schleimhaut mit spiralig angeordneten Schleimhautfalten besteht. Über den Gallengang ist sie mit dem Zwölffingerdarm verbunden. Sie hat die **Funktion**, als Speicherorgan das von der Leber produzierte Gallensekret aufzunehmen und um den Faktor 10 einzudicken. Das Gallesekret wird auf einen entsprechenden Reiz hin in den Zwölffingerdarm abgegeben, um die Verdauung zu unterstützen. Die **Galle** ist eine zähe Körperflüssigkeit, die zu den Mahlzeiten in den Zwölffingerdarm (Duodenum) ausgeschüttet wird. Ihre Färbung variiert je nach Anteil der Farbstoffe Bilirubin/Biliverdin und der Konzentration von gelblich, grünlich bis bräunlich. Gleichzeitig werden über das Gallensekret überflüssige und auch giftige Substanzen ausgeschieden und der Körper entgiftet. Der Gallenfarbstoff Bilirubin trägt zu einem großen Teil zur Färbung des Stuh-

les bei. Jedes Mal, wenn eine fetthaltige Nahrung den Zwölffingerdarm erreicht, kontrahiert sich die Gallenblase unter der Einwirkung von **Somatostatin** (s.o.) und entleert ihren Inhalt schwallartig in den Zwölffingerdarm. Auf die Gallenblase kann verzichtet werden, allerdings ist nach ihrer Entfernung die Fettverdauung nicht mehr so gut, so dass beim Verzehr fetter Speisen Beschwerden auftreten können.
Symbolik*: Meine Galle läuft über wird als Ausdruck einer aggressiven Verstimmung verstanden. Der Galle wird dabei eine giftige, aggressive Komponente zugeschrieben. Der Patient kann sich die Frage stellen: `Was regt mich so auf, habe ich zuviel Aggression geschluckt, dass mir die Galle überläuft?*

Stress bewirkt am Gallenblasen/-gangsystem, vermittelt über das enterale und vegetative Nervensystem (s.o.),entweder eine Überaktivierung oder eine Hemmung. Die Folge ist eine **Verkrampfung** bis hin zu **kolikartigen Schmerzen** im rechten Ober- und Mittelbauch, u.U. mit Ausstrahlung in Schulter und Nacken. Auch der **Gallengangsschließmuskel** (Papille), an der Einmündung der Gallenwege in den Dünndarm, kann zum Schauplatz eines Stressereignisses werden (funktioneller Papillenkrampf). Das Gallensekret kann dann nicht in den Zwölffingerdarm entleert werden und es entstehen frustrane Kontraktionen mit einem Druckanstieg im Gallenwegssystem. Häufig werden die Symptome durch Nahrungsaufnahme verstärkt, es kommt zu Appetitlosigkeit, Übelkeit und Erbrechen. Durch die **Druckerhöhung** im Gallengangssystem und den kleinen Leberkanälen kann ein Galle-Rückstau entstehen und Gallenfarbstoff in Blut und dann den Urin übertreten. Die Folge ist eine gelbliche **Haut- und** bräunliche **Urinverfärbung** und **Stuhlentfärbung**. U.U. lässt sich dabei eine geringfügige **Erhöhung** von **Leberenzymen** messen. Die Symptomatik dieser funktionellen Störung ähnelt der des **eingeklemmten** Gallensteins, bildet sich im Unterschied zum Steinverschluss aber rasch zurück.

Exkurs*:* Zur Psychosomatik des Gallensteinleidens

*Auch bei der Bildung von Gallensteinen gibt es eine psychosomatische Komponente. Die Aufbewahrung, Eindickung und Sekretion von Gallensekret ist abhängig von fein aufeinander abgestimmten Steuerungsvorgängen. Bei einer **Funktionsstörung** der **GB-Steuerung**, v.a. bei einer begleitenden Essstörung, wird die Entleerung der GB gehemmt und die Schlick - und Sedimentbildung verstärkt. Durch Eindickung und Wasserentzug der in der GB enthaltenen Gallensalze bilden sich Salzkristalle,die schließlich durch die muskulären Bewegungsabläufe zu mehr oder weniger runden Steinen geformt werden, wie ein Kiesel im Bachbett.*

Bauchspeicheldrüse – Pankreas

Die Bauchspeicheldrüse (Grafik 51) ist ein ca. 14 – 18 cm langes, drüsiges Organ, mit einem Gewicht von 65 – 80 g, das sich mit seinem Kopf in die Schlinge des Zwölffingerdarms einfügt. Sie ist lebenswichtig, ihre **Funktionen** können nur teilweise ersetzt werden. Als **exokrine Drüse** (s.u.) produziert sie ca. 1 ½ -2 Liter an Flüssigkeit täglich, darin sind 6 – 20 g Verdauungsenzyme enthalten, und gibt diese in den Zwölffingerdarm ab. Als **endokrine Drüse** produziert sie das für den Zuckerstoffwechsel wichtige Hormon **Insulin** und gibt dieses ins Blut ab. Sie ist das für den Energiehaushalt wichtigste Organ und wird vom vegetativen Nervensystem und Botenstoffen gesteuert.

Stress wirkt sich v.a. ungünstig auf die Blutzuckerregulation aus und fördert die Entstehung der Zuckerkrankheit (Diabetes, s.o.). Weitere Stressreaktionen der Bauchspeicheldrüse, von denen man wenig direkt mitbekommt, sind unspezifische **Verdauungsprobleme**, Fettstoffwechselstörungen und **Gewichtsveränderungen**. Auch ist die Bauchspeicheldrüse Zielorgan von Autoimmunprozessen, so dass auch das Pankreas durch chronischen Stress geschädigt wird. Die Stress-bedingten Regulationsstörungen von Leber, Gallenwegen und Pankreas werden auch unten beim Thema Ernährung (s.u.) und Verdauung kommentiert.

Dünndarm

„Etwas nicht verdauen können - das muss ich erst einmal verdauen“.

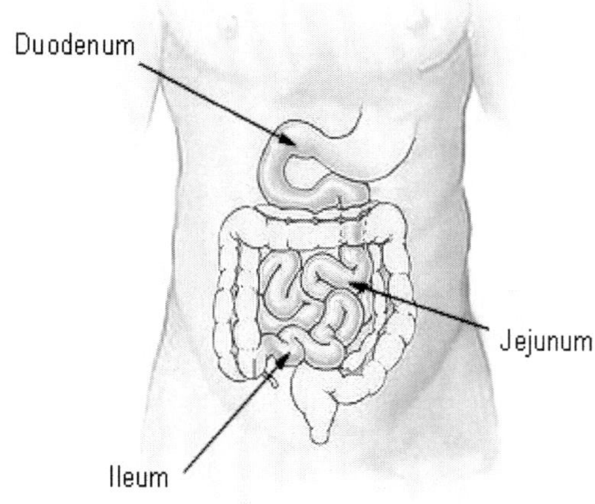

Grafik 52: Dünndarm
(gemeinfrei)

Physiologische Aspekte des Dünndarms

Der **Dünndarm**, ein ca. 3,75 m langes Organ, gliedert sich in 3 Teile, den **Zwölffingerdarm** (Duodenum, 20-30cm), den **Krummdarm** (Jejunum 150 cm) und den **Leerdarm** (Ileum 200cm). In den Zwölffingerdarm (an der Papille) entleeren die Leber, Gallenblase und Bauchspeicheldrüse ihre Verdauungssekrete. Der Dünndarm besteht aus einer inneren Ring- und Längsmuskelschicht und einer Schleimhaut. Er ist umgeben von lymphatischem Gewebe und von Nervenfasern. Die sog. Brunner-Drüsen des Zwölffingerdarms, produzieren Bikarbonat und Glykoproteine und schützen damit die Duodenalschleimhaut vor Säure und Magensaft. Krumm- und Leerdarm sind auf die Nahrungsaufnahme spezialisiert. Sie verfügen hierzu über eine spezialisierte Schleimhaut,die sich zunächst in Falten legt und dadurch die Oberfläche etwa um das dreifache vergrößert, dann folgen die Zotten mit einem Vergrößerungsfaktor von 7 bis 14, und schließlich die Milliarden von Mikrovilli oder **Zotten** mit einem Vergrößerungsfaktor von 15 bis 40. Letztendlich verfügt der Dünndarm über eine Aufnahmeoberfläche von rund 60 m^2 (ca. das 30-fache der Körperoberfläche, Grafik 53).

Die Zotten fungieren wie kleine Saugpumpen und nehmen die gesamten Nährstoffe auf höchst effektive Art in das Blut auf. Innerhalb von ca. 90-180 min. entziehen diese dem Darmlumen nahezu die komplette verwertbare Nahrung und führen sie dem Blutkreislauf zu, der die Substanzen zunächst in die Leber befördert. Der Dünndarm ist lebenswichtig, wir können aber etwa auf 2/3 verzichten. Der Dünndarm kann im Vergleich zu den sonstigen Magen-Darmorganen mit einigen Superlativen aufwarten. Er ist das größte, das aktivste und wohl das Organ mit dem höchsten Energieverbrauch im Intestinum, vielleicht in Konkurrenz mit den Nieren. Über genaue Daten hierzu verfüge ich nicht, vermutlich ließe sich dies mit Blutflussmessungen über die zuführenden Arterien ermitteln. Die Bewegungsabläufe sind im Vergleich zum Magen und Dickdarm, der dagegen im Schneckentempo arbeitet außer bei Durchfall, deutlich schneller. Seine Arbeitszeit beträgt über den Tag verteilt ein Mehrfaches. Auch benötigt er wohl mehr *`Rechnerkapazität´* des enterischen Nervensystems als Magen und Dickdarm, um die Verdauungs- und Nahrungsaufnahme zu bewältigen. Dadurch ist der Dünndarm auch so **stressanfällig**. Zusammenfassend sind seine **Funktionen** in Tab. 28 aufgelistet.

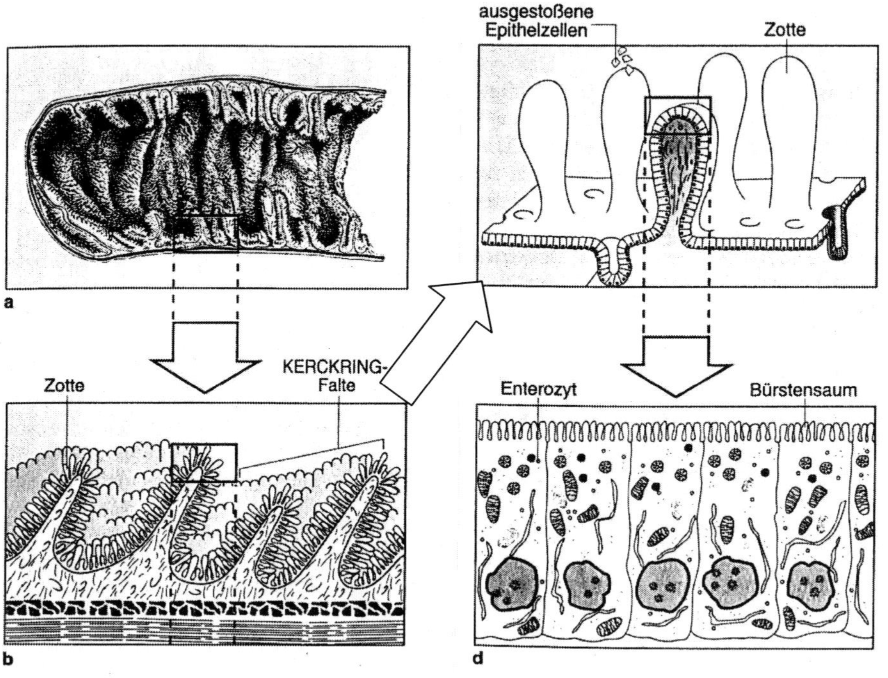

Grafik 53: Aufbau des Dünndarms mit Enterozyten,*(Aus: Kasper, Ernährungsmedizin und Diätetik © Elsevier GmbH, Urban & Fischer Verlag München, mit freundlicher Genehmigung)*

Tab. 28: Liste der Dünndarmfunktionen
• Nahrungsaufnahme *(Kohlenhydrate, Eiweiße, Fette, Vitamine und Spurenelemente werden aus dem Nahrungsbrei aufgenommen. Ohne Dünndarm würden wir verhungern. Für das Überleben benötigen wir ca. 1/3 Dünndarm.)*
• Produktion von Verdauungssekret. (*Spezifische Zellen produzieren im oberen Teil des Dünndarms eine Fülle von Transmittern und Enzymen, die unterstützt durch Pankreas- und Lebersekret, eine weitere Aufspaltung der Nahrung bewirken.)*
• Wasserrückresorption *(Zirka 9 l Wasser werden täglich, im unteren Teil zurückgeholt. Davon stammen ca. 1,5 l aus der Nahrung bzw. der getrunkenen Flüssigkeit. Der Rest gelangt mit den Sekreten aus Verdauungsdrüsen und Drüsenzellen in den Verdauungstrakt. Die Speicheldrüsen liefern einen Anteil von ca. 1l,der Magen mit seinen Sekreten ca 1,5 l, der Dünndarm selbst ca. 3 l und die Galle an die 0,6 l.)*
• Beteiligung an der Erreger- und Schadstoffabwehr *(Der Dünndarm sorgt zusammen mit dem Immunsystem dafür, dass die mit der Nahrung eindringenden Erreger und Schadstoffe möglichst nicht in den Körper aufgenommen werden (s.o.). Hierfür bedient er sich der Immunzellen (Mastzelle s.u.) und verschiedener Transmittersubstanzen (s. Histamin und Glutamat s.o.)*

Auf Stress reagiert der Dünndarm mit diversen Funktionsstörungen samt der damit einhergehenden chemischen und immunologischen Vorgänge. Diese betreffen die Bewegungsabläufe (Motorik), den Transmitter-, Hormon- und Fermentstoffwechsel. V.a. die Laktaseaktivität (Laktoseintoleranz, s.u.) kann vermindert und die Histaminaktivität (Histaminintoleranz, s.u.) erhöht sein. Durch Stressreduktion und den anderen Umgang mit Stress lässt sich eine Stabilisierung der Dünndarmfunktion erreichen.

Funktionsstörungen am Dünndarm:

• **Mittel- und Unterbauchschmerzen** (auch brennender Qualität) (R10.4, F45.4, F45.3)
• **Nahrungsmittelunverträglichkeiten** (K90.4, F45.3)
• **Gasbeschwerden/Blähungen** (s. bei Dickdarm) (R14)

Funktionelle Bauchschmerzen

Es ist nicht leicht den Bauchschmerz organbezogen zu kategorisieren (s. Exkurs). Der größte Schmerzanteil dürfte auf eine rasche Änderung der Druck- und Bewegungsabläufe die Reizung der Darm-Nozizeptoren, v.a. im Dünndarm zurückgehen, z.B. weil die verschiedenen Darmsegmente schlecht aufeinander abgestimmt (koordiniert) sind. Der typische Schmerz entsteht durch einen plötzlichen **Druckanstieg** im Darmlumen, z.B. dann, wenn eine Druckwelle, die von oben nach unten läuft, properistaltische Welle, auf ein gerade inaktives Darmsegment trifft.Man spricht dann vom funktionellen Nozizeptorschmerz durch motorische Überaktivität. Charakteristisch sind **stechende, ziehende, krampfartige** Schmerzen, wie man sie von Blähungen her kennt (typ.Eingeweideschmerz). Daneben findet sich noch eine zweite und dritte Schmerzqualität, der **dumpfe** und der **brennende** Schmerz.

<u>Schmerzqualität brennender Schmerz</u>. Dieser meist im oberen Mittelbauch lokalisierte Schmerz, hat nichts mit Sodbrennen zu tun. Der genaue Entstehungsmechanismus ist unbekannt.Er scheint eine dem Dünndarm zuordenbare Schmerzqualität zu sein. Denkbar ist eine Dünndarmreizung durch einen chemischen Faktor (s.o.). Dieser Schmerz bedingt regelhaft eine Nahrungseinschränkung (Nahrungsintoleranz) und Angst vor dem Essen (Sitophobie, s.o.). Betroffene zeigen i.d.R. eine erhebliche psychische Komorbidität, meist Ängste, und berichten, dass das Essen in der Kindheit ein heftiges Agierfeld war oder dass unter Zwang gegessen werden musste. So musste bei Erbrechen das Erbrochene u.U. wieder gegessen werden. Unter psychodynamischen Gesichtspunkten ist zu fragen, ob durch solche zwischenmenschlichen Grenzverletzungen die Abwehr so konditioniert wurde, dass auf bestimmte Speisen ein heftiges Ekelgefühl mit Konditionierungen der **Mastzellaktivität** oder **Regulationsstörungen der Dünndarmchemie** entwickelt wurden, die später als Pathomechanismus für Schmerz und Nahrungsintoleranz (s.u.) fungieren.

Exkurs: Besondere Aspekte beim chronischen Bauchschmerz – Organzuordnung

Der Bauchschmerz ist eine diagnostische Herausforderung, weil er, wie sonst nirgends im Körper, durch eine Fülle von Strukturen und Mechanismen verursacht werden kann. Alle benachbarten Organe (z.B. Herz und Rücken) können in den Bauchraum einstrahlen und als Bauchschmerz fehl gedeutet werden. Im Bauchraum selber sind es 15 -20 verschiedene Organe die Schmerzen verursachen können. Muskuläre Verspannungen im Beckenbodenbereich, Schwellungen im Bereich der Prostata und der Lymphknoten, Gefäßprozesse, Wirbelsäulen- oder Hüftleiden können von außerhalb in den Bauchraum einstrahlen. Zur Organzuordnung eines Schmerzgeschehens im Bauch ist oft die penible Erfassung (Monitoring) der ***Schmerzlokalisation,*** *der* ***Schmerzintensität*** *der* ***Schmerzqualität*** *und der* ***Essgewohnheiten*** *erforderlich, durch das Führen eines Schmerz- und Esstagebuchs. Aus den geschilderten theoretischen Überlegungen gehe ich davon aus, dass das Organ Dünndarm, mit seinen Nozizeptoren, Hauptverursacher des typischen Eingeweideschmerzes ist.*

Nahrungs(mittel)intoleranz als funktionelle Verdauungsstörung

Der Begriff **Nahrungsmittelunverträglichkeit** oder besser **Nahrungsmittelunverträglichkeits-Reaktion** (kurz Nahrungsintoleranz, **NI**) ist ein Überbegriff für alle unerwünschten Reaktionen, Beschwerden oder Erkrankungen, die im kürzeren zeitlichem Zusammenhang mit dem Verzehr bestimmter Nahrungsmittel auftreten.Die Beschwerden treten typischerweise 20 und 60 Min. nach dem Essen mit **Bauchschmerz** (teilweise brennend), **Übelkeit**, Blähungen und **Durchfall** auf. Der Dünndarm kann seiner Verdauungsfunktion nicht gerecht werden.Die **Ursachen** der NI sind nur teilwiese bekannt, sie können organischer, genetischer, alimentärer (nahrungsbedingter) Natur sein oder z.B. nach Operationen an Magen, Bauchspeicheldrüse, Leber, Gallenwegen entstehen. Daneben spielen immunologische Prozesse eine Rolle und es gibt den angeborenen oder erworbenen **Enzymmangel**, der es den betroffenen Personen unmöglich macht, bestimmte Nahrungsbestandteile beschwerdefrei zu verdauen.

Die NI ist oft mit einer **Panikstörung** und einem **Reizdarm** assoziiert (psychische Komorbidität). Sie kann dabei als eine von der Nahrungsaufnahme unabhängige Stressreaktion betrachtet werden, die während des Verdauungsvorgangs auftritt. Aufgrund der umfangreichen nervalen Steuerung, kann sich der Darm unter dem Einfluss starker Emotionen (z.B. Angst) und Stress verkrampfen, schmerzen und seine Verdauungsleistung vermindern. So verwundert es nicht, dass man zeigen konnte, dass **psychische Ursachen** beim Zustandekommen von NI`en wesentlich häufiger sind als Intoleranzen durch **organische Ursachen** für Intoleranzen, wie die bekannte *Laktoseintoleranz* (s.u.), die *Histaminintoleranz* (s.u.) und die *Salicylatintoleranz*[36].

Bei der NI wird das Thema **Ernährung** zum alles beherrschenden Lebensthema und zur psychischen Belastung. Die Nahrungszufuhr wird dabei stark kontrolliert und eingeschränkt; manchmal wissen die Betroffenen nicht mehr, wie sie sich noch ernähren können und entwickeln eine starke Angst vor dem Essen (**Sitophobie**), bis hin zur Befürchtung sich durch Essen zugrunde zu richten. Im Extremfall führt die NI dazu, dass sich ein Mensch nur noch von einer Sorte Nahrungsmittel, z. B. Reis, ernährt und alle anderen Speisen wegen Unverträglichkeit weglässt. Dadurch kann es sogar zur Unterernährung und Kachexie kommen. Die NI hat aber nichts zu tun mit einer Allergie, mit der sie oft verwechselt wird, weil die Symptomatik sehr ähnlich ist. Wegen der Ähnlichkeit zur Allergie wird auch der Begriff **Pseudoallergie** (s.o.) verwendet. Die NI ist eines der noch ungelösten Probleme in der Medizin, sie ist oft ein dramatisches Geschehen die zu vielen unnötigen Reaktionen, auf Seiten des Patienten, wie der Ärzte führt.

Exkurs: Überlegungen zum Pathomechanismus der psychogenen Nahrungsintoleranz

Eine Betrachtungsweise, dass sich psychische Vorgänge und chronischer Stress bis tief hinein in die Darmchemie auswirken, Schmerzen und Intoleranzen verursachen, eröffnet die Perspektive für einen psychotherapeutischen Ansatz. Die psychogene Stressreaktion am MDT direkt nachzuweisen ist mangels direkter Untersuchungsmöglichkeit bisher kaum möglich. Als Pathomechanismus ist zu diskutieren, dass ein über das Ess-Brechzentrum chronisch gestresstes Nerven- und Immunsystem (s.o.) mit ***Übererregung*** *von* ***Nerven-*** *und* ***Immunzellen*** *einher geht, welche dann übersensibel auf eigentlich unproblematische Nahrungsmittel reagieren. In Folge können muskulär-motorische und vaskuläre Dysfunktionen auftreten, die mit* ***Aktivitätsminderung*** *von* ***Verdauungsfermenten*** *oder Enzymen einhergehen, z.B. die Lactaseintoleranz (s.u.) oder es kann zur* ***Ausschüttung reizender Substanzen*** *wie Histamin (s.o.) kommen. All dies vermindert die Verdauungsleistung und führt zu den geschilderten Beschwerden. Konditionierungs-, Bewertungs- und kognitive Prozesse (a/b/c) können dabei eine Rolle spielen.*

[36] *Übersichtsarbeit Salicylatintoleranz, H.-W. Baenkler, Deut. Ärzteblatt 2008, Jg.105, Heft 8,S. 137-142*

*a) **Konditionierungsvorgänge**, z.B. öfters auftretende Angst- und Stresssituationen während des Essens, ist das Essen allgemein oder bestimmte Speisen negativ markiert (s. auch Schmerzgedächtnis und immunologisches Gedächtnis oben).*
*b) durch Aktivierung von **Bewertungs**- und **Gedächtnisprozessen** werden **Abneigung** und **Ekelgefühle** erzeugt. Wurde man als Kind mit einer bestimmten Speise, z.B. Spinat traktiert, kann eine `Spinatphobie´entstehen. Stress oder aversive **Emotionen** (z.B. Angstgefühl) in Verbindung mit Essen können zu einer Negativbewertung und Abneigung gegen bestimmte Speisen führen.*
*c) Die zwanghafte **Kognition** bei Essstörungen:" Ich darf auf keinen Fall zunehmen", kann sich bei Nahrungszufuhr negativ auf die Darmmotorik auswirken und z.B.Übelkeit auslösen.*

Beispiel: *Ein 32j.,kräftiger Mann hat wegen eines zunehmenden,nahrungsabhängigen Oberbauchbrennens (Dünndarmbrennens) seine Ernährung komplett reduziert auf zerdrückte, gekochte Kartoffeldiät, ohne jeden Zusatzstoff, und 30 kg in 6 Monaten abgenommen.Nach Konsultation etlicher Experten der Schulmedizin war er überzeugt, dass keiner ihm mehr helfen könne und befürchtete in Kürze sterben zu müssen. Zudem litt er an der fixen Idee, einen Darmpilz zu haben, der, wenn er ihn mit Kohlenhydraten füttere, sich so ausdehnen könne, dass es seinen Darm zerreisen könne.*
Zur Psychogenese: Er war Sohn einer aggressiven, sadistischen Mutter,die ihm auch mit dem Messer bedroht hat. Er befürchtete, sie wolle ihn auch mit Nahrung vergiften.In der Therapie hatte er folgende Phantasie zu seinem Darmbrennen: "Nachdem ich ihre Nahrung essen musste und sie auch nicht erbrechen durfte, musste ich mir die (`vergiftete´) Speise wohl im Darm verbrennen" (`im Sinne von entgiften´, Anmerkung des Verf.). Mit Hilfe einer stationären Psychotherapie und ausführlichen Psychoedukation begann er allmählich wieder zu essen und die Beschwerden verschwanden.

Sonderform Laktoseintoleranz (LI)

Die bekannteste und häufigste Form der NI ist die Laktoseintoleranz, die durch einen angeborenen Enzymmangel bedingt ist. Dabei kann die entsprechende Drüsenzelle wegen ihrer genetischen Schwäche das Ferment Lactase, das den Milchzucker (Lactose) spaltet, nicht ausreichend bilden. Bei der LI erhöht sich der Milchzuckergehalt im Dickdarm, mit der Folge einer sog. `Gährungsdyspepsie´. Die Dickdarmbakterien bauen den Zucker ab und produzieren Darmgas unter Entstehung von Schmerz und Durchfall. Ein solcher Enzymmangel ist aber nicht immer gleich ausgeprägt und er ist **Stress** abhängig. Man kann dann von der sog. funktionellen LI sprechen, wenn es unter Stresseinwirkung zu einer Aktivitätsminderung der Lactase kommt. Die LI kann heute relativ einfach mittels eines H2-Atemtests festgestellt werden. Die funktionelle **Laktoseintoleranz** ist als gut bekannte Stressfolge auch ein Modell dafür,dass andere Verdauungssekrete unter Stress vermindert produziert oder ausgeschüttet werden können, über die wir noch nichts wissen.

Sonderform Histaminintoleranz (HIT)

Die HIT ist eine wichtige Differentialdiagnose bei Magen/Darmbeschwerden oder chronischem Reizdarm. **Histamin** ist eine Substanz, die im Körper selbst erzeugt wird (s. o.). Sie gelangt aber in unterschiedlichem Maße auch mit der Nahrung in den Körper. Eine Überlastung des Körpers mit Histamin ist aufgrund seiner hohen biologischen Potenz schädlich und ruft mitunter massive körperliche Symptome hervor. Die Verträglichkeitsgrenze von Histamin liegt beim Gesunden ungefähr bei 10 mg. 100 mg Histamin führen bereits zu deutlichen Vergiftungserscheinungen. Ein Teil der Magen-Darmbeschwerden mag dadurch entstehen, dass die Histamin ausschüttenden Zellen durch Nervensignale, über die sog. Hirn-Mastzellenachse oder Botenstoffe zur **erhöhten Histamin-Ausschüttung** angeregt werden. Davon betroffen sind bis zu 3 Millionen Deutsche, d.h. sie reagieren auf die vermehrte Aufnahme von Histamin mit einer Fülle von Symptomen und wissen es oft nicht. 80% davon sind Frauen im mittleren Alter.

Führende Symptome sind: Durchfall, Blähungen und Übelkeit, daneben Atembeschwerden und Naselaufen. Histaminhaltige oder mit sog. Histaminliberatoren versehene Nahrungsmittel sind z. B. im Rotwein, Hartkäse, Schokolade und **eiweißreichen, tierischen Lebensmitteln** enthalten (v.a.in verdorbenem oder geräuchertem Fisch und Fischprodukten). Dort wird Histamin aus der Aminosäure Histidin gebildet. Histidin findet sich in Lebensmitteln, die während ihrer Verarbeitung, Reifung und Lagerung mikrobiellen und biochemischen Einflüssen unterliegen (z.B. Käse mit mehrwöchiger Reifezeit, Schinken, Sauerkraut und Rotwein).

Eine seltene Sonderform der HI ist die **Histaminabbaustörung**. Im menschlichen Körper ist das Enzym Diaminooxidase (DAO) für den Abbau von Histamin verantwortlich. Diese lässt sich noch schwer nachweisen, eine Nachweismöglichkeit im Stuhl ist aber im Jahr 2008 auf den Markt gekommen. Ansonsten ist das Führen eines Symptomtagebuchs mit genauer Protokollierung der Lebensmittel und des Verfallsdatums wichtig. Dann sollte man eine sog. Eliminationsdiät machen und alle verdächtigen Lebensmittel für ca. 4 Wochen weglassen. Liegt eine Histaminabbaustörung vor, sollten die Beschwerden deutlich nachlassen. Nach einer erfolgreichen Eliminationsdiät macht man zur Bestätigung einen Provokationstest in dem man absichtlich histaminhaltige Lebensmittel verzehrt. Selten kommt es zur gefährlichen **Histamintoxikation**, dann, wenn Histamin in höherer Konzentration in die Blutbahn eintritt. Dann treten weitere, sehr akute Beschwerden wie: Blutdruckabfall, Atemnot, **Hautreaktionen,** z.B. Juckreiz, Brennen und der Urtikaria (Nesselsucht), Übelkeit, Erbrechen, Kopfschmerzen und Dysmenorrhoe auf, bis hin zum Schockzustand.

Abschließend möchte ich davor warnen, chronische Magen-, Darmbeschwerden vorschnell auf psychischen Stress zu schieben. Differentialdiagnostisch sind andere Ursachen immer in Erwägung zu ziehen und mit großer Sorgfalt auszuschließen. Auch lassen sich durch diätetische Maßnahmen (Histaminarme Kost) und spezielle Medikamente (Antihistaminika) oft gute Effekte erzielen.

Dickdarm = Colon

„Vor etwas Schiss haben – An sich halten".

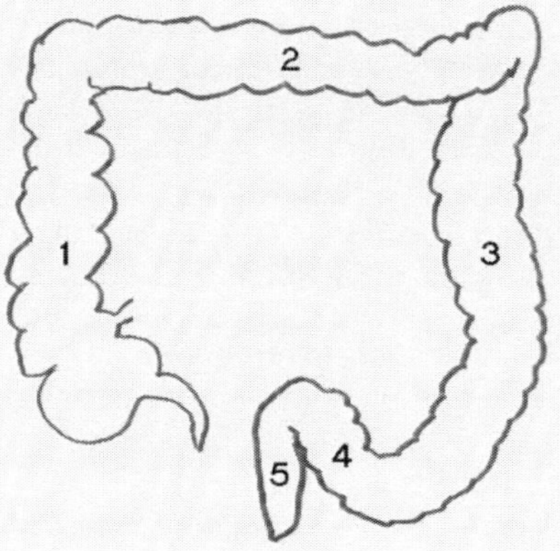

Grafik 54: *Dickdarm (gemeinfrei /Autor: Arcadian)*

Der **Dickdarm** ist 1,15 m lang, sein Aufbau ähnelt dem des Dünndarms, mit einer Muskelschicht und einer Schleimhautschicht, sein Durchmesser ist deutlich größer. Er gliedert sich in aufsteigendes Kolon (1, *Colon ascendens*), Querkolon (2. *Colon transversum*), absteigendes Kolon (3, *Colon descendens*), Sigma (4, *Colon sigmoideum*), der End- oder Mastdarm (5, *Rectum*) gehört nicht mehr zum Colon. Charakteristisch für den Dickdarm sind seine sog. Krypten mit ihren Becherzellen, die für die Schleimproduktion wichtig sind. Die Nahrungsaufnahme ist mit Eintritt des Darminhalts in den Dickdarm so gut wie abgeschlossen.

Die **Funktion** des Dickdarmes ist die Wasserrückresorption mit Eindickung der restlichen Nahrungsbestandteile. Der Dickdarm resorbiert täglich etwa 1,5 l Dünndarmflüssigkeit, mit der Steigerungsmöglichkeit um das 2-3 fache, v.a. Wasser und Elektrolyte, und erzeugt damit einen festen Stuhl. Weitere 100 ml, werden noch mit dem Stuhl ausgeschieden. Für das Eindicken des Nahrungsbreis vom Dünndarm benötigt er ca. 12 - 48 Std., mit einer sehr großen Schwankungsbreite. Der Dickdarm arbeitet im Vergleich zum Dünndarm sehr langsam, dadurch wird auch der Stuhl nur sehr gemächlich transportiert. Auch die Bewegungsabläufe im Dickdarm sind wesentlich andere als im Dünndarm, am Tag gibt es nur einige gemächliche Kontraktionswellen zur Beförderung des Stuhls (s.o.). Unser **Stuhlgang** ist normal, wenn wir ca. 200 g Stuhl pro Tag ausscheiden, dabei sind 75 -85 % Wasser, 12 -14 % Ballaststoffe, 3,5 % Fette, 1% Eiweiße und 0,5 % Zucker,daneben enthält der Stuhl große Mengen an Bakterien (s.o.) und Schleimhautzellen, deshalb gibt es auch Stuhlgang, wenn wir nichts essen (Hungerkot).

Stress wirkt sich am Dickdarm vielfältig aus und betrifft v.a. die Bewegungsabläufe und das Eindicken des Stuhls. Je nach Geschwindigkeit des Stuhltransports im Dickdarm, wird der Stuhl weicher oder fester. In Tab. 29 findet sich eine Liste über die funktionellen Dickdarmbeschwerden.

Symbolik: *Wenn ich vor etwas Schiss habe, ist eine ängstliche Anspannung gemeint, ob ich eine vor mir liegende Aufgabe bewältigen kann.*

Tab. 29: Einteilung der Funktionsstörungen des Dickdarms
• Mittel- und Unterbauchschmerzen (s. bei Dünndarm)
• **Gasbeschwerden, Blähungen** (R14, F45.32, K58)
• **Auffälligkeiten der Stuhlkonsistenz, Durchfall** (R19.5, K58)
• **Schafskotstuhl** (R19.5)
• **Verstopfung** (Obstipation) **und Stuhlverhalt** (K59.0, F45.32)
• Stuhlentfärbung (R19.5)

Gasbeschwerden, Darmgeräusche, Blähungen

Die Darmgase können drei Quellen zugeordnet werden:

*-dem **Verschlucken von Luft**,*

*-dem **Kohlendioxid** welches im Magen durch Neutralisation von Salzsäure entsteht*

*-dem bakteriellen Abbau von **nichtabsorbierbaren Kohlenhydraten**.*

Daneben tragen **kohlensäurehaltige Getränke** und bestimmte Nahrungsmittel, wie blähendes Gemüse (v.a. Erbsen, Bohnen, Blumenkohl, Brokkoli), Rosinen, Bananen, Äpfel, Pflaumen, Weizenkleie und Brot, v.a. Vollkornbrot, Kuchen und Gebäck zur Erhöhung des Gasvolumens bei. Mit jedem Schluckakt geraten 2-3ml Luft in den Magen, täglich bis zu 2,5l. Das normale Gasvolumen beträgt ca. 600 ml, seine Transitzeit bis zum After beträgt ca.35 min.

Das erhöhte Gasvolumen entsteht unter Stress und Angst, mit einem gesteigerten Speichelfluss, Mundtrockenheit und falschen Essgewohnheiten. Hinzu kommt hastiges und häufiges Schlucken. Bei Vorliegen eines Reizdarms kommt es zur **Motilitätsstörung** mit beschleunigter Dünndarmpassage, wodurch mehr unverdaute Kohlenhydrate in den Dickdarm gelangen und die Gasbildung bedingen.

Die Gasbeschwerden (= Meteorismus) werden geschildert als Blähungsgefühl, Völlegefühl, häufiges Luftaufstoßen, Flatulenz (s.u.), bis hin zu Herz- und Atembeschwerden und die Zunahme des Bauchumfangs. Rumorende, gurgelnde **Darmgeräusche** (sog. Borborygmen) entstehen, wenn ein Darmsegment gegen ein nachfolgendes, enger gestelltes Darmsegment Druck aufbaut und an der Engstelle Turbulenzen entstehen. Eine **Blähung** entsteht, wenn einzelne Darmabschnitte durch Darmgas aufgetrieben werden. Bei dünnem Bauchumfang kann dieser etwas zunehmen, des öfteren kommt es bei der Beschwerdeschilderung zu einer gewissen Wahrnehmungsverzerrung zwischen dem wahrgenommenen und objektiv messbaren Bauchumfang. Hinter der Beschwerde des aufgetriebenen Bauches kann sich auch eine Körperwahrnehmungsstörung verbergen.

Weiche, wässrige Stuhlkonsistenz, Durchfall

Physiologisch liegt bei der Beschwerde weicher Stuhl eine **beschleunigte Darmpassage** vor, so dass weniger Wasser (Wassergehalt>75%) rückresorbiert werden kann. Die Konsistenz (Festigkeit) des Stuhlgangs ist also ein Maß für die Verweildauer und den Flüssigkeitsgehalt des Stuhls, und damit indirekt auch für die Dickdarmaktivität (Motilität). Die Geschwindigkeit der Darmentleerung hängt mit der allgemeinen Darmaktivität zusammen und unterliegt der zentralnervösen, psychischen Steuerung. Es gibt 4 verschiedene Stuhlkonsistenzen: die feste-geformte, die breiige, die musige und die flüssig-wässrige Konsistenz. Mit dieser Einteilung sind Rückschlüsse auf das Ausmaß der bestehenden Funktionsstörung möglich. Bei der festen, **geformten Konsistenz** verweilt der Stuhl mindestens 16 Stunden im Lumen des Dickdarms, während bei der musigen und **breiigen Konsistenz** die Passagezeit etwa zwischen 4-16 Stunden beträgt, es gilt die Regel, je kürzer, desto flüssiger. Mit der geringeren Konsistenz steigt auch die Stuhlfrequenz beim weichen Stuhl auf ca. 3-4-mal/ tgl., da der Darm schneller arbeitet. **Durchfall** liegt vor, wenn es zu mehr als 3 Stuhlentleerungen mit flüssiger Stuhlkonsistenz und einer vermehrten Stuhlmenge kommt. Dabei passiert der vom Dünndarm kommende Darminhalt den Dickdarm sehr schnell, innerhalb von 10-240 min. Liegen diese Kriterien nicht vor, sollte man nicht von Durchfall, sondern exakter von weichem Stuhl sprechen.

Der **funktionelle Durchfall** ist ein häufiges Phänomen. Gelegentlich kommt es zum Abgang spritzender Stühle: `Sich vor Schiss in die Hose machen´, was auf einen erhöhten rektalen Druck hinweist. Deutlich wird dabei die Verbindung zur Angst. Viele Menschen bekommen z.B. bei Prüfungsstress Druck auf Blase und Darm. Im Rahmen des Reizdarmsyndroms kann dieser sog. **ultimative Stuhldrang** (s.u.) ein alltägliches Problem werden. Manche Menschen leben in dem ständigen Stress rechtzeitig eine Toilette erreichen zu können und verlassen daher manchmal kaum noch die Wohnung. Bestimmte Wasser bindende Nahrungsmittel oder Medikamente, wie Laktulose oder Quellmittel erhöhen den Wassergehalt des Stuhls und machen ihn weicher. Mit Abführmitteln aktiviert man die Dickdarmmotorik und die Darmschleimhaut Wasser auszuscheiden.

<u>Schafskotstuhl</u>

Physiologisch lässt sich der Schafskotstuhl als Sonderform der funktionellen Störung so erklären, dass die im Dickdarm transportierte bereits eingedickte wurstförmige Stuhlsäule durch heftigere Kontraktionen und Abschnürungen zergliedert wird (Parzellierung). In den Rundungen des Dickdarms (z.B. im linken Oberbauch, linke Flexur) werden die Teile gedreht und nehmen die Form von Murmeln an. Im Enddarmbereich werden diese Murmeln durch den Druck zusammengepresst und u.U. kompakt ausgeschieden. Schafskotstuhl ist keine Störung von Krankheitswert, sie lässt allerdings darauf schließen, dass die Funktion des Dickdarmes durch heftigere oder unkoordiniertere Kontraktionen irritiert ist, ähnlich einem stotternden Automotor.

Verstopfung (Obstipation) und Stuhlverhalt

Verstopfung liegt bei weniger als 3 Stuhlentleerungen/Wo. vor, oft verbunden mit Schwierigkeiten bei der Stuhlentleerung (harter Stuhl). Der Darm arbeitet dann zu langsam und die Passagezeit kann sich auf mehrere Tage verlängern (Grafik 47). Die Verstopfung kann erstaunlich lange anhalten, eine Patientin berichtete von 20 Tagen ausbleibendem Stuhlgang, obwohl sie aß. In einem solchen Fall erhöht sich das **Darmvolumen**. – Eine Sonderform der Obstipation ist der **Stuhlverhalt.** Dies hängt mit der Beckenbodenmechanik und dem Entleerungsvorgang (Defäkation) zusammen. Menschen können im Afterbereich, am Schließmuskel verspannt sein: `Reiss dich zusammen, Pobacken zusammenkneifen´ und sich nicht adäquat öffnen. Außerdem kann eine sensible Wahrnehmungsschwäche vorliegen und der Defäkationsreiz zu gering sein (s. Grafik 55/56).

Auffällige Stuhlfärbung

Die Stuhlfärbung hat meist wenig mit der Funktion des Dickdarms zu tun, sondern ist abhängig von der Funktion der Gallenwege und des oberen Dünndarm (s.o.). Eine eventuelle Entfärbung liegt an der verringerten Ausscheidung des Gallefarbstoffs. Zudem kann der Abbau von Fett gestört sein, so dass der Stuhl durch das Fett hell wird.

Die somatoforme autonome Funktionsstörung des unteren Gastrointestinaltrakts

(GIT, *auch nervöser Darm, Irritables Colon oder* ***Reizdarm*** – F45.32, K58)

Die somatoforme autonome Funktionsstörung (SAF) des unteren GIT`s lässt sich als Symptomenkomplex beschreiben, der typischerweise mit veränderten Stuhlgewohnheiten (Wechsel von harten, weichen und flüssigen Stühlen), Bauchschmerzen, Schleimbeimengung zum Stuhl und der Abwesenheit von fassbaren Organveränderungen einhergeht. Es handelt sich um, eine Erkrankung mit chronischem Verlauf. Die Symptome sind erheblich beeinflusst durch psychische Faktoren und lebensgeschichtliche Ereignisse. Es gibt zwei Typen von Reizdarmsyndrom, den Hypermotilitätstypus und den Hypomotilitätstypus (Verstopfungstyp).

Die genaue **Ursache** des Reizdarmsyndroms ist bisher nicht befriedigend geklärt. Die pathophysiologischen Mechanismen liegen in der Dysregulation des enterischen und zentralen Nervensystems begründet, sie sind oben beim Bauchschmerz beschrieben. Mittlerweile verdichten sich die Hinweise, dass Veränderungen der Darmmikrobiota (s.u.) daran beteiligt sind als Cofaktor. Auch sind die Zusammenhänge zwischen Ernährung und Beschwerdeintensität unsicher, entgegen der festen Überzeugung vieler Patienten. Patienten berichten, dass sie durch das Weglassen bestimmter Nahrungsmittel weniger Beschwerden haben. Von Koffein, Alkohol, evtl. Nikotin, aber auch von Hülsenfrüchten wird besonders häufig berichtet, dass sie die Symptome verstärken und gemieden werden. Die Symptomatik kann als Reaktion des Darmes auf die Verdauungs- und Transportarbeit verstanden werden, **in Verbindung mit seelischem Stress**. Daher ist es aber nicht sinnvoll die üblichen Darmreize zu vermeiden, da der Reizdarm u.U. immer empfindlicher wird und weniger Reize toleriert. Im Vordergrund muss die **Stressbewältigung** auch mittels Psychotherapie stehen. Besondere Vorsicht sollte bei Operationen am Darm walten, z.B. bei Hämorrhoidenoperationen. Hier ist auf eine gute Anästhesie und minimal invasives Operieren zu achten, da viele Patienten berichten, dass postoperativ der Schmerz im Operationsgebiet stärker wurde. Das Informieren des Patienten besitzt therapeutischen Wert. Nahezu alle Symptome die im Folgenden beschrieben werden, sind assoziiert mit dem Reizdarm oder seinen Folgen.

Validierende Symptome zur Diagnosesicherung (Rom II Kriterien): Die Symptome müssen mindestens 12 Wo. bestehen und sich zusätzlich 2 der 3 folgenden Kriterien finden:

- *Besserung nach Defäkation,*
- *Veränderung der Defäkationsfrequenz und*
- *Veränderung der Stuhlfrequenz.*

Hinweisend sind zudem die erhöhte Stuhlfrequenz (>3/Tag), Schafskotstuhl, der wieche, wässrige Stuhl und der Schleimabgang während mehr als 1/4 der Defäkationen. Die Stuhlpassage ist verknüpft mit starkem Pressen, Stuhldrang und dem Gefühl der inkompletten Defäkation, Blähungen häufiger als jeden 4 Tag.

Der Enddarm und Beckenboden

„Die Arschbacken zusammenkneifen – Die Hose voll haben – Nicht an sich halten oder hergeben können, und sich vor Angst in die Hose machen – Jemanden bescheißen".

Der **Enddarm** oder das **Rektum** (s.Grafik 54/55) ist ein muskuläres Hohlorgan mit reichhaltig ausgestattet mit sensiblen *Nervenfasern, Druckrezeptoren, Schleimhautauskleidung* und einem *hämorrhoidalem Schwellkörperorgan,* den sog. **Hämorrhoiden**. Diese bilden ein **Schwellkörperorgan** durch netzartig miteinander verbundene Gefäße um den Feinverschluss am After zu gewährleisten. Hämorrhoiden hat also jeder Mensch, wenn sie Probleme bereiten spricht man von Hämorrhoidenleiden (s.u.). Zunächst wird der Darmausgang von zwei hintereinander liegenden Schließmuskeln zusammengehalten, einem inneren, nicht dem Willen unterworfenen Muskel, und dem äußeren, der der willlentlichen Kontrolle untersteht. Das Anschwellen der Hämorrhoiden verhindert dann, dass Flüssigkeit und Winde unkontrolliert entweichen können.

Die **Funktion** des Enddarms ist es den Stuhl zu halten (Reservoirfunktion) und zu gegebener Zeit zu entleeren. **Stress** wirkt sich am Enddarm v.a. bei der Stuhlwahrnehmung und -entleerung aus, was mit der komplizierten Steuerung zu tun hat. Hierzu ist eine besonders dichte Nervenversorgung nötig. In Tab. 30 findet sich eine Liste über die funktionellen Enddarmbeschwerden.

Symbolik: *„Sich vor Angst in die Hose machen", hat viel mit Spannung und Ängstlichkeit zu tun. Woher die Redewendung jemanden bescheissen kommt, ist mir nicht bekannt. Möglicherweise spielte das Bescheissen in früheren Zeiten eine Rolle als Demütigung oder Strafe? Heute wird die Redewendung im Sinne von Betrügen gebraucht.*

Tab.30: Einteilung der Funktionsstörungen des Enddarms
• **Funktionelle Stuhlinkontinenz** (R15, F45.3)
• **Rektalgie/Proktalgie/Stuhlgangsschmerzen** (K62.8, K59.4)
• **Ultimativer Stuhldrang** (K59.9, R15)
• Beckenbodenmyalgie (s. Grafik 59) (M79.1,F45.8)
• **Flatulenz** (R14)
• **Hämorrhoidenleiden** (I84.9)
• Analfissuren (K60.2)
• **Unspezifische Entzündungen, Proktitis** (K51.2)

Exkurs: Die Enddarm- und Stuhlkontrolle

Der physiologische Vorgang der Stuhlentleerung ist ein hochkomplexer Prozess, der von der Funktion von verschiedenen Nerven, der Koordination fast aller Muskelgruppen und einer guten nervalen Steuerung und Feinabstimmung abhängt. Steigt die sich im Enddarm befindliche Menge über einen Grenzwert melden die in der Darmwand sitzenden Drucksensoren die Füllung an das Gehirn und lösen dadurch Stuhldrang aus. Dieser nimmt allmähich zu bis der Stuhldrang so mächtig wird, dass wir ihm nachgeben. Beim Entleerungsvorgang (Defäkation) muss oberhalb des Beckenbodens im Bauchraum und den höher gelegenen Darmabschnitten Druck aufgebaut werden, während sich die Muskulatur des Beckenbodens entspannen muss. Die Bauchpresse wird durch Festhalten der Atmung, Anspannen des Zwerchfell, Brustkorbs und Bauchraumes erzeugt. Dabei kommt es auf das Zusammenspiel verschiedener Muskeln und Nerven (s. Grafik 55/56) an. Dieser Vorgang ist besonders störungsanfällig (s.u.). Bei Frauen die öfters entbunden haben stören u.U. Senkungsbeschwerden und der Darmvorfall die komplexe und fein aufeinander abgestimmte Mechanik im kleinen Becken so, dass es zu all den unten aufgeführten Problemen kommen kann. Durch ein spezielles Feedbacktraining können einige Beschwerden gebessert werden.

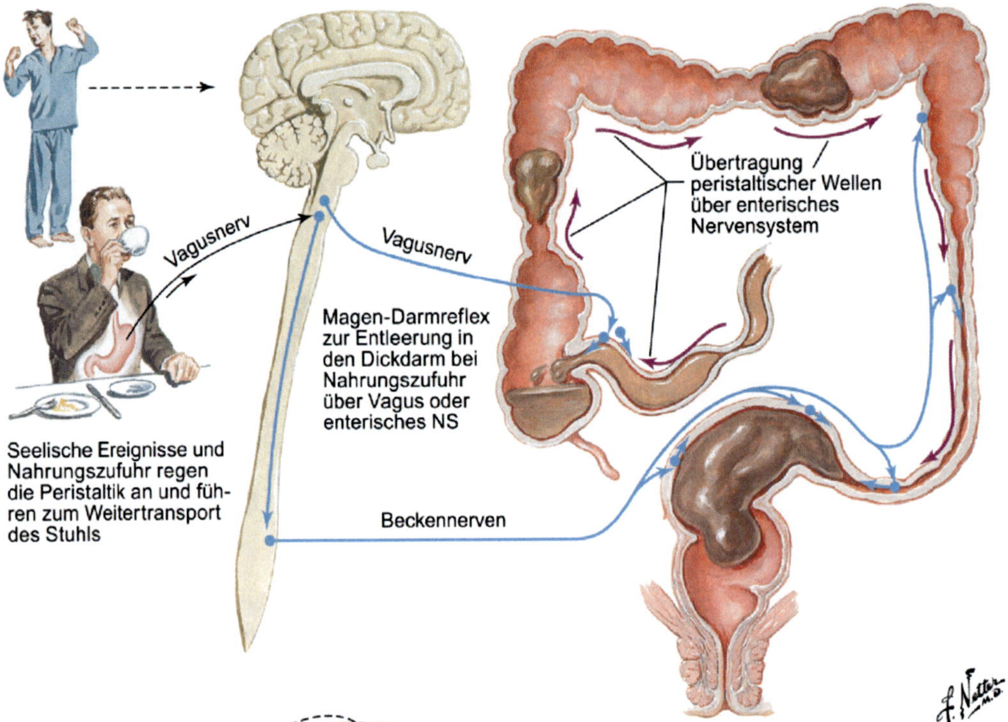
Vagusnerv
Vagusnerv
Übertragung peristaltischer Wellen über enterisches Nervensystem
Magen-Darmreflex zur Entleerung in den Dickdarm bei Nahrungszufuhr über Vagus oder enterisches NS
Seelische Ereignisse und Nahrungszufuhr regen die Peristaltik an und führen zum Weitertransport des Stuhls
Beckennerven

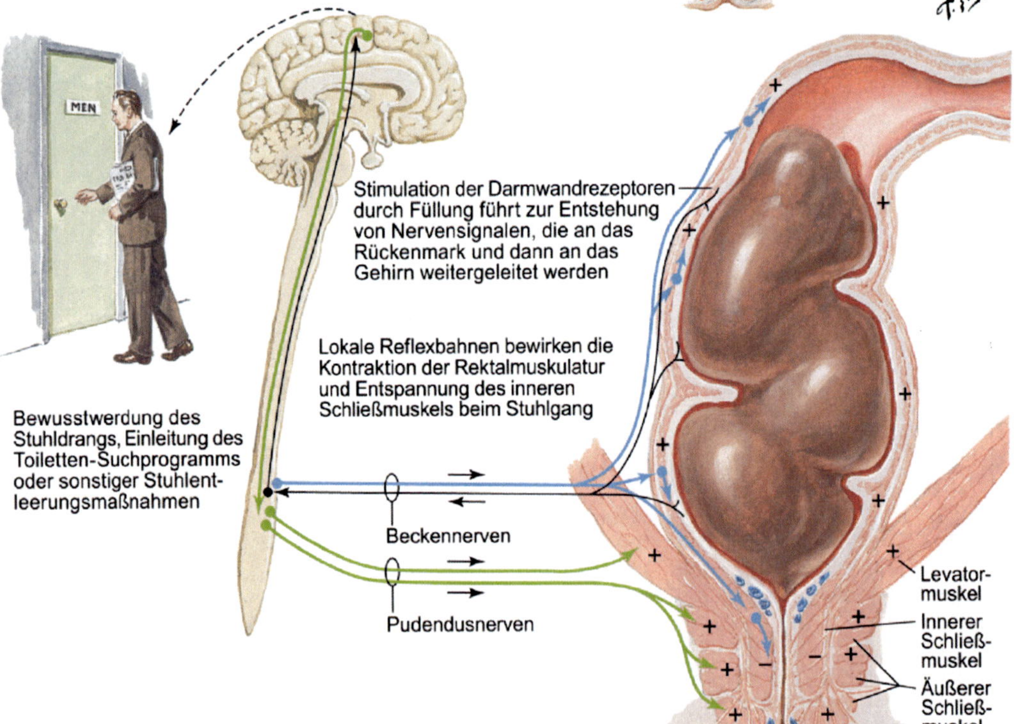
MEN
Stimulation der Darmwandrezeptoren durch Füllung führt zur Entstehung von Nervensignalen, die an das Rückenmark und dann an das Gehirn weitergeleitet werden
Lokale Reflexbahnen bewirken die Kontraktion der Rektalmuskulatur und Entspannung des inneren Schließmuskels beim Stuhlgang
Bewusstwerdung des Stuhldrangs, Einleitung des Toiletten-Suchprogramms oder sonstiger Stuhlentleerungsmaßnahmen
Beckennerven
Pudendusnerven
Levatormuskel
Innerer Schließmuskel
Äußerer Schließmuskel

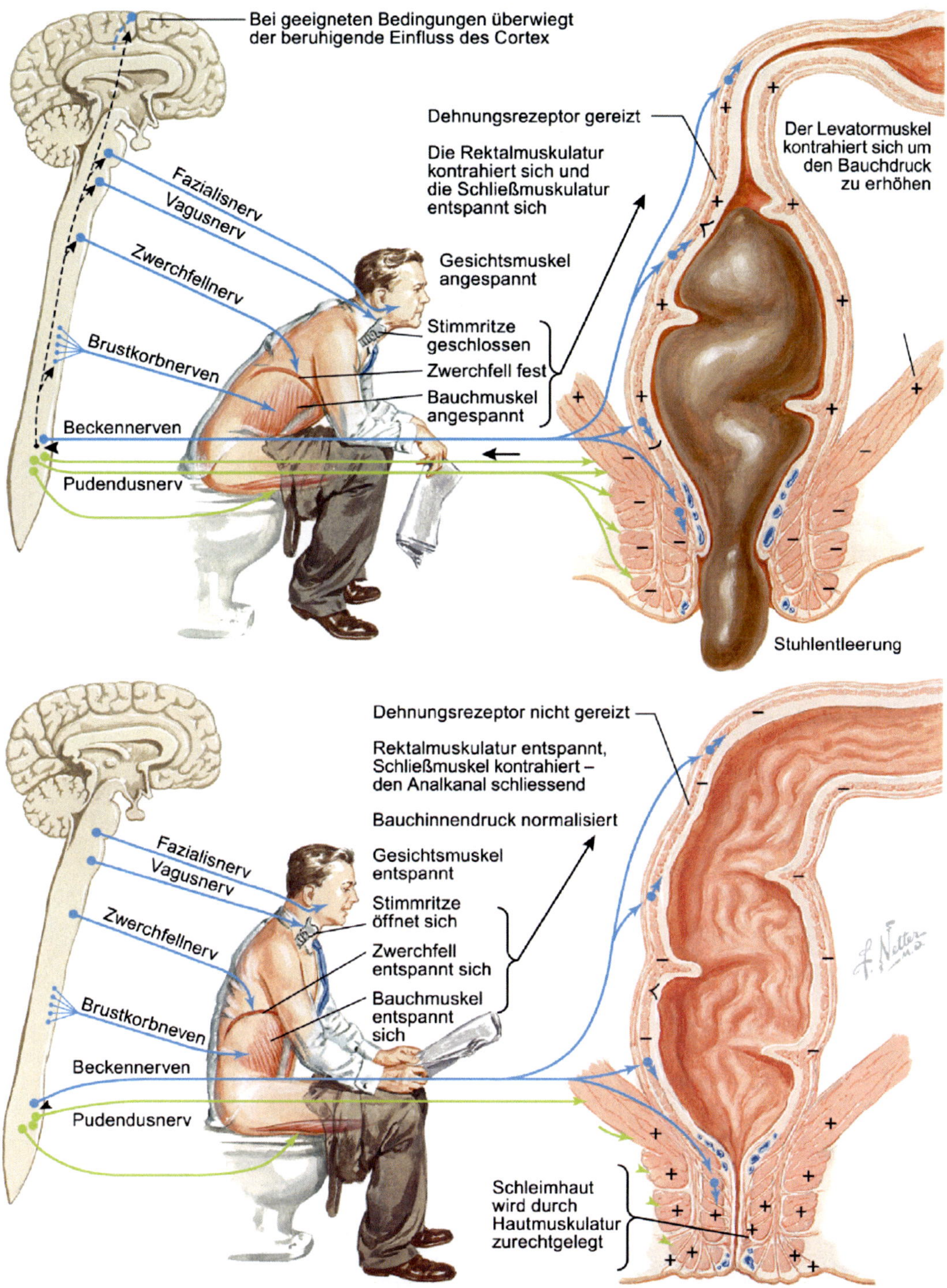

Grafik 55/56: *Nervöse Steuerung des Stuhlgangs (Das Netterbild darf mit freundlicher Genehmigung des Elesevier Verlages verwendet werden-Netter image reused with the permission of Elsevier Inc.)*

Funktionelle Stuhlinkontinenz

Die Stuhlkontrolle erfolgt über spezialisierte Muskelzonen, die dafür sorgen, dass die Entleerung kontrolliert erfolgt und kein Darminhalt ausfließen kann. Die Schließmuskeln können für diese Aufgabe zu angespannt und nicht durchgängig genug oder zu schlaff und nicht dicht genug sein. Die funktionelle Stuhlinkontinenz (SI) bedeutet, dass man den Stuhl in bestimmten Stresssituationen nicht halten kann. In Ruhe verfügt die Beckenbodenmuskulatur (s. Grafik 59) über einen ausreichenden Spannungszustand (Tonus), Wenn jedoch der normale muskuläre Verschlußtonus und die sensorische Wahrnehmung des Füllungszustandes im Bereich des Enddarms nachlässt und sich zusätzlich innerer Druck aufbaut, kommt es zum Entweichen von Darminhalt. Die SI kann auch Folge einer fehlerhaften Reizverarbeitung und oder Dysbalance bei der An- und Entspannung des Beckenbodens sein. In Stresssituationen (z. B. Prüfungen) kann es zu einem plötzlichen **Tonusverlust** kommen: Sich vor Angst in die Hose machen. Dies kann auch nachts durch Alpträume, besonders bei ängstlichen Patienten auftreten.

Rektalgie/Proktalgie/Defäkations-Stuhlgangsschmerz – Ultimativer Stuhldrang

Die Rektalgie imponiert als Schmerz (auch Druck- oder Fremdkörpergefühl), welcher vom Rektum ausgeht und meist nach vorne (ventral) ausstrahlt. Der Schmerz wird oft fälschlicherweise der Prostata zugeordnet. Typisch ist, dass dieser Schmerz entsteht, wenn das Rektum mit Stuhl gefüllt ist und die Dehnungsrezeptoren des Rektums aktiv werden. Ein überreiztes, übersensibles Nervensystem, häufig im Rahmen eines Reizdarmsyndroms bei innerem Anspannungszustand, produziert Hypersignale oder eine Filterschwäche (s.o.) und lässt die Signale der Dehnungsrezeptoren ungefiltert durch, was zum Schmerzempfinden und **ultimativen Stuhldrang** führt. Dabei wird ein enormer Stuhldrang berichtet mit explosiver Entladung. Es ist zu vermuten, dass sich dabei im Enddarm ein deutlich gegenüber der Norm erhöhter Druck aufbaut, der willentlich nicht unterdrückt werden kann. Die Menschen leiden enorm, wenn sie nicht rasch eine Toilette erreichen können und haben Angst in die Hose zu machen.

Flatulenz

Die Quellen der Flatulenz oder des Windabgangs wurden oben bei Gasbeschwerden beschrieben. Die Flatulenz ist ein normales Phänomen, die bei jedem Gesunden auftritt, bei Patienten mit funktionellen Bauchstörungen jedoch verstärkt. Die tägliche Flatusfrequenz ist individuell sehr verschieden und abhängig von der Ernährung. Normal ist eine Häufigkeit von 15-25 Flatus/Tag. Die tägliche Gasausscheidung variiert zwischen 0,5 – 2,0 l. Das Volumen eines Flatus beträgt etwa 40ml. Das Gasgemisch setzt sich zu 99% aus geruchlosen Gasen (N^2,Co^2,H^2,CH4,O^2) zusammen. Durch Anaerobier wird Methangas gebildet. Die unangenehme Geruchsqualität entsteht durch bakteriellen Abbau von Eiweißstoffen. Die Flatuskontrolle ist erschwert bei funktioneller Stuhlinkontinenz und Reizdarmsyndrom.

Hämorrhoidenleiden

Im Volksmund spricht man von Hämorrhoiden, genauer sollte man vom Hämorrhoidenleiden (HL) sprechen,da der Name die Gefäße bezeichnet, die am After mit ihrer Schwellung dafür sorgen, dass er dicht ist. Wenn sich die Hämorrhoiden erweitern und als Krampfadern vorwölben, kommt es leicht zu Entzündungsvorgängen, Knotenbildung und Hämorrhoidenblutungen. Ähnlich wie bei den Krampfadern am Bein kann das HL mit einer Anlage (z.B. Bindegewebsschwäche) zusammenhängen. Das HL hat aber auch eine funktionelle (psychosomatische) Komponente in einer Erhöhung der Druckverhältnisse im Enddarm. Bei Obstipation, einer zu rigiden Schließmuskelspannung, falschem Pressen und einer angespannten Beckenbodenmuskulatur werden die Hämorrhoidengefäße herausgedrückt. Der harte Stuhl schrammt dann an den vorgewölbten

Hämorrhoiden vorbei, diese können aufreißen und bluten. Durch Entspannungstechniken und richtiges Pressen, bzw. Vermeiden des Pressens, lässt sich das HL günstig beeinflussen und der weiteren Verschlechterung vorbeugen. Mein klinischer Eindruck ist, auch wenn ich das nicht mit Zahlen belegen kann, dass das HL bei Reizdarm und Obstipation erhöht ist.

Unspezifische Entzündungen, Proktitis

Bei gestörter Immunlage, schlechter Durchblutung und anderen noch unbekannten Faktoren, kann es ausgehend von kleinen Schleimhautverletzungen zu einer Entzündung im Enddarm (**Proktitis)** kommen. Diese Entzündung kann in tiefere Gewebeschichten vordringen und dann eine **Fistel** (Entzündungsgang) in benachbarte Organe (z.B. zur Scheide) oder zur Außenhaut bilden, über die sich dann der Stuhl entleert. Eine funktionelle Störung in Form einer zu rigiden Schließmuskelspannung, falschem Pressen und einer angespannten Beckenbodenmuskulatur, in Kombination mit einer Durchblutungsstörung und Immunschwäche kann hier den Boden bereiten.

Analfissuren

Analfissuren sind extrem schmerzhafte Schleimhauteinrisse am After. Die Ursache ist – wie beim Hämorrhoidenleiden – eine zu hohe muskuläre Spannung, bzw. das fehlende Entspannungsvermögen beim Stuhlgang, in Kombination mit hartem Stuhl, der mit viel Druck durch den After gepresst wird. Da in Folge jeder Stuhlgang mit massiver Schmerzangst verbunden ist und zu weiterer Anspannung führt, ist dann eine effektive Schmerzstillung unabdingbar, um den Teufelskreis von Schmerz und Anspannung zu durchbrechen.

Psychologische Aspekte der Darmkontrolle

Der psychologische Bereich betrifft das Festhalten, Dichtmachen, bzw. das Loslassen, Hergeben oder Loswerden wollen. Liegen hier Störungen vor, wirkt sich das nachteilig auf die komplexe, konzertierte Aktion der Enddarm- und Stuhlkontrolle aus. Bei Stress, trotziger Abwehr (v.a. im Kindesalter), zwanghaften Persönlichkeiten, Menschen mit Reizdarm, besonders bei Opfern von Misshandlung und sexueller Gewalt, entsteht eine zu **rigide Kontrolle** in diesem Bereich, ähnlich wie im Mundbereich (z.B. beim Zähneknirschen s. dort) mit den Folgen einer erhöhten inneren Abwehrspannung, **dysfunktionalen Stuhlkontrolle** und **Schmerz**. Menschen, die Verletzungen ihrer körperlichen Intimität durch sexuelle Übergriffe erlitten haben, tun sich besonders schwer, ihre Kontrolle im Bereich der Körperöffnungen zu lockern und zu entspannen und den Beckenboden loszulassen.

Allgemeine Faktoren bei der Entstehung funktioneller Magen-Darm-Störungen

Bei der Entstehung funktioneller Magen-Darmstörungen werden v.a. in der Laienpresse viele Faktoren diskutiert, die dabei eine Rolle spielen sollen, deren Wertigkeit aber fraglich und/oder noch nicht abschließend geklärt ist. Gesichert ist, dass unser **zivilisatorischer Lebensstil**, der **Bewegungsmangel** und **Stress** dabei die größte Rolle spielen. Der Faktor **Ernährung** und **Darmflora** spielt dabei meist nicht die Rolle, die ihr zugedacht wird. Die Funktionsstörungen des Magen-Darmtrakts sind assoziiert mit **Störungen** der **Darmphysiologie,** die wiederum im Kontext der Stressphysiologie steht (s.o.). Die Lebensbedingungen und Gewohnheiten haben sich im Vergleich zum Urmenschen so geändert, dass unser Organismus mit der Anpassung noch nicht nachgekommen ist. Von den vielen Faktoren die eine Funktionsstörung bedingen, möchte ich noch 3 Faktoren kommentieren und damit auf häufige Fragen eingehen.
<u>Bewegungsmangel:</u> Bewegung ist nicht nur für Muskeln, Herz-Kreislauf von Bedeutung (s.o.), sondern auch für die Verdauung. Fehlt sie, trägt das zur Entstehung funktioneller

Störungen bei. Durch die stetige hüpfende Auf- und Ab-Bewegung, wie z. B. beim Joggen, wird der Darm mechanisch bewegt und geschüttelt, was die Peristaltik anregt und den Speisebrei vorantreibt. Daher ist die regelmäßige Bewegung auch für eine gut funktionierende Verdauung und den Stuhlgang nötig.

Ernährungsfehler: Es ist heute weitgehender Konsens, dass **ungünstige Ernährungsgewohnheiten** und **Essstörungen** neben dem Lebensstil und dem Bewegungsmangel zu einem Teil der **funktionellen Verdauungsbeschwerden,** aber auch zu vielen sonstigen Erkrankungen beitragen. Das **Essverhalten** ist ein zentraler Bestandteil unseres Lebensstils und unterliegt sozialen und kulturellen Eigenheiten (s.u.). Unser alltägliches **Konsumverhalten** ist davon geprägt. **Häufige Fehler** sind die Einnahme einer chemisch hoch aufbereiteteten Nahrung mit einem Mangel an Ballaststoffen, frischem Obst und Gemüse. Daneben ist es das **unregelmäßige Essen,** der Zeitmangel, das Fast-Food und der Stress beim Essen. Nach *Kasper i*st es die den Bedarf **überschreitende Energiedichte**, der zu hohe Gehalt an raffinierten Kohlenhydraten, der sich in den industrialisierten Ländern ungünstig auf die Gesundheit auswirkt und zu Übergewicht führt. Die industriell gefertigte Nahrung führt in Kombination mit einer psychisch bedingten Bequemlichkeitshaltung und verminderter Frustrationstoleranz zum Verlust der kalorienbewussten, ausgewogenen Ernährung. Die am Absatz orientierte Industrie hat ein großes Interesse daran und unterstützt die schlechten Essgewohnheiten durch die Werbung mit Millionensummen.

Bakterielle Besiedlung (Fehlbesiedelung): In der Behandlung des **Reizdarms** wird, besonders in der Alternativmedizin, eine Störung Darmflora (Mikrobiota, s.o.) als ursächlicher Faktor zugrunde gelegt und eine sog. Darmsanierung propagiert. Mittlerweile gibt es wissenschaftliche Hinweise, dass die **Zusammensetzung der Mikrobiota** tatsächlich ein ursächlicher Faktor sein könnte. Der genaue Mechanismus ist noch unbekannt. Belegt ist, dass die bakterielle Substitution mit Lactobazillen und Bifidobakterien nach einer längeren antibiotischen Therapie, unter der die Darmflora leidet, sinnvoll ist.

Diagnostische Aspekte und Kriterien zur Differenzierung

Viele Patienten wünschen sich nicht nur den **Ausschluss** einer organischen Erkrankung sondern auch den **objektivierenden Nachweis** einer funktionalen Magen-Darm-Störung mittels diagnostischer Verfahren. Prinzipiell gibt es heute objektivierende Nachweisverfahren, z.B. manometrische Druckmessungen im Darm. Diese sind jedoch sehr aufwendig und teuer, so dass sie fast ausschließlich im Rahmen der Forschung an Universitäten durchgeführt werden. Mit Hilfe der **Biofeedback-Methode** kann man jedoch Patienten relativ einfach deutlich machen, wie sehr sie unter Stresseinflüssen körperlich reagieren. Für den erfahrenen Arzt und Therapeuten reicht eine gute Anamnese um eine funktionelle Magen-Darmstörung zu diagnostizieren. Dabei ist das Führen eines Ernährungs- und Schmerztagebuchs von großem Nutzen. Zudem gibt es allgemeine **Kriterien**, die bei der Abgrenzung funktioneller von organischer Störung hilfreich sind (s.u.). Einige hinweisende Kriterien zur Differenzierung von Störungen des Magen-Darmtrakts gebe ich hier wieder.

Kriterium der Stuhlbeschaffenheit Ein spezifisches Stuhlgangkriterium zur Feststellung von funktionellen Störungen gibt es nicht. Trotzdem kann der Stuhlgang wichtige Indizien für das Vorliegen einer funktionellen Störung geben, hierzu gehören:

- *die wechselnde Stuhlkonsistenz und –form*
- *der seltene oder zu häufige Stuhlgang*
- *die erhöhte Schmerzempfindlichkeit*
- *die Schleimbeimengung*
- *die beschleunigte Darmaktivität, mit weichem Stuhl (bei weichen Stühlen ist von einer beschleunigten Darmpassage auszugehen, d. h. dass der Darm zu viele oder starke nervö-*

se, unkoordinierte Nervenimpulse bekommt und vermehrt Wasser ausscheidet. Ist die Darmpassage sehr beschleunigt, auch im Dünndarm, wird u.U.auch mehr Fett, Eiweiß und Zucker ausgeschieden-Malabsorption-, was sich mit einer Stuhlanalyse auch quantifizieren liesse).

Kriterien zur Differenzierung von Ulkusleiden und Tumorleiden

Sichere Kriterien für die Erkennung eines Ulkusleiden fehlen.Bestimmte Indizien können aber wertvolle Hinweise liefern, z.B. wenn Sichere Kriterien für die Erkennung eines Tumorleidens fehlen. Bestimmte Indizien können aber wertvolle Hinweise liefern, z.B. wenn

- *der Schmerz direkt im Epigastrium (oberer Mittelbauch) lokalisiert ist*
- *der Schmerz sich durch Essen bessert*
- *der Schmerz sich durch Antazida (säurebindende Mittel) bessert*
- *ein Nacht- und Nüchternschmerzes bis hin zum Schmerzerwachen auftritt, es zu Schmerzpausen für einige Wochen im Wechsel mit wochenlangen Schmerzepisoden kommt.*

Sichere Kriterien für die Erkennung eines Tumorleidens fehlen. Bestimmte Indizien können aber wertvolle Hinweise liefern, z.B. wenn

- *Appetitlosigkeit besteht*
- *Widerwillen gegen Fleisch und andere Speisen vorliegt*
- *eine Gewichtsabnahme unerwartet und in erheblichem Maße auftritt*
- *ein Nachtschmerz vorliegt.*

Im **Anhang 1** finden sie Angaben zur **Therapie** der funktionellen Magen-Darmstörungen

Störungen von Urogenitalsystem und Sexualität

„Sich vor Angst in die Hose machen – Ein Schlappschwanz sein – Seinen Mann nicht stehen können"

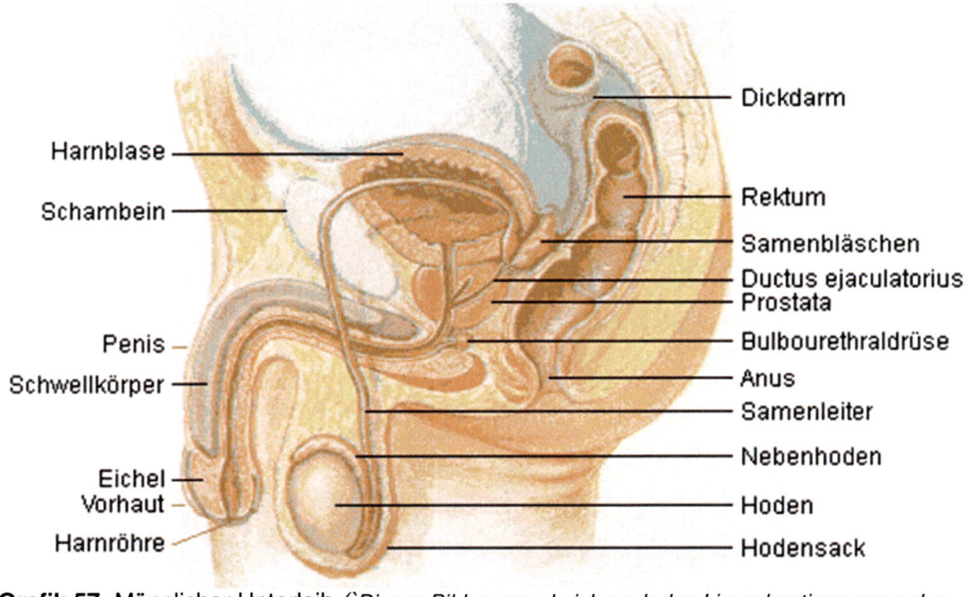

Grafik 57: Männlicher Unterleib (*`Dieses Bild verwende ich nach den Lizenzbestimmungen der GNU freien Dokumentation Version 1.2.´)*

Der `Unterleib´ ist für uns Menschen der Körperbereich, der am meisten mit Scham besetzt ist und eine besondere **Tabuzone** darstellt, d.h. die Beschäftigung damit findet unter dem weitestgehenden Ausschluss von Öffentlichkeit statt, zieht aber ebenso neugieriges (`spannerhaftes´, lüsternes) Interesse auf sich, wie moralisierende Abscheu. Daher ist es wenig verwunderlich, dass sich der **Unterleib** auch innerhalb der Medizin nicht gerade großer Aufmerksamkeit erfreut. Das Gespräch darum wird eher schamhaft vermieden, Symptome verheimlicht und Untersuchungen teilweise unsensibel und sprachlos durchgeführt. Leider wurde dieser Bereich bisher auch von der medizinischen Forschung und von Seiten der Psychosomatik vernachlässigt. Dabei besteht gerade hier oft ein hoher Leidensdruck bei den Patienten. Verschiedenste Fachärzte werden konsultiert und oft unnötige, schmerzhafte Untersuchungen durchgeführt, ohne dass ein integrierender, **biopsychosozialer Kontext** hergestellt wird. Gerade deshalb sollte die Psychosomatik die Aufmerksamkeit der ärztlichen Kollegen auf diesen Bereich, mit ihrer Vielfalt an psychosozialen Aspekten lenken. Z.B. werden sexuelle und körperliche Gewalt mit traumatischen Folgen im **Urogenitalsystem (UGT)** selten aktiv von den Ärzten nachgefragt, obwohl dies oft der Hintergrund für Störungen ist. Der Patient schweigt meist aus Scham heraus, so dass die Behandlungen oft an den eigentlichen Ursachen vorbei gehen. Der UGT-Bereich wird in der Medizin von den Fachdisziplinen Gynäkologe, Urologie, Innere Medizin und Dermatologie betreut. Mit seinen drei ineinandergreifenden **Funktionsaspekten** als:

- ***Produktionsorgan,*** (Wasserlassen und Stuhlgang),
- ***Reproduktionsorgan*** (Fortpflanzung)
- ***Lustorgan*** (Sexualität, Partnerschaft)

erfüllt der UGT-Bereich viele biopsychosoziale Grundbedürfnisse, was seine besondere Anfälligkeit für seelische und zwischenmenschliche Einflüsse verständlich macht. Hinzu kommen **schwierige Körpererfahrungen** (Traumatisierungen durch sexuelle Gewalt, sexuelle Überstimulation und der Mangel an zärtlicher, körperlicher Zuwendung in der Kindheit) die sich in diesem Bereich besonders negativ auswirken.

Thematisch fasse ich im Urogenitalbereich Störungen des **Beckenbodens**, dem **Harnblasen-/röhrenbereich, dem Scheiden-Gebärmutter, sowie Penis- und Hodenbereichs** zusammen. Der UGT-Bereich ist mit seinen verschiedenen Körperöffnungen, mit der Produktion verschiedener Körperflüssigkeiten und Stoffe (Urin, Stuhl, Blut, Sekret, Sperma) emotional sehr hoch besetzt, mit Gefühlen wie Lust, Schmerz, Angst, Ekel etc. und beschäftigt uns von klein auf mit einer speziellen Neugier.

Anatomische und physiologische Aspekte des männlichen Urogenitalsystems

Zum männlichen UGT-System gehören: *Penis, Hoden, Samenleiter, Samenbläschen,* ***Prostata,*** *Blase, Harnröhre.* Die **Funktion** der Prostata ist erstaunlich wenigen Männern bekannt, weshalb ich sie kurz erläutere. Die Prostata ist eine Drüse, die **Gleitschleim** und **Ernährungsflüssigkeit** für die Samenzellen produziert, ähnlich wie die Ohrspeicheldrüse den Speichel für den Mund produziert. Dieses Sekret wird beim Orgasmus (Ejakulation) als **Samenerguss**, **Sperma** oder **Ejakulat** freigesetzt und macht ca. 30% des Ejakulats aus. Die rhythmischen Kontraktionen der Prostata steigern das Lustempfinden beim Orgasmus. Das Sekret ist leicht sauer (pH-Wert ca. 6,4), dünnflüssig und trübe und gibt dem Sperma den charakteristischen Geruch. In 3-5 ml Sperma befinden sich 200-300 Mio.Spermien. Die Spermien werden im Hoden produziert und in der Samenblase zwischengelagert. Dazu stellt die Prostata weitere Substanzen bereit, die das Überleben der Spermien sichern und sie fit für die Befruchtung machen, z.B. fördert ein Eiweißstoff mit dem Namen Spermin die Beweglichkeit und die Befruchtungsfähigkeit der Samenzellen. Daneben sind in der Samenflüssigkeit Fruktose, Zitronensäure, Cholesterin und Zink, aber auch die Hormone Testosteron, Östrogen, Prolaktin, Prostaglandin und Wachstumsfaktoren vorhanden. Diese Hormone werden auch über die Scheidenschleimhaut in den Kreislauf der Frau aufgenommen, sie sollen sich positiv auf die Stimmungslage der Frau auswirken und auch einen gewissen Schutz vor Depression bewirken können.

Funktionsstörungen des männlichen Urogenitalsystems

Die Beschwerden gehen überwiegend von Prostata, Harnblase, Darm und Beckenbodenmuskulatur aus und sind in Tab. 31 zusammengestellt.

Tab.31: Einteilung der funktionellen männlichen Urogenitalstörungen
• **Prostatodynie oder benignes Prostatasyndrom** (F45.8)
• Reizblase (*Druckgefühl oder Brennen hinter dem Schambein, wird beim weiblichen Urogenitalsystem besprochen.*) (F45.34, N32.8)
• Harnverhalt und Harninkontinenz (*Problem den Harnstrahl zu starten, nicht loslassen, entspannen können, Konflikt zw." Zurückhaltenwollen und Hergebenmüssen", funktionelle Verkrampfung des Blasenschließmuskels, v.a. wenn man beobachtet wird oder dies vermutet, bzw. das Gegenteil, wenn man einen plötzlichen Tonusverlust erleidet und das Wasser nicht mehr halten kann, v.a. nachts.*) (R32, R33, F45.34)
• Brennen in der unteren Harnröhre (*nicht bakterielle Reizung der Harnröhre beim Wasserlassen oder unabhängig davon. Die Reizung der Blasen- und Harnröhrenschleimhaut erfolgt durch noch nicht näher definierte emotionale/psychische und/oder hormonelle Reize*)
• Schmerzen, Druckgefühl und Fremdkörpergefühl, vom Darmbereich ausgehend (*Der Druck ist meist nach vorne ausstrahlend und wird u.U. fälschlicherweise der Prostata zugeordnet, s.auch Eingeweideschmerz/ Darmbereich.*) (F45.32)
• Schmerzen, Druck-Spannungsgefühl von der Beckenbodenmuskulatur ausgehend (*Bei chronischen Anspannung im Beckenbodenbereich, z.B. unwillkürliches Zusammenkneifen der Pobacken.*) (M79.1)
• Rezidivierende Blasen- und Penisinfekte (*Schwäche des Immunsystems Pilz-, Herpes-, Condylominfekte am Penis treten seltener auf als bei der Frau, s.u.*) (D80.9)

Prostatodynie oder benignes Prostatasyndrom

Die Prostatodynie heißt Spannungsgefühl und Schmerz, der mit und ohne Druckausübung auf die Prostata auftritt. Die Bezeichnung Schmerz wird von den meisten Patienten aber relativiert. Viele Betroffene sagen, dass sich die Beschwerden nur schwer beschreiben lassen. Dieses Symptom ist häufig und wird oft fälschlich als chronische Prostatitis (als .itis= Entzündung) bezeichnet. Vermutlich ist dies die häufigste Fehldiagnose in der Urologie bei Männern. Dabei kommt es auch zur **schmerzhaften Ejakulation** (s.u.). Ursache ist ein erhöhter Spannungszustand im Bereich der Prostata, der sich zum Schmerz, bis hin zum Spasmus (Krampf) steigern kann, evtl. unter Einbeziehung von Samenblasen, Samenleiter, Blase und Blasenhals und Beckenboden. Die Symptomatik, geht wohl von einer Reizung oder Schwellung im Bereich der Prostata aus. Sie ist von einer engen Kapsel umschlossen. Diese spannt und schmerzt, wenn die Prostata unter Druck gesetzt wird. Eine solche Prostatareizung kann auch durch einen zentralnervösen Stresszustand (s.o.), der über das vegetative NS und/oder Botenstoffe vermittelt wird, entstehen. Differentialdiagnostisch muss an die Beckenbodenmyalgie (s.u.) gedacht werden, die schmerzhafte Verspannung der Muskulatur des Beckenbodens.

Männliche Sexualstörung

Tab.32: Einteilung der männlichen Sexualstörung
• **Erektionsstörung** (F52.2, F45.34)
• Ejakulations- und Orgasmusstörung (*vorzeitiger oder verzögerter, bzw. ausbleibender Samenerguß. V.a. bei jungen Männern mit hohem Erregungsdruck*). (F52.4, F52.3)
• Ejakulationsschmerz (*Schmerzen bei oder nach der Ejakulation, s.o. bei Prostatodynie*)

• Sex. Lustlosigkeit (*`Null Bock´) und sex. Abneigung durch Negativ-Erfahrungen oder Erwartungen, diese können auch unbewusst sein. Bei Depression und Erschöpfung ist es Ausdruck der Kraftlosigkeit und eines evtl. Transmitter-Hormonmangels).* (F52.2)
• Psychogene Unfruchtbarkeit (Infertilität). *Beim Mann liegt es meist an der verminderten* Spermienqualität *(der Spermien -Zahl, -Beweglichkeit und –Struktur). Sie ist vorwiegend hormonell bedingt, Details siehe auch unter Hypogonadismus (s.o.).* Die psychischen *Ursachen überwiegen bei der Infertilität.* (N46)
• Hypersexualität (s.u.) (F52.7, F65.9)

Erektionsstörung

Bei der Erektionsstörung (Impotenz im engeren Sinne) ist das Eindringen in die Vagina nicht mehr möglich. Es ist eine häufige Störung, 4-6 Mio. Bundesbürger sind davon betroffen. Die Ursachen sind vielfältig und häufig organischer Natur, sie ist sehr von der Durchblutung und dem Testosteronspiegel abhängig. Mit zunehmendem Alter lässt die Erektionsstärke nach. Seelische Einflüsse spielen eine große Rolle.

Funktionsstörungen des weiblichen Urogenitalsystems

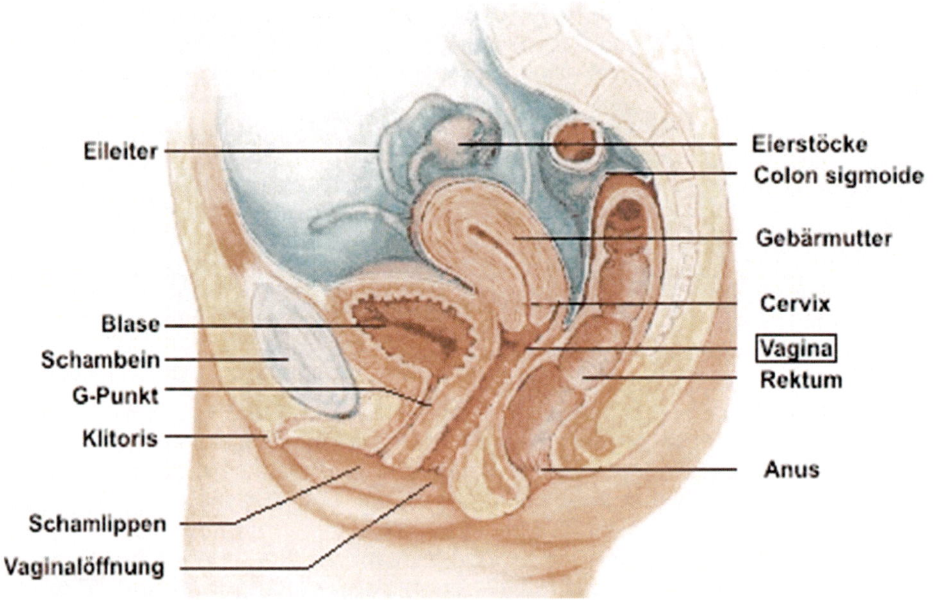

__Grafik 58:__ *Weiblicher Unterbauch (Dieses Bild verwende ich nach den Lizenzbestimmungen der GNU freien Dokumentation Version 1.2.´)*

Das weibliche Urogenitalsystem gliedert sich in: *Eierstock, Eileiter, Gebärmutter, Harnblase, Harnröhre, Scheide, Schamlippen, Klitoris.* Die Funktionen der einzelnen Organe werden unten beschrieben.

__Funktion und Physiologie der Harnblase__

Am häufigsten in diesem Bereich ist wohl das Wasserlassen betroffen, so dass in diesem Bereich gute Kenntnisse wichtig sind. Die Harnblase ist ein Speicherorgan und ermöglicht uns den Harn über Stunden zu halten. Bis zu 1,5 l kann sie fassen, bei ca. 350-400 ml Füllungsvolumen schlagen im Schnitt die Dehnungsrezeptoren an und schicken uns zum Wasserlassen. Unter Stress strebt der Körper aber nach schneller

Entleerung, um sich bei einer bevorstehenden Anstrengung später nicht mit einer vollen Blase herumschlagen zu müssen (z.B. Prüfungssituation). Chronischer Stress führt aber auch zur Entstehung einer Reizblase (s.u.), bei der die Blasenwand unter erhöhter Anspannung steht und sich dann weniger dehnen mag, weil dies für die Blase Arbeit bedeutet. Die Druckrezeptoren schlagen dann früher an und schicken den Betroffenen evtl. schon bei 200ml auf die Toilette. Manche Betroffene laufen alle 15 min. auf die Toilette, ein enormes Handicap. Daraus entsteht das Problem, dass die Blase bequem wird und sich nicht mehr füllen mag. Dem muss man mit einem Blasentraining entgegenarbeiten, in dem man die Häufigkeit der Harnentleerung schrittweise reduziert.

Tab.33: Einteilung der funktionellen weiblichen Urogenitalstörungen
• **Reizblase** (F45.34)
• **Harnbluten**
• **Harninkontinenz** (R32, F45.34)
• **Rezidivierende Blasen- und Scheiden-Infekte** (z.B. N39.0 oder N76.0)
• Amenorrhoe (s.o. Hormonstörungen)
• **Chronischer Fluor, Fluorgefühl** (N89.8)
Schmerzsyndrome
• **Dysmenorrhoe** (F45.8 oder N94.6, N91, N93.8)
• **Prämenstruelles Syndrom (PMS)** (F45.8)
• **Unterleibschmerzen – Pelvipathie** (F45.4)
• Vulvodynie, *Pruritus vulvae. Der Begriff bezieht sich auf die chronische Schmerzhaftigkeit mit Wahrnehmungen von Brennen, Stechen, Reissen, Jucken (Pruritus) oder Wundsein im Bereich der Schamlippen (Vulva) und des Scheideneingangs über den Zeitraum von 6 Monaten.*
• **Beckenbodenmyalgie** (F45.4 *u.U.mit Subcodierung von M70, KH des Weichteilgewebes*)

Reizblase

Bei der Reizblase treten mehrere Symptome auf. Berichtet wird ein manchmal unerträglicher Drang zu urinieren, wobei nur kleine Urinmengen ausgeschieden werden und die Angst in die Hose zu machen, die **Inkontinenzangst**. Manche verspüren den verstärkten Harndrang nur in spezifischen Situationen, dann wenn z.B. gerade keine Toilette erreichbar ist. Aus diesem Grund sind Omnibusreisen, Kino oder Theaterbesuche, also Situationen in denen auch Ängste die mit Enge oder Weite zu tun haben, Auslöser für Reizblasensymptome. Andere können die Uhr nach ihrer Blase stellen. Als Mechanismus wird eine Adrenalinausschüttung (adrenerge Übersteuerung, Kap. IV) mit Übererregbarkeit der Blasenmuskulatur und/oder einer Reizung der Blasenschleimhaut (nicht bakteriell!) angenommen.

Daneben kommt es zum **Brennen beim Wasserlassen**. Dies wird oft als Harnwegsinfekt fehl gedeutet, möglicherweise ist das die häufigste urologische Fehldiagnose bei Frauen. Der Entstehungsmechanismus des Brennens und Juckreizes ist unbekannt. Am ehesten spielen die Störungen der Signalwahrnehmung- und Leitungsprozesse im peripheren und zentralen Schmerzsystem eine Rolle (s.o.) eine Rolle oder auch überreagierende **Mastzellen** (s.S. 97). Unklar ist die Rolle des **Östrogenspiegels**. Östrogen wirkt an der Schleimhaut und verengt die Ausflussbahn.

Exkurs: Häufige, überflüssige Antibiotikaeinnahme

In vielen Fällen wird leider aufgrund des Brennens zu unkritisch ein Harnwegsinfekt angenommen und mit Antibiotika behandelt. Frauen die beides kennen berichten, dass sie das Brennen bei Harnwegsinfekt vom Brennen bei Reizblase unterscheiden können.

Wenn Antibiotika verschrieben und eingenommen werden, bemerken die meisten dadurch eine Besserung, die einige Zeit anhält. Dann kommt es wieder zum Brennen und die Antibio-

tika werden erneut unkritisch eingenommen, da es ja beim letzten Mal geholfen hat. Ich kenne Frauen die alle drei/vier Wochen Antibiotika für ihre Reizblase nehmen. Dabei fragt man sich warum Antibiotika hier helfen. Man muss annehmen, dass hierbei bereits die Erwartung, dass es hilft, der sog. Plazeboeffekt (s.u.), wirkt. Außerdem sind die Reizblasenbeschwerden sehr variabel und verschwinden, wenn der Stress nachlässt.

Harnbluten

Das Harnbluten kann in Folge harmloser Schleimhauteinrisse nach einem psychisch bedingten Blasenkrampf (Spasmen) auftreten. Diese Schleimhauteinrisse sind dem Nasenbluten vergleichbar, wenn man sich kräftig schnäuzt. Das spastische Harnbluten hört in aller Regel von alleine auf und ist harmlos. Nach 3-4 x Urinieren ist der Urin wieder klar. Daher sollte man nicht gleich in Panik geraten und zum Urologen laufen. Etliche Frauen berichten, dass sie nach einem Harnbluten rasch einer sehr schmerzhaften Blasenspiegelung unterzogen wurden und nichts gefunden wurde. Das Problem muss erst dann urologisch abgeklärt werden, wenn das Harnbluten ohne Spasmen auftritt und der Urin wiederholt blutig ist. Das Bluten tritt gehäuft bei sexuell traumatisierten Frauen auf, die dann u.U. durch die Spiegelung retraumatisiert werden.

Harninkontinenz

Die Harninkontinenz kann tagsüber unter Stress auftreten:` sich vor Angst in die Hose machen´. Das nächtliche Bettnässen (Enuresis) kommt v.a. bei Kindern und intensivem Träumen vor. Sie tritt im Alter und nach Geburten häufiger auf wegen dem Nachlassen der elastischen Fasern (Senkung) und der Muskulatur. Als Mechanismus wird eine gestörte Feinabstimmung zwischen dem Blasenschließmuskel und Blasenmuskel vermutet. Therapeutisch setzt man Medikamente ein, die den Sympathikus anregen und den Blasenhals schließen.

Chronischer Fluor (Ausfluss), **Fluorgefühl**

Mit Fluor vaginalis bezeichnet man den normalen bzw. vermehrten Sekret-Ausfluss aus der Scheide. Etwas Ausfluss ist normal. Bei deutlich vermehrtem Ausfluss muss man mechanische, chemische und infektiöse Reizungen bzw. Erkrankungen denken und u.U. gynäkologisch untersuchen. Allerdings gibt es auch den **vegetativ vasomotorisch** bedingten Ausfluss bei **Stress/Erregung**. Dabei werden der Blutgefäße durch Einwirkung von Nervenimpulsen auf die Muskulatur der Gefäßwand weit oder eng gestellt. Weitere vasomotorisch-vegetative Beschwerden sind Hitzewallungen, Schweißausbrüche, Frösteln und Migräne.

Rezidivierende Blasen- und Scheiden-Infekte

Bei der Frau kommt es aufgrund der Anatomie (kürzere Harnröhre) unter Stress häufiger als beim Mann zu Blaseninfekten und zu Scheideninfekten, v.a. mit Pilzen (feuchte Kammer). Neben Bakterien und Pilzen treten gehäuft Herpes und Infektionen mit Condylomen (gutartige Wucherungen) auf. Ursache ist meist ein geschwächtes Immunsystem durch anhaltenden Stress. Intensive sexuelle Aktivität, bzw. unzureichende Hygiene sind dabei ein Faktor mit eher geringer Bedeutung.

Dysmenorrhoe

Die Dysmennorhoe ist eine schmerzhafte und u.U. verstärkte Regelblutung. Jede Frau leidet zeitweise oder regelmäßig unter Menstruationsbeschwerden, v.a. junge Frauen sind betroffen. Bis zu 9% leiden so stark, dass sie zeitweise nicht arbeiten können. Der Blutverlust ist meist erhöht, vermehrt kommt es auch ca. 1-2 Wochen vorher, zum Auftreten eines prämenstruellen Syndroms. Die Beschwerden sind häufiger bei seelisch-emotioneller Belastung.

Tiefenpsychologisch liegt häufig eine negative Einstellung zum Frausein (**negative weibliche Identifikation)** vor. Diese lässt es der heranwachsenden Frau als nicht wünschenswert erscheinen eine richtige Frau zu werden, aus welchen Gründen auch immer. Durch **negative Mythen**: *Unreinheit der Frau, sie könnte die Nahrung verderben oder Menstruationsblut sei giftig*, wird die Ablehnung dieses Attributs von Weiblichkeit verstärkt.

Prämenstruelles Syndrom (PMS)

Der Zusammenhang zwischen Befinden, psychischen Störungen und dem Menstruationszyklus ist seit langem bekannt. Eine seelische/emotionale Belastung begünstigt oder verstärkt das PMS, ebenso wie eine negative Einstellung zum Frausein, wie bei der Dysmennorhoe. Heute ist das PMS als Erkrankung anerkannt. Beim PMS kommt es 4-14 Tage vor dem Beginn der Regelblutung zu vielen verschiedenen körperlichen und seelischen Störungen, regelhaft verbunden mit **ziehenden Schmerzen** im Unterleib, **Stimmungsschwankungen** und Wassereinlagerung. Weitere Symptome wie: **vermehrter Harndrang**, **Harnverhalt**, **Spannungsgefühl im Kreuzbeinbereich**, **Druckgefühl** oder **Brennen** hinter dem Schambein wurden oben beim männlichen Urogenitalsystem besprochen. Nach der Menopause verschwindet es meist. Etwa 30-50% der Frauen im gebärfähigen Alter leiden daran, v.a. Frauen über dreißig. Auch wenn die genauen Ursachen noch nicht geklärt sind, ist die hormonelle Umstellung als Hauptfaktor unbestritten, v.a. der Anstieg des Gelbkörperhormons (Progesteron) und der Abfall der Östrogenproduktion, zudem kann der Prolaktinanstieg mitwirken. Man muss sich vergegenwärtigen, dass die Geschlechtshomone nicht nur im Dienst von Sexualität und Schwangerschaft stehen, sondern immer auch Einfluss auf die Nervenzellen nehmen. Störungen der Schilddrüse, der Genuss von Koffein oder Nikotin, Schlafstörungen und der Bewegungsmangel tragen zur Auslösung oder Verstärkung eines prämenstruellen Syndroms bei.

Unterleibschmerzen – Pelvipathie

Unterleibschmerzen (incl. Vulvodynie s.o.), machen ca. 15-20 % aller ambulanten gynäkologischen Sprechstundenbesuche aus. In den USA leiden ca. 15% oder ca. 9,2 Millionen Frauen, insgesamt zwischen 18 und 55 Jahren, die Zahlen für Deutschland dürften ähnlich sein. 40% aller Laparoskopien werden wegen Unterleibschmerzen durchgeführt. Ein erheblicher Anteil dieser Schmerzen hat einen psychischen Kontext. Daher sind hier psychische Aspekte in Diagnostik und Therapie mit einzubeziehen. Durch diese Schmerzen wird die Sexualität vermieden und entsteht u.U. ein Paarproblem. - **Pelvipathie** (Beckenleiden) ist ein anderer, immer wieder benutzter, aber unscharfer Begriff für chronische Unterleibschmerzen, die über 6 Monate anhalten oder wiederholt auftreten und unabhängig vom Geschlechtsverkehr und Zyklus sind.

Beckenbodenmyalgie

Die Beckenbodenmyalgie ist ein von der Muskulatur des Beckenbodens ausgehendes Anspannungssyndrom, das durch Verspannung oder krampfhaftes Anspannen, ohne sexuelle Aktivität, muskuläre Schmerzen verursacht. Dabei ist der Muskeltonus im Bereich der Beckenbodenmuskulatur (Grafik 59) erhöht.

Die Frage ist, warum man sich gerade im Beckenbodenbereich so anspannt,als ob man unwillkürlich ständig die Pobacken zusammenkneift und unten dicht machen muss, wie oben beschrieben Eine gezielte Beckenbodengymnastik kann hier Abhilfe schaffen.

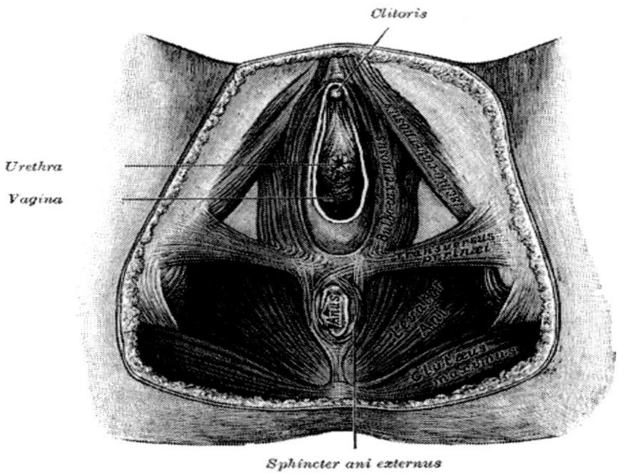

Grafik 59: Beckenbodenmuskulatur *(bartleby`s Anatomieatlas-gemeinfrei)*

Exkurs: Physiologie des Menstruationszyklus

*Über die 4 Phasen des weiblichen **Menstruationszyklus** Bescheid zu wissen ist wichtig, da abhängig von der Phase und dem Hormonstatus Stimmungsschwankungen und Körperbeschwerden auftreten können. In der **Proliferationsphase** wird die Gebärmutterschleimhaut aufgebaut, in der **Follikelphase** reift das Eibläschen (Follikel) heran,in der **Ovulationsphase** springt der Follikel auf und wird das Ei freigegeben (fruchtbaren Tage), in der **Lutealphase** lässt das Gelbkörperhormon (Progesteron) die Gebärmutterschleimhaut weiter wachsen. Dann kommt es zum Abfall der Hormone und die Monatsblutung tritt ein. Der normale Zyklus hat eine Dauer von 21-31 Tagen, die Menstruation dauert 4-6 Tage. Durch die Einnahme der Pille wird die Konzentration der Hormone FSH uns LH auf einem konstant niedrigen Niveau gehalten und dem Körper eine Schwangerschaft vorgegaukelt, der Eisprung wird dadurch verhindert und die monatliche Entzugsblutung ist meist deutlich schwächer. Die Monatsblutung kann durch eine längere Einnahme der Pille verschoben werden. Durch eine Dauereinnahme kann man heutzutage die Regelblutung aufheben, genauso wie dies bei Schwangerschaft und in der Stillzeit der Fall ist. Bei der Menstruation gehen ca. 30-40 ml Blut verloren (Werte zwischen 10 und 80 ml werden als normal angesehen). Durch das Enzym **Plasmin** wird das Gerinnen des Bluts verhindert, das in der Schleimhaut enthalten ist.*

Viele Frauen haben vor und während der Menstruation Beschwerden (Dysmenorrhoe, s.u.). Sie werden durch die beteiligten Hormone und die sich zusammenziehende Gebärmutter verursacht. Manche Frauen erleben die Zeit der Menstruation aber auch als positiv, einhergehend mit einem erhöhten Körperbewusstsein.

Weibliche Sexualstörung

Tab.34: Einteilung der weibliche Sexualstörung
• **sex. Lustlosigkeit, Alibidinie** (F52.0, F52.9)
• **Erregungsstörung** (F52.2)
• **Anorgasmie** (F52.3)
• sex. Abneigung, passiver Widerstand, *die Lust ist evtl. vorhanden, Sexualität wird aber aus inneren Gründen abgelehnt*
• Koitusphobie, *Widerwillen gegen Geschlechtsverkehr, Furcht zu versagen, Vermeidungsverhalten* (F52.1)
• Schmerzen beim Koitus (Dyspareunie), *Brennende, stechende Schmerzen im Genitalbereich beim Einführen des Penis oder während des Verkehrs.* (N94.1)
• **Vaginismus** (Scheidenkrampf). (F52.2/5)
• Nachorgast.Verstimmung,*Auftreten von Depressionen, Gereiztheit, innere Unruhe, Weinanfälle und Schlafstörung nach dem Geschlechtsverkehr*
• **Psychogene Unfruchtbarkeit** (Infertilität) (N97.9)

Die Sexualstörung kann Folge einer zugrundeliegenden körperlichen oder psychischen Erkrankung, wie Depression oder Angststörung sein und/oder die Folge einer Medikamentenwirkung.

Sexuelle Lustlosigkeit (Alibidinie)

Das sexuelle Verlangen wird nie o. selten gespürt (*auch Inappetenz oder Frigidität*). Es besteht eine Gleichgültigkeit gegenüber Sex und ist vermutlich die häufigste Sexualstörung. Frauen haben andere sexuelle Bedürfnisse als Männer, sie haben oft nicht auf das Lust, was \`Mann´ will. Frauen wünschen i. d. Regel mehr Zärtlichkeit in Bezug auf den ganzen Körper und nicht die ausschließliche Beachtung der primären Sexualorgane (Brust, Klitoris, Scheide). Sie wünschen in der Regel ein ausführlicheres Vorspiel, was nicht heißt, dass sie an einem Quicky zwischendurch keinen Gefallen haben können. Jede Frau ist anders und sollte ihrem Partner ihre speziellen Wünsche offenbaren. Daneben spielt die Beziehungsdimension eine wichtige Rolle, ein Aspekt der von manchen Männern erst gelernt werden muss.

Erregungsstörung

Die Erregung ist in Hinblick auf Dauer und Stärke nicht ausreichend für den GV. Die Scheide ist zu trocken. Die Erregungsfähigkeit der Frau ist stärker als beim Mann von situativen und emotionalen Einflüssen abhängig. Bei Angst vor Aggression und Gewalt, besonders bei bereits erlebter männlicher Gewalt gibt es individuelle Bestrebungen die Sexualität von ihren aggressiven Anteilen zu reinigen und sanft zu machen. Dies erstickt manchmal die Leidenschaft. Ohne Gespräch und Respekt vor der Grenzsetzung des Anderen lässt sich eine erfüllte Sexualität zwischen vertrauensvoller Hingabe und aggressiv getönter Leidenschaft schwer realisieren.

Anorgasmie

Bei der Anorgasmie kommt es selten oder nie zum Orgasmus. Hier gibt es Geschlechtsunterschiede, welches u.U. damit zu tun hat, dass die Jungen den ersten Samenerguss als lustvoll, die Mädchen aber den Eintritt der ersten Regel als nicht lustvoll erleben. Sie müssen erst mit der weiteren Entwicklung und Erfahrung erlernen, sexuelle Erregungshöhepunkte zu realisieren. Die volle Orgasmusfähigkeit wird oft erst nach mehrjähriger Erfahrung erreicht, auch durch Masturbation und das Gespräch mit Partnern und Freundinnen. Dafür können Frauen mehrere Orgasmen hintereinander bekommen, während Männer eine gewisse Erholungsphase benötigen. Die Orgasmusfähigkeit lässt sich durchaus aktiv entwickeln, hierzu gibt es gute Bücher und auch im Internet finden sich hilfreiche Ratschläge von Frauen. 30% der Frauen leiden unter Orgasmusstörungen, 5-10% erleben nie einen Orgasmus. Aber nicht für jede Frau muss das ein Problem sein.

Exkurs: Physiologie des Orgasmus

Den Orgasmus ist ein zentral-nervöser Vorgang, am ehesten kann man den sexuellen Höhepunkt als ein „neuronales Feuerwerk" betrachten. Die neuronale Aktivität während des Orgasmus hat ihren Ursprung im limbischen System, beteiligt sind vor allem bestimmte Regionen des Hypothalamus und die Amygdala. An der sexuellen Erregungssteigerung und der Auslösung des Orgasmus sind unterschiedliche Botenstoffe beteiligt, deren Zusammenspiel im einzelnen noch wenig erforscht ist. Dies sind die Neurotransmitter: Dopamin,Noradrenalin und Serotonin und verschiedene Hormone, besonders Androgene, endogene Opioide, aber auch andere Botenstoffe. Die ***sexuelle Erregung*** *verläuft in vier Phasen: Der Erregungsphase, Plateauphase, Entspannungs- und Rückbildungsphase.*

Vaginismus (Scheidenkrampf) ist die krampfhafte, meist schmerzhafte Kontraktion des Beckenbodens und des äußeren Drittels der Vaginalmuskulatur beim Geschlechtsverkehr. Die Penetration des Penis ist durch krampfartige Verengung des Scheideneingangs nicht oder nur unter Schmerzen möglich. Er soll bei bis zu 10% der Frauen auftreten und ist ein Reflexgeschehen. Die Ursachen sind unklar, man kann annahmen, dass sich eine Frau zwar vordergründig auf den Koitus einlässt, unbewußt ihn aber abwehren möchte. Ein früherer sexueller Missbrauch, der nicht immer erinnert wird, könnte den Scheidenkrampf auch auslösen.

Psychogene Unfruchtbarkeit (Infertilität)

60% der Unfruchtbarkeit beruht auf weiblichen Ursachen, 20% auf männlichen Ursachen und in 20% der Fälle liegen die Ursachen bei beiden. Ein großer Teil der Ursachen liegt im psychischen Bereich. Die Fruchtbarkeit ist abhängig von der hormonellen Steuerung auf drei Ebenen, der Ebene des Hypothalamus, der Hirnanhangdrüse (Hypophyse) und den Keimdrüsen (Gonaden). Durch Stress und diverse tiefenpsychologische Aspekte (s.u.), wird das feine Gleichgewicht der Hypothalamus-Hypophysen- und Keimdrüsenachse gestört und die Fruchtbarkeit beeinträchtigt.

Für die Frau stellt jede Schwangerschaft eine enorme seelische und körperliche Belastung dar. Das heißt sie muss innerlich bereit dafür sein und das Umfeld muss stimmen. Sonst besteht Gefahr für ihr eigenes Leben. Daher gibt es einen inneren Schutzmechanismus, der Frauen in seelischen oder körperlichen Notlagen (z.B. Unterernährung) davor bewahrt schwanger zu werden. Beim Nicht-Eintreten einer Schwangerschaft ist daher zu fragen, ob es der Frau wirklich gut geht, auch in der Paarbeziehung und ob es nicht doch unbewusste Faktoren gibt, die gegen eine Schwangerschaft sprechen, obwohl ein starker Kinderwunsch besteht. Die Natur ist manchmal klüger als unser Wille. Solche unbewussten Ursachen könnten z.B. durch Psychotherapie herausgefunden und evtl. behoben werden. (www.google.de, Stichwort Infertilität).

Exkurs: Grundlagen einer erfüllten Sexualität

Die Sexualität ist Teil eines biologischen Luxusprogramms, ein empfindliches Pflänzchen, welches sich erst lustvoll entfalten kann, wenn es der sexuell aktiven Person körperlich und seelisch gut geht. Die anderen Grundbedürfnisse (s.o.) müssen befriedigt sind und nicht reine Zweck- oder Machtinteressen im Vordergrund stehen, bei der ein Mensch für einen anderen funktionalisiert wird. Die Sexualität wird auch als Zweck- und Machtmittel eingesetzt. Für eine erfüllte Sexualität sind gute anatomische und physiologische Kenntnisse zu beiden Geschlechtern, sowie das Reden zwischen den Partnern über die eigenen Erfahrungen und Wünsche, unabdingbar. Die Sexualität ist abhängig vom ***Hormonspiegel****, am meisten vom* ***Testosteron****, weniger von den anderen Geschlechtshormonen. Daneben steuern die* ***Geschlechtsidentität****, die Geschlechtsrolle und* ***sexuelle Orientierung*** *(Objektwahl) das Sexualverhalten. Entsteht so etwas wie eine erfüllte Sexualität, schaltet der Organismus auf eine anhaltende physiologische Stimmung, die der Mensch als Glück oder Zufriedenheit wahrnimmt. Nach Friedmann ist Sexualität durch vier* ***Komponenten*** *determiniert: der* ***biologischen, psychologischen, kulturellen*** *und* ***soziologischen****. Wichtige* ***Kriterien*** *für eine erfüllte Sexualität sind, dass die:*

-Person einen breiten Spielraum hat sich zu entfalten und nicht vom Partner unterdrückt wird

-Person die Fähigkeit besitzt erotisches Verhalten in eine zärtliche Liebesbeziehung mit Gegenseitigkeit und Harmonie einzubinden

-Aggression innerhalb der Beziehung unter Kontrolle ist -nicht fehlend! -So kann es durchaus einen aggressiven Wunsch nach Penetration und Fusion geben.

Die ***geschlechtsspezifische Sozialisation*** *spielt dabei eine große Rolle. Männer lernen, dass Körperkontakt nur beim Sport und Sex akzeptabel ist. Väter scheinen sich unwohl zu fühlen, wenn sie die Söhne in den Arm nehmen sollen. Dies führt häufig zu Problemen in der heterosexuellen Beziehung. Körperkontakt, Zärtlichsein ist für Männer allzu oft verknüpft mit Sex. Frauen dagegen sind weniger fixiert auf ihre Genitalorgane und den Orgasmus. Für sie ist dieser mehr eingebettet in ein ganzheitliches Erleben und kann Sexualität auch ohne ihn befriedigend sein. Dies lässt sich biologisch damit begründen, dass Männer nur mit einem*

Orgasmus für Nachwuchs sorgen können, für Frauen ist das auch ohne möglich. Generell haben Frauen den Männern einiges in puncto Sinnlichkeit und Ganzheitlichkeit voraus. Es wäre ein gesundheitsförderndes Entwicklungsziel, dass sich Männer mehr in Richtung weiblicher Sinnlichkeit entwickeln. Die Wurzeln hierfür müssten aber bereits in früher Kindheit und im Umgang mit den Eltern gelernt werden.

Psychologische Aspekte der Urogenital-Sexualstörung

Im Bereich der Urogenital-Sexualstörung sind die tiefenpsychologischen Thematiken so umfangreich, dass es kaum möglich ist sie erschöpfend zu erörtern. Daher beschränke ich mich auf eine Übersicht von häufiger vorkommenden Thematiken, als Anregung. Es bleibt Ihnen überlassen selbst nach weiteren möglichen Hintergründen zu forschen und bei Bedarf mit ihrer/m Therapeuten/in zu besprechen. Vieles was hier an Thematik aufgeführt ist gilt für beide Geschlechter. Geschlechtsspezifische Aspekte sind in Kursivschrift ausgeführt.

Tab.35: Auswahl psychologischer Themen bei der Sexualstörung
• Störungen in der normalen sexuellen Entwicklung
• Ehrgeiz-, Abgrenzungs-, Autonomiestrebungen
• Ständige Ohnmachtsgefühle
• Aggressionshemmung
• Nähe-, Distanz Problematik
• Tabuisierender Umgang mit dem Thema Sexualität in der Familie
• Verbote (Tabus) durch religiöse Moralvorstellungen
• Bewertungen der Selbstbefriedigung
• Partnerschaftsproblematik (z.B. ein anklammernd, symbiotisches Beziehungsmuster und ein Machtkampf darum, wer zuerst auf seine Kosten kommt).
• Enttäuschungswut, bes. im Beziehungsbereich wird unterdrückt (Migräne)
• Übermäßiges Sicherheitsdenken, Angst vor Schwangerschaft, Verletzung, Infektion
• Sexueller Missbrauch
Spezifisch weibliche Themen
• *Hingabestörung (es strömen lassen) als Abwehr von Schwachsein, das sich vertrauensvoll überlassen können ist gehemmt*
• *konflikthaft fixierte Vaterbeziehungen, dominante Väter, beim Mann, idealisierte Väter*
• *abwertende Einstellungen gegenüber Männern*
Spezifisch männliche Themen
• *konflikthaft fixierte Mutter,-Vaterbeziehungen*
• *Suche nach Bestätigung und Anerkennung in Männerbeziehungen*
• *abwertende Einstellungen gegenüber Frauen.*

Störungen der sexuellen Identität und Entwicklung

Die sexuelle Entwicklung beginnt üblicherweise mit der sog. ödipalen Phase, ca. ab dem 5.Lebensjahr, und ist meist mit dem 30.ten (bis max. 40.ten) Lebensjahr abgeschlossen. Wer bis dahin keine Sexualität entwickelt und praktiziert hat, wird danach kaum mehr eine erfüllte Sexualität erleben. Ob man sich als Mann oder Frau fühlt, hängt nicht vom biologischen Geschlecht ab. Der Aufbau einer **Geschlechtsidentität** (F65.9) ist eine komplexe Entwicklungsaufgabe unserer Psyche. Vorrangige Aufgabe ist es, die normalen, triebhaften, genitalen Strömungen in zärtliche Liebe und Intimität zu integrieren, was bei schweren Störungen durch das soziale Umfeld nur unvollständig gelingt. Je mehr Belastungen die normale seelische Entwicklung zwischen Geburt und dem Erwachsensein erfährt, umso eher kommt es zu Störungen bei der Übernahme der biologischen Geschlechtsrolle und später dann zu sexuellen Störungen. Die Erkundung des eigenen und des anderen Geschlechts, z.B. im Rahmen von Doktorspielen, entspricht bei Kindern einer normalen kindlichen Neugier und trägt zur Übernahme der eigenen Geschlechtsrolle bei. Durch rigide Moralvorstellungen, Verbote und Tabuisierungen, wie durch sexuelle Reizüberflutung können Ängste und Blockaden gesetzt und die sexuelle Ausdifferenzierung behindert werden. Vernachlässigte und misshandelte Kinder können keine normale Entwicklung durchlaufen und zeigen oft in diesem Bereich Verhaltensauffälligkeiten, z.B. ein aggressives Verhalten bei `normalen´ Doktorspielen und können anderen Kindern Schaden zufügen.

Bei der sog. **Transsexualität** (F64.0) wird der eigene Körper und das Geschlecht mit der dazugehörigen sexuellen Orientierung abgelehnt. Man fühlt sich gegengeschlechtlich und wünscht sich das andere Geschlecht zu haben. Psychologisch vermutet man eine Störung der normalen Persönlichkeitsentwicklung, die man zumindest teilweise psychotherapeutisch beeinflussen kann. Daher sollte vor einer geplanten Geschlechtsumwandlung – einem gravierenden Eingriff in die seelische und körperliche Struktur – ein Psychotherapieversuch erfolgen. Eine Operation kann eine befriedigende Geschlechtsidentität und Sexualität herstellen aber auch in die Katastrophe führen. Eine Umwandlung ist sehr behutsam zu vollziehen und sollte psychologisch begleitet werden. Die Transsexualität ist möglicherweise überladen mit soziologischer Ideologie (Klischee): Frauen sind weich und warm, Männer sind hart und kalt.

Traumatisierung der sexuellen Entwicklung und Sexualität

Beim Thema Sexualtraumatisierung (T74.2) kommt es oft zu **Fehlannahmen**, die korrigiert werden sollten, weil sie den sachlichen Umgang mit der Sexualtraumatisierung erschweren. So können, entgegen einer landläufigen Meinung nicht nur Frauen sondern auch Männer sexuell traumatisiert werden, z.B. gibt es den sexuellen Missbrauch von Männern in männlichen Lebensgemeinschaften oder durch Pädophile im Umfeld einer sexuellen Unterdrückung (z.B.Zölibat). Weitere Fehlannahmen sind z.B.:

- Männer sind Täter und Frauen die Opfer. *-Frauen können zur Täterin und Jungen/ Männer zu Opfern werden.*
- Die Vergewaltigung ist nur bei Frauen möglich *-Bei Jungens/Männern erfolgt diese über den After. Frauen können an Jungs sexuellen Missbrauch verüben.*
- Opfer empfinden nie Lust. *-Durch sexuellen Missbrauch und Vergewaltigung kommt es bei 10% der Frauen zu einer physiologisch ablaufenden Körperreaktion bis hin zum Orgasmus, die sich willentlich nicht unterdrücken lässt. Das Auftreten der eigenen Erregung wird vom Opfer als besonders beschämend und schuldhaft erlebt und hat nichts mit Zustimmung oder Gefallen zu tun.*
- Alle stärker sexuell traumatisierten Menschen entwickeln später eine Sexualstörung.- *Viele Opfer entwickeln eine psychische Störung aber nicht unbedingt eine Sexualstörung.*

Aber nicht nur durch sexuelle Übergriffe, sondern auch durch ganz andere Ereignisse, kann die Sexualität traumatisiert und die Entwicklung eines normalen Sexualverhaltens beeinträchtigt werden. Oft werden diese, unten dargestellte Ereignisse, nicht unmittelbar in ihrer traumatisierenden Qualität erfasst.

Faktoren, die zur Traumatisierung der weiblichen Sexualität führen können

- *Die Vergewaltigung und der sexuelle Missbrauch (s.u.) sind die massivsten Formen eines sexuell-körperlichen Übergriffs und gehen regelhaft mit Traumatisierungen einher.*
- *Die sexuelle Belästigung, die das weibliche Geschlecht zu einem reinen Sexualobjekt degradiert, dessen `Mann´ sich ungefragt zur Lustbefriedigung bedient, die Würde der Frau missachtend, kann negative Spuren hinterlassen.*
- *Die Entwertung der Weiblichkeit durch wichtige Bezugspersonen (Du Schlampe, Du kriegst nie einen ab).*
- *Überstimulierung durch körperliche und visuelle Reize (intensive Waschungen, Eincremen durch die Pflegeperson, pornographische Bilder zu einem Zeitpunkt der sexuellen Unreife).*

Zur Traumatisierung der männlichen Sexualität

- *Man schätzt dass ca.5-10% der Männer traumatische sexuelle Vorerfahrungen, auch durch Frauen (Missbrauch), haben.*
- *Traumatisierend können Phimosebehandlungen und Beschneidungen sein. Jungs sollten auf keinen Fall bewusst mitbekommen, wenn an ihrem Penis rumgeschnitten wird, daher sollte die Beschneidung in Vollnarkose erfolgen.*
- *Traumatisierend kann auch die übertriebene Reinlichkeit der Mütter sein, die unnötigerweise die Vorhaut zur Kontrolle zurückziehen. Hier wurde früher von Kinderärzten Falsches gesagt*
- *Traumatisierend kann die Entwertung der Männlichkeit (Du Schlappschwanz, du wirst nie eine Frau befriedigen können!) sein.*

Traumatisierung der Sexualität durch emotionale Deprivation

Körperkontakt und Zärtlichkeit durch Pflegende ist für Kinder existentiell wichtig zur Beruhigung, der Entwicklung von Propriozeption (s.o.) und eines guten Körpergefühls. Der Mangel davon bedingt eine emotionale Deprivation mit gravierenden Folgen auch für die spätere Sexualität beider Geschlechter. Deprivierte Kinder beginnen sich dann selbst zu beruhigen durch das Erzeugen von Körperreizen und dem Versuch der Kontaktaufnahme mit der Umgebung, z.B. mit intensivem Daumenlutschen, Schaukelbewegungen, Kopfschlagen gegen das Bettgitter etc. Dabei kommt es mitunter zur Stimulation ihres Genitalbereichs. Wirkt dies beruhigend, kann später excessives Masturbieren entstehen. Dies hat zunächst nichts mit Sexualität zu tun,kann aber das Sexualverhalten ungünstig prägen und zu Sexualstörungen wie Hypersexualität, Promiskuität (häufig wechselnde Geschlechtspartner) und Perversion führen.

Exkurs: Juristische Aspekte des sexuellen Missbrauchs

Der sexuelle Mißbrauch wird als eine der schwerwiegendsten Straftatbestände in Deutschland angesehen, weil die körperliche Integrität der Kinder verletzt wird. Kinder haben für die sexuellen Angebote eines deutlich älteren Verführers kein Verständnis, weil sie noch kein biologisches Programm für Sexualität haben. Erst in der Pubertät werden durch die Geschlechtshormone die Voraussetzungen für eine psychosexuelle Reife und Empfindungen für die Sexualität geschaffen und können sexuelle Reize adäquat verarbeitet werden. Daher ist es für sie eine Art merkwürdige Erfahrung, wie etwas von einem fremden Stern, aber etwas was u.U. tiefe Spuren in der psychosexuellen Entwicklung, dem Gefühlsleben und der Körperwahrnehmung des Betroffenen hinterlässt. U.U kommt es zu der Erkrankung PTBS, Depression und Borderlinestörungen (s.o.) mit lebenslangen Folgen. Eine normale erfüllte Sexualität ist dann oftmals nicht mehr möglich. Man unterscheidet den sexuellen Missbrauch an Kindern (bis zum 14.Lj., durch Fremde oder von Angehörigen als Schutzbefohlener) oder an Jugendlichen (14-17).
Schwierig im ***juristischen Sinne*** *ist die Frage zu beantworten: Was überhaupt sexueller Missbrauch ist? Eine einheitliche Definition in einem juristisch verwertbaren Sinn gibt es bisher nicht! Vorläufig hat man sich auf 5 Kriterien geeinigt, -die zwar alle* ***problematisch*** *sind-aber eine gewisse Orientierung geben und ein Ausufern der Diskussion begrenzen sollen:*

- *Eine sexuelle Handlung muss vorliegen. Nur lässt sich eine sex. Handlung schwer definieren? Ist z.B. eine Filmvorführung, Berührung oder ein Mundkuss schon eine solche?*
- *Eine Abhängigkeitsbeziehung zw. Täter und Opfer muss vorliegen. Bei Geschwistern gilt als Kriterium ein Altersabstand von mehr als 5 Jahren. Doktorspiele gehören nicht dazu.*
- *Die Bedürfnisbefriedigung des Mächtigeren muss vorliegen. Gelegentlich kommt es bei Tätern zu der Schutzbehauptung, dass eine Impotenz vorläge. Diese kann nicht als Hinderungsgrund gelten.*
- *Der Druck der Geheimhaltung liegt vor, auch wenn diese nicht verbalisiert wird.*
- *Der Empathiemangel zum Kind liegt vor, auch wenn sich der Täter zunächst freundlich oder empathisch gibt.*

Wenn Sie sich als Opfer eines sexuellen Missbrauchs fühlen, sich dessen aber nicht sicher sind, holen sie sich geeignete Hilfe! Reden Sie mit Leuten, die etwas davon verstehen? Im nahen Umfeld wird einem oft nicht geglaubt oder einem eine Mitschuld gegeben. Fachliche Hilfe bekommen Sie bei folgenden Vereinen: Zartbitter, Grundwasser, Kinderschutzbund und Wild-

wasser. Bedenken Sie aber dass Männer nicht generell vorverurteilt werden sollten. (www.wildwasser.de oder zartbitter.de)

Pathologisches Sexualverhalten

Gehemmte Sexualität und Asexualität (F65.9). Die **Sexualität** kann aus verschiedenen psychodynamischen Gründen und negativen Erfahrungen gehemmt oder komplett unterdrückt sein. Erziehung, Missbrauch und rigide Moralvorstellungen können dabei eine Rolle spielen. Ca. 3% der Menschen sind **asexuell** ohne dass dies als krankhaft zu etikettieren wäre. Sie haben kein Interesse und finden keinen Gefallen am Sex. Es ist ein interessantes Phänomen, dass die Asexualität und das Desinteresse an der Sexualität in unserer Gesellschaft aktuell zunimmt.

Beispiel: *Eine Patientin (von jeher partnerlos) stand so auf Kriegsfuß mit ihrer biologischen Weiblichkeit und ihren Regelbeschwerden, dass sie seit dem 30. Lj. versuchte ihre gesunde Gebärmutter loszuwerden: "Schneiden Sie mir das Zeug endlich raus". Mit 34 fand sie schließlich einen Gynäkologen, der ihr die Gebärmutter wegen der Menstruationsbeschwerden entfernte. Kein Mensch ausser den Ärzten durfte sie je unterhalb des Bauchnabels berühren.Kam das ärztliche Anamnesegespräch auf ihren Unterleib, geschweige denn auf Sexualität, wies sie die Frage empört zurück oder schwieg. Auch bei Körperwahrnehmungsübungen, in denen sie gezielt den Unterleib spüren sollte wies sie mit den Worten ab:"Da spür ich eh nichts". Schließlich kam sie wegen einer Somatisierungsstörung (s.u.), Ängsten, Zwängen und rigiden Moralvorstellungen in Psychotherapie, ließ einen Therapiefokus, der sich mit ihrer Weiblichkeit und Sexualität befasste aber nicht zu. Der Hintergrund der Störung blieb unklar, da die Patientin nicht darüber reden konnte.*

Autoerotismus ist zunächst eine normale Angelegenheit und beginnt im Kindesalter meist mit den sog. Doktorspielen. Sie trägt zur Entwicklung einer späteren reifen, erfüllten Sexualität bei. Dem entgegen ist er gesellschaftlich verpönt und wurde lange Zeit geächtet. Vor 40-50 Jahren hieß es noch **Masturbation** macht blind-, führt zu Rückenmarkschwund, Verblödung oder Homosexualität. *Freud* selbst meinte vor 100 Jahren Masturbation führe zu Neurosen. Die Masturbation wurde damals innerhalb der Perversionen klassifiziert. Dies soll in Frankreich teilweise heute noch so sein. Nichts von alledem ist wissenschaftlich haltbar. Masturbation stärkt unsere Geschlechtsidentität und hält uns gesund. **Krankhaft** kann der Autoerotismus werden, wenn er in der Partnerschaft die gemeinsam erlebte Sexualität verdrängt, Suchtcharakter bekommt oder sehr häufig und zwanghaft betrieben wird.

Hypersexualität ist das gesteigerte Verlangen nach sexueller Betätigung. Von Sexsucht wird dann gesprochen, wenn das Sexualverhalten Suchtcharakter bekommt, also jemand `süchtig´ nach sexuellen Aktivitäten ist und ein Kontrollverlust besteht. Der Betroffene ist dann nicht mehr in der Lage, sein Verhalten so zu kontrollieren und zu steuern, wie er es sich eigentlich wünscht. Sexuellen Versuchungssituationen kann er nicht widerstehen, trotz negativer Auswirkungen für ihn. Die sexuelle Aktivität ist dabei von einer tieferen emotionalen Beziehung zum Partner losgelöst oder ihr wird heimlich nachgegangen. Neurobiologisch kommt es dabei zu Veränderungen und Fehlfunktionen des Belohnungssystems in speziellen Hirngebieten und Bahnen die zum Belohnungssystem des Gehirns gehören (z.B. im Mittelhirn oder im limbischen System). Der Neurotransmitter Dopamin spielt dabei eine besondere Rolle und führt zur Übererregbarkeit in diesen Teilen des Gehirns. Wie bei jeder Sucht tritt ein Gewöhnungseffekt ein und man braucht immer wieder neue und auch stärkere Reize. Neuerdings gibt es das Krankheitsbild **Internet-Sexsucht**. Dabei verknüpft sich die Internetsucht mit der Sexsucht.

Sexuelle Normabweichung -Perversion

Hier geht es zunächst um die schwer zu beantwortende Frage: Was ist in der Sexualität normal und was krankhaft? Es gibt viele Spielarten der Sexualität, egal ob Homo oder Hetero. Vielleicht heißt ja das, was wir heute Perversion oder Paraphilie nennen in 50 Jahren erotische Verirrung. Innerhalb der Perversion gibt es **sadistische, masochistische, fetischistische, voyeuristische** und **exhibitionistische Strebungen**. Man geht davon aus, dass alle diese Strebungen in uns angelegte, frühkindliche Teilaspekte oder Spielformen der Sexualität sind, die später vereinigt werden und zur reifen, erwachsenen Sexualität ausgeformt werden. Wenn diese Strebungen im Erwachsenalter erhalten bleiben, spricht man z.B. vom **Masochismus.** Die Möglichkeit zur Perversion steckt damit in jeder normalen Sexualität und ist nicht Folge einer seltenen Veranlagung. Perverse Strebungen können die `reife´ Sexualität auch bereichern und in sie integriert werden, wenn es nicht zu gesundheitlichen Schäden kommt, der Partner einverstanden ist und freiwillig mitmacht. Perversion kann aber auch krankhaft sein, als **klinisches Syndrom.** Sexualität und Liebe wird dann, z.B. im Rahmen einer Persönlichkeitsstörung, zum Ausleben aggressiven Strebungen benutzt und zerstört die Intimität. Dies schadet anderen Menschen und kann juristische Folgen nach sich ziehen. **Exhibitionistisch** veranlagte Menschen mögen deshalb Gefallen daran finden, sich gerade hier zur Schau zu stellen, während **gehemmte** Menschen ihren Unterleib am liebsten verdrängen, ausblenden, empfindungslos, taub machen oder loshaben wollen.

Störungen der Sexualpräferenz

Wir wissen immer noch nichts darüber, wann jemand homo- oder heterosexuell wird. Bisher traut man sich nicht die kindliche Sexualität zu untersuchen. Zunächst besteht biologisch Bisexualität, dann wird ein Geschlecht entweder ausgewählt oder unterdrückt. Dabei spielen psychologische und kulturelle Bedingungen (z.B. der Faktor patriarchalische Kultur) in den ersten Lebensjahren, sowie die Identifikation oder Gegenidentifikation (als Vorbild oder Gegenbild) mit den Eltern eine prägende Rolle.

Die **Homosexualität**, die Zuwendung zum gleichgeschlechtlichen Partner, wird heute als Variante normalen menschlichen Verhaltens aufgefasst. Die häufigste Orientierung ist die Heterosexualität, es gibt aber auch die Homo- und Bisexualität. Entgegen früherer Vorstellungen hat die Homosexualität nichts mit Perversion oder Krankheit zu tun. Es gibt drei Formen der Homosexualität die biologische und entwicklungsbedingte Ursachen haben. Bei der Neigungshomosexualität (ca. 4% der Männer) liegt eine konstant vorhandene und eindeutige Zuwendung zum gleichgeschlechtlichen reifen Partner vor, ein Psychotherapiebedarf besteht nicht. Bei der Hemmungshomosexualität besteht eine Angst vor heterosexuellem Kontakt. Bei der Entwicklungshomosexualität (häufigste Form, betrifft ca. 30% der Männer) ist vermutlich etwas in der sexuellen Entwicklung schief gelaufen und kann möglicherweise durch Psychotherapie beeinflusst werden, wenn ein entsprechender Leidensdruck besteht. Ein Leidensdruck besteht indirekt durch soziale Ablehnung. Die männliche Homosexualität wird gesellschaftlich stärker verurteilt als die weibliche (ca. 1-2%).

TEIL III: DIAGNOSTIK, KRANKHEITSBILDER, PSYCHOTHERAPIE, ARZT-PATIENTEN-BEZIEHUNG, GESELLSCHAFT und ERNÄHRUNG

In diesem Teil geht es um die Erläuterung **diagnostischer Aspekte**, um typische **Krankheitsbilder** in der Psychosomatik, um **Beziehungsfragen** und **dialogische Aspekte** zwischen Patienten, Arzt und Therapeut. Im Umgang mit den Patienten/ Klienten kommt es auf den Dialog auf Augenhöhe an. Der gelungene Dialog hat positive Auswirkungen auf den Genesungsprozess, der misslungene Dialog hemmt diesen. Der Arzt und Psychoanalytiker *Michael Balint* verglich die Wirksamkeit des Arztes mit einem Arzneimittel, das erwünschte und unerwünschte Wirkungen haben kann (Zitat, s.S. 276. und Placeboeffekt s.u.). Weitere Fragen zur **gesellschaftlichen Einflussnahme**, **Psychotherapie** und den sich eröffnenden Möglichkeiten durch die **neurobiologische Forschung** wird angeschlossen.

Diagnostik

Erläuterung des Begriffs funktionelle Störung (Funktion gegenüber Struktur)

Die funktionelle Störung beschreibt einen Sachverhalt, bei dem ein gesundes, intaktes Organ, seine **Organfunktion** (z.B.der Verdauung, der Muskelarbeit) nicht erwartungsgemäß ausübt. Die Organleistung ist vermindert oder gehemmt. Während die Begriffe *Somatisierung, Dissoziation* und *Konversion* (Kap.IV) die körperliche Reaktion bei seelischem Stress oder einen **innerseelischen Abwehrvorgang** (zur Abwehr unangenehmer Gedanken und Gefühle) bezeichnen, beschreibt der Begriff *funktionelle Störung* eine **Funktionsstörung** von Organen, die oft auf dem Boden dieser Vorgänge entsteht.

In der Schulmedizin wird allgemein der Störungsaspekt zu sehr auf die **Struktur** und zuwenig auf die **Funktion** bezogen, mit gravierenden Folgen. So beschäftigen sich die gängigen Lehrbücher systematisch und fast ausschließlich mit Störungen der Organstruktur und kaum mit Störungen der Organfunktion. Schätzungen gehen davon aus, dass bis zu 40% der Patienten nicht wegen einer strukturellen, sondern wegen einer funktionellen Störung, die Allgemein- oder Facharztpraxis aufsuchen. Die mangelnden Kenntnisse im Umgang mit diesen Störungen kosten unser Gesundheitssystem jährlich Milliardensummen für nutzlose Diagnostik und erfolglose Therapien. Die Erkennung, Erläuterung und Akzeptanz der funktionellen Störung ist nach wie vor eine große **Herausforderung** für die Medizin, eine Situation, die durch Schulungsmaßnahmen verbessert werden sollte. Im Unterschied zur Schulmedizin legt die **Psychosomatische Medizin** (Kap.I) ihr Augenmerk auf die funktionelle Störung. Ihr Anliegen ist es auch, den weit verbreiteten Frustrationen zwischen Arzt und Patienten, z.B. wenn der Arzt nichts findet und sagt: „Sie haben nichts“, vorzubeugen und typische Denkfehler zu korrigieren.

Die Denkfehler der Schulmedizin stecken in all unseren Köpfen. Wir verlassen uns viel zu selbstverständlich darauf, dass unsere Organe funktionieren und den Dienst erfüllen. Umso erstaunter sind wir, wenn es dann mal nicht funktioniert und wir beispielsweise Schwindel oder Durchfall bekommen. Nach einer durchzechten Nacht oder dem Marathonlauf nehmen wir den Kater, die Schwäche, den Schwindel oder die Erinnerungslücke ja gerade noch hin. Ungleich schwerer fällt uns das, wenn es dafür scheinbar keinen Anlass gibt. Die Auslöser sind aber meist sehr wohl vorhanden, nur sind sie uns unbewusst oder `**versteckt**´. Diese Störungen verschwinden wieder, wenn es gelingt, sich zu erholen oder einen unbewussten Konflikt zu lösen, von dem wir vielleicht nicht einmal wußten, dass wir ihn haben.

Als Ziel sollte die **funktionsbezogene Betrachtungsweise** von funktionellen Beschwerden angestrebt werden, um dann zu anderen Lösungsansätzen zu kommen. Mit dem Auftreten jeglicher **neuen körperlichen Beschwerde** stellt sich die Frage, ob es sich um eine funktionelle/somatoforme oder strukturelle Störung handelt. Die **Klärung dieser Frage** ist oft nicht einfach, aber von entscheidender Bedeutung, es ist die Schlüsselfrage schlechthin. Wegen dieser Bedeutung gehe ich hier auf einige häufige Fragen ein und nenne Kriterien zur Unterscheidung ein.

Kriterien zur Unterscheidung der strukturellen von der funktionellen Störung

Die **Form** und **Ausprägung** der **Symptomatik** sind keine geeigneten Kriterien um eine organische von einer funktionell bedingten Störung zu unterscheiden. Auch wenn in der Mehrzahl der Fälle von Schwindel, Kopfweh, Blasendruck, Übelkeit, Schmerz etc. funktioneller Natur sind, hilft der Grad der Ausprägung nur selten bei der Unterscheidung weiter. Es ist ein häufiger Denkfehler, dass funktionelle Beschwerden weniger unangenehm, wie die strukturellen sind. Beide können den gleichen Leidensdruck verursachen und gravierende Langzeitfolgen, wie Bluthochdruck, Speiseröhrenverengung (durch funktionellen Säurereflux) oder das Zerbrechen einer Bandscheibe (durch anhaltend zu hohe Muskelspannung) haben. Daher darf man funktionell bedingte Störungen nicht auf die leichte Schulter nehmen, eine Psychotherapie sollte erwogen werden. Zur Abgrenzung einer **organischen Störung von einer funktionellen Störung** sind folgende hinweisende Kriterien hilfreich:

<u>Hinweisende (aber nicht beweisende) Kriterien auf eine organische Störung:</u>

- *auffällige Laborwerte*
- *eindeutige Veränderungen der Körperstruktur, (z.B. Bauchwasserbildung, Leberzirrhose)*
- *die Schmerzqualität, der Schmerz ist im zeitlichen Verlauf allmählich zunehmend*

<u>Hinweisende (aber nicht beweisende) Kriterien auf eine funktionelle Störung:</u>

- *der zeitliche Verlauf (typisch ist die unwesentliche Beschwerdezunahme und der Wechsel von Lokalisation und Beschwerdeintensität; die Symptomatik kann über Wochen und Monate unverändert anhalten, s. Grafik).*
- *die Stressabhängigkeit der Beschwerden*
- *die Schmerzqualität (der Schmerz ist rezidivierend, von ziehender, krampfartiger Qualität und wechselnder Lokalisation), dies wurde bereits verschiedentlich erläutert.*
- *das Vorliegen mehrerer funktioneller Symptome aus verschiedenen Körperbereichen*

Zum Kriterium zeitlicher Verlauf

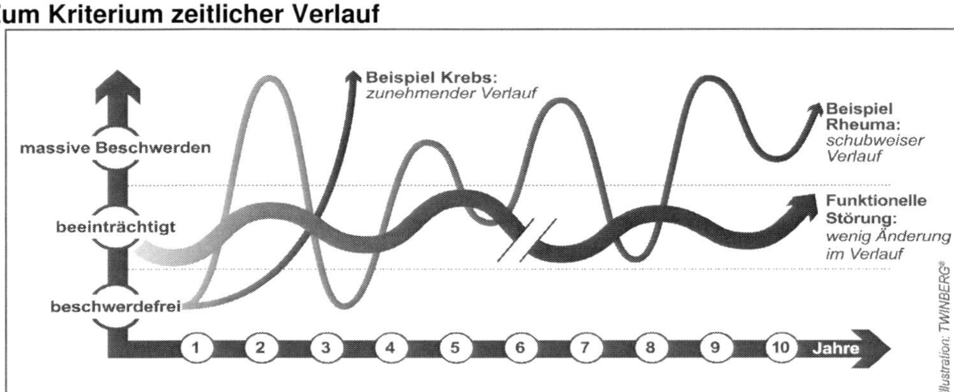

<u>Grafik 60:</u> *Zeitlicher Verlauf verschiedener Erkrankungen über Jahre. Bei struktureller Störung, wie bei Entzündung oder Tumor, nehmen die Beschwerden meist kontinuierlich zu.*

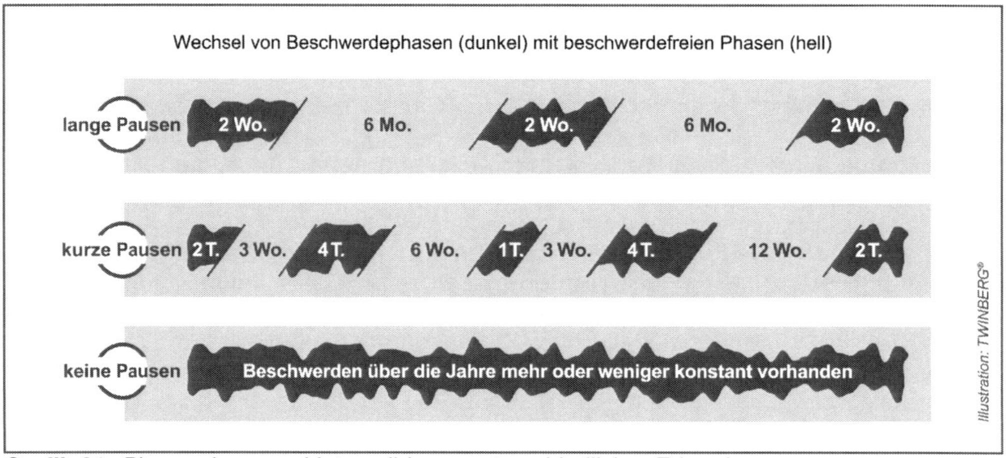

Grafik 61: *Phasendauer und Intervalldauer unterschiedlicher Erkrankungen:*
a. Typisch für lange Pausen: *Chronisch, rezidivierende Entzündung (z.B. Rheuma, Colitis)*
b. Typisch für kurze Pausen: *Ulkusleiden (bei a und b längere und kürzere Beschwerdephasen und beschwerdefreie Intervalle*
c. Typisch für fehlende Pausen: *funktionelle Störung (Beschwerden über Jahre konstant, Stressabhängigkeit)*

Zum Kriterium Stressabhängigkeit der Beschwerden

Die **Stressabhängigkeit** ist ein wichtiges Kriterium in der Beurteilung ob ein Symptom funktionell oder strukturell begründet ist und für die Ursachenüberzeugung des Patienten. Voraussetzung ist eine sorgfältig erhobene **biopsychosoziale Anamnese**, die den Lebensalltag und die Vergangenheit des Patienten ausleuchtet und auch nach körperlichen Befindlichkeiten fragt. Allerdings lässt sich ein spezifischer **Stressfaktor** trotz Erfahrung und sorgfältiger Anamnese des Patienten mit funktioneller Störung oft nicht finden. Dies kann am mangelnden Bewusstseinsgrad, dem verminderten Wahrnehmungsvermögen (Kap. III) und einem geringen Verbalisierungsvermögen des Patienten liegen. Voraussetzung ist daher auch die **Einschätzung** der **Fähigkeit zur Selbstwahrnehmung**, Selbstbeobachtung und Selbst-Reflektion. Fehlt diese, z.B. beim Vorliegen von Dissoziation und **Alexithymie** (Gefühlsblindheit, s.o) und wirken starke Mechanismen einer bewussten Wahrnehmung entgegen, läßt sich die Stressabhängigkeit kaum finden. In solchen Fällen kann eine Fremdanamnese hilfreich sein.

Zu Beginn einer funktionellen Störung, gelingt die Erfassung der Stressabhängigkeit besser, da die verhüllenden Vorgänge noch weniger aktiv sind und weniger medizinische Maßnahmen getroffen wurden. Schwierig ist es, wenn die **Chronifizierung** nach Jahren weit fortgeschritten ist. Die Beschwerden haben sich dann von der ursprünglich auslösenden Situation abgekoppelt und treten als neuronale Autobahn automatisiert, unabhängig von der ursprünglich auslösenden Situation, auf. Dennoch lässt sich durch die gemeinsame detektivische Suche, meist im Rahmen einer Psychotherapie und durch Schulungs- und Selbstbeobachtungsmaßnahmen ein großer Teil der Hintergründe aufdecken. Zur Ergänzung, keinesfalls als Ersatz können auch Fragebögen eingesetzt werden.

Fragen zur Unterscheidung zwischen struktureller oder funktioneller Störung

a. *Lässt sich eine Unterscheidung zwischen struktureller oder funktioneller Störung allein anhand der Symptomatik treffen?* Antwort: **Nein!**
Eine strukturelle Störung bedingt, abhängig vom Ausmaß und dem Fortschreiten der Erkrankung eine höhere Funktionseinbuße des betroffenen Organs oder benachbarter Or-

gane, als eine funktionelle Störung. Denken sie an ein Magenkarzinom welches im fortgeschrittenen Stadium langsam den Magenausgang zuwächst und dazu führt,dass man keine Nahrung mehr aufnehmen kann.

Kompliziert ist das Ganze dadurch, dass jede organische Erkrankung oft mit einer funktionellen Begleitstörung einhergeht, z.B. mit Übelkeit, da eine ernste Erkrankung auch Stress erzeugt, insbesondere wenn sie Schmerz einhergeht, und dass das vegetative Nervensystem erregt wird. Ein funktionelles vegetatives Symptom kann also auch im Anfangsstadium einer strukturellen Störung als erstes Symptom auftreten. Hier sind die sorgfältige Analyse und die Verlaufsbeobachtung das entscheidende Kriterium. Exakterweise sollte man von einer Funktionsstörung **bei** *Vorliegen einer strukturellen Störung, bzw.* **ohne** *Vorliegen einer strukturellen Störung* sprechen.

b. *Ist eine Funktionsstörung immer psychischer Natur und muss die Diagnose nach dem Ausschlussprinzip erhoben werden?* Antwort: **Nein!**

Für funktionelle Störungen gibt es **viele Ursachen**, die psychischer und nicht psychischer Natur sein können. Auch wenn die Mehrzahl der funktionellen Störungen, psychischer Natur sind, muss nicht immer ein unbewusster psychischer Prozess zu Grunde liegen, sondern kann die Störung auch in der Komplexität und dem mangelnden Kenntnisstand über die Mikroprozesse auf zellulärer und Transmitterebene begründet sein. Manchmal sind es auch in der Nahrung versteckte Substanzen, wie z.B. Salicylate bei einer Salicylatintoleranz, die eine funktionelle Störung bedingen. Hier helfen nur Wissen, die genaue Beobachtung und eine präzise Analyse. Es gilt der Grundsatz: Funktionelle Störungen sind häufig, strukturelle selten und ein Großteil der funktionellen Störungen ist psychischer Natur. Daher sollte auch immer an einen psychischen Hintergrund gedacht werden.

Als Ziel sollte angestrebt werden, die Diagnose funktionelle Störung durch eine gute Anamnese mit möglichst geringem technischem Aufwand, **positiv** zu stellen. Je mehr man über **Leben und Person** eines Menschen weiß, desto sicherer kann der Erfahrene eine Einschätzung vornehmen. Im medizinischen Alltag wird die Diagnose funktionelle Störung aber meist noch **negativ**, d.h. nach dem Ausschlussprinzip gestellt. Dieses Vorgehen nach dem Motto *`Erst wenn wir alle 50 organischen Erkrankungen ausgeschlossen habe´, dürfen wir eine funktionelle Störung annehmen´*, ist teuer und nicht mehr zeitgemäß.

Ein hilfreiches Kriterium für die positive Diagnosestellung der funktionellen Störung ist der lange **zeitliche Verlauf** ohne wesentliche Beschwerdezunahme und der **Wechsel** von **Lokalisation** und **Beschwerdeintensität**. Bei zunehmender struktureller Störung, wie bei Entzündung oder Tumorwachstum, nehmen die Beschwerden meist kontinuierlich zu (s.o.).

c. Lässt sich bei einer Funktionsstörung immer herausfinden, ob Stress oder psychodynamische Aspekte eine Rolle spielen? Antwort: **Nicht immer, aber in einem hohen Prozentsatz ja!**

Die meisten Menschen erwarten vom Arzt, dass er die Ursache erkennt. Dem geübten, psychosomatisch denkenden und geschulten Arzt, der sich Zeit nimmt, gelingt es in einem hohen Prozentsatz die Diagnose positiv zu stellen und eine psychodynamische Hypothese zu erstellen, aber eben nicht immer. Voraussetzung ist eine sorgfältige **biopsychosoziale Anamnese**, die den Lebensalltag und die Vergangenheit des Patienten beleuchtet und 30 Min. Zeitdauer nicht unterschreitet. Zu Beginn einer funktionellen Störung, gelingt die Diagnosestellung besser, da die verhüllenden Vorgänge noch weniger aktiv sind und weniger medizinische Maßnahmen getroffen wurden. Schwierig ist es, wenn die Chronifizierung nach Jahren weit fortgeschritten ist. Die Beschwerden haben sich dann von der ursprünglich auslösenden Situation abgekoppelt und als neuronale Autobahn automatisiert und treten unabhängig von der ursprünglich auslösenden Situation auf. Dennoch lässt sich durch die gemeinsame detektivische Suche, meist im Rahmen einer Psychotherapie und durch Schulungs- und Selbstbeobachtungsmaßnahmen ein großer Teil der Hintergründe aufdecken.

Durch moderne Untersuchungsverfahren, z.B. funktionelles Kernspin, Biofeedbackmethoden, Stressprovokation, Darmmanometrie etc., ließe sich heute eine Funktionsstörung auch medizintechnisch objektivieren. Der technische Aufwand hierfür ist aber so groß, und nur an wenigen spezialisierten Zentren möglich, dass diese Form der Diagnostik in der med. Praxis keine Rolle spielt.

Wenn sich Ärzte die geklagten Beschwerden nicht erklären können, hat dies nichts mit **Simulation** zu tun! Spätestens, wenn der Verdacht auf Simulation oder Aggravation auftaucht, sollte nach psychosozialen Hintergründen geforscht werden und ein psychosomatisch versierter Arzt konsultiert werden. Gezielte Vortäuschung als Verhaltensmuster ist selten und tritt meist zielgerichtet bei gutachterlichen Fragestellungen auf.

Wichtige Diagnosen und Krankheitsbilder in der Psychosomatik

In diesem Kapitel erläutere ich eine Auswahl von **14 wichtigen Störungen** die in der Psychosomatik (teilweise auch in der Psychiatrie) behandelt werden und die im üblichen internationalen Klassifikationssystem **ICD 10** i.d.R. unter dem F-Kapitel kodiert sind. Bei der Zuordnung zu einer Diagnose gibt es gewisse Kriterien, die ausreichend erfüllt sein müssen. Kompliziert wird die Zuordnung durch viele Überschneidungen mit verwandten Diagnosen, die sog. **Komorbidität**. So nimmt die Angststörung, depressive Störung und die Schmerzstörung eine Sonderrolle ein, nicht nur weil sie die häufigsten psychischen Diagnosen sind, sondern weil sie ubiquitär begleitend bei fast allen körperlichen und seelischen Leiden auftreten können, ohne eine spezifische Qualität zu haben. Man behilft sich damit, dass man mehrere Diagnosen stellt, obwohl es sich nur um eine Grundstörung handelt. Erläutert werden die in der Tabelle aufgelisteten Diagnosen:

Tab.36: Übersicht über wichtige Diagnosen und Krankheitsbilder in der Psychosomatik
1. Angststörung, Agoraphobie (F40), Panikstörung (F41)
2. Depressive Störung (F32, F33)
3. Somatoforme Störung, auch somatoforme Schmerzstörung (F45.4)
4. Zwangsstörung (F 42)
5. Anpassungsstörung (APS), (F43.2)
6. Posttraumatische Belastungsstörung, (F43.1), komplexe PTBS (F43.8)
7. Dissoziative Störung (F44)
8. Emotional instabile (Borderline) Persönlichkeitsstörung (F60.3)
9. Narzisstische Persönlichkeitsstörung (F60.8)
10. Hypochondrische Störung (F45.2) -Das Problem der Fehldeutung und Überbewertung
11. Essstörung und Gedeihstörung (F50)
12. Hyperaktivität, Hochsensibilität, ADHS des Erwachsenen (F 90)
13. Erschöpfungssyndrome, Burn-out (Z 73)
14. Umweltbezogene Beschwerden (F48.8)

Allgemeines zu Angst, Panik und Depression

Angst, Depression, Schmerz sind zunächst häufige und unspezifische Reaktionen unserer Psyche auf Druck, Stress oder Belastungen. Nahezu jeder hat es in der ein oder anderen Form schon erlebt. Hinter diesen Allerweltsdiagnosen verbergen sich die unterschiedlichsten seelischen und körperlichen Leiden. In der diagnostischen Praxis ist es oft schwer, sich auf einen charakterisierenden Fokus jenseits dieser Symptomenkomplexe (Syndrome) festzulegen. Das zentrale Anliegen dieses Buches ist es, eine Handreichung für das Erkennen der eigentlichen Ursachen, Belastungen und psychodynamischen Thematiken zu geben. Wenn diese Symptomatik anhaltend ist und dazu führt, dass medizinische oder psychotherapeutische Hilfe beansprucht wird, wird dies als **psychische Störung** diagnostiziert und kategorisiert. In der BRD gibt es bis zu 8 Mio.(10%) Betroffene, die mit einer solchen Diagnose herumlaufen.

1. Angststörung (Agoraphobie) **und Panikstörung**

Eine Angststörung (AS) und Panikstörung wird diagnostiziert, wenn die Betroffenen unter plötzlichen Angstanfällen/Panikattacken leiden, ohne dass objektiv gesehen eine reale Gefahr besteht. Die Ausformung der AS kann sehr unterschiedlich sein, z.B. die soziale Phobie, die generalisierte Angststörung oder die Panikstörung. Es gibt Hunderte verschiedener Ängste und Phobien. Tritt sie auf in Form eines ständigen Kreisens um körperliche Beschwerden und einer Fehlbewertung derselben, sprechen wir von der hypochondrischen Angst oder Störung. Der oft verwendete Begriff **Agoraphobie** wurde zunächst für die Angst verwendet, wenn Menschen weite Plätze (z.B. Marktplätze) vermieden. Inzwischen umfasst er auch die Angst vor anderen Situationen, in denen mindestens zwei der folgenden Angstauslöser nachweisbar sein müssen: *Öffentliche Plätze, Menschenmengen, Reisen alleine und Reisen mit weiter Entfernung von zuhause.*

Dabei kommt es oft begleitend zu einem autonomen Hyperarousal (s.o.), mit Symptomen wie muskulärer Verspannung, Hyperventilation, Schlafstörung. Die **Panikstörung** stellt eine extreme Angstreaktion ("Bereitstellungsreaktion") aus scheinbar heiterem Himmel dar, die die Betroffenen als extreme Bedrohung ihrer Gesundheit erleben. Sie geht einher mit starken körperlichen Reaktionen wie Atemnot, Engegefühle in der Brust, Herzrasen oder-stolpern, gelegentlich auch Herzschmerzen,Schwindel,Zittern,Schweißausbrüche, Taubheitsgefühle oder Kribbeln, Übelkeit und andere Beschwerden. In der Regel bessern sich die Symptome analog zum Adrenalinabbau nach etwa 15 bis 20 Minuten. Die **Ursachen** der Panikstörung liegen oft in einer **Bindungsstörung** (Kap.III), in Traumatisierungen, sowie Trennungs- und Verlusterfahrungen. Neurobiologisch findet sich eine **Hypersensitivität** (zu hohe Erregbarkeit) **des Angstzentrums** (Mandelkern= Amygdala) und eine Hyperaktivität anderer limbischer Strukturen. Diese Hypersensitivierung oder Angstprägung kommen z.B. dann zustande, wenn ein 2 Jahren Kind von seiner Bezugsperson angebrüllt wird und so das Empfinden hat von seinen Eltern abgelehnt oder nicht geliebt zu werden. Aufgrund der Unreife des Gehirns können solche Ereignisse nicht bewusst erinnert werden. Durch wiederholte Ereignisse wird das implizite Angstgedächtnis weiter ausgebaut. Die ordnende Kraft des Hippocampus nimmt ab. Zusammenfassend kann man sagen, das limbische Sytem wird in einem Übererregungszustand konditioniert mit biologischen Folgen, z.B. verstärkte Noradrenalinausschüttung.

2. Depressive Störung

Von einer depressiven Störung (v. lat. *deprimere* „niederdrücken“) spricht man, wenn anhaltend typische Symptome, wie: Antriebshemmung, Denkhemmung, Stimmungstief, innere Unruhe und Schlafstörungen vorliegen. Oft findet sich zudem das Gefühl der Minderwertigkeit, Hilf- und Hoffnungslosigkeit, Schuldgefühle, Müdigkeit, verringerte Konzentrations- und Entscheidungsfähigkeit, sinnloses Gedankenkreisen, Reizbarkeit und Ängstlichkeit und lebensmüde Gedanken. Das Gefühlsleben ist eingeengt, das sexuelle Interesse vermindert oder erloschen (Libidoverlust). Negative Gedanken und Eindrücke werden überbewertet und positive Aspekte nicht wahrgenommen beziehungsweise für zufällig gehalten. Die Depression spielt wegen ihrer Häufigkeit in der psychosomatischen Medizin eine führende Rolle. Sie wird auch als **depressive Episode** oder **Depression** bezeichnet. Es gibt die unterschiedlichsten Formen und Schweregrade der Depression, so dass es fast keine zwei gleichen Formen von depressiver Störung gibt. Bei einer schweren depressiven Episode kann der Erkrankte in seinem Antrieb so gehemmt sein, dass er einfachste Tätigkeiten, wie Einkaufen oder Abwaschen, nicht mehr verrichten kann. Bereits das morgendliche Aufstehen bereitet dann Probleme (Morgentief). Lebensmüde Gedanken sind häufig.

Bei den Ursachen geht man heute davon aus, dass sich die psychosozialen und neurobiologischen Ursachen der Depression in etwa die Waage halten. **Neurobiologisch** findet man genetische Faktoren, eine Überaktivität der Stress-Hormonachse, die mit **Erhöhung der CRH-Werte** und **Erniedrigung der Cortisolwerte** einhergehen. Auch findet man ein **Transmitterdefizit** der Transmitter Serotonin und Noradrenalin. **Psychosoziale Faktoren** sind die in der Kindheit entstehende **Bindungsstörung** (Kap.III), belastende Lebensereignisse und der ungelöste **Autonomie-Abhängigkeitskonflikt** (s. Exkurs). Die Konzeptualisierung wurde durch die Erkenntnisse der modernen Bindungsforschung dahingehend erweitert, bzw. korrigiert, dass ein **unsicheres** oder **ambivalentes Bindungsmuster** (s.o.) die Integration von Liebe und Aggression (s.u.) behindert. Die Verhaltenspsychologie erklärt das Entstehen und Andauern der Depression mit **kognitiven Lernmodellen**, dem Verstärker-Verlust Modell und der erlernten Hilflosigkeit. Weitere Informationen zum Thema Depression entnehmen sie bitte den einschlägigen Ratgebern.

Exkurs: Zur Psychodynamik beim ungelösten Autonomie-Abhängigkeitskonflikt

Eines der ersten großen psychischen Entwicklungsschritte, die ein Kleinkind vollbringen muss, ist zu erkennen, dass die Mutter[37] zunehmend weniger nur für die eigene Bedürfnisbefriedigung zuständig ist, als `immer präsente Eier legende Wollmilchsau´. Das Kind muss also lernen, dass Mama auch eigene Bedürfnisse hat und trotzdem lieb ist, wenn sie nicht immer gerade das macht, was es braucht. Hinzu kommt, dass das Kind bei den nötigen Ablösungsschritten auch Wut auf eine Grenzen setzende und frustrierende Mutter bekommt und lernen muss damit umzugehen.

Für eine Untergruppe von Depressionen, der früheren neurotischen Depression, gelingt dieser frühe Ablösungsprozess, der für die Integration von Verbundenheit und Trennung, Liebe und Aggression, sowie für die Entwicklung von ***Frustrationstoleranz*** *nötig ist, nicht. Das Resultat ist ein anhaltender,* ***unbewusster Konflikt****, bei dem das Bedürfnis dem Liebesobjekt nah sein zu wollen (symbiotische Nähe zur Mutter), mit dem anderen Bedürfnis nach Autonomie und Selbstständigkeit (Trennung von der Mutter) oder auch seine Wut zeigen zu können, nicht vereinbar ist. Dahinter stecken Ängste, zumindest in der Phantasie durch die eigene Wut das Liebesobjekt zerstören oder verlieren zu können. Bindungs-Passungsprobleme zwischen Mutter und Kind in den ersten Lebensjahren sind ein Hauptgrund dafür, dass dieser Entwicklungsschritt nicht gelingt. All dies wird heute als* ***Autonomie-Abhängigkeitskonflikt*** *konzeptualisiert. Betroffene haben eine große unerfüllte Sehnsucht nach der idealen Mutter und suchen u.U. zeitlebens intensiv danach. Seit der Kindheit werden dann Liebes- und Hassgefühle getrennt gehalten und nur liebevolle Aspekte in das Selbstbild übernommen. Intrapsychisch sind diese gegensätzlichen Gefühle also nicht integriert. Dies bedingt eine Reihe von sekundären Verarbeitungen und psychischen Abwehrmaßnahmen, mit Hilfe derer das sog.* ***gute Objekt*** *geschützt wird und alles Trennende/Aggressive in den zentralen Phantasien und Wünschen heruntergespielt und als Böse in der Verdrängung gehalten wird. Mit Zurückweisung, Enttäuschung und Kränkung, auch von sonstigen wichtigen Menschen (Vater, Geschwister,*

[37] **Mutter** steht hier für alle versorgenden Bezugspersonen: Vater, Oma oder sonstige Pflegepersonen

Freunde, äußere Realität usw.), da böse, können sie besonders schlecht umgehen. Sie fühlen sich dann zutiefst ungeliebt und wertlos. Die damit verbundene Wut, wird gegen das eigene Selbst gewendet, der Betroffene wird depressiv und entwickelt u.U. suizidale Gedanken und Impulse (s.a. S. 147).

3. **Somatoforme Störung** und **somatoforme Schmerzstörung**

Eine somatoforme Störung (SS) liegt vor, wenn sich die **Somatisierung** (s.o.) als Reaktionsmuster und als Krankheitsverhalten, eingebürgert hat. Mit der Bezeichnung `**Somato**´ wird der körperliche Aspekt der Störung betont. Der Begriff wurde 1980 in den medizinischen Sprachgebrauch und die offiziellen Klassifikationssysteme eingeführt, mit dem Ziel, bisherige, unzulänglichere und stigmatisierende Diagnosen, wie vegetative Dystonie oder Herzneurose zu ersetzen und die unbefriedigende Situation in Forschung und Therapie zu verbessern. Daneben soll er zur Entstigmatisierung (Anerkennung der angegebenen körperlichen Beschwerden als echt und nicht eingebildet) beitragen. Die SS kommt oft in Kombination mit einer anderen psychischen Erkrankung vor,v.a. der Angststörung und Depression. Die Ursachen sind vielfältig. Heute werden neben genetischen Faktoren eine **Bindungsstörung** (Kap.III) und/ oder die kumulative Mikrotraumatisierung vermutet.Auf neurobiologischer Ebene findet sich eine verminderte Stressbelastbarkeit einhergehend mit einer Überaktivität der HPA-Achse und des CRH (s.o.). Das Vorliegen einer SS ist definiert über die **Dimensionen:** *Beschwerdezahl und Dauer, Ursachenüberzeugung, Krankheitsdauer, emotionaler Distress, Krankheitsverhaltens und physiologische Normabweichung*.Diese Dimensionen lassen sich in jeweils unterschiedlicher Ausprägung beobachten und beschreiben.Der Begriff wird dann verwendet, wenn sich körperliche (funktionelle) Symptome anhaltend im Körper verankert haben und zur wiederholten Inanspruchnahme des Gesundheitssystems führen. Die Symptome können in jedem Organsystem auftreten und treten häufig in Form von Schmerzen auf. Sind die Schmerzen das Leitsymptom, spricht man von **anhaltend somatoformer Schmerzstörung** (ASF, ICD 10 F45.4). Die SS ist eine therapiebedürftige, **chronische Erkrankung**.

Mit der Etablierung dieser Diagnose ist auch die Hoffnung verbunden, dass viele Patienten diese Diagnose für sich annehmen und schneller in psychotherapeutische, psychosomatische Behandlung begeben, anstatt sich einer jahrelangen Arztodyssee zu unterziehen. Diese Menschen müssen mehr oder weniger mit ihren Beschwerden und der geschmälerten Lebensqualität leben und in Krisen immer wieder supportiv unterstützt werden. Um eine bedrohliche Erkrankung handelt es sich nicht, so dass eine verkürzte Lebenszeit nicht zu erwarten ist.Neben der Verbesserung der Lebensqualität, dem Erhalt der Arbeitsfähigkeit ist es auch ein wesentliches Behandlungsziel, die vielen frustranen, unnötigen und teuren diagnostischen, therapeutischen medizinischen Maßnahmen einzudämmen. Auch wenn sich die Therapie der SS nicht einfach gestaltet und es keine Erfolgsgarantie gibt, so haben sich die Psychotherapiemöglichkeiten in den letzten Jahren verbessert und sind ohne Alternative. Ein Teil der Patienten lässt sich durch die ambulante, allgemeinärztliche Versorgung (psychosomatische Grundversorgung) adäquat versorgen, ein Teil benötigt ambulante psychotherapeutische Versorgung, ein Teil benötigt stationäre psychotherapeutische Hilfe und ein kleiner Teil ist so chronifiziert und austherapiert, dass weitere psychotherapeutische Maßnahmen wenig Sinn machen (s.u.). Hier sollte der therapeutische Ansatz supportiver/ beratender Natur sein, um unnötige diagnostische Maßnahmen und therapeutische Maßnahmen einzudämmen und dadurch Schaden vom Patienten abzuhalten. Bei der Behandlung dieser Erkrankung gibt es noch einen erheblichen Entwicklungsbedarf in unserem Gesundheitssystem.

4. Zwangsstörung

Eine Zwangsstörung (ZS) liegt vor, wenn sich ein "**Zwang**" einem Menschen zwangsweise aufdrängt. Dabei treten Gedanken, Vorstellungen und Handlungsimpulse auf, die der Betroffene nicht unterdrücken kann, obwohl diese Gedanken, Vorstellungen oder Handlungsimpulse von der betroffenen Person als unsinnig, unangemessen und als Beeinträchtigung empfunden werden. Zwangsgedanken entstehen, wenn die gedanklichen Fehlschlüsse, Werte, Normen oder Eigenschaften der Person dazu führen,dass der aufdringliche Gedanke als gefährlich eingeschätzt wird. Die Bewertung als "gefährlich" löst Angst oder andere unangenehme Gefühle aus, was verständlicherweise dazu führt, dass Gegenmaßnahmen ergriffen werden. Je unangenehmer die Gefühle sind, die ein Gedanke auslöst und je mehr Gegenmaßnahmen durchgeführt werden, desto mehr Bedeutung misst die Person dem Gedanken bei. Wird dem Zwang nicht nachgegeben, tritt große Angst auf. Als **neurobiologischer Mechanismus** wird eine zentralnervöse Netzwerkstörung vermutet mit Überaktivierung der Thalamus- und Cortexachse und ein Ungleichgewicht im Serotoninsystem.

Zwangsimpulse können zu bestimmten **Zwangshandlungen** wie z. B. verschiedenen Kontrollzwängen oder Waschzwang führen. Aggressive Zwangsimpulse wie z. B. jemanden zu verletzen, zu verstümmeln oder zu töten werden praktisch nie ausgeführt bedeuten aber eine starke Beunruhigung und Belastung für die Betroffenen. Auch gesunde Menschen zeigen Verhaltensweisen, die einer **Zwangsstörung** ähneln. So kennt bestimmt jeder von sich den Augenblick, in dem er das Haus verlässt und sich fragt, ob der Herd tatsächlich ausgeschaltet ist. Dieser Gedanke lässt einen, obwohl man eigentlich weiß, dass man den Herd immer ausmacht, keine Ruhe, so dass man vorsichtshalber doch noch einmal in der Küche nachschaut. Dies kann soweit gehen, dass der größte Teil des Tages mit **Zwangsgedanken** und/oder **Zwangshandlungen** ausgefüllt ist.Um von einer **Zwangserkrankung** zu sprechen müssen die Symptome wenigstens über 14 Tage an den meisten Tagen vorhanden sein.

5. Anpassungsstörung

Eine Anpassungsstörung (APS) liegt vor, wenn der Betroffene mit der adäquaten Bewältigung eines konkreten Stressereignisses überfordert ist und mit psychischen und körperlichen Symptomen reagiert. Dieses Stressereignis darf dabei nicht länger als **4 Wochen** zurückliegen. Dem Begriff wird zugrunde gelegt, dass es unter Stress unweigerlich zu einer **Anpassungsleistung** (Coping) vorwiegend zur Reparatur des bedrohten Selbstgefühls (s.o.) des Individuums kommt. Gelingt es dem Betroffenen dann nicht auf den Stressor mit einer adäquaten Anpassung auf das Ereignis zu reagieren, kann man von Anpassungsstörung sprechen. Der Begriff ist an enge Kriterien gebunden und wurde ursprünglich eher als Notlösung konzipiert. Es ist fraglich ob er sich im diagnostischen Kategorisierungssystem wird halten können, vermutlich wir er durch andere diagnostischen Entitäten, z.B. die **akute Belastungsstörung** (s.u.) ersetzt. Als medizinische Diagnose sollte der Begriff eher zurückhaltend verwendet werden.

Der psychosomatischen Forschung ist es ein zentrales Anliegen heraus zu finden, was **günstige** und **ungünstige Bewältigungs-Copingstrategien**, Mechanismen oder Ressourcen sind und wie man das Stressbewältigungssystem und damit das Anpassungsvermögen eines Individuums stärken kann.Es gibt eine eigene Forschungsrichtung, die sog. **salutogenetische Forschung**, die sich mit der Erforschung der Persönlichkeitsfaktoren beschäftigt, die gesundheitsfördernd oder -erhaltend sind.

6. Posttraumatische Belastungsstörung (PTBS) – Komplexe PTBS

Die **PTBS** nimmt eine Sonderrolle unter den Krankheitsentitäten im ICD 10 ein, da sie als einzige Störung nicht descriptiven Prinzipien, sondern einem ätiologischen Prinzip folgt. Zugrunde liegt das ätiologische Prinzip **Trauma**, d.h. es muss ein massives trau-

matisches Ereignis mit der Kernsymptomatik: **Intrusion** (sich aufdrängende, belastende Gedanken und Erinnerungen an das Trauma, auch in Form von Alpträumen), **Hyperarousal** (in Form von Übererregung des Nervensystems, Schlafstörung, Schreckhaftigkeit, Reizbarkeit und Konzentrationsstörung, s.u.) und einem **Vermeidungsverhalten**, vorliegen. Das Vermeidungsverhalten betrifft all das, was mit dem Trauma irgendwie zu tun hat und geht mit einer emotionalen Taubheit, Rückzug, innerer Teilnahmslosigkeit und Erinnerungslücken einher. Typisch ist das häufige und quälende **Wiedererinnern** oder Erinnern-müssen des traumatischen Ereignisses (sog. **Flashback**). Das Trauma wird wieder und wieder so erlebt, als ob es gerade stattfindet. Es verblasst nicht, wie bei anderen Erinnerungen üblich, weil das Gehirn die **aufgeheizte Erinnerung** in einer Art Kurzschlussreaktion nicht mit den rationalen Erklärungen vernetzen kann. Jedes Mal wenn uns wieder ein Detail, wie der Geruch vor dem Ereignis daran erinnert, kehrt die furchtbare Erinnerung zurück. 60% aller Menschen werden einmal im Leben mit einem traumatischen Ereignis konfrontiert, aber statistisch erkranken nur 7,8% aller Menschen nach einem solchen traumatischen Erlebnis an PTBS, 5% der Männer und 10,4% der Frauen. Eingebürgert hat sich bei uns auch der englische Begriff für PTBS, **PTSD** (= Post Traumatic Stress Disease). Bei der PTBS muss ein Zeitkriterium von mindestens 4 Wochen Symptombeginn nach dem traumatischen Ereignis erfüllt sein. Ein Zeit versetzter, wesentlich späterer, Symptombeginn ist möglich. Die Entstehung einer PTBS ist abhängig von zwei **Faktoren**: erstens der Art und Massivität eines Traumas und zweitens von der vorbestehenden Stressempfindlichkeit (s.o.). Am häufigsten tritt sie nach Vergewaltigung (ca. 50%) auf. Wenn jemand bereits eine vorbestehende erhöhte Stressempfindlichkeit oder andere psychische Erkrankung hat (s.o.), steigt das Risiko nach einem Trauma eine PTBS zu entwickeln.
Bei der sog. **komplexen posttraumatischen Belastungsstörung** ist nicht das einzelne traumatische Ereignis maßgeblich, welches ständig erinnert wird, sondern es sind jahrelang anhaltende familiäre oder soziale Gewaltereignisse, Entwertung, Misshandlung und Vernachlässigung, was man heute unter dem Begriff **kumulative Mikrotraumatisierung** fasst. Die Diagnosestellung ist dadurch erschwert, dass hier die Erinnerung an die traumatisierenden Ereignisse entweder nicht vorhanden ist oder erst im Verlauf einer längeren Therapie wieder ins Bewusstsein kommt. Typischerweise liegen die Ereignisse oftmals weit in der Kindheit zurück und werden dissoziativ abgewehrt, da sie zu belastend für die Betroffenen sind. Auch werden sie oft retrospektiv verleugnet und nicht als traumatisierend bewertet. Später verdichten sie sich dann zu einem traumatischen Komplex. Zudem ist die Symptomatik nicht so typisch, wie bei der typischen PTBS, und liegt in modifizierter Form vor, z.B.als Borderline Persönlichkeitsstörung.

Die PTBS ist oft die **Grundlage** für **weitere psychische Störungen**, die in Kombination auftreten, häufig tritt dabei die dissoziative Störung (s.u.) auf. Weitere **Traumafolgestörungen** sind die somatoforme Störung, die Sucht, die Angststörung und die Depression. Fatal ist auch, wenn die Traumatisierung durch nahe stehende Menschen (Vertraute, Schutzbefohlene) erfolgt, weil dann das Vertrauen in andere Menschen so zerstört ist, dass es den Betroffenen sehr schwer fällt, sich nochmals in den Schutz von anderen Menschen zu begeben.
Sonderform **akute Belastungsstörung** (ASD). Zu einer ASD kommt es unmittelbar, (innerhalb von Stunden) nach einem traumatischen Erlebnis zu der typischen Symptomatik, u.U. auch mit dissoziativen Symptomen. Wenn die Symptome dann nach Tagen bis maximal 4 Wochen wieder abklingen, spricht man von akuter Belastungsstörung.

7. Dissoziative Störung

Patienten mit dissoziativen Störungen leiden unter chronischen Körpersymptomen, welche meist das Ergebnis eines instinktiven Erregungs- oder Betäubungszustandes im

Dienste einer Überlebensreaktion des Menschen ist, ähnlich der Freezingreaktion von Tieren. Sie beinhaltet eine Desintegration der Gesamtpersönlichkeit.

Die frühere psychosomatische Störung und Konversionsstörung werden heute unter dem Oberbegriff ***somatoforme Dissoziation*** gefasst, in Abgrenzung *zur* ***psychoformen Dissoziation***.

Der Schutzmechanismus der Dissoziation wurde in Teil I und II beschrieben. Die Dissoziation bekommt Krankheitswert, als sog. **dissoziative Störung** (DS), wenn sich die Wahrnehmung oder Bewusstsein wiederholt so verändern, dass es zu bedeutsamen Beeinträchtigungen der Lebensqualität kommt. Dazu gehören das **Gefühl der Entfremdung** von der Umgebung (Derealisation) oder sich selbst gegenüber (Depersonalisation), das Auftreten von **Gedächtnislücken** (dissoziative Amnesie), das unbewusste **Verlassen der gewohnten Umgebung** (dissoziative Fugue). In schweren Fällen geht die Dissoziation so weit, dass es zur sog. **dissoziativen Identitätsstörung** mit wechselnder Identität kommt. Die Betroffenen entwickeln dabei *`Nebenpersönlichkeiten´* und verhalten sich plötzlich wie eine andere Person und werden als fremd, sog. **multiple Persönlichkeit**, wahrgenommen. Zwischen den verschiedenen Persönlichkeiten besteht keine Verbindung, u.U. kann man sie auffordern, wieder zurückzuwechseln. Diese Form der Dissoziation ermöglicht z.B. dem betroffenen Kind die Vorstellung, das erlittene Trauma sei nicht ihm, sondern einem anderen passiert. In den meisten Fällen von DS findet man regelhaft schwere frühkindliche Traumatisierungen (s.o.), z.B. heftige Gewalterfahrung, sexuelle Übergriffe und Vernachlässigung, in einer Situation, in der Flucht oder Kampf unmöglich ist. Daher spricht man auch von **Traumafolgestörung**.

Die DS kommt bei **Frauen** häufiger vor, vermutlich, weil sie der männlichen, körperlichen und sexuellen Gewalt mehr ausgesetzt sind als umgekehrt und sich weniger mit Muskelkraft wehren können. Bei Männern tritt sie z.B. nach Folter auf. Bei **Kindern** die wiederholt traumatisierender Gewalt ausgesetzt sind, wird der Dissoziationsmechanismus im Gehirn gebahnt (konditioniert). Als Erwachsene reagieren sie dann bereits bei milden Stress- und Triggerreizen mit Dissoziation. Diese vom Bewusstsein separierten, traumatischen Erlebnisse existieren aber im Unbewussten weiter und können in Form von Alpträumen oder **Intrusionen** (s.o.) wieder ins Bewusstsein drängen. Der ausgeprägte dissoziative Zustand ist meist sehr ängstigend, besonders, wenn sich der Betroffene selber nicht mehr spürt und wie tot fühlt. Er trachtet dann danach den Zustand schnell zu beenden. Am besten hilft dabei das selbstverletzende Verhalten, weil starke Schmerzreize gesetzt werden, die auf Transmitterebene den Endorphinspiegel (s.o.) antagonisieren. Die Patienten fühlen sich dann plötzlich wieder wach und konzentriert.

Neurobiologische Aspekte bei der traumatisch bedingten Dissoziation:

Auf Transmitterebene wird die DS. v.a. über Endorphine vermittelt, es wird ein 1-3-fach erhöhter Endorphinspiegel gemessen, eine sog. **Endorphinvergiftung** (s.o.). Der Körper setzt sich quasi selber auf Droge, wenn es ihm zu heftig wird. Auch finden sich Veränderungen des **Oxytocinspiegels**. Bei Menschen die lang anhaltendem massivem Stress (Folter, Kriegserlebnisse) ausgesetzt waren, fand man eine **Verkleinerung** des **Hippocampus**. Ein Teil der Veränderungen ist vermutlich epigenetisch fixiert.

Exkurs: Zur Konzeptualisierung und Behandlung von PTBS und Dissoziation

Die PTBS avancierte in den letzten Jahren zum favorisierten Forschungsobjekt, weil man herausfand, dass bei ihr weitgehend biologisch determinierte Abläufe den Krankheitsverlauf bestimmen, v.a. die ***Überaktivität von Stresshormonen****. Das* ***neurobiologische Verständnis*** *der PTBS hat in den letzten Jahren auch zum Umdenken innerhalb der etablierten Therapiemethoden und zu einem Methodenwandel geführt. Hierzu gehört die Erkenntnis, dass psychodynamische Überlegungen, als ätiologisches Prinzip, oft fehl am Platze sind. Bisherige Konzepte, die aus dem traditionell psychoanalytischen Denken und der Neurosenlehre stammen, werden durch dieses neurobiologisch basierte Konzept abgelöst. Diese Neukonzeptualisier-*

*ung verhilft dem ursprünglichen **Realtraumakonzept** von Freud zu einer Renaissance, und dient auch als ätiologisches Modell für das Verständnis von Dissoziation und Somatisierung.*

Menschen mit Akuttraumatisierung benötigen rasch professionelle psychologische Hilfe. Die Notfall-Seelsorge versucht direkt nach dem schlimmen Ereignis, den Betroffenen in einer sicheren Umgebung zu stabilisieren und ihm Techniken der Selbstberuhigung beizubringen. Ihm ist dabei zu helfen, dass er die Geschichte zunächst verdrängen kann. Alles was zur Einprägung des Ereignisses führt, wie ständiges Reden darüber oder die Konfrontation mit schlimmen Ereignissen in Rundfunk und Presse sollte vermieden werden. Gelingt die Verdrängung nicht und machen sich die Erinnerungen unliebsam bemerkbar, müssen sie in einem psychotherapeutischen Prozess bearbeitet werden. Was nicht bis zu einem gewissen Grad vergessen werden kann, macht krank. Aber auch die zu starke Verdrängung kann uns krank machen. Die richtige Balance zwischen Verdrängung und Erinnern ist entscheidend.

*In den letzten Jahren haben sich auch etliche stationäre Traumatherapiekonzepte entwikkelt. Traumaerinnerungen sind in der rechten Hirnhälfte gespeichert. In der Therapie wird angestrebt sie mit der linken Hirnhälfte zu verknüpfen, um sie dann zu verbalisieren (mentalisieren) und einer weiteren kognitiven Bearbeitung zugänglich zu machen. Auch mit der Therapiemethode EMDR (eye movement desensitation and reprocessing) wird dies angestrebt. Die medikamentöse Behandlung der PTBS und Dissoziation steckt noch in den Kinderschuhen. Beim heutigen Kenntnisstand sind die **Serotoninwiederaufnahmehemmer** Mittel der ersten Wahl. Gute Erfahrungen liegen z.B. für Mirtazapin und Duolexitin vor. Flashback-Erinnerungen und Alpträume können durch solche Substanzen vermindert werden, die die Zelle vom ungünstigen Einfluss der Stresshormone abschirmt. Positive Studienergebnisse liegen auch für Beta-Blocker und Prazosin vor. Bei der medikamentösen Behandlung der Dissoziation finden Opiat-Rezeptorantagonisten Anwendung, die die Nervenzelle vom Einfluss der Endorphine abschirmt.*

Allgemeines zu Persönlichkeits- und Verhaltensstörungen

Menschen mit Persönlichkeitsstörungen (PS) zeichnen sich durch tief verwurzelte, schlecht angepasste Verhaltens- und Erlebensmuster aus. Sie leiden an ihrem Verhalten, bzw. ihre Umwelt leidet an ihnen, ohne dass sie dieses Verhalten willentlich steuern können. Zu einem großen Teil leiden sie auch an **psychosomatischen Störungen** und diffusen Spannungszuständen, was sich wechselseitig bedingt. Charakteristisch ist eine gestörte selbstreflexive Mentalisierung, d.h. sie können schlecht abstrahieren, symbolisieren und verbalisieren, was mit einer verstärkten körperlichen Symptombildung einhergeht. Die Ursachen liegen in Bindungstraumatisierungen, bzw. ungünstigen Beziehungserfahrungen in der frühen Kindheit und in kumulativen Mikrotraumatisierungen (s.o.). Ihre Bindungspersonen sind emotional schwer erreichbar, z.B. weil sie an einer Depression leiden, emotional unreif sind oder Drogen nehmen. Es besteht eine psychische und sozial-interaktionelle Schieflage (Beziehungsstörung), die einer therapeutischen Behandlung bedarf. Bei einem Teil der Betroffenen ist es vermutlich gerechtfertigt auch eine komplexe PTBS als ursächlich anzunehmen. Zwei Unterformen der PS, die Borderline PS und narzisstische PS sollen hier näher erläutert werden.

8. Borderline-Persönlichkeitsstörung

Die Borderline-Persönlichkeitsstörung (BPS, F60.3) wird auch **emotional instabile Persönlichkeitsstörung** genannt. Man kann sie auch als Gefühlsregulationsstörung bezeichnen, da es zur Hyper-Aktivierung der Emotionen kommt, und die Fähigkeit zum Runterregeln (Downregulation) der Gefühle vermindert ist. Bei ihnen ist das kognitive Puffersystem zu schwach ausgebildet. Zum Erscheinungsbild gehören sehr wechselhafte Stimmungen und Gefühle, ein zerrüttetes Selbstbild, verschiedene Formen von Dissoziationen und Autoaggression, eine ausgeprägte zwischenmenschliche Sensibilität und ein starkes, emotional ungebremstes Gedächtnis. Angst wird bei ihnen in Ärger umgesetzt. Vor allem die letzt genannten Symptome sind häufig Ursache für soziale Konflikte. Grundsätzlich können die Symptome bei den Betroffenen sehr unterschiedlich sein. Die Stärke der Störung ist von Person zu Person verschieden, ebenso das damit verbundene Leiden und die individuelle Reaktion auf Belastung. Es ist jedoch immer eine seelische Dauerbelastung gegeben, das Leben Betroffener ist nachhaltig beeinträchtigt, v.a. die Beziehungs- und die Arbeitsfähigkeit.

Ursächlich werden genetische Faktoren und ungünstige Entwicklungsbedingungen (s. Kap.IV) gesehen. In bis zu 75% der Fälle liegt eine **kumulative Mikrotraumatisierung** vor, deren Folgen sich oft erst im späteren Leben zeigen. Die wichtigste Differentialdiagnose zur BPS ist die komplexe PTBS (s.o.). Die Abgrenzung ist mitunter schwierig und Gegenstand der wissenschaftlichen Diskussion, da Symptomatik und Verursachungsprinzipien sehr ähnlich sind. Beide Störungen können aber auch nebeneinander vorliegen. Typisch für die Borderlinestörung ist das Unvermögen längere Zeit alleine sein zu können, während PTBS-Betroffene durch die erlittene soziale Traumatisierung eher Angst und Misstrauen gegenüber Menschen haben und oft das Alleinsein suchen. Es gibt einige Autoren (*van der Kolk, Reddemann, Sachsse et al.*) die soweit gehen, dass sie die Borderline-Diagnose durch die Diagnose einer **komplexen PTBS** ersetzen wollen. Die neurobiologischen Prozesse bei der Borderlinestörung, der PTBS und der dissoziativen Störung sind sehr ähnlich.

9. Narzisstische Persönlichkeitsstörung – Selbstwertregulationsstörung

Bei der narzisstischen Persönlichkeitsstörung (NPS) handelt es sich um eine **Selbstwertregulationsstörung** (s.o.) von gravierendem Ausmaß, welche die Entwicklung der Persönlichkeit und ihr Verhalten maßgeblich steuert. In der psychologischen Fachsprache werden Störungen dann als narzisstisch bezeichnet, wenn starke Schwankungen des Selbstwertgefühls an der Tagesordnung sind und eine ausgeprägte **Selbst-Bezogenheit** besteht. Der Begriff ist hergeleitet vom Jüngling **Narziss**, der sich laut griechischer Sage beim Blick in den See in sich selbst verliebt hat. Selbstwertschwankungen kommen bei jedem Menschen vor, sind aber unproblematisch, wenn sie in gewissen Grenzen ablaufen, und sich nicht zur existentiellen Krise auswachsen oder andere Menschen belasten. Die NPS ist relativ häufig, daher erstaunt es, dass sie im europäischen ICD 10 nicht als eigenständige Entität gelistet ist, sondern als sonstige PS (F 60.8). Im amerikanischen Klassifikationssystem (DSM IV) ist sie eigenständig codiert.

Die NPS geht oft mit **hypochondrischen Ängsten** (s.u.) um den eigenen Körper einher, v.a. dann wenn der Körper, wie häufig der Fall, narzisstisch hoch besetzt ist. Die Gedanken und Sorgen kreisen dann zu stark um die Funktionstüchtigkeit und Unversehrtheit des Körpers. Aber auch die Bagatellisierung und Nichtbeachtung von Körpersymptomen kommt vor, um sich den Nimbus der Unverletzlichkeit und des perfekten Körpers zu bewahren.

Neben ausgeprägten Selbstwertschwankungen kommt bei der NPS auch das Festhängen des Selbstwertgefühls (Kap.III) am oberen Pol (sich als der **Größte** fühlen) oder unteren Pol vor, (sich als der **größte** Nichtsnutz/Versager fühlen). Das **Größenselbst** als die **erhöhte Sicht** des eigenen Selbst entwickelt sich in Folge der Abwehr unerträglicher Gefühle von Kleinheit und Minderwertigkeit bei einem negativen, defizitären Selbstkonzept. Die Veränderung des Selbst im Sinne eines Größenselbst gehört so zum Selbstkonzept (Ichsynton), dass es dem Betroffenen in der Regel nicht bewusst ist und keinen Leidensdruck macht. Wenn es dadurch zu einem zwischenmenschlichen Problem kommt, liegt das Problem aus der Sicht des Betroffenen nicht bei einem selbst, sondern beim Anderen. Daher begeben sich diese Menschen im Gegensatz zu Narzissten mit vorwiegendem Kleinheitsselbst, die meist einen starken Leidensdruck haben, selten in Therapie. Solche Menschen können aber auch Gutes bewirken, wenn sie ihr ausgeprägtes Selbstwertgefühl in den Dienst der Gemeinschaft stellen und diese z.B. durch Verhandlungsgeschick stärken. In Folge der Selbstbezogenheit entsteht eine **Beziehungsstörung**,die sich darin zeigt, dass man das Gegenüber danach bewertet, was er/sie für einen bringt. Man kann dann von einer funktionalen Beziehung sprechen, die nur so lange hält, wie der/ die andere diesen Erwartungen entspricht.

Eine Sonderform der narzisstischen Störung ist das sog. **Prinz/-essin Syndrom**, was bei **verwöhnten Kindern** auftritt. Dies sind meist Einzelkinder, denen ihre Eltern ein Übermaß an Aufmerksamkeit und Anerkennung zukommen ließen, besonders dann, wenn das korrigierende soziale Umfeld fehlte. Man könnte hier vom Positivnarzissten sprechen, während man bei der viel häufigeren emotionalen Vernachlässigung vom Negativnarzissten sprechen könnte. Beides kann auch zusammen auftreten, erst die Vernachlässigung und dann die Verwöhnung.

Zur Kompensation ihres beschädigten Selbstwertgefühls suchen Betroffene unbewusst ständig – gelegentlich krankhaft – nach Bestätigung und Wertschätzung in ihrer Umwelt, sie versuchen zu dominieren und Macht auszuüben. Er möchte die eigene Person über das übliche Maß hinaus gewürdigt zu sehen. Diese Suche kann verschiedene Spielformen annehmen und sich auch auf die drei Persönlichkeitsdimensionen: Körper, Emotion, Kognition (s.S. 47 f.) beziehen:

*-die **körperliche** (Modell, Bodybuilder, wehe die Haut ist nicht mehr straff)*

*-die **emotionale** (beste Mama/ Köchin der Welt, wehe das Essen schmeckt den Gästen nicht) oder*

*-die **kognitive** (bester, klügster Redner, wehe er findet kein Publikum).*

Durch Missachtung, Verweigerung von Anerkennung und Zurückweisung können Narzissten zutiefst gekränkt reagieren oder in eine Selbstwertkrise fallen. Trifft die Kränkung zudem vorwiegend das Größenselbst, resultiert Arroganz (keiner ist gut genug für mich). Damit provoziert er/sie im sozialen Umfeld erst recht Sanktionen und Zurückweisung nach dem Motto: *`Du fühlst Dich wohl als was Besseres´*. Die Folge ist Vereinsamung und ein Mangel an sozialer Unterstützung.

Die Ursachen der NPS finden sich meist in einer frühkindlichen Vernachlässigung (Mikrotraumatisierung) und einer **Bindungsstörung** (s.o. Kap.IV). Narzissten fühlen sich oft im Stich gelassen, ungeliebt und entsetzlich allein. Dies ist Folge der Tatsache, dass sich Eltern wegen beruflicher Gründe oder Erkrankung in den ersten Lebensjahren zuwenig konstant gekümmert haben oder kümmern konnten. Es bleibt das quälende Grundgefühl zurück: `Ich bin nicht wirklich liebenswert, sonst würde man sich besser um mich kümmern´. Narzissten ziehen sich dann von den enttäuschenden Bezugspersonen zurück und richten ihre Liebe und Liebessehnsucht u.U. nur noch auf sich selbst. Durch den Zerfall familiärer Strukturen nehmen Bindungsstörungen und in Folge narzisstische Störungen im mitteleuropäischen Kulturkreis zu. Das Problem ist, dass persönliches Glück, Zufriedenheit und auch Gesundheit mit der Anzahl an befriedigenden Sozialkontakten eng korreliert und es ständiger Bemühungen bedarf, diese aufrecht zu erhalten. Narzisstisch gestörte Menschen schaffen dies zu wenig, weil sie von ihrer Umwelt nicht die Aufmerksamkeit bekommen können, die sie aufgrund ihrer frühen Störung unbewusst erwarten. Sie ziehen sich dann oft gekränkt zurück, vereinsamen und bekommen so auch gesundheitliche Probleme. Ausnahmen bilden die sehr erfolgreichen Narzissten, die aufgrund ihres Erfolgs als Politiker oder Schauspieler oft im Mittelpunkt stehen können. Therapieziel ist es das Gefühl der sozialen Wertigkeit auf einem mittleren Niveau stabil einzuregulieren und Einseitigkeiten im körperlichen, emotionalen oder kognitiven Bereich auszugleichen, die Stärken zu erkennen und zu würdigen, nicht sie zu beschneiden. Dabei kann Therapie helfen.

10. Hypochondrische Störung – Fehldeutung und Überbewertung

Die Hypochondrie ist eine **Unterform der Angststörung** und tritt oft bei **narzisstischen Störungen** auf, dann wenn der Selbstwert vorwiegend über den Körper bezogen wird, weil der Körper bei `Narzissten´ oft sehr hoch besetzt ist, im Sinne eines Selbstobjekts:" Ich habe die schönste Haut oder die besten Zähne, etc.". Betroffene

Menschen fangen dann an, ihren Körper besonders zu beobachten, um möglichst keine Einbußen ihres so zentral wichtigen Organs hinnehmen zu müssen. Eine Hautfalte kann dann die Katastrophe bedeuten. Diese Überachtsamkeit überträgt sich dann auch auf normale Körperreaktionen, die verstärkt wahrgenommen und überinterpretiert werden. Kleinsten körperlichen Reaktionen wird sofort eine große Bedeutung beigemessen, man horcht zu intensiv in sich hinein, aus der Mücke wird schnell der berühmte Elefant gemacht. Es entsteht eine hypochondrische Selbstbeobachtung und Selbstwahrnehmung, gewöhnliche körperliche Sensationen und Mißempfindungen werden dramatisiert und fehl bewertet. Durch gegenseitiges Aufschaukeln von Mißempfindung und Bewertung entsteht das Krankheitsbild der Hypochondrie.

Bei Gefahr (bestimmten alarmierenden Reizen) werden durch bestimmte Aufmerksamkeits- und Wahrnehmungsprozesse mehrere Netzwerke vom Gehirn zu einem Verbund zusammengeschlossen und auf bestimmte Organe fokussiert= **Mechanismus der Aufmerksamkeitserhöhung** (s.u.). Das Gehirn will sich so mehr Sicherheit verschaffen. Bei manchen bleibt das Aufmerksamkeitsniveau dauerhaft erhöht. Minimale körperliche Mißempfindungen werden dann bewusster wahrgenommen. Es kommt zur dauerhaften Erhöhung des Aufmerksamkeitsniveaus und Hypervigilanz, der ständigen gedanklichen Beschäftigung an einer ernsten und fortschreitenden, körperlichen Erkrankung zu leiden und zum sog. **Katastrophisieren**. Der Preis ist die ständige Alarmiertheit mit Reduzierung des Reizschutzes, die irgendwann in die Erschöpfung führen wird. Betroffene leben quasi mit einer permanent scharf gestellten Alarmanlage. Ursache ist auch hier, wie oben ausgeführt, eine **frühe Störung** mit **Selbstberuhigungsschwäche**. Mangels Schutz blieb das Kind seiner Angst- und Schmerzerlebnissen zu lange ausgesetzt und seiner Phantasie überlassen. So konnte es keine adäquaten Selbstberuhigungsstrategien entwickeln.

Die mit der Angst verknüpfte innere Beunruhigung erregt das autonome Nervensystem (**anhaltende Sympathikusaktivierung**) und bedingt z.B. am gesunden Herz eine unnötige Herzaktivität, die als bedrohliche Störung (*Funktionsstörung*) wahrgenommen wird. Mit Nachlassen der Erregung und Angst bildet sich die Symptomatik rasch zurück. Früher sprach man von Herzneurose oder Herzphobie. Dabei kann ein Angstteufelskreis bestehen, da jede weitere Körperreaktion die Angst verstärkt und diese wiederum die Körperreaktion, bis der Notarzt geholt wird.

Daneben spielt das **Modelllernen** bei kranken Familienangehörigen eine Rolle, z.B. ob es das Muster des Katastrophisierens und der Selbstberuhigungsschwäche bei Ihnen gesehen hat. Soziokulturelle Einflüsse, wie ein sehr starker Ausdruck von Leid oder eine erhöhte Klagsamkeit in südlichen Ländern, bzw. der Leid unterdrückende, verleugnende Copingstil in unserem Kulturkreis, haben beide einen ungünstigen Einfluss auf die Chronifizierung. Die dadurch entstehende Ängstigung wird verankert und später wieder erlebt.

Auftretende Beschwerden werden vom Bewusstsein registriert, gedanklich analysiert und einer Ursache zugeschrieben. Bei der mit der hypochondrischen Störung verbundenen **Ursachenzuschreibung** der Beschwerde (sog. kognitive Kausalattribution) passieren häufig Fehler, z.B. wird eine Magenbeschwerde fälschlicherweise einer Magenentzündung, Pilzerkrankung oder WS-Verkrümmung zugeschrieben (Fehlattribution). Hypochondrische Menschen suchen sehr häufig ärztliche Hilfe und Klinikkontakte. Es kommt zu unnötigen Arztkontakten und diagnostischen Maßnahmen, z.B. EKG-Schreiben zur Beruhigung. Wir sprechen von **Fehlbeanspruchung** des Gesundheitssystems.

11. Essstörung

Bei der **psychogenen Essstörung** führen Gefühle von Widerwillen, Abneigung, Ekel und ein gestörtes Körperbild zu einer Mangel- und Fehlernährung, Frustessen, Ess-Brechsucht und Heißhungerattacken. Bei der Magersucht bildet sich eine bewusste und unbewusste Abwehrhaltung gegen die Nahrungsaufnahme heraus. Bei den Frauen treten Essstörungen ab der Pubertät viel häufiger auf, als bei Männern. Sie sind eng verknüpft mit der schwierigen Entwicklung hin zu einer kompakten weiblichen Identität und der Sexualität. Zu Details verweise ich auf die umfangreiche Literatur zu Essstörungen.

Das menschliche Essverhalten unterliegt einer starken **psychosozialen Steuerung** und kann willentlich weitgehend beeinflusst werden. Die Nahrungsaufnahme und Verdauung hängen mit der **Wahrnehmung** fast aller Sinnesorgane zusammen: Riechen, Schmecken, Sehen, Tasten. Ekelerregende Eindrücke erreichen über Auge, Nase und Mund das **Ess-Brechzentrum** genauso wie ungute Gefühle,Ärger, Angst und Gedanken (z. B. ich möchte nicht zunehmen) und beeinflussen diese komplizierten Mechanismen. Der Bratenduft am Marktstand, viele Medikamente, fast jede Erkrankung, Störungen im Gleichgewichtsorgan wirken zusammen und beeinflussen unser Essverhalten. Insgesamt handelt es sich bei der Ernährung und Verdauung um ein hochkomplexes multifaktorielles Geschehen, das nur in interdisziplinärer Zusammenarbeit mehrerer Fachdisziplinen zu bewältigen ist.

Dass `**Liebe** durch den Magen geht ´ ist eine bekannte Tatsache und führt uns zur Regulation zwischenmenschlicher Beziehungen. Damit versuchen wir über die Sorge für das leibliche Wohl unserer Verwandten und Gäste uns der Zuneigung/ Liebe zu versichern. Schmeckt jemand unser Essen nicht oder verweigert er es gar, kann dies als Zurückweisung von Liebe und als Ablehnung unserer Person aufgefasst werden und zu einer Selbstwertkrise führen. Essen ist also eingebettet in unsere soziale Beziehungsgestaltung, Gastfreundschaft und Wertschätzung drückt sich über die Art der Bewirtung aus. Außer der **Zuneigung** kann Essen **Sicherheit, Lust** und **Geltung** vermitteln.

In der frühen Kindheit ist es das **Gedeihen** und drehen sich die Gedanken der Mütter um Themen, wie: Nimmt mein Kind zu? Verträgt es die Kost? Kann ich ihm genug Milch geben, nimmt er meine Milch, etc.? Wie ernähre ich mich richtig und kalorienbewusst? Geht es uns schlecht gedeihen wir schlecht und nehmen Gewicht ab, bzw. kompensieren Frust und Ärger über Essen und nehmen zu. Bei anhaltendem Frust und Ärger werden wir übergewichtig. Nimmt jemand unter unserer Fürsorge ab, können wir uns schuldig fühlen, uns nicht richtig zu kümmern oder denjenigen nicht genug zu lieben. Die emotionale-seelische Fürsorge wird mit der leiblichen Verköstigung gleichgesetzt: Deine Kost = Dich, vertrage ich nicht. Die **trotzige Nahrungsverweigerung** ist ein **Beziehungsregulativ** und dient zur Abstrafung, z.B. bei Kränkung: *"Nein,* ***meine,*** *eigentlich müsste es heißen,* ***deine*** *Suppe esse ich nicht".* Hierbei spielen verschiedene bewusste und vorbewusste Prozesse eine Rolle, die zur Essverweigerung und auch Mangel oder Fehlernährung führen können. Dies kennt man von Kleinkindern, die **Stress** mit ihrer **Pflegeperson** haben und sich dann von ihr nicht füttern lassen wollen, oft weil diese nicht achtsam genug auf seine Signale reagiert. Ein Vorgang, der für Mütter beängstigend ist,weil sie sich u. U. vom eigenen Kind abgelehnt fühlen und ihre mütterlichen Qualitäten in Frage stellen. Später sind es vorwiegend **Autonomiebedürfnisse**, die das Kind versucht gegen die Übermacht der Eltern durchzusetzen.

Damit wird klar, dass das leibliche Wohl auf das engste mit dem seelischen-emotionalen Wohl verknüpft ist und viel mit dem Beziehungs- und Kontaktverhalten zwischen Menschen zu tun hat. Bei diesen Vorgängen werden die normalen physiologischen Abläufe und Bedürfnisse gestört und entstehen Funktionsstörungen.

12. Aufmerksamkeitsdefizit-/Hyperaktivitätssyndroms des Erwachsenen Hyperaktivität, Hochsensibilität

Beim **Aufmerksamkeitsdefizit-/Hyperaktivitätssyndroms** (ADHS) gibt es neben einer psychodynamischen auch eine ausgeprägte biologische Komponente. Die psychodynamische Komponente besteht in schwierigen Entwicklungsbedingungen in der Kindheit (s.u.). Die vermutlich genetisch bedingte neuronale Besonderheit liegt in einem hyperaktiven, hochsensiblen Gehirn, es taktet schneller und produziert mehr neuronale Erregung (Hirnstrom). Es besteht eine überdurchschnittliche Fähigkeit zur Wahrnehmung, dies betrifft nicht das Wahrnehmungsvermögen auf Rezeptorebene, sondern die Reizverarbeitung im Gehirn, man vermutet eine Filterschwäche für eingehende Reize.

Bei der **Hochsensibilität** handelt es sich möglicherweise um eine Sonderform des ADHS-Syndroms. Die jeweilige Situation wird von den Betroffenen wesentlich umfassender wahrgenommen, als dies im Durchschnitt der Fall ist. Bei einer alltäglichen Begegnung etwa nimmt ein/e Hochsensible/r nicht nur sein Gegenüber wahr, sondern zugleich auch dessen Gestik, Mimik, Kleidung und das innere Befinden -die Stimmung und die tatsächlichen Gefühle. Die Intuition sowie die Fähigkeiten zu Empathie und Altruismus sind stark ausgeprägt. Ihr/m fällt es aufgrund der Reizüberflutung schwer, sich auf Teilaspekte der Situation zu konzentrieren. Dadurch reagiert der/die Betroffene mehr mit psychosomatischen Beschwerden, durchaus auch mit Krankheitscharakter. Betroffene bringen geistige Höchstleistung, nehmen Außen- und Innenreize stärker wahr. Sie sind rasch bedroht von Überstimulation und neuronaler Übererregung und erschöpfen sich daher schneller als andere kognitiv bis hin zum Blackout.

Das ADHS ist v.a. in der Kindheit und Jugend bekannt und beforscht, wegen der dabei auftretenden Lernschwierigkeiten in der Schulzeit. In letzter Zeit wird aber auch dem ADHS bei Erwachsenen mehr Aufmerksamkeit geschenkt. Die Diagnosestellung des ADHS ist von Bedeutung, da es mittlerweile gute störungsspezifische Therapieverfahren gibt. Ein Problem dabei ist, dass die gängigen Test- und Therapieverfahren zwar für das Kinder- und Jugendalter, aber nicht für das Erwachsenalter etabliert sind. Zudem ist die Komorbidität mit anderen psychischen Erkrankungen hoch, v.a. ist sie mit Depression, Substanzmissbrauch und Borderline Syndrom assoziiert, so dass diese Diagnosen vorrangig gestellt werden. Die Kernsymptome des Erwachsenen ADHS sind wie im Kindesalter: die **Unaufmerksamkeit** und **Hyperaktivität**. Hinzu kommen nach *Wender* die sog. Wender-Utah (WU) Kriterien mit **Affektlabilität**,**desorganisiertes Verhalten**, mangelnde **Affektkontrolle, Impulsivität** und **emotionale Überreagibilität.** Die Diagnose stützt sich v.a. auch auf die Erhebung der Symptomatik im Verlauf mit Beginn in der Kindheit und Jugend. Von einem Überdauern der Symptomatik hinein ins Erwachsenenalter wird in bis zu 60% der Fälle ausgegangen. Die Diagnose kann gestellt werden, wenn die zwei Hauptsymptome und mindestens zwei der fünf WU-Kriterien erfüllt sind. 1-2 % unserer Bevölkerung soll daran leiden. Das Internet bietet hierzu eine Fülle an Informationen. Der Therapiestandard besteht in einer Kombinationsbehandlung aus Psychotherapie mit psychoedukativen Elementen und einer Medikamentengabe. Betroffene müssen Reizabschirmungs- und bewältigungsstrategien erlernen, sie müssen in besonderem Maße lernen mit ihrem Gehirn anders umzugehen. Die medikamentöse Therapie besteht in der Gabe von *Methylphenidat* und *Atomoxetin.* Beide Präparate sind allerdings noch nicht für die Behandlung im Erwachsenenalter zugelassen, so dass sie derzeit nur im sog. `Off-Label-Use´ gegeben werden können.

Das Vorliegen einer **Hochsensibilität** ist auch von grosser Relevanz für die Einstellung auf Medikamente. Die Wirkungen und Nebenwirkungen werden dabei deutlich stärker wahrgenommen, was dann oft zu Medikamentenintoleranz führt. Daher empfehle ich bei Medikationsproblemen an die Hochsensibilität zu denken.

13. Erschöpfungssyndrome, Burn-out

Dass sich jemand ausgepowert und erschöpft fühlt ist nach einer anstrengenden Tätigkeit normal. Von **Erschöpfungssyndromen** spricht man, wenn es zu einem anhaltenden Erschöpfungszustand mit Krankheitscharakter kommt und oft zur Arbeitsunfähigkeit führt. Heute spricht man neudeutsch von **Burn-out**, wenn die Erschöpfung zudem mit beruflicher und/oder persönlicher Überlastung assoziiert ist. Dabei handelt es sich nicht um eine medizinische Diagnose, sondern um die Beschreibung eines Zu-

stands. Im Diagnosenkatalog ICD 10 ist der Burn-out Begriff auch nicht als Diagnose kategorisiert, sondern er wird mit der Ziffer Z73, als `ein Problem deklariert, welches mit Schwierigkeiten bei der Lebensbewältigung´ verbunden ist. Sucht man hierzu passende Diagnosen, bietet einem der ICD 10 bietet die Erschöpfungsdepression (F32.9), die Erschöpfungsneurose/-syndrom, synonym auch Neurasthenie (F48), den Erschöpfungszustand (R53) und das Chronische Müdigkeitssyndrom (Chronic Fatigue Syndrom CFS, G93.3) an. Der Neurasthenie-Begriff gilt heute als überholt und sollte nicht mehr verwendet werden.
Ob es Sinn macht das *Chronische Müdigkeitssyndrom* (CFS) als eigenständiges Krankheitsbild (diagnostische Entität) zu kategorisieren, mag dahin gestellt sein. Es tritt v.a. als **begleitendes Syndrom** (komorbider Symptomenkomplex) im Verbund mit chronischem Stress, Burn-out, Depression, Infektion etc. auf (s.o.). Beim CFS handelt es sich um eine generalisierte **neuroregulative Funktionsstörung**, die einhergeht mit dem medizinisch nicht gut erklärbaren Symptomen: bleierne Müdigkeit, Erschöpfung, u.U. auch Fieber, mit oder ohne Muskel- und Gelenkschmerz. Die Symptomatik ist so behindernd, dass es den Betroffenen oft nicht mehr gelingt ihrem Arbeitsalltag nachzukommen. Von CFS kann man sprechen, wenn der Erschöpfungszustand über mehr als 6 Monate besteht, durch Pausen/Ruhe nicht wesentlich zu bessern und nicht Folge einer Anstrengung ist. Es tritt gehäuft auf nach bestimmten Infekten, z.B. Pfeiffersches Drüsenfieber. Bei CFS Patienten findet sich oft ein anhaltender Stress (Durchhaltesyndrom, s.o.) mit jahrelanger Verausgabung über die eigenen Grenzen. Dadurch kommt es zur **Überreizung des Nervensystems** mit negativen Folgen für das Immunsystem und die Transmitteraktivität. Assoziiert sind ein **Serotoninmangel** und die **Interleukinerhöhung**. Diskutiert wird zudem eine **TNF a-Erhöhung** (s.o.) und eine **Störung im Schlafzentrum**.

Typischerweise kommt es beim Burn-out neben der körperlichen Erschöpfung und dem Gefühl der Leistungsschwäche, zu vegetativen Begleiterscheinungen. Der Erschöpfung geht oft eine lang andauernde Belastung v.a. am Arbeitsplatz voraus. **Risikofaktoren** für Burnout sind neben einem hohen **Arbeitsdruck**, die Tendenz zur **Selbstverausgabung**, eine zu **geringe Selbstfürsorge** für eigene Regenerationsbedürfnisse und Grenzen und eine erhöhte Stressvulnerabilität (s.o). Betroffene reagieren stark mit körperlichen (psychosomatischen) Beschwerden, weil selbst normale Alltagsbelastungen für sie oft einen nicht mehr zu bewältigenden Stress darstellen. Daneben finden sich Verlust der Motivation, Resignation, kognitive Störungen, z.B. Gedächtnisstörung und Verhaltensänderungen, z.B. sozialer Rückzug. Burn-out gefährdet sind idealistische, perfektionistische Personen, die sich meist über motiviert in ihrer Arbeit engagieren. Jeder hat aufgrund seiner Persönlichkeit (*z.B. Perfektionismus, Helfersyndrom, Selbstwertproblematik)* sein individuelles Burn-out-Risiko. Die Betroffenen müssen lernen ihre Grenzen zu respektieren und ihren Akku immer wieder durch Erholungsphasen und Genießen aufzutanken. Aber auch die Arbeitsumstände, wie ein Mangel an Erfolgserlebnissen und eigenverantwortlichem Gestaltungsspielraum erhöhen das Burnout Risiko. Besonders betroffen von Burn-out sind die helfenden Berufe (z.B. Sozialarbeiter, Lehrer, Ärzte, Pflegende). Schwerere Fälle erfordern Psychotherapie.

14. Umweltbezogene Beschwerden

Auf der teilweise verzweifelten Suche nach Begründungen für medizinisch schwer erklärbare Leiden, werden Umweltfaktoren zunehmend in einen kausalen Zusammenhang mit den unterschiedlichsten körperlichen und seelischen Störungen gebracht. Mit dem Begriff **Chemo (Physiko-)sensitivität** oder Multiple Chemosensitivity (MCS, s.u.) wurde ein neuer Begriff in die Medizin eingeführt, der mittlerweile zum Modebegriff wurde, ein Zug auf den viele aufspringen und dubiose Untersuchungs- und Therapieverfahren anbieten. Die Medien sind voll von Themen wie: Quecksilbervergiftung, Erdstrahlen und Pilzeinwirkung. So etwas eignet sich zu Projektionen, und zur Angstbindung. Mit ernsthafter Medizin hat dies nichts zu tun. Hintergrund hierfür sind die wachsende Zahl an potentiell schädlichen Substanzen von den sich viele bedroht fühlen, wie von einem unsichtbaren, imaginären Feind, den man schwer fassen und bekämpfen kann und der als Ursache oft schwer zu widerlegen ist. Auch das Chronic Fatigue Syndrom (CFS, s.o.) wird teilweise auf die Umwelt bezogen.

Es sollte heute Standard sein, dass bei ernstzunehmenden Verdachtsmomenten die klinische Umweltmedizin zum Umweltmonitoring und zur Ortsbegehung eingeschaltet wird. Genauso sollte aber auch eine gute körperliche und psychiatrische Untersuchung erfolgen. Denn die Anzahl derer, bei denen eine umweltbedingte Gesundheitsstörung tatsächlich vorliegt, ist bei seriöser Analyse sehr gering (max. 15%). Die Beschwerden werden meistens unberechtigterweise auf chemische und physikalische Umweltbelastungen zurückgeführt. Bei wissenschaftlicher Betrachtung finden sich in einem größeren Teil körperliche Erkrankungen (z.B. Hauterkrankungen) und zu 40-75% (je nach Untersuchung) findet sie eine psychische Erkrankung, v.a. die Somatisierungsstörung (s.o.).

Ursachen und Kategorisierung der Stressoren

'Homo hominis lupus est -Der Mensch ist des Menschen Wolf (=ärgster Feind)'
„Wer Gewalt sät, wird Gewalt ernten" (Autoren unbekannt)

Stressoren kommen aus der Umwelt (sog. exogene Reize), sie können dabei **physikalischer** oder **biologischer Natur** sein, z.B. Kälte, Lärm, Krankheitserreger oder **sozialer Natur** sein, z.B. Manipulation, Belastungen durch andere Menschen. Stressoren können aber auch innerhalb einer Person liegen (sog. intrapsychische oder intrapersonelle Reize), z.B. zu hohe Ansprüche an sich selbst oder ungelöste innere Konflikte. Die Aufsummierung vieler verschiedener Belastungsfaktoren, Kindheitstraumatisierungen und ungünstiger Lebenserfahrungen, schlagen sich negativ im Gehirn nieder und bedingen die Abwehrschwäche des Ichs. Je nach Ausmaß des Stressors und der Ich-Kompetenz wird ein Stressreiz entweder ein für das Individuum zu bewältigender oder nicht mehr zu bewältigender, **unkontrollierbarer Stress**. Die Folge des unkontrollierbaren Stresses ist die zunächst zunehmende und dann anhaltende **Anspannung** (Druck). Diese führt dann zu vorübergehenden seelischen und körperlichen Funktionsstörungen und bei fortbestehender Stressbelastung zu irreversiblen Organschäden (z.B. Tinnitus), um dann schließlich in chronischer Erkrankung und vorzeitigem Tod zu enden.

Psychosoziale Kategorisierung der Stressoren

Die psychosozialen Entwicklungsbedingungen und Stressoren lassen sich in 7 Kategorien untergliedern, wie folgt:

Traumapathologie:
- Psychotraumata im Erwachsenenalter (Typ I und II)

Entwicklungspathologie:
- Schädliche (traumatische) Entwicklungsbedingungen in der frühen Kindheit
- Schädliche (traumatische) Entwicklungsbedingungen in der späteren Kindheit

Konfliktpathologie:
- Konflikte mit anderen *(interpsychische Konflikte)*
- Konflikte mit sich selbst *(intrapsychische Konflikte)*
- Akute Belastungen im Lebensalltag
- Stress am Arbeitsplatz

Psychische und psychosomatische Erkrankung hat, wie schon erläutert, viel mit dem **gesellschaftlichen Umfeld**, **Bewusstsein** und der Wechselwirkung auf unsere **Biologie** und **Gene** zu tun. Einen Spitzenplatz bei der Verursachung psychosomatischer Störungen nimmt dabei die seelische und körperliche **Gewalt** durch andere Menschen ein, angefangen bei der **Unterdrückung,** über die **Ausbeutung** hin zur **Traumatisierung**. Wer in einer gewalttätigen, verrückt machenden Umgebung aufwächst bzw. dort verbleiben muss, dem bleibt manchmal nichts anderes übrig, als einer vorgegebenen Normalität zu `entrücken´ und den üblichen Erwartungen an das Funktionieren zu entsagen. Prägend sind dabei besonders die frühe Gewalterfahrung, der sexuelle Missbrauch und die Vernachlässigung von Kindern. Dies ist im gesellschaftlichen Bewusstsein noch zuwenig verankert und bedürfte im Sinne einer Prävention psychischer und psychosomatischer Folgestörungen viel mehr Aufmerksamkeit. Schweden ist hierfür ein Vorbild, weil auf allen Milchpackungen -fast jeder Schwede trinkt Milch -in großen Buchstaben steht: *„Schlagt eure Kinder nicht."*
Die Psychotherapie kann heute einen großen Beitrag zur Bewältigung dieser Belastungen leisten. Sie kann zur Schicksalsakzeptanz, Verantwortungsübernahme und zur Verminderung der aktuellen Stressbelastung beitragen und helfen, präventiv seelischen und körperlichen Folgestörungen vorzubeugen.

Psychotraumata im Erwachsenenalter

Traumata sind plötzliche, durch verschiedene Formen von Gewalt ausgelöste Ereignisse, die außerhalb des Rahmens normaler menschlicher Erfahrungen liegen, die übliche Bewältigungskraft eines Menschen überfordern und vorübergehend als ausweglos und lebensbedrohlich erlebt werden. Das **Trauma** geht einher mit stärksten Gefühlen von Angst, Ohnmacht und Ausgeliefertsein, es ist ein seelischer Schock oder die Extremform des unkontrollierbaren Stresses. Dies gilt auch für Augenzeugen.

In der Zeit nach einem traumatischen Erlebnis kommen fast allen Betroffenen ungewollt Bilder, Geräusche, andere Empfindungen und Gedanken an das Trauma in den Kopf, und es fällt sehr schwer, diese beiseite zu schieben. Diese sind kombiniert mit höchster physiologischer Erregung und den unterschiedlichsten **körperlichen Symptombildungen** (z.B. Herzklopfen, s.u.). Sie sind verbunden mit Gedächtnisprozessen, bei denen bestimmte traumaspezifische Erlebnisaspekte, z.B. Geräusche, aktiviert werden können, das gilt auch für Schmerzen. Es ist schwer zu begreifen, was einem passiert ist und schwer damit fertig zu werden. Oft dauert es lange, bis die Symptome wieder abklingen. Nach einem Trauma verändert sich das Leben des Betroffenen und die bisherige Sicht und Ordnung der Dinge oft gravierend. Die unmittelbarste und auffälligste Reaktion nach einem traumatischen Erlebnis ist das Gefühl, dass **Gefahr droht**. Man macht sich scheinbar grundlos Angst oder Sorgen. Dieses Gefühl wird v.a. auf zwei Weisen erlebt: durch ungewolltes Widererleben von Teilen des traumatischen Ereignisses und durch körperliche Unruhe mit erhöhter Schreckhaftigkeit.

Folgen eines massiven Traumas sind **biologische Narben** (Kap.IV) im Gehirn, die zu einer veränderten Reiz- und Informationsverarbeitung führen. Sie bedingen die sog. **Intrusionen** und **Dissoziationen** und **posttraumatische Störungen** (s.u.). Opfer versuchen einer erlebten Traumasituation gewissermaßen innerlich zu entfliehen. Dabei spalten sie zu heftige Erinnerungen und Gefühle ab. Man unterscheidet 2 Trauma-Typen:

Tab.37: Liste typischer Psychotraumata
Typ I Trauma: Kurzdauernde traumatisierende Ereignisse
Naturkatastrophe (Erdbeben, Lawine, etc.)
Technisches Unglück (Autounfall)
Hausunfall (Treppensturz)
Kriminelle Gewalttat (Schusswechsel, Raub, Vergewaltigung)

Typ II Trauma: Andauernde oder wiederholte traumatisierende Ereignisse
Geiselhaft, wiederholte Folter, Kriegsgefangenschaft, Konzentrationslager
Wiederholte körperliche oder sexuelle Gewalt (Kindesmisshandlung)

Schädliche (traumatische) Entwicklungsbedingungen in der frühen Kindheit

Wir sind erst am Anfang zu verstehen,was die frühe Kindheit im Leben eines Menschen alles, anrichten kann und wie sich das sogar epigenetisch (s.o.) auswirkt. Untersuchungen zeigen uns, wie zerstörerisch psychosoziale Belastungen in der Kindheit sind und welche Krankheitsfolgen sie nach sich ziehen können, die oft lebenslang ärztlich behandelt werden müssen. In einer großen amerikanischen Studie Adverse Experience Study (ACE) wurden belastende Kindheitserfahrungen (Tab.39) abgefragt. Dabei kam heraus, dass solche Kindheitsbelastungen häufig sind, und dass sie mit einem hohen **Gesundheitsrisiko**, wie Diabetes, Adipositas, Bronchitis, etc. und insbesondere mit **psychischen Folgestörungen** einhergehen. Ein Kind braucht in den ersten Lebensjahren eine Person, zu denen es eine Bindung (s.u.) aufbauen kann, die ihm vertraut ist, es anlächelt, zu ihm zärtlich ist und sich einfühlen kann. Schon länger ist bekannt, dass durch **Vernachlässigung, Gewalt** und **Missbrauch** psychische Schäden entstehen. Studien an gestressten und depressiven Müttern[38] zeigten zudem, dass deren Kinder später anfälliger auf schwierige Situationen reagierten und mehr Stresshormone ausschütteten. Solche mit **frühem Stress** (1.-6.Lj) verbundene Kindheitserfahrungen beeinträchtigen die Ausreifung des Gehirns, hinterlassen (s.o.) eine biologische Stressnarbe mit lebenslanger **Schwächung** des **Stressbewältigungssystems** und ungünstige epigenetische Muster. Sie bedingen im Gehirn eine **Fehlanpassung** (Copingschwäche) an übliche Belastungen des Lebensalltags. Die damit verbundenen **ungünstigen Bindungserfahrungen** (s.u.), der Erziehungsstil und Erkrankungen der Eltern, v.a. psychische, korrelieren mit den späteren Lebensproblemen der Kinder. Ein Kind ist in den ersten Lebensjahren seinen Eltern völlig ausgeliefert. Der Psychologe *Watzlawick* formulierte das Problem einmal so:" *Man kann in der Wahl seiner Eltern nicht vorsichtig genug sein".* Die Kindheit ist also später beim Erwachsenen stets als ein Teil seiner Erinnerung gegenwärtig und wirksam. Man spricht hier vom `langen Schatten der Kindheit´.

Daneben braucht das Gehirn für seine Entwicklung eine **Umgebung** mit **interessanten Reizen**, um zu lernen und verschiedene Hirnbereiche gut miteinander zu vernetzen und eine **adäquate Reizabschirmung**. Verarmte Städtelandschaften und eintönige enge Wohnungen bieten Kindern keine gute Entwicklungschance mehr (geistige Deprivation). Außerdem schadet **Reizüberflutung**, die oft über eine mediale Dauerberieselung erfolgt. Um Schäden zu vermeiden, müssen günstige Entwicklungsreize gesetzt und auf eine kindgerechte Reizdarbietung in der Umwelt geachtet werden.

Tab.38: Liste typischer schädlicher (traumatischer) Entwicklungsbedingungen in der frühen Kindheit[39]
• Mütterlicher Stress in der Schwangerschaft
• Gewalt des Vaters/Mutter gegen den Foetus in der Schwangerschaft/Abtreibungsversuch
• Eltern-Kindtrennung mit Vernachlässigung/Verwahrlosung in den ersten Lebensjahren
• Unsicheres Bindungsverhalten nach 12./18. Lebensmonat
• Altersabstand zum nächsten Geschwister <18 Monate
• Verlust der Mutter

35 Es liegt mir fern solche Kindheitsprobleme den Müttern anzulasten. Kaum eine Mutter tut ihrem Kind absichtlich etwas an. Sollte man nach Verantwortlichkeiten suchen, wären diese v.a. im gesellschaftlichen Umfeld, bei den Vätern und den sozioökonomischen Rahmenbedingungen zu suchen.

[39] *Modifiziert nach Egle/Hoffmann/Joraschky: Sexueller Missbrauch, Misshandlung, Vernachlässigung, S.19, Schattauer, 3.Auflage, Stuttgart 2004*

• Alleinerziehende Mutter
• Mütterliche Berufstätigkeit im ersten Lebensjahr
• Psychische Störungen/Erkrankung der Mutter/des Vaters
• Schwere körperliche Erkrankungen der Mutter/des Vaters
• Ablehnung und Entwertung des Kindes mit Entwicklung eines negativen Selbstbildes
• Emotionaler Missbrauch durch die Eltern
• Nicht kindgerechte Erwartungen,Delegationen: z.B. Ehekittkinder oder Ersatzkinder für unerfüllte Lebensträume, Parteilichkeit im Trennungsfall
• Missachtung des kindl. Entwicklungszustandes, Grenzverletzungen mit unangepassten Forderungen (kognitive Überforderung)
• Mangel an attraktiven Umweltreizen zur Hirnentwicklung (geistige Deprivation)
• Niedriger sozioökonomischer Status
• Schlechte Schulbildung der Eltern
• Arbeitslosigkeit beider Eltern
• Chronisch kranke Geschwister

Schädliche (traumatische) Entwicklungsbedingungen in der <u>späteren</u> Kindheit

Mit fortschreitender Entwicklung und Hirnreifung kommen weitere Entwicklungsanforderungen auf das Kind zu. Mit dem Schuleintritt ist eine Schwellensituation gegeben, die es sinnvoll erscheinen lässt, die Gefahren, die für die **Persönlichkeitsentwicklung** und die Entwicklung von **Stressbelastbarkeit** für ein Kind ab dem 6.Lj. ausgehen, zu benennen (s. Tab. 39). Durch die Geschlechtsentwicklung und Pubertät kommen weitere altersspezifische Belastungen auf das Kind zu. Unser moderner, auf Leistung getrimmter Lebensstil überfordert in vielerlei Hinsicht kindliche Entwicklungsbedürfnisse.

Tab.39: Liste typischer schädlicher (traumatischer) Entwicklungsbedingungen in der <u>späteren</u> Kindheit [40]
• Zu strikte oder lasche Grenzsetzung (rigider legalistischer Erziehungsstil)
• Vernachlässigung (Schlüsselkind)
• Sexueller Missbrauch
• Parentifizierung
• Kinderarbeit
• Häufige Umzüge mit Verlust des sozialen Umfelds
• Nicht kindgerechte Fernsehsendung
• Stundenlanges Sitzen, v.a. vor dem Fernseher
• Bedröhnen mit lauter aufputschender Musik
• Mangelnde kognitive Förderung und schulische Überforderung
• Hänseleien (v.a. in der Schule)
• Große Familien und sehr wenig Wohnraum
• Kontakte mit Einrichtungen der „sozialen Kontrolle" (z. B. Jugendamt)
• Kriminalität oder Dissozialität eines Elternteils
• Chronische Disharmonie in der Primärfamilie
• Autoritäres väterliches Verhalten
• Trennung der Eltern
• Anhaltende Auseinandersetzungen infolge Scheidung
• Häufig wechselnde frühe Beziehungen
• Sexueller und/oder aggressiver Missbrauch
• Schlechte Kontakte zu Gleichaltrigen in der Schule
• Hohe Risikogesamtbelastung

[40] *Hier gibt es etliche Überlappungen mit Tab. 39*

Schutzfaktoren für die kindliche Entwicklung

Die Liste **seelischer Belastungs- oder Risikofaktoren** ist lang. Die Forschungen machen aber auch deutlich, dass frühere Fehlentwicklungen bis zu einem gewissen Grad kompensiert und korrigiert werden können. In Tab. 40 sind **Schutzfaktoren** aufgeführt, die Fehlentwicklungen kompensatorisch ausgleichen können,so dass letztlich das **Missverhältnis** zwischen den **schädigenden, belastenden** und den **schützenden Faktoren** der relevante **Wirkfaktor** ist. Nur durch die angemessene Würdigung der individuellen, biographisch begründeten **subjektiven Wirklichkeit** lassen sich im Frühstadium psychosomatischer Störungen wichtige Weichen in Richtung Vermeidung einer Chronifizierung und späteren Erkrankung stellen. Diese Faktoren stellen eine Ressource des Individuums dar (Resilienz), mit denen es die Entwicklungsaufgaben meistern kann.

Tab. 40: Liste der Schutzfaktoren [41]
• Dauerhafte gute Beziehung zu mindestens einer primären Bezugsperson
• Sicheres Bindungsverhalten
• Großfamilie, kompensatorische Elternbeziehungen
• Entlastung der Mutter (v.a. wenn allein erziehend)
• Gutes Ersatzmilieu nach früherem Mutterverlust
• Überdurchschnittliche Intelligenz
• Robustes, aktives und kontaktfreudiges Temperament
• Innere Kontrollüberzeugungen, „self-efficacy"
• Soziale Förderung (z. B. Jugendgruppen, Schule, Kirche)
• Verlässlich unterstützende Bezugsperson/en im Erwachsenenalter
• Lebenszeitlich spätere Familiengründung, im Sinne von Verantwortungsübernahme
• Geringe Risikogesamtbelastung
• Geschlecht: Mädchen weniger vulnerabel als Jungen

Intrapsychische (Selbst-) Konflikte

Hierbei führt eine innere Konfliktdynamik, die Einwirkung von **Strebungen in unserem Selbst** zum Auftreten psychosomatischer Symptome. *Wir sind mit uns selbst nicht im Reinen!* Ein solcher Konflikt entsteht, wenn wir gleichzeitig zwei verschiedene, miteinander unvereinbare Dinge wollen, z.B. selbstständig sein und die Unterstützung und Sicherheit bei einer Bezugsperson suchen (**Autonomie-Abhängigkeitskonflikt**, s.o.). Wietere unbewusste oder phasentypische Konflikte (z.B. Ablösung vom Elternhaus) gehören in diese Kategorie. Solche Konflikte entstehen auf dem Boden erlernter oder konditionierter Muster aus der Kindheit, z.B. wünschen wir uns den Partner unbewusst als Ersatzmutter (oder Vater) und sind frustriert, wenn der Partner sich nicht so verhält. Immer dann, wenn sich unsere Vorstellungen und Erwartungen nicht realisieren lassen, kann soviel Frustration/Stress entstehen, dass wir körperliche Symptome entwickeln. Unlustspannungen (z.B. Langeweile, Frust, Unzufriedenheit mit uns selbst), eine chronische Enttäuschung über das Nichterreichen von Lebenszielen kommen hinzu. Früher wurde für diese Kategorie häufig der Begriff der **Neurose** verwendet, was heute wegen des stigmatisierenden Beigeschmacks vermieden wird. Zum Wesen dieser Konflikte gehört, dass sie uns immer unbewusst sind, und meist erst im Rahmen einer Psychotherapie aufgedeckt werden. Auf diese Konflikte gehe ich hier nicht weiter ein. Falls sie sich in Therapie befinden, fragen sie ruhig bei ihrer/m Therapeutin/en nach, welchen unbewussten Konflikt sie/er bei Ihnen sieht. Die heute weithin akzeptierte Liste von Konflikten findet sich im OPD (operational. Psychodynam. Diagnostik[42], Tab. 41).

---

[41] *modifiziert nach Egle/Hoffmann/Joraschky s.o.*

[42] *Schneider/Freiberg, Was leistet die Operationalisierte Diagnostik, H. Huber Bern 2000*

Tab.41: Liste typischer intrapsychischer (Selbst-)Konflikte
• Autonomie-, Abhängigkeitskonflikt
• Unterwerfungs-, Kontrollkonflikt
• Versorgungs-, Autarkiekonflikt
• Selbstwertkonflikt
• Schuldkonflikt
• Ödipal-sexueller Konflikt
• Identitätskonflikt

Interpsychische (Selbst-Umwelt-) Konflikte

Es gibt eine Fülle von Konflikten zwischen dem Individuum und seinem (zunächst familiären) Umfeld. Oft bestehen mehr oder weniger bewusste (unsichtbare) Bindungen, Abhängigkeiten und Loyalitäten, Menschen, die unsicher sind und sich anklammernd verhalten, Patchwork-Familien, Eltern, die nicht loslassen können, mit Partner und Expartnern, die in die aktuelle Beziehung einwirken.In traditionellen und hierarchischen Strukturen sorgt der Ältere für den Jüngeren,die Jüngste für die Eltern, der Älteste übernimmt den Bauernhof. Im Loyalitätskonflikt schlägt sich das Kind auf eine Elternseite. In anderen Kulturen, z.B. der türkischen, verbietet der Bruder seiner Schwester den freien Umgang mit Männern etc. Es gibt ungeschriebene Gesetze, sichtbare und unsichtbare Bindungen in Familiensystemen, die einengenden, ausbeutenden Charakter haben und die freie Entfaltung verhindern. All dies kann Stress bereiten und psychosomatisch erkranken lassen. Akute Belastungen sind z.B., wenn sich die Lebenssituation plötzlich gravierend verändert, er darauf nicht vorbereitet ist und er mit dieser nicht fertig wird. In Tab. 42 findet sich eine Beispielliste.

Tab.42: Liste typischer interpsychischen (Selbst-Umwelt) Konflikte
• Verlust eines nahen Angehörigen, Tod, Scheidung
• Geschwisterkonflikte, chronische Eifersucht
• Geschwisterhierarchie
• Loyalitätskonflikt
• Auszug der Kinder
• Verlust der sozialen Rolle oder Identität (z.B. als Mutter)
• schwere Verletzung oder chronische Erkrankung eines Angehörigen
• Pflege eines Angehörigen (z.B. Alzheimer)
• schwer erziehbares, pubertierendes Kind

Belastungen durch das soziale Umfeld/Arbeitsplatz

Belastungen treten auch am Arbeitsplatz auf. Das Stress-Monitoring bestimmter Berufsgruppen ergab, dass einige Gruppen deutlich mehr belastet sind als andere. Nach einer Studie gehören Fluglotsen, Fließbandarbeiter und Altenpfleger zur Berufsgruppe mit den höchsten Belastungen. Die Zufriedenheit mit der Arbeit, soziale Unterstützung durch Vorgesetzte und hoher Handlungsspielraum sind Schutzfaktoren.

Tab.43: Liste typischer Belastungen im sozialen Umfeld/ Arbeitsplatz
• Arbeitsplatzverlust
• Angst vor Arbeitsplatzverlust Zeit-Termindruck
• Doppelbelastung Haushalt und Beruf
• Prüfungssituation, Karriereknick
• Probleme mit Vorgesetzten, Wut auf/Angst vor dem Chef
• Überforderung oder Unterforderung am Arbeitsplatz:
• Zu viel Arbeit, zu schwierige Aufgaben

•	Neue Arbeitsmethoden und Techniken
•	Probleme mit Kollegen, Mobbing
•	Schichtarbeit
•	Probleme mit dem Wohnumfeld/Vermieter,unbefugtes Eindringen in die Privatsphäre
•	Daily hazzles (sonstige alltägliche Widrigkeiten) und Multitasking

Exkurs: Multitasking

Eine relativ häufig praktizierte Form der Hirnüberreizung ist das sog. ***Multitasking****. Man findet es v.a.bei Hausfrauen mit Kindern die gleichzeitig Abwaschen, Kochen, Radiohören, Kindern zuhören und evtl. telefonieren. Ebenso kommt es bei Menschen vor, die nicht Nein sagen können. Diese sind irgendwann überlastet und überreizt. Unsere Lebens- und Arbeitswelt hat sich in den letzten Jahren dramatisch verändert. Durch den allerorten bestehenden Zeit- und Leistungsdruck nehmen diese Überlastungsstörungen seit einigen Jahren deutlich zu und stellen bald die Hauptursache für die Arbeitsunfähigkeitstage dar. Besonders betroffen sind Lehrer, Erzieherinnen bei schwer erziehbaren Kindern und Pflegepersonal auf Intensivstationen. Unnötige Stressbelastungen (chronische Mobbingsituationen, alkoholkranke Partner, ständige Lärmbeschallung etc.) tun ein Übriges und sind zu vermeiden. Je intensiver und anhaltender die Stressbelastung ist, desto mehr ist das Gehirn auch durch Stresshormone gefährdet und in seiner Leistung gehandicapt.*

Belastungen durch die Umwelt

Unbestritten ist, dass das Ausmaß der Schadstoffe in unserer Umwelt zugenommen hat, und wir unserem Köper viel Chemie zumuten. Abhängig von der auf uns einwirkenden Dosis, werden Körperzellen, allen voran die sehr empfindlichen Zellen des Immun- und Nervensystems durch **direkte Schadstoffwirkung** beeinträchtigt. Daher muss es politisches Ziel sein die Menge der in die Umwelt freigesetzten Schadstoffe durch eine öffentliche Regulierung und Kontrolle zu minimieren.

Heutzutage ist es zur Modeerscheinung geworden, alle möglichen Gesundheitsbeschwerden auf die Umwelt zu beziehen (s.o), meist fälschlicherweise. Mangels Überprüfungsmöglichkeit kommt es hier häufig zu **Fehlattributionen**.Daher sollte man zunächst nach den Ursachen mehr im Inneren seiner Persönlichkeit und im konflikthaften sozialen Umfeld suchen, als in der schädigenden physikalischen Welt, insbesondere, wenn sie planen viel Geld in fragwürdige Sanierungsmaßnahmen zu investieren. Im Zweifel und nach ernstfhafter Selbstprüfung kann es berechtigt sein, sich mit einer Umweltbehörde in Verbindung setzen und dem Verdacht mit wissenschaftlicher Methodik nachgehen. Als Betroffener sollten sie daher versuchen ernsthaft drei Fragen zu klären:

1. Ist die Korrelation mit dem verdächtigten Schadstoff wirklich korrekt? Was spricht dagegen?
2. Warum reagieren die Mitmenschen in meiner Umgebung nicht ebenso?
3. Kann es nicht doch sein, dass ich durch ***psychischen Stress*** *aus dem Gleichgewicht geraten bin und mein Immunsystem auf ganz alltägliche Reize überreagiert?*

Allgemeine Fragen zur Psychotherapie

`Der Mensch ist die beste Medizin für den Menschen´ Chinesisches Sprichwort

"Unser Hauptziel war die möglichst gründliche Untersuchung der ständig wechselnden Arzt-Patienten-Beziehung, das heißt das Studium der Pharmakologie der Droge 'Arzt' " M. Balint.

„Wer einen Kameraden hat braucht kein Opium“

Brauche ich überhaupt einen Psychotherapeuten, wenn ich doch keine psychischen Probleme habe?

.......sondern körperliche Beschwerden!

In unserer Alltagsrealität verdrängen wir alle einen Großteil unserer Lebensprobleme, weil sie uns bei der Alltagsbewältigung stören würden. Dies ist durchaus sinnvoll. Dabei passiert es immer wieder, dass wir zu stark verdrängen und unsere Probleme gar nicht mehr realisieren, bis sie uns über den Kopf wachsen. Spätestens dann, oftmals nach einem Zusammenbruch, müssen wir uns eingestehen, dass wir mit dieser Vogel-Strausspolitik nicht weiter kommen, weil sich von alleine in der Regel nichts löst. Spätestens dann, wenn ein Mensch an seinem Leben oder seinen Symptomen leidet oder nicht mehr arbeiten kann, benötigt er Psychotherapie. Die Frage nach der Psychotherapie beginnt daher mit einer ehrlichen und nüchternen Analyse seines Lebens. Immer wenn sie folgende Fragen mit Ja beantworten können, kann Ihnen Therapie helfen:

Bin ich mit meinen Beziehungen zufrieden?
Habe ich immer wieder mit rätselhaften körperliche Beschwerden zu kämpfen bei denen die Ärzte ratlos sind oder nicht weiterhelfen können?
Bin ich übermäßig Stress geplagt oder kann ich mit Stress nicht gut umgehen?

Oftmals sind die körperlichen Beschwerden (z.B. chronische Schmerzen) die ersten Anzeichen dafür, dass mit unserer Seele etwas nicht stimmt. Am Anfang steht daher die Einsicht, dass man eine körperliche Störung auf dem Boden **noch unbewusster** psychischer Probleme hat. Ohne diese Einsicht erübrigt sich Psychotherapie. Die körperlichen Symptome sind oftmals die vorübergehend beste Lösung in einer schwierigen Lebenssituation. Sie dienen der Seele als Sprachrohr und geben uns eine verschlüsselte Botschaft: *`Pass auf, da ist etwas, um das du dich kümmern musst! Du musst mal hinter die Kulissen schauen.´*

Stress, drückende Alltagsbelastungen und Sorgen können uns krank machen, ohne dass wir dies unmittelbar mitbekommen. Deshalb stellt die **Arbeit mit dem Unbewussten** besonders am Anfang einer Therapie ein wesentliches Fundament der psychotherapeutischen, psychosomatischen Arbeit dar. Vergegenwärtigen sie sich, dass sie selbst mit ihrem bewussten Ich nur sehr geringe oder keine Möglichkeit haben, sich selber zu therapieren, mangels Einsicht in ihr Unbewusstes. Es heißt ja deshalb **Unbewusstes,** weil es unbewusst ist. Dieses Unbewusste unterliegt Fehldeutungen, Irrtümern und Konfabulationen. Um an das Unbewusste heranzukommen benötigt es einen neutralen Beobachter, am besten einen geschulten Menschen, einen **Therapeuten**.

Zudem dient Psychotherapie der **Beruhigung**. Psychotherapeuten können ihren Patienten, die oft mit einem diffusen Beunruhigungsgefühl kommen, rationale oder sinnstiftende Konstrukte anbieten, die ihnen helfen ihr Panik-Bindungssystem zu beruhigen und aus einem Ohnmachtsgefühl herauszufinden.

Darüber hinaus hätte, idealtypisch formuliert, wohl jeder Mensch etwas davon, wenn er sich selbst, sein Verhalten und seine Geschichte möglichst gut versteht. Es gab eine Zeit, da war Psychoanalyse schick, v.a. für Betuchte, die ihrem Leben noch einen anderen Sinn geben wollten, sich verbessern oder nur besser verstehen wollten, im Sinne einer intellektuellen Herausforderung. Wer was auf sich hielt ging in Analyse. Es ist klar dass dies nichts mit Krankheit und Kassenleistung zu tun hat. Zum Privatvergnügen kann sich dies jeder ermöglichen, wenn er das nötige Geld dafür hat.

Gehe ich zum Arzt oder gleich zum Psychotherapeuten?

Beim Auftreten einer körperlichen Beschwerde bleibt es zunächst dem Einzelnen überlassen, ob er zum Arzt oder Therapeuten geht. Wenn man sich unsicher über die Ursache der Beschwerden ist, ist es die Regel, dass man zunächst die Hilfe beim Hausarzt sucht. Manche Menschen gehen schnell, andere wiederum gehen gar nicht zum Arzt oder lassen sich Zeit, vielleicht in der Hoffnung, dass die Beschwerde von alleine vorbei geht. Der Hausarzt hat daher eine wichtige Weichenstellerfunktion. Am häufigsten kommt es bei psychosomatischen Beschwerden zu der Fehleinschätzung, dass die körperlichen Beschwerden organischer Natur sind. Letztlich hängt es von der eigenen Überzeugung ab, ob man mehr psychisch oder organisch krank ist. Liegt man damit richtig, wird man den schnelleren Weg finden. Das Problem ist die **Überzeugung körperlich krank zu sein**, obwohl dies nicht zutrifft. In Folge kommt es u.U. zu einem verzweifelten Hin- und Herirren von Arzt zu Arzt (Arztodyssee) und teuren Fehlbehandlungen, was durch strukturelle Probleme in unserem Gesundheitssystem (s.o.) verstärkt wird. Seltener kommt es vor, dass Jemand mit einem rein organischen Problem beim Psychotherapeuten landet. Entscheidend ist, dass man überhaupt an einen psychosomatischen Zusammenhang denkt und einen Arzt findet, von dessen Erfahrung und Kompetenz es dann abhängt, ob die Weichen richtig gestellt werden.

Ist Psychologie gleich Psychotherapie?
Im laienhaften Sprachverständnis wird Psychologie und Psychotherapie oft gleichgesetzt. Die **Psychotherapie** ist zuständig für die Therapie seelischer Störungen und Erkrankungen, während die **Psychologie** für Seelenkunde im Allgemeinen steht und als **Grundlagenwissenschaft** die seelischen Vorgänge des Menschen beforscht. Der **Psychologe** hat erfolgreich ein Psychologiestudium absolviert, das sagt aber nichts über seine psychotherapeutische Qualifikation. Diese erwirbt er sich genauso wie z.B. der Arzt über eine spezifische Psychotherapieausbildung. Gelegentlich werde ich als Facharzt für psychosomatische Medizin und Psychotherapie verwundert gefragt: „*Wenn sie Arzt sind, können sie mich dann überhaupt behandeln, ich brauche doch einen Psychologen*". Verwirrung entsteht gelegentlich auch durch die Tatsache, dass man von verschiedenen Grundberufen her **Psychotherapeut** werden kann. Es gibt den **ärztlichen** (mit Medizinstudium), den **psychologischen** (mit Psychologiestudium) und den **nichtärztlichen nicht-psychologischen Psychotherapeuten** (z.B. mit Pädagogik- oder Theologiestudium).

Allen Psychotherapeuten gemeinsam ist, dass sie zusätzlich zu ihrem Grundstudium noch eine Therapieausbildung durchlaufen müssen. Dabei ist die Tatsache ob einer Medizin studiert hat oder in Anführungszeichen nur `Sozialpädagogik´ kein Gütekriterium. Entscheidend für die Qualität ist vielmehr die Güte der Therapieausbildung und die berufliche Erfahrung. So kann u.U. ein sozialpädagogischer Psychotherapeut für sie die deutlich bessere Wahl sein als ein Arzt, der zwar die Therapieausbildung durchlaufen hat, aber diese neben seiner Arztpraxis mit weniger Therapieerfahrung durchführt.

Wie finde ich die passende psychosomatische/psychotherapeutische Behandlung?
An einer seelischen Erkrankung zu leiden und sich psychotherapeutische Hilfe zu holen, darf nichts Anrüchiges mehr an sich haben, es sollte so selbstverständlich sein, wie die Kariesbehandlung beim Zahnarzt. Insgesamt werden die **seelischen Grundbedürfnisse** des Menschen viel zu häufig quer durch unsere Gesellschaft leider immer noch vernachlässigt, ignoriert oder schlicht geleugnet. Mittlerweile gibt es aber viele **dankbare Menschen**, die sehr von psychosomatischen Behandlungen profitiert haben und wesentlich weniger Medikamente und Arztbesuche benötigen. Sie können selbst zum Abbau von Schwellenängsten und zur Entstigmatisierung beitragen, wenn sie nach einer erfolgreichen Behandlung in ihrem Umfeld berichten, dass eine spezifische psychosomatische Behandlung unnötiges Leid und Stress vermeiden hilft.

Allerdings ist es nicht einfach auf Anhieb die geeignete Therapieform und den geeigneten Therapeuten zu finden. Es gibt ein nahezu unüberschaubares Therapiespektrum und nicht alles ist geeignet. Die **Psychotherapie** umfasst ein großes Methodenspektrum, über **500 Therapieverfahren** sind gelistet. Unterschieden werden aufdeckende, psychodynamische, unterstützende, übende, gestaltende, beratende, imaginative und entspannende, Körper- und Erlebnisorientierte, suggestive Therapieverfahren. Es gibt die Einzel,-Gruppen,-Paar,- und Familientherapie, die Tanz-, Bewegungs-, und Musiktherapie und viele andere mehr im **ambulanten und stationären Setting**. Gegebenenfalls ist nach einem **multimodalen Therapieansatz** zu suchen, der neben dem schulmedizinischen Therapiespektrum auch den Einsatz von Psychotherapie, Entspannungstechniken und Psychohygienestrategien im Alltag beinhaltet.

Das Riesenkapitel Psychotherapie lässt sich in diesem Buch nur oberflächlich abhandeln, daher sei dem interessierten Leser weiterführende Literatur empfohlen.Auch wenn vieles davon hilfreich und wirksam ist, ist nicht alles von den Kassen, bzw. der Solidargemeinschaft bezahlbar. Aus Kosteneffizienzgründen ist es berechtigt die Therapieverfahren auf ihre Wirksamkeit hin zu untersuchen. Hinzu kommt, dass das psychosomatische/psychotherapeutische Wissen bei den Ärzten sehr unterschiedlich ist, und man dieses nicht als selbstverständlich voraussetzen kann. Zwar ist jeder Arzt gehalten sich eine **psychosomatische Grundkompetenz** zu erwerben, und sich mit den verschiedenen Therapiemöglichkeiten zu beschäftigen, was aber in der Praxis oft schwer zu realisieren ist. Manch ein Patient hat daher viele frustrierende Irrwege hinter sich, bevor er die richtige psychotherapeutische Hilfe bekommt. Fragen Sie daher ihren Arzt/ Ärztin, wie gut er sich auf diesem Gebiet auskennt, und ob er ihnen evtl. einen qualifizierten Kollegen empfehlen kann. Steht auf dem Praxisschild oder im Telefonbuch die Zusatzbezeichnung **Psychotherapie** oder **psychotherapeutische Medizin** ist dies ein wichtiger Hinweis auf diese spezifische Kompetenz. Ärzte mit psychotherapeutischer Kompetenz können sie manchmal aber auch daran erkennen, dass sie sich mehr Zeit als die übliche Sprechstundenzeit nehmen, sie sich mit Ihnen und ihrer Geschichte intensiv auseinandersetzen und sie nicht schnell mit einem Rezept entlassen. Allerdings ist der zeitliche Umfang, den sich Ihr Arzt nehmen kann, in der Regel begrenzt und von anderen Praxisaufgaben eingeengt. Ggfls. bitten Sie ihn um ein zusätzliches Gespräch im Rahmen eines Sondertermins. Die Zeit, die ihr Arzt erübrigen kann, ist auch abhängig von der Vergütung. Längere Gespräche werden von den Kassen nicht angemessen vergütet. Stellt ihr Arzt eine psychosomatische Störung fest, wird er Ihnen eine entsprechende Behandlung oder Beratung empfehlen und sie an einen Psychotherapeuten oder eine psychosomatische Klinik überweisen. Gegenüber den Kostenträgern (Krankenkassen) ist er verpflichtet, eine Diagnose zu stellen und diese gemäß Diagnoseschlüssel (ICD-10) zu codieren. Lassen sie sich ruhig erklären, wie er zu seiner diagnostischen Einschätzung kommt, die aber durchaus von der Einschätzung eines anderen Arztes oder Experten abweichen kann. Es sollte sie nicht zu sehr verunsichern, wenn sie von verschiedenen Ärzten verschiedene Meinungen und Diagnosen hören. Leider gibt es im Bereich der psychosomatischen Medizin oft keine so eindeutigen Sachverhalte; hier ist noch vieles im Fluss. Setzen sie sich mit den Differenzen konstruktiv auseinander und bilden sie sich ihr eigenes Urteil.

Wenn sie eine regelmäßige, kassenfinanzierte Richtlinientherapie planen und nicht nur eine psychosomatische Mitbetreuung müssen sie sich auf die Suche nach Therapeuten begeben und sich informieren. Tipps hierzu bekommt man bei den **Krankenkassen**, der **Kassenärztlichen Vereinigung** und auch über das **Internet** (s. Anhang).

Wenn ich aber mit dem Therapeuten nicht zu recht komme?

Nicht jede Empfehlung ist ein Volltreffer. Es ist wichtig, dass Sie sich persönlich eine Bild von ihrer/m Therapeuten/in machen und prüfen, ob sie beide zueinander passen und er/sie ihr Vertrauen findet. **Person, Methode** und **Setting** sollten für Sie passen.

Sind sie bei einem Therapeuten gelandet, heißt dies noch nicht, dass sie gleich an ihn gebunden sind und mit ihm eine **längere Therapie** beginnen. Der beste Name, ein bekannter Professor nutzt nichts, wenn sie menschlich nicht mit ihm klar kommen oder seine Methode nicht gut zu ihrem Störungsbild passt. Die Kasse gewährt ihnen bis zu 5 Probesitzungen, in denen Sie prüfen sollten, ob sie sich mit ihrem/er Therapeut/in auf eine längere Therapie einlassen. Wenn der Therapeut dann ebenfalls mit Ihnen arbeiten möchte, stellt er einen sog. Gutachtenantrag zur Feststellung der Kostenübernahme durch die Kasse, sog. **Richtlinientherapie**. Gelegentlich lehnt auch der Therapeut, eine

Behandlung ab, wenn er aus den verschiedensten Gründen (z.B. Kultur, Alter, Geschlecht, moralische Einstellungen, etc.) denkt, dass diese spezielle therapeutische Paarung für eine effektive Therapie ungünstig ist. Daneben müssen terminliche und finanzielle Aspekte im Konsens geklärt werden. Die Frage welches Grundstudium der Therapeut (s.o.) mitbringt, ist dabei eher nebensächlich. Kein Therapeut kann alles. Kommt ein Therapeut an seine Grenzen, wird er Ihnen dies offenbaren und sie beraten, wo sie sich weitere fachliche Unterstützung holen können.

Jeder Kranke sollte eine begleitende psychologische Betreuung erhalten!

Zukunftsmusik wäre es für eine **Klinikbehandlung**, wenn jeder Mensch, der wegen einer schwerwiegenderen Erkrankung eingewiesen wird, neben der heute üblichen medizinischen Versorgung begleitend eine **psychologische Betreuung** erhalten würde. Wie Studien und Modellprojekte gezeigt haben, führt eine derartige kombinierte Behandlung oft zu einer schnelleren Gesundung und zu einem geringeren Medikamenten-, v.a. Schmerzmittelbedarf.

Insbesondere bei **speziellen Erkrankungen**, wie Asthma, Herzinfarkt, Darmentzündungen, schwere Magersucht etc., lässt sich eine optimale Behandlung nicht ohne begleitende psychologische Unterstützung erreichen. Bei Angsterkrankungen ist manchmal erst eine psychotherapeutische Vorbehandlung nötig, bevor sich der Patienten in die medizinische Versorgung begibt, und sich z.B. Blut abnehmen oder eine Narkose machen lässt. Dabei geht es nicht um die Konkurrenz der verschiedenen Methoden und Ansätze, dem entweder/oder, sondern der sinnvollen Ergänzung, dem sowohl/als auch. Es ist mir ein zentrales Anliegen, dass auf allen gesellschaftlichen Ebenen daran gearbeitet wird, die somatoformen Störungen als Funktionsstörungen und Ausdruck einer belasteten, seelischen Befindlichkeit anzuerkennen. Das Buch ist ein Beitrag hierzu.

Was ist der Unterschied zwischen Psychosomatik und Psychiatrie?

Psychiatrie und Psychosomatik sind verwandte Fachgebiete, die sich ergänzen und zusammenarbeiten. Beiden Disziplinen liegen unterschiedliche theoretische Konzepte zugrunde, die sich aber im Zuge der neuen Erkenntnisse in den letzten Jahren aneinander annähern. Die Unterschiede liegen auch historisch bedingt im Krankheitsverständnis und bei den **therapeutischen Schwerpunkten**.

Beim Krankheitsverständnis geht man in der Psychiatrie davon aus, dass biologische Veränderungen weniger die **Folge,** sondern mehr der **Ausgangspunkt** des Krankheitsgeschehens sind. Die Psychosomatik vertritt dagegen mehr ein **Psychogenesekonzept** als Ausgangspunkt mit biologischen Folgen. Wichtig ist ihr, dass die Wechselwirkungen in beide Richtungen betrachtet werden, eine zu einseitige Sicht vermieden wird und sich die beiden Disziplinen nicht als Konkurrenten, sondern als Partner verstehen, die einander auch brauchen, wegen unterschiedlicher Schwerpunkte.

Die therapeutischen Schwerpunkte liegen in der Psychiatrie mehr bei den **akuten** und **schweren Krankheitsbildern**. Eine Akutaufnahme bei psychischer Störung erfolgt fast ausschließlich in die Psychiatrie, da die Psychosomatik hierfür (noch?) zu wenig gerüstet ist. Der Behandlungsschwerpunkt liegt hier in der **medikamentösen Behandlung**, während er in der Psychosomatik im Bereich der Psychotherapie und dem **Gespräch** liegt. Patienten die über das Gespräch nicht mehr zu erreichen sind (z.B. Erregungs- oder Rauschzustände), können in der Psychosomatik nicht behandelt werden.

Um den unterschiedlichen Schwerpunkten Rechnung zu tragen gibt es für jedes Fachgebiet eine Facharztbezeichnung: den **Facharzt für Psychiatrie** und **Psychotherapie** und den **Facharzt für psychosomatische Medizin** und **Psychotherapie.** Dieser Facharzt hat sich auf die Erkennung und psychotherapeutische Behandlung, Prävention und Rehabilitation von Krankheiten und Leiden spezialisiert, an deren Verursachung psychische, soziale und somatische Faktoren und ihre Wechselwirkungen maßgeblich beteiligt sind. Zur Behandlung komplizierterer, psychosomatischer Krankheitszustände wird dieser **Facharzt**, herangezogen. Für den Laien ist es schwierig sich ein Bild davon zu machen,welchen Facharzt er zunächst konsultieren soll. Wenden sie sich vertrauensvoll an einen von beiden und lassen sie sich beraten. Beide Fachärzte sind von der Ausbildung her in der Lage entweder sie zu behandeln oder in die richtigen Hände weiterzuleiten.

Bei schwierigeren Krankheitsverläufen kann auch eine stationäre Behandlung in der **psychosomatischen/psychotherapeutischen Medizin** erforderlich werden. Auch für den Experten ist es gelegentlich schwer psychosomatische Zusammenhänge zu erkennen, wenn es dem Patienten nicht gelingt sich in schwierigen persönlichen Angelegenheiten mitzuteilen. Manchmal dauert es Stunden bis ein gutes Vertrauensverhältnis hergestellt ist, bis der Patienten die Informationen geben kann, die für die Diagnose einer psychosomatischen Störung erforderlich sind.

Was wird in der Psychotherapie bezahlt?

Heute ist gesellschaftlicher Konsens, dass die Krankenkassen nur wissenschaftlich anerkannte Verfahren bezahlen müssen, wie die **Psychoanalyse,** die **tiefenpsychologisch fundierte Psychotherapie** und die **Verhaltenstherapie** im **ambulanten Setting,** und andere Verfahren freiwillig erstattet werden können. Nicht jede Therapieform ist für jeden geeignet. Um die für sie passende Therapieform herauszufinden ist es empfehlenswert sich mit dem Facharzt (s.o.) zu beraten. Dabei kann es sein, dass das für sie geeignete Verfahren nicht im Leistungskatalog der Kassen enthalten ist. Schwerere psychische Störungen müssen auch im **tagesklinischen** oder **vollstationären Setting** behandelt werden. Hier kommt immer eine Methodenkombination, im sog. **multimodalen Therapieansatz** zum Einsatz. Ziel ist es für jeden Menschen, jeden Alters (zw. 0 – 100 J.), jeden Geschlechts, sozialen Statusses etc., das für ihn Maßgeschneiderte, störungsspezifische Therapiekonzept zu finden. Manche Menschen brauchen eine jahrelange Therapie, einige nur mehrere Sitzungen, um ihre Beschwerden zu bessern und im Leben wieder klar zu kommen. Diese Behandlungen kosten viel Geld, so dass in der Regel die Zeitdauer begrenzt wird. Wie lange und in welcher Klinik eine solche Behandlung bezahlt wird, ist abhängig von den Vereinbarungen, die die Kostenträger: Kassen, Rententräger, Patienten oder andere Institutionen mit den jeweiligen Behandlern vereinbaren. Dabei handelt es sich meist um einen Kompromiss, der Behandler und Patienten oft nicht zufrieden stellt.

Was bringt eine Psychopharmakotherapie bei psychosomatischen Störungen

Psychopharmaka setzen am Nervensystem an, steigern z.B. die Leistungsfähigkeit des Gehirns über die Erhöhung des aktiven Serotonins. Sie führen i.d.R. zu einer Stabilisierung und Ausbalancierung, auch im vegetativen Nervensystem. Damit haben sie meist einen positiven Effekt auf funktionelle Beschwerden. Ein Nachteil fast aller Psychopharmaka ist die **Gewichtszunahme**, die wiederum funktionelle Störungen verursacht oder verstärkt. So gilt es immer Nutzen und Nachteil sorgsam gegeneinander abzuwägen. Ist die Gewichtszunahme unerwünscht erfordert dies eine gute Esskontrolle durch engmaschige Gewichtskontrolle oder man nimmt andere Substanzen, welche die Kalorienaufnahme weniger anregen.

In der Psychopharmakotherapie läuft viel nach dem **Prinzip der Wiederaufnahmehemmung** (s.o.). Von der Nervenzelle werden Neurotransmitter an der Synapse ausgeschüttet, um eine andere Nervenzelle zu erregen. Beim Transmittermangel handelt sich nicht um einen absoluten Mangel an Botenstoff, wie z.B. bei der Schilddrüse, wenn ein Teil der Drüsenzellen entfernt wurde, deren Funktion ersetzt werden muss,sondern um einen **vorübergehenden Aktivitätsmangel**, durch chronische Erschöpfung und mangelnde Regeneration. Nach einer gewissen Erholungszeit, verfügt das Gehirn auch wieder über ausreichend Transmitter oder bildet diese von selbst nach. Durch einfach durchzuführende Tests, z.B. einem Bluttest ist dieser Mangel aber nicht nachzuweisen, daher gibt es solche Tests bisher nicht und erfolgt die Therapie nach Erfahrung des Arztes und subjektiver Einschätzung des Patienten.

Zum Verständnis einer solchen Therapie ist es wichtig, dass man mit einer Medikamenteneinnahme keine Ursache beheben kann, wie z.B. einen Partnerschaftskonflikt oder die Überforderungssituation am Arbeitsplatz. Es handelt sich bei der medikamentösen Therapie um eine unterstützende Maßnahme, wie bei einem Krückstock, den man solange braucht, bis das gebrochene Bein wieder geheilt ist. Die Vorstellung, dass man, wie z.B. bei einer Hormonersatztherapie nach einer Schilddrüsenoperation wichtige Hormone ersetzt, die dem Gehirn abgehen, ist falsch. Bei den Menschen die psychotherapiefähig sind, sollten daher Medikamente nur als begleitende Maßnahme gegeben werden, um an den eigentlichen Ursachen zu arbeiten und einen unbewussten Konflikt nicht zu kaschieren und die Psychotherapie zu unterstützen. Als solche ist die medikamentöse Therapie im klinischen Alltag sehr hilfreich um die Gesundung zu beschleunigen. Immer wieder sollte man den Patienten zu einer psychotherapeutischen Behandlung motivieren, v.a. auch zu Therapiemethoden, die der Stressbewältigung und Spannungsregulation dienen. Gelingt es die grundlegenden Ursachen der psychischen Störung zu beheben, erholt sich die verminderte Aktivität an der Synapse wieder und das Medikament wird überflüssig. Dies kann jedoch manchmal Monate dauern.

Fragen zum Umgang mit somatisierenden Patienten

Als professioneller Helfer (Arzt/Therapeut) ist man bei diesem Klientel mit Menschen konfrontiert, die nicht einfach zu behandeln sind und einen oft ratlos und hilflos machen. Nun kann ich hier keine Gebrauchsanweisung für den Umgang mit somatisierenden Patienten geben, aber ich kann doch auf einige typische Merkmale hinweisen. Dies betrifft den **Verständnisnotstand**, die **Arzt-Patientbeziehung**, die **Erwartungshaltung** und den **Placebo- und Noceboeffekt**, den **Erklärungsnotstand** des Arztes und das **Inanspruchnahmeverhalten** des Patienten.

Der Verständnisnotstand und die Abwehr des Patienten: "Was hab ich bloß?"

Dieses Thema hat *W. Bartens* in seinem Buchtitel[43] : "Was hab ich bloß?" aufgegriffen. Dabei schildert er Patienten mit vielen wechselnden Beschwerden, auf der verzweifelten Suche nach einer körperlich fassbaren Ursache, die er akzeptieren kann. Dies schildert der Autor auf seine eigene humoristisch-provokante Art.

Ein **Hauptmotiv** vom Verursachungsprinzip `*eigene Psyche*´ wegzukommen ist, dass man sich ungern mit den inneren Schmerzen auseinandersetzt und diese gerne auf anderen Wegen, als dem psychologischen, lösen möchte. Dazu kommen die Reaktionen ihrer Umwelt, die den Patienten für einen Simulanten halten.Unter dem Rechtfertigungsdruck scheuen Patienten, die gekränkt sind, keinen Aufwand, um zu einer anderen, akzeptablen und möglichst behandelbaren Diagnose zu kommen. All dies führt zum Aufsuchen vieler Experten (Doctorshopping) und dazu, dass irgendwelche Bagatell- oder Nebendiagnosen zur Begründung herangezogen werden.

Das Bemühen sich einer Psychodiagnose entziehen zu können führt gelegentlich auch zu einer obskuren **Ursachensuche** in der Außenwelt oder im Metaphysischen (z.B. Elektrosmog, Erdstrahlen s.u.) sog. umweltbezogene Erkrankungen (s.o.) mit teuren Folgekosten durch Umzüge und Wohnungssanierungen. Auch werden immer wieder neue organmedizinische **Krankheitskonzepte** geboren (s.u). Hinzu kommt, dass

[43] *Werner Bartens, Was hab ich bloß? Droemer 2003*

sich Patienten von Ärzten beschämt und im Stich gelassen fühlen und dann irritiert und frustriert die Sprechstunde verlassen.

Die Frage ist, warum tun sich Patienten oft so schwer damit eine `*Psychodiagnose*´ zu akzeptieren? Die Antwort lautet es fehlt das **Verständnis** (Verständnisnotstand) und es wirkt die **Abwehr**. Auch bei vorhandenem Wissen führen verschiedene Motive, dazu eine Psychodiagnose abzulehnen, z.B. die:

- ***Angst vor der Auseinandersetzung*** *mit tiefverwurzelten, unbewussten Verletzungen, die sehr schmerzlich sind*
- ***Angst vor Stigmatisierung*** *(s.o.)* ***persönliche Haltungen*** *und* ***Einstellungen****, (z.B. hart sein gegen sich selber, der eiserne Durchhalter, s.u.)*
- ***Angst vor Veränderung***
- ***Scham- und Schuldgefühle****, (z.B. vor einer Selbstoffenbarung, verhindern oft den Schritt einer unliebsamen Realität ins Auge zu sehen)*

Diese Punkte sind im Gespräch im Auge zu behalten und evtl. aktiv anzusprechen, wenn ein Aufklärungsgespräch zu einer Psychodiagnose ansteht.

Bedeutung der Arzt-Patientenbeziehung

Der Arzt-Patientbeziehung und der ärztlichen Gesprächskunst kommt in der Medizin ein sehr hoher Stellenwert zu, wegen dem sehr hohen Vertrauensvorschuss, den die Ärzte in der Regel vom kranken, hilfsbedürftigen Patienten bekommen. Mit Worten kann man heilen oder krank machen daher spricht man auch von der **sprechenden Medizin**. Dies wurde zwar im Paradigma der **biopsychosozialen Medizin** (s.o.) erkannt, ist aber bisher nur in Bruchteilen umgesetzt und wenigen Ärzten in ihrer Tragweite bewußt. Das **Gespräch** ist ein sehr wirkungsvolles **medizinisches Instrument**, einer medikamentösen Therapie oft überlegen. Im Prinzip sollten daher alle Kliniken nach den Prinzipien der psychosozialen Medizin organisiert werden. Durch suggestive und imaginative Techniken lässt sich zudem eine positive Erwartungshaltung erreichen, wie auch schon mehrfach erwähnt wurde. Die wenigsten Ärzte sind geschult im Vorfeld einer Therapiemaßnahme auf Nocebo-Aspekte zu achten. Also gibt es in der Medizin ein enormes, noch ungenutztes Entwicklungspotential, das es zu realisieren gilt. Die Wirkaspekte die von Ärzten (Droge Arzt) ausgehen, lassen sich besonders gut mit dem Prinzip des Placebo- und Noceboeffekts erläutern.

Erwartungshaltung – Die Macht der Gedanken

Wir Menschen haben die Fähigkeit mit unseren Gedanken und inneren, oft unbewussten Einstellungen auf unsere Befindlichkeit und die äußere Realität Einfluss zu nehmen. `*Der Glaube versetzt Berge*´, heißt es in einem Sprichwort, nur nehmen wir das zu wenig ernst. Durch die Erwartung eines körperlichen Ereignisses kann das Ereignis auch tatsächlich eintreten. Man kann auch von einer negativen, sich selbst erfüllende Prophezeiung (*self-fulfilling prophecy*) sprechen. Das gilt besonders in der Medizin, bei der medikamentösen Therapie und in der Psychotherapie. Hierbei spielen auch Persönlichkeitsfaktoren eine Rolle. Selbstunsichere, suggestible Patienten bilden eine höhere Erwatungshaltung aus. Weiteres siehe unten unter **Placebo- und Noceboeffekt**.

Placeboeffekt und Droge Arzt

Gibt es eine positive Erwartung in Bezug auf die Wirkung einer Maßnahme und tritt die erwartete Wirkung dann auch ein, nennt man das **Placeboeffekt** (PE, lat. *placebo* = „ich werde gefallen"). Bis zu 50 % des Erfolgs einer medizinischen Behandlung lassen sich darauf zurückführen. *Moseley et al* [44]konnten zeigen, dass bei Patienten mit einer Kniegelenksarthrose mit einer Scheinoperation die gleichen Erfolge wie durch eine echte

[44] *Moseley et al, A controlled trial of Arthroskopic Surgery for osteoarthritis, New EnglandJournal of medicine2002*

Operation erzielt werden konnten. Auch bei vielen anderen Krankheiten lassen sich über den PE Heilungserfolge erzielen. Selbst bei der Krebserkrankung gibt es Spontanheilungen, die man retrospektiv zumindest teilweise auf den PE zurückführen kann. Der PE hat also ein enormes, heilsames Potential, das in der naturwissenschaftlichen Medizin so gut wie nicht bewusst genutzt wird, aber immer wieder nebenbei passiert.Die Heiler (Schamanen) in den nicht westlich zivilisierten Kulturen wußten dagegen den PE schon immer zu nutzen, ein Wissen, was in unserem Kulturkreis verloren ging, jetzt aber allmählich wieder entdeckt wird.

Der PE spielt in der Psychosomatik besonders bei der Gabe Psychopharmaka und Schmerzmitteln eine grosse Rolle. Beispiele hierfür sind:

- *Ein Patient bekommt ein Scheinmedikament und die erwartete Wirkung tritt ein, obwohl kein Wirkstoff enthalten ist.*
- *Bei einem Schmerzpatient lassen die Schmerzen in dem Moment nach, in dem der Arzt das Sprechzimmer betritt, weil er erwartet, dass ihm jetzt endlich geholfen wird (*Droge Arzt*).*

Mittlerweile hat man die neurobiologischen Mechanismen, die für den Placeboeffekt, v.a. im präfrontalen Cortex, zuständig sind und dann das **Endorphinsystem** aktivieren, relativ gut entschlüsselt.

Noceboeffekte durch Gesellschaft und Ärzte

Beim Noceboeffekt (lat.: *nocebo* „ich werde schaden") baut der Patient eine Befürchtung auf, dass ein bestimmtes Ereignisse ihm schaden oder ihn krank machen könnte. Diese Personen erkranken dann auch tatsächlich, beziehungsweise, es können die entsprechenden Symptome bei ihnen beobachtet und auch gemessen werden. Aus neurobiologischer Sicht ist der Noceboeffekt nicht einfach das Gegenteil vom Placeboeffekt. Die Komponenten des Nocebo-Effekt sind andere.Bei der Entstehung psychogener Schmerzen und Ängste spielen verschiedene Botenstoffe wie z.B. das **Cholezystokinin**(s.o.) eine Rolle[45],[46],[47]. Dieser bei Angst freigesetzte Botenstoff ist vermutlich dafür verantwortlich, dass bei einer Medikamenteneinnahme gehäuft Nebenwirkungen auftreten, wenn sie der Patient erwartet. Dem Noceboeffekt verursacht in unserer Hightech-Medizin viele Misserfolge, die der Volkswirtschaft Milliardensummen kosten. Für die Medizin ist der Noceboeffekt daher wohl von höherer Relevanz, als der Placeboeffekt, weshalb ich ausführlich darauf eingehe.

Der Noceboeffekt entsteht einmal durch **ungünstige** und **unbedachte Äusserungen von Ärzten**, die eine anhaltende Störung der Krankheitsbewältigung und des Krankheitsverlaufs bedingen, man kann von therapiegefährdenden Äußerungen sprechen, z.B.: *„Ihre Wirbelsäule ist ja ein Trümmerfeld"-:"Sie kommen 4 Wochen zu spät in Therapie, jetzt kann man nichts mehr machen"* und *„Sie werden jetzt mit ihrem Tinnitus leben müssen".*

Solche Äusserungen sind fachlich meist falsch und sie untergraben die Hoffnung auf Besserung. Zum anderen entstehen Noceboeffekte durch eine **problematische Arzt-Patient-Beziehung** (s.u.) und **ungünstige Umwelteinflüße** die die ärztliche Kunst torpedieren. Hierzu einige Fallbeschreibungen:

- *Ein Patient bekommt ein hilfreiches Medikament von einem Arzt, zu dem er keine positive Beziehung aufbauen konnte, weil er sich von ihm nicht ernst genommen fühlt. Das Medikament wirkt nicht, weil er denkt, der Arzt hat sein Problem nicht wirklich verstanden, also kann sein*

---

[45] **wissenschaft.de**: *Warum der Placebo-Effekt auch weh tun kann, 9/2007 und*

[46] *Benedetti F et.al., The Biochemical and Neuroendocrine Bases of the Hyperalgesic Nocebo Effect., in* ***Journal of Neuroscience****, 26/2006, S.12014–22 und*

[47] **New Scientist**, *This will hurt – and now we know why, Ausgabe 2579 vom 25.9.06*

Mittel auch nicht helfen. Er wechselt den Arzt und findet jetzt einen verständnisvollen Zuhörer, fühlt sich ernst genommen und bekommt das gleiche Präparat von einem anderen Hersteller. Jetzt wirkt das Medikament, weil er Vertrauen in den Arzt gefunden hat.
- *Ein Patient bekommt ein bestimmtes Medikament von dem er profitiert. In der Klinik wird das Medikament umgestellt auf das Präparat eines anderen Herstellers, weil dies in der Klinik gelistet ist. Wirkstoff und Dosis sind absolut identisch, der Patient bemerkt aber einen Unterschied beim Namen und vielleicht auch bei der Form des Präparats und vermutet ein billigeres Nachahmerprodukt zu bekommen. Dadurch erwartet er eine schlechtere Wirkung, und mehr Nebenwirkungen, die prompt auch eintreten. Nach Umstellung auf das alte Präparat, sind die Nebenwirkungen wieder weg (*paradoxe Reaktion*).*
- *Ein Patient hat schlechte Erfahrungen mit zwei verschiedenen Psychopharmaka gemacht und erwartet nun auch bei allen anderen Psychopharmaka dieselbe negative Wirkung. Er ist nun kaum mehr für einen weiteren Therapieversuch mit einem dritten Psychopharmakon zu gewinnen, aus Angst vor den Nebenwirkungen. Wird ihm dann trotz seiner Negativerwartung in einer Krise erneut ein Psychopharmakon verabreicht, tritt die gleiche, befürchtete Nebenwirkung ein, obwohl diese Nebenwirkung sehr untypisch für die neue Substanzgruppe ist.*
- *Ein 30 j. Patient hat eine unfallbedingte Bagatellverletzung der Hand. Nach einer sachgemäßen Operation geht der Schmerz aber nicht weg, sondern im Gegenteil, es entwickelt sich ein chronisches Schmerzsyndrom, wodurch die Hand funktionsuntüchtig bleibt. Die Verletzung war für ihn Kulminationspunkt einer persönlichen Misere, in der er als schwarzes Schaf in der Herkunftsfamilie und als Mobbingopfer im Beruf erhofft hatte durch die Erkrankung endlich die ersehnte positive Aufmerksamkeit und die Zuwendung zu bekommen. Er schiebt jetzt seine Enttäuschung im Leben auf eine misslungene Operation und ist weiter denn je davon entfernt sein zentrales Lebensproblem zu lösen.*

Hier ließen sich noch viele weitere Beispiele anfügen und so mancher Arzt fragt sich warum seine sonst erfolgreichen Maßnahmen in bestimmten Fällen nicht greifen, bzw. wieso die scheinbar gleiche Maßnahme bei ihm keinen, aber nebenan beim Kollegen einen durchschlagenden Erfolg zeigte.

Beispiele für extreme Nocebo-Effekte sind auch die von Voodoopriestern verursachten Todesfälle. Dabei wird in einem Ritual ein Todesurteil verhängt und das Opfer in die absolute Überzeugung versetzt jetzt dem Tod geweiht zu sein. Vermutlich sterben die Opfer an einem Herztod.

Erklärungsnotstand der Ärzte und Enttäuschung am Gesundheitssystem

Viele Ärzte trauen sich nicht den Patienten mit der richtigen \`psychosomatischen´ Diagnose und dem daraus folgenden Therapievorschlag zu konfrontieren, aus Angst den Patienten zu kränken, teilweise auch aus Zeitmangel.Insbesondere beim **Thema Rückenschmerz** tun sich Ärzte im Erkennen und bei der Vermittlung eines psychosomatischen Zusammenhangs schwer und bedienen sich oft einer ungünstigen Argumentation, z.B.:

- *\`Ich finde nichts´(ungünstig, da der Patient eine Diagnose erwartet und den Arzt für unfähig halten könnte, bei seinen Beschwerden sollte er ja wohl etwas finde. Kein Arzt möchte sich gerne Unfähigkeit oder mangelnden Sachverstand vorhalten lassen.)*
- *\`Sie haben nichts´(ungünstig, da der Patienten schließlich massive Beschwerden hat, die man ihm abnehmen muss.)*
- *\`Ihr Schmerz ist wohl psychisch´, (ist meist zutreffend, aber in der Regel ungünstig, da sich der Patient zum Zeitpunkt seiner Probleme dessen nicht bewusst ist und sich stigmatisiert und abgelehnt fühlt. Auch wenn er bereits eine Vermutung in diese Richtung hätte, will er diese oft nicht wahrhaben. Die Arzt-Patient Beziehung wird belastet (s.o)*

Diese Erklärungsversuche sind für den Patient oft schwer nachzuvollziehen nicht annehmbar und lösen u.U. den beschriebenen Noceboeffekt aus, eine Tatsache, die man auch als Kunstfehler etikettieren könnte. Falls sich der Arzt dann doch dazu durchringt Klartext zu reden, kann es sein, dass sich der Patient aus verschiedenen Gründen verweigert. Je länger jemand auf der Suche ist und Ärzte nichts finden, desto beunruhigter und gestresster wird der Patient, was sich dann verstärkend auf seine Beschwerden auswirkt. Angesichts dieses **Erklärungsnotstands**, bei dem der Arzt sich keine Blöße geben will, wundert es nicht, dass es zu Verlegenheitsdiagnosen kommt mit Fehlannahmen, die den obigen Zusammenhang kaschieren und der Ursache nicht oder nur teilweise gerecht werden. Damit verstärken Ärzte die somatogene Überzeugung des Patienten, v.a. wenn sie selbst noch Zweifel bezüglich der Ursache haben und vielleicht an eine seltene Erkrankung denken, die sie übersehen könnten. Solche Verlegenheitsdiagnosen sind z.B.:

- *Fehlhaltung,*
- *degenerative Veränderung,*
- *Verschleißerscheinung,*
- *Verkrümmung der Wirbelsäule,*
- *Beinverkürzung,*
- *Sich Überheben,*
- *Schlechte Matratzen oder Sitzhaltung am Arbeitsplatz,*
- *Kalter Luftzug*
- *Osteochondrose,*
- *Facettensyndrom,*
- *Steilhaltung der Wirbelsäule*
- *Vorwölbung der Bandscheibe*
- *Wirbelsäulenverkrümmung*

All diese Begründungen sind, auch wenn sachlich zutreffend, problematisch, da sie oft unspezifisch, pseudomedizinisch oder nur die halbe Wahrheit sind. Gerne werden Röntgenbefunde zur Begründung herangezogen, da sie als sehr objektiv gelten und damit als Argumentationshilfe fast unschlagbar ist. Diese Befunde können durchaus in Kombination vorliegen, erklären aber in der meist nicht geklagten Beschwerden. Die Verknüpfung trifft aber nicht zu, weil der Körper u.U. seit der Geburt mit der Verkrümmung lebt und sich gut daran angepasst hat und der Stress und eine daraus folgende Fehlbelastung das bisher balancierte Gleichgewicht stört und zur Verspannung führt. Mit obigen Begründungen bringt er den Patient auf eine falsche Fährte mit frustranen Therapieversuchen. In dieser Not lassen sich Ärzte gelegentlich zu sinnlosen diagnostischen Maßnahmen und Therapien, bis hin zu Operationen, verleiten. Sie hilft sowohl dem Arzt wie dem Patienten erfolgreich um das unangenehme **Thema Stress** und Stressbewältigung herumzukommen. Um hinter die diversen **Stressursachen** zu kommen, muss man sich Zeit für eine gründliche Anamnese nehmen und den Patienten sehr persönliche Sachen fragen, eine Zeit, die in der regulären 5-10 Minutenpraxis fehlt. Zurück bleiben oft frustrierte Patienten die in ihrem falschen Krankheitskonzept bestärkt werden und nach alternativen Behandlern suchen, aber nicht nach Psychotherapie.

Das Inanspruchnahmeverhalten des Gesundheitssystems durch den Patienten als Strategie der Beruhigung

„Ach Hr. Doktor, ich wünschte sie wären den ganzen Tag für mich da“ – „Hr. Doktor, am liebsten würde ich sie als Maskottchen mit mir herumtragen“ – „Hr. Doktor, wenn ich nur ihre Stimme auf Band hören könnte, dann ginge es mir gleich besser.“ (Sätze von Patienten an den Autor)

Diese Patientenäußerungen signalisieren eine starke Idealisierung und überhöhte Erwartung an den Arzt. Charakteristisch sind sie für eine **Angst-** oder **hypochondrische Störung** (s.o.). Bis zu 40% der Menschen leiden an einem Mangel an **Selbstberuhigungskompetenz**, d.h. sie überschätzen die Gefahren, wenn körperliche Symptome auftreten und geraten zu schnell in Angst und Panik. Dies ist Folge einer biographisch begründeten inneren Verunsicherung und Haltlosigkeit, i.d.R. durch eine **Bindungsstörung** (s.o.). Diese Menschen benötigen, wenn sie eine körperliche Unregelmäßigkeit an sich entdecken, rasch eine Fremdberuhigung, am besten durch einen geduldigen, nicht gestressten Arzt, bei dem sie den sicheren Hort suchen. Der Volksmund spricht auch vom **„eingebildeten Kranksein"**. Leider ist es ein unausrottbares Vorurteil, dass hypochondrische Menschen eingebildet krank seien. Sie sind richtig krank, leiden entsetzlich und brauchen eine geeignete Behandlung. Man tut ihnen unrecht, wenn man sie so bezeichnet. Der Vorteil des Arztes ist, dass er mit einer medizinischen Untersuchung Sicherheit geben kann und seine Kompetenz eine Art Lebensversicherung bietet. Findet der geplagte Patient einen solchen Arzt, möchte er ihn am liebsten nicht mehr hergeben, dann kommt es zu solchen Aussprüchen wie oben. Oftmals ist die Symptomatik dann schon weg, wenn der Arzt das Sprechzimmer betritt, weil alleine seine Gegenwart beruhigend wirkt. Manche Patienten übertragen die Erwartung von Sicherheit für ihr ständig bedrohtes Leben u.U. auf alle Ärzte und Kliniken.

Dieses **Sicherheit suchende Verhalten** zur Angstbewältigung ist für einen Außenstehenden schwer nachvollziehbar. Der Arzt oder Therapeut bekommt hier die Funktion einer sichernden Bezugsperson, so wie sich ein Affenbaby (Kleinkind) an die Mutter anklammert (s.o.). Der Patient macht dann die Erfahrung, dass die vertraute Person oder der Arzt rasch Symptomlinderung bringt, dadurch entsteht eine konditionierte Lernerfahrung, die wiederum als Lösungsstrategie verinnerlicht, automatisiert und nicht mehr hinterfragt wird. Erst wenn dem Patienten in einer Psychotherapie diese Zusammenhänge bewusst werden, kann er diese Verhaltensmuster bei sich erkennen und ändern.

Diesem Patientennotstand steht manchmal auch ein **Klinik- oder Arztbedürfnis** gegenüber die Betten zu füllen, die Praxis am Laufen zu halten oder einfach nur weil es angenehm ist, wenn einem so geschmeichelt wird. Gelegentlich kommt es so zu einer Allianz zwischen Arzt und Patient, aus unterschiedlicher Motivation, die teuer ist und die Chronifizierung des Leidens fördert. Nach jahrelangen ineffektiven Behandlungen und **frustranen Arzt-Patienten-Kontakten**, bei denen der Patient schließlich realisiert, dass sich die Ärzte mangels Zeit und passender Zuwendung oft gar nicht als Halteperson eignen, folgt das sich enttäuscht Abwenden von der Medizin.

Patienten mit Inanspruchnahmeverhalten beanspruchen das Gesundheitswesen in hohem Maße und siedeln sich z.B. in der Nähe größerer Krankenhäuser an, um möglichst rasch und rund um die Uhr medizinische Leistungen beziehen zu können. Dies hat nachhaltige Folgen für das Gesundheitssystem, z.B. das Problem der **Somatisierung,** der **Entstehung neuer Krankheitskonzepte** (s.u.) und der **Fehlbeanspruchung** (unnötige Untersuchungen und Therapien). Solchen Patienten ist oft nur zu helfen, wenn die so umworbenenen und idealisierten Ärzte den inneren Notstand der Patienten erkennen und ihre Autorität nutzen, um ihn zur Psychotherapie zu bewegen. Ziel ist es nicht diesen bedauernswerten Patienten ein schlechtes Gewissen zu machen, sondern ein öffentliches Bewusstsein zu schaffen, dass ihnen die Hilfe zu teil werden kann.

Vermittlung des biopsychosozialen Krankheitsmodells

Die Gesprächskunst des Arztes besteht bei diesen Patienten darin, ihnen das biopsychosoziale Krankheitskonzept nahe zu bringen, ohne zu sehr die Abwehr zu mobilisieren. Dies erfordert ein gutes tragfähiges Arbeitsbündnis, Zeit (teilweise Stunden) und didaktisches Geschick. Dies lässt sich auch trainieren z.B. im Rollenspiel, was ich Beispiel (Anhang 2) erläutere. Der Ausgang ist offen, der Patient kann auch ablehnen. Irgendwann wird man merken, dass man ihn nicht für eine andere Sichtweise gewinnen kann. Man sollte dann überlegen, ob und unter welchen Bedingungen man ihn weiter betreut, und ob man sich zum Handlanger seines Krankheitskonzepts machen lassen will. Manchmal kann es richtig sein, ihn in kurzen und regelmäßigen Zeitabständen (z.B. mit einem Akupunkturangebot oder ähnlichem) zu sehen und sich für seinen weiteren

Werdegang zu interessieren, immer in der Hoffnung, irgendwann einen Fuß in die Türe („*foot in the door Prinzip*") zu bekommen. Dies ist oft besser als darauf zu warten, dass er jede Woche mit neuen oder stärkeren Beschwerden in der Sprechstunde sitzt. Vielleicht kommt der Zeitpunkt, an dem er sich öffnen kann und die Abwehr aufgibt. Es kann aber auch richtig sein ihn ziehen zu lassen oder deutlich zu sagen, dass sie ihn unter diesen Bedingungen nicht weiterbetreuen werden, dann sucht er sich einen anderen Arzt und hört im günstigen Fall dort das Gleiche, was ihn bewegen könnte ein Umdenken einzuleiten. Manche Patienten kommen auch wieder zurück, wenn sie sich woanders eine zweite Meinung eingeholt haben und merken, wie richtig sie mit ihrer Einschätzung liegen. Zur **Vermittlung eines biopsychosozialen Krankheitskonzepts** finden sie einen fiktiven Sprechstundendialog im **Anhang 2**.

Aus all dem folgt, dass insbesondere in der Therapie von somatisierenden Patienten die Faktoren **Arzt-Patient-Beziehung**, **Vertrauen, Wahrnehmung**, **Bewertung** und **Erwartungshaltung** einen sehr hohen Stellenwert haben. Werden diese Aspekte zu wenig beachtet, wird die Behandlung weniger gut gelingen. Kleine Dinge haben hier oft eine große Wirkung. Ein Arzt, der die seelischen Bedürfnisse und Erwartungshaltungen seines Patienten kennt und darauf eingeht,also zunächst eine vertrauensvolle Arzt-Patient-Beziehung aufbaut, wird erfolgreicher sein, als ein Kollege, der dies nicht tut, dies gilt auch für die operativen Fächer.Von Vorteil ist in der psychologischen Fachsprache eine sog. *milde idealisierende Übertragungsbeziehung* zum behandelnden Arzt oder Therapeuten. Etabliert sich eine negative Übertragungsbeziehung, die auch mit spezifischen Negativerfahrungen des Patienten aus der Vergangenheit zusammenhängen kann, ist der Therapieerfolg gefährdet. Der Grund für etliche Kunstfehlerprozesse findet sich in einer negativen Übertragungsbeziehung.

Neurobiologische Aspekte zur Psychotherapie

Kann man die Gehirnfunktion beeinflussen oder sogar verändern?

Das Gehirn des Menschen ist eine wunderbare Einrichtung, eine zeitlebens programmierbare Konstruktion. Dieser **Plastizität** des Gehirns (Kap.IV) haben wir es zu verdanken, dass es sich ständig neu verschalten und lernen kann, nicht nur durch schulische Bildung, sondern durch Erfahrung, Denken, Handeln und Emotion. Unser Gehirn verändert sich dabei hin zum Positiven, wie zum Negativen, und wir können aktiv darauf Einfluss nehmen und es ähnlich wie einen Muskel trainieren. So lässt sich durch ein gezieltes Hirntraining der Ausbau bestimmter Nervenbahnen oder Gedächtnisspeicher stärken. Die Intelligenz oder die Effizienz, mit der man sein Gehirn benützt, ist dabei nicht von der absoluten Hirnmasse abhängig, sondern wie jemand mit seinem Gehirn umgeht. *Einstein* postulierte einmal, dass wir nur 5% unseres geistigen Potentials nutzen.

Die gute Nachricht ist, dass die geistig-seelische Funktionstüchtigkeit des Gehirns nicht ein mehr oder weniger schicksalhaftes Geschehen ist, sondern, dass man das Funktionieren des Gehirns selbst in die Hand nehmen und entwickeln kann. Man kann es entweder stärken oder verkümmern lassen, also kommt es darauf an etwas daraus zu machen. Was nicht benützt wird, wird wieder abgebaut! Durch geeignete Schulung und Bildung, einen besseren Zugang zur Intuition und dem Unbewussten und durch ein spezifisches Hirntraining lässt sich das ungenutzte Potential nutzbar machen. Auch die Psychotherapie, nutzt dieses Potential.

Was kann jeder persönlich zur aktiven Pflege des Gehirns, zur Psychohygiene und Stressvermeidung beitragen?

Das Wissen zur Funktionsweise des Gehirns hilft uns besser im Alltag zu Recht zu kommen. Wir können selbst sehr viel zum reibungslosen Funktionieren beitragen, wenn wir pfleglich mit unserem Gehirn umgehen. Hierzu hat der Autor *Hüther* ein passendes Buch geschrieben [48]. Durch **Überreizung** können wir es zum Absturz bringen oder auch dahin, dass es **Erschöpfungssyndrome** und anhaltend Beschwerden produziert. Eine sehr effektive Methode, das Gehirn zu überreizen und Symptome wie Konzentrations- und Gedächtnisstörungen zu produzieren ist, wenn man versucht, sich mit 2 Walkmans, auf jedes Ohr eine andere Musik einzuspielen. Auch wenn sie sich mehr als 24 h um den Schlaf bringen, können sich die Nervenzellen nicht mehr erholen und erschöpfen sich. Leider verfügen wir nicht wie die Delfine über zwei separate Hirnhälften, die unabhängig voneinander arbeiten, so dass die eine Hirnhälfte schlafen kann, während die andere wach ist. Auch die Berücksichtigung des Biorhythmus, ist dabei wichtig, wie sie anhand des Jetlags sehen können. Bleibt eine Hirnüberreizung oder ein Mangel an Erholung längere Zeit bestehen, entwickelt sich fast automatisch eine ernste Störung oder Erkrankung Viele psychosomatische Beschwerdebilder hängen damit zusammen, dass wir unser Gehirn und Nervensystem unbewusst überreizen und erschöpfen, s.o. unter Burn-out.

Im Vordergrund der aktiven Pflege stehen heute allerdings die **Abwehr bekannter Gefahren**. In erster Linie ist darauf zu achten, dass es durch möglichst wenig giftige Substanzen: Drogen, Alkohol, Nikotin etc. belastet wird. Daneben muss der Sauerstoff- und Glukosezufuhr (Zucker) ausreichend sein. Daher kommt der Blutzufuhr und dem Stoffwechsel eine hohe Bedeutung zu. Hier ist auf eine gute Ernährung, Blutdruck- und Zuckereinstellung bei Diabetes zu achten. Chronische **Stressbelastungen** (Mobbingsituationen, alkoholkranke Partner, ständige Lärmbeschallung etc., Nachtschicht) sind nach Möglichkeit zu verändern. Je intensiver und anhaltender die Stressbelastung ist, desto mehr ist das Gehirn auch durch Stresshormone gefährdet und gehandicapt.

Achtsamkeitsübungen haben einen nachhaltigen Effekt auf die Neurophysiologie unseres Gehirns und helfen ihm sich zu entspannen oder die bestehende Anspannung umzulenken. Dabei geht der Begriff Achtsamkeit über die herkömmliche Bedeutung von Sorgfalt und Umsicht hinaus und meint Besinnung, die Gewahrwerdung des gegenwärtigen Augenblicks. Die Aufmerksamkeit des Geistes soll gezielt auf das Aktuelle fokussiert werden, z.B. die Atmung und von anderen belastenden Dingen weggeleitet werden. Bei den Übungen handelt es sich um eine unspezifischen Vorgang, der sich in vielen therapeutischen und meditativen Methoden findet und von jedermann gelernt und angewandt werden kann. Richtig angewandt leisten diese Übungen einen großen Beitrag um das gestresste Gehirn zu entspannen. Voraussetzung ist das kontinuierliche, nieder schwellige Üben, am besten täglich, um die Achtsamkeit dann als heilsame Kraft gegen drängende negative Gedanken und Gefühle nutzen zu können. Mittlerweile gibt es eine Psychotherapierichtung, die sog. **Achtsamkeitsbasierte Psychotherapie**, englisch `Mindfullness-Based Cognitive Terapy´, die besonders effektiv bei Borderlinestörungen eingesetzt wird und ihre Grundlage in der Tradition des Zen-Buddhismus hat.

Daneben geht es um **Selbstkompetenz**, die Entwicklung des Bewusstseins, dass jeder Mensch, nicht nur bei bereits bestehender, chronischer Erkrankung, wie bei einem Diabetiker, geschult werden sollte, um selbst kompetenter mit künftigen Erkrankungen umgehen zu können oder besser diese präventiv, gar nicht erst entstehen zu lassen. Jeder sei daher gehalten sich mit diesem Thema zu beschäftigen, sich selbstständig zu bilden und evtl. sein Stress förderndes Verhalten zu ändern. Durch eine präventive Schulung in Bezug auf die psychischen Aspekte, Psychohygiene und psychologische

[48] *Hüther, G. Bedienungsanleitung für ein menschliches Gehirn, Vandenhoeck&Rupprecht 2001*

Hilfsmöglichkeiten, aber auch Aggressionsabbau, die bereits in der Schule beginnen sollte, ließen sich dem Einzelnen und der Solidargemeinschaft später unsinnige und teure Belastungen ersparen, wie dies z.B. für das Antiaggressionstraining `Faustlos´ bereits nachgewiesen wurde. Letztlich geht es um Übernahme von Eigenverantwortung, und Förderung von Selbstkompetenz des Patienten (schon ab der Schulzeit). Alle Menschen: Patienten-, Ärzteschaft, Solidargemeinschaft und die Forschung, sind gefordert, sich möglichst an einem Umdenkprozess hin zur **aktiven Pflege** des Gehirns zu beteiligen. In Tab. 44 sind Faktoren angegeben, die zur **Stärkung des Gehirns** beitragen.

Tab. 44: 7 Faktoren zur Stärkung und Stressvermeidung des Gehirns
1. **Vermeidung** von Drogen, Alkohol, Nikotin etc., (*sie beeinträchtigen die Funktion der Hirnzellen und schwächen die Gedächtnisfunktion und das Lernen)*
2. **Vermeidung** von **Schlafmangel** (*Dies erfordert gelegentlich auch für einen befristeten Zeitraum den Einsatz von Schlaf fördernden Medikamenten).*
3. **Einhalten** einer **geregelten Tagesstruktur**
4. **Berücksichtigung des Biorhythmus**
5. **Achten** auf **Sauerstoff- und Glukose**-(Zucker) **bedarf.** Dieser i*st abhängig von der Blutzufuhr, Ernährung, Blutdruck- und Zuckereinstellung, z.B. bei Diabetes.*
6. **Reizabschirmung, Vermeidung** von ungünstigem,unkontrollierbarem **Stress** (Disstress)
7. **Achtsamkeitsübungen**

Wie nachhaltig kann Psychotherapie unser Gehirn verändern?

Freud behauptete, dass Worte heilen können und er hatte Recht. Psychotherapie kann das Gehirn tatsächlich verändern, Computerbilder bestätigen das. Die Hirnforschung beschäftigt sich damit und geht der Frage nach wie tiefgreifend und nachhaltig das möglich ist. Derzeit planen Forscher (z.B. *Roth)* eine komplette Psychoanalyse-Sitzung im Kernspintomographen live zu verfolgen.

Wenn wir unser Gehirn ändern wollen, ist es nötig auf die Dinge einzuwirken, die unbewusst (implizit oder automatisiert) ablaufen und gerade nicht als gewollt oder steuerbar erlebt werden. In diesem Modus verlangt das Lernen sehr viele Wiederholungen. Der Einstieg, um **Änderungen** im **impliziten Modus** erreichen zu können, erfolgt aber zunächst über den für Neulernen und Umlernen zuständigen **expliziten Funktionsmodus**. Erst durch eine klare Analyse lässt sich der Fehler in der impliziten Steuerung finden und dann durch gezielte Trainingsmaßnahmen verändern. Stellen sie sich ein Auto vor, dessen Lenkung einen Schlag abbekommen hat, so dass es immer nach links zieht. Zunächst muss man den Fehler finden und dann durch gezieltes Nachjustieren die Spur wieder einrichten

Den Nürnberger Trichter, mit dem einem die Weisheit, z.B. mittels Psychotherapeuten, eingeschenkt wird, gibt es nicht. Psychotherapiestudien haben ergeben, das an die 70% eines Therapieerfolgs mit Patientenmerkmalen zusammenhängt und nur etwa 30% mit Therapeutenvariablen. Der Knackpunkt ist, man muss es wollen und sich dafür ordentlich anstrengen. Wenn man früher behauptete*: `Was Hänschen nicht lernt, lernt Hans nimmer mehr´*, so ist das falsch! Aber der beste Therapeut wird keinen Erfolg haben, wenn der Patient nicht genug Änderungsbereitschaft mitbringt und bereit ist sich für einen Erfolg anzustrengen. Diese Anstrengung vergleiche ich mit dem Erlernen eines Instruments oder einer Fremdsprache. Deshalb muss man das nicht perfekt können, man muss ja auch kein Nobelpreisträger werden, es reicht, wenn man im Leben etwas besser zu recht kommt.

Psychotherapie muss, wenn sie einen anhaltenden Erfolg erreichen will, die Veränderung der neuronalen Struktur, v.a. im **impliziten Gedächtnis** des limbischen Systems anstreben. In den impliziten Gedächtnisnetzwerken besteht aber eine hohe Löschungsresistenz und Unflexibilität (s.u.). Der Vorteil dieser festen Verdrahtung ist der Nachteil für die Psychotherapie. Das Problem der Psychotherapeuten ist es an diese Strukturen zu kommen um den Patienten mit ständigen körperlichen Beschwerden, Ängsten, einem Teil der Depressionen und Essstörungen helfen zu können. Das neurobiologische Wissen hilft dabei, daher versucht sich die moderne Psychotherapie auch neurobiologisch auszurichten in Richtung einer **Neuropsychotherapie.** Aus den neuen Erkenntnissen folgt, dass Lernen nicht nur das Verhalten verändert, sondern auch das Gehirn in seiner biologischen Struktur.

Perspektiven der neurobiologischen Forschung

Dank all der modernen Erkenntnisse der Wissenschaft ist es immer besser möglich dem Gehirn bei der Arbeit zuzuschauen und die Gedanken anhand der elektrischen Aktivität der Hirnzellen zu entschlüsseln, siehe z.B. den Spiegelartikel vom 31.3.08[49]. Zunehmend wird das Gehirn auch mittels Technik und Chemie manipuliert (s.u.). Die Frage nach dem Unbewussten ist verknüpft mit dem aktuellen Stand des Wissens und der Technik. Es wird aber auch Bereiche geben, die sich vom menschlichen Bewusstsein prinzipiell nicht erschließen lassen. Im Bereich der Psychosomatik ist vieles noch unbekanntes Neuland. Neue Erkenntnisse lassen sich v.a. von der Neurobiologie und der Zell- und Molekularbiologie erwarten. Spannend finde ich persönlich, wie autonom und vielfältig die Zellen untereinander kommunizieren und sich **verknüpfen** und wie dann plötzlich etwas Neues, Einzigartiges entsteht, was es vorher nicht gab und was so in keinem anderen Gehirn vor sich geht. Wenn man sich mit dieser Materie intensiv befasst, kommt man aus dem Staunen nicht mehr heraus. Genauso wie es **geniale Schöpfungen** und Entdeckungen gibt, gibt es auch **Störungen**, bei denen die basale Ordnung im Gehirn zusammenbricht, weil nichts mehr zusammenpasst. In diesem Buch ist öfters die Rede davon. Neue Perspektiven ergeben sich auch durch sog.**Brain-Computer-Interfaces**, bei denen die Hirnzellen eines Menschen mit einer Maschine verknüpft werden. Bereits im Jahr 2007 hat man in den USA einem querschnittsgelähmten Menschen eine Elektrode in den motorischen Cortex eingesetzt, so dass er mit seinen Gedanken einen Computer-Cursor steuern, E-Mails lesen und einen Roboterarm bedienen konnte.

Zur Manipulation des Gehirns – Hirndoping?

Seit einigen Jahren gibt es technische Hilfsmittel, wie die **elektrische Tiefenhirnstimulation, Hirnprothesen** und **Neurochips,** die Fehler und Handicaps unseres Gehirns ausgleichen können, und z.B. Taube wieder hören lassen. Wie man mit **Ernährung** das Gehirn unterstützen kann erläutere ich unten.Mittlerweile gibt es aber auch das **medikamentöse Hirndoping** beim **Gesunden**. Die Pharmaindustrie arbeitet mit Hochdruck an der mentalen Leistungssteigerung. Schon gibt es Menschen die solche sog. **Neuroenhancer** nicht gegen Krankheit, sondern zur Leistungssteigerung in Prüfungssituationen und vor Wettkämpfen einsetzen um sich damit einen Vorteil verschaffen. Kampfflieger mussten sie schon auf Befehl einnehmen und im Sport gibt es die ersten Dopingsünder. Der US-Sprinterin K.White wurden ihre beiden Goldmedaillen aberkannt, weil sie 2003 positiv auf **Modafinil** getestet wurde. Neben dieser Subsatnz kennt man noch weitere Substanzen wie **Methylphenidat** (aus der Gruppe der Amphetamine), **Rolipram**, **Donepezil, D-Cycloserin**, die sich als Medikamente bereits im Einsatz oder in der Prüfphase befinden, und mit denen man die Stimmung, Aufmerksamkeit, Konzentration, Wachheit und die Gedächtnisleistung beeinflussen kann. Anfang der 80er Jahre schürten die **Serotoninwiederaufnahmehemmer**, die als Antidepressiva mit der Substanz Prozac auf den Markt kamen, und heute die weltweit am meisten verwendeten Hirnstimulantien sind, die Hoffnung, jetzt die ultimative Glückspille gefunden zu haben. Viele Menschen

---

[49] *Jörg Blech, Der Memory-Code, Der Spiegel vom 31.3.08*

konsumierten sie daraufhin nur um sich besser zu fühlen. Heute ist hier eine gewisse Ernüchterung eingekehrt und die Wissenschaft konnte meist nur geringe leistungssteigernde Effekte nachweisen, zudem muss man auch die schädlichen Folgen im Blick haben, die sich u.U.erst nach Jahren zeigen, wie z.B. bei den Rauschdrogen (s.o.). Die Chance, aber wohl auch die Gefahr, der immer mehr in Reichweite kommenden **Manipulation** unseres Gehirns, besteht darin, dass wir durch diese Erkenntnisse zu sehr in das über Jahrmillionen gewachsene und aufeinander abgestimmte Regelwerk der Schöpfung eingreifen und die Grundlagen unserer Existenz zum Schlechteren wenden können. Man muss auch wissen, dass das was die Natur in 100 Mio. Jahren entwickelt und perfektioniert hat, sich durch Menschenhand nicht einfach verbessern lässt. Wenn jemand meint der Natur mal schnell ins Handwerk pfuschen zu können, wird er sich auf längere Sicht erhebliche Nachteile einhandeln. Für manche Krankheitszustände sind diese Fortschritte aber ein großer Segen. Was beim Kranken noch angehen mag, stößt aber beim Gesunden auf ethische Grenzen. Denn darf das Gehirn eines Gesunden überhaupt manipuliert werden? Welche rechtlichen Konsequenzen kann das haben und welche Menschen bekommen dann den Zugang zu solchen Mitteln?

Soziale und sozioökonomische Aspekte

Die Einflüsse von Gesellschaft, Gesundheitswesens und Kostenträger

Unser soziales, politisches Umfeld, die Organisationsstruktur in unserem Gesundheitssystem, der Druck der Kostenträger haben einen nachhaltigen Einfluss auf unser Krankheitsverhalten und die Symptombildung. Dies fing im 19. Jahrhundert damit an, dass naturwissenschaftliche Ideen zunehmend die medizinische Theorienbildung beeinflussten und gipfelt heute in der Idee, durch den Siegeszug von Naturwissenschaft und Technik, dass wir den Schmerz und das Leid auf der Welt besiegen können, und sogar meinen einen Anspruch auf ein leidloses,glückseliges Dasein zu haben.Unsere Toleranz gegenüber Leid und Schmerz, das was früher zum Lebensalltag dazu gehörte, und ein wichtiges Signal für Veränderung und Entwicklung ist, gilt heute als lästiges Übel. Auch die Fähigkeit persönliches Leid zu kommunizieren und zu integrieren, die **Schicksalsakzeptanz**, hat nachgelassen. Nach außen zeigen wir meist die intakte Fassade. Dahinter aber gärt es und verbergen sich viele unerfüllten Erwartungen an das Leben, persönliche Kränkungen, traumatische Erfahrungen, die nicht erreichten, zu hoch gesteckten Ziele, die Bindungs- und Beziehungslosigkeit. Wir trachten zu sehr danach das Leidvolle und Schwere los zu werden. Gelingt das nicht suchen wir solange nach einem Verantwortlichen,bis wir einen gefunden haben und streben nach Wiedergutmachung.Die Segnungen der modernen Medizin werden als Wundermittel für die Wiedergutmachung persönlichen Leids funktionalisiert.Das individuelle Schicksal,die tiefe Enttäuschung,der soziale Druck wird bei Nichtbewältigung zur Drehscheibe der psychosomatischen Medizin.

Eine weitere Fehlentwicklung in unserem Gesundheitssystem ist die einseitige Ausrichtung auf das **naturwissenschaftliche Paradigma** (s.o.) und das einseitig von der Pathologie geprägte Menschenbild. Damit ist es nur sehr begrenzt in der Lage, den psychosozialen Aspekten des Patienten gerecht zu werden. Auf eine diesbezügliche Dysfunktionalität unseres gängigen Medizinbetriebes habe ich schon mehrfach hingewiesen. Es ist dem Nestor der deutschen Psychosomatik *Th.v. Uexküll* (s.o.) zuzustimmen, wenn er in seinem Lehrbuch 2003 feststellt:“ *Die Einführung des Subjekts in die Medizin findet bis heute nicht statt, das Menschenbild leitet sich von einem klassischen Maschinenparadigma ab.*“ Das Psychische wird vernachlässigt, stigmatisiert und in die Psychiatrie verfrachtet. Zudem fühlen sich psychosomatisch Kranke nicht selten als Simulanten, Krankfeierer, Sozialschmarotzer geächtet. Dies nötigt sie gerade zu eine `ordentliche´ körperliche Erkrankung vorzuweisen, ein Druck, der auch durch Versicherungsträger und Leistungserbringer oder durch die Beschränkung psychotherapeutischer Leistungen, verstärkt wird. Zudem unterstützt unser Gesundheitswesen kaum die Verantwortungsübernahme und Entwicklung von Selbstkompetenz beim Patienten, sondern fördert seine Hilflosigkeit und Abhängigkeit. Um dieser Fehlentwicklung entgegenzuwirken benötigen wir ein Umdenken auf vielen Ebenen.

Nimmt die Häufigkeit psychosomatischer Erkrankungen zu?

Die Zunahme psychosomatischer Störungen ist eng gekoppelt an unsere Sozialisations- und Zivilisationsprozesse. Genaue Angaben fehlen jedoch, da psychosomatische Störungen der grossen Kategorie psychische Störungen zugeordnet werden. Bei den psychischen Störungen verzeichnen die Krankenkassen einen hohen Anstieg in den letzten 15 Jahren. Die Umstände von Gesundheit und Krankheit haben sich in den letzten Jahren dramatisch verändert. Ging es früher um nackte Existenzerhaltung und um die Bewältigung von Mangel und Infektionen, so dominieren heute Fragen der individuellen **Lebens- und Freizeitgestaltung** auf dem Boden einer ökonomisch und medizinisch relativ gesicherten Existenz und einer ständig **steigenden Lebenserwartung**. Dies verlangt uns immer mehr Anpassungsleistungen ab auf die wir schlecht vorbereitet sind, z.B. den **Überfluss** an verfügbaren Gütern, an Freizeit und den Bewegungsmangel. Mit der Änderung der Lebensgewohnheiten kann unsere psychische Entwicklung kaum Schritt halten. *McKeown (1982)* spricht daher von einer Fehladaptation. Ständig steigen unsere Ansprüche an das Leben und versuchen wir unser Lebensglück zu maximieren. Selbst bei einfachen Einkäufen im Supermarkt sehen wir uns einer oft unüberschaubaren Fülle ausgesetzt, was die Entscheidungsfindung erschwert. Das Leben wird immer komplizierter und anstrengender, v.a. dann, wenn wir uns dem hohen **Leistungsdruck** unserer Gesellschaft aussetzen. Immer mehr Menschen fällt es schwer da mitzuhalten. Dazu leben wir in einer Zeit des **Singledaseins**, der Ein-Eltern-, Ein-Kind Familie, in der das soziale Netz zerfällt oder aus oberflächlichen „Sonnenschein-Beziehungen" besteht. Die Folge ist **Ungebundenheit**, sozialer Druck, Einsamkeit und Stress.Hier sind nur einige Aspekte unseres modernen Menschseins und momentanen Lifestyles angesprochen, die zu einer Zunahme dieser Störungen führen, deren Lösung nicht mehr auf der individuellen Ebene möglich ist, sondern enormer gesellschaftspolitischer Anstrengungen bedarf. Ungeachtet ihrer Bedeutung in der Alltagspraxis fristet die Psychosomatik innerhalb der schulmedizinischen Praxis und Forschung ein Schattendasein, da sich die maßgeblichen Mediziner in ihrem traditionellen Denken mit diesem Thema schwer tun.

Untersuchungen ergaben, dass Dreiviertel der Bevölkerung pro Woche mindestens einmal irgendein körperliches Symptom funktioneller Natur (s.u.).erleidet, wie hämmernde Kopfschmerzen, Stechen in der Brust, Brennen der Blase, Drücken des Magens, Rauschen im Ohr Schwindelgefühl etc. 30 bis 40% aller Konsultationen in der Hausarztpraxis lassen sich auf solche Beschwerden zurückführen. Bei jedem 7. Deutschen wird aus der gelegentlichen funktionellen Störung eine chronische Störung (somatoforme Störung) mit massiver Beeinträchtigung des Lebensalltags, bis hin zur Arbeitsunfähigkeit und Berentung, so dass dieses Thema auch von hoher Relevanz bei der aktuellen Diskussion um die Gesundheitsreform ist.

Gibt es über die Jahrzehnte einen Wandel in der Symptombildung? Sind psychosomatische Störungen eine Zeiterkrankung?

Tatsächlich hängt die Symptombildung mit soziokulturellen Prozessen und Veränderungen zusammen, jede Zeit hat ihre eigene Erkrankung. Es gibt das Konzept des **Symptompools**, so der sarkastische Kommentar des amerikanischen Autors *Shorter*: "*Der Patient muss da nur hineingreifen und etwas herausziehen, wie wenn er sich in einem Bücherei Regal ein Buch greift.*" Früher bekamen funktionelle Störungen eine hysterische Zuschreibung, z.B. die `psychogene Lähmung´. Während früher die motorische Seite des zentralen Nervensystems, eben die Lähmung, dominierte, ist diese heute fast völlig verschwunden und wurde von der sensorischen Seite (Aufmerksamkeit und Wahrnehmung des zentralen Nervensystems abgelöst. Die zwei größten Klagen des 20. Jahrhunderts sind mittlerweile aber der **chronische Schmerz** und die **chronische Müdigkeit** (Fatigue, s.u.) und ist Ausdruck der anhaltenden und zunehmenden Überforderung, den Anforderungen des modernen Lebens und den individuellen Bedürfnissen gerecht zu werden. Führt dieser Vorgang auch zum Aufsuchen des Arztes und einer medizinischen Behandlung spricht man von der **`Medizinalisierung´** eines seelischen Problems.

Die Neukonzeptualisierung – Schöne neue Modekrankheiten

Psychische Störungen sind von jeher einem gewissen Zeitgeist unterworfen und nicht unabhängig von modischen Strömungen.Es gehört zu den Gesetzmäßigkeiten der menschlichen Existenz und wohl zur Funktionsweise unseres Gehirns, so lange zu suchen, bis sich eine Erklärung für die scheinbar unerklärlichen Symptome findet. Schließlich finden sich Pilze im Darm oder erhöhte Quecksilberwerte im Blut. Auch sind chronisch Kranke auf der ständigen Suche nach dem richtigen Arzt. Irgendwann finden sie dann auch einen, der Ihnen bestätigt, dass es an bestimmten äußeren Faktoren, z.B. Schadstoffen, liegen könnte und eine Sanierung sinnvoll wäre. Dies wird dann dankbar aufgegriffen. Dass Ärzte Fehler machen und gelegentlich organische Krankheiten übersehen kommt vor. Häufiger kommt es jedoch vor, dass sich Ärzte unter dem Druck des Patienten eine annehmbare Diagnose zu bekommen, zu einer organischen Pseudodiagnose verführen lassen. Dies paart sich mit Profilierungswünschen und dem durch Hilflosigkeit gekränkten Medizinerstolz. Die Folge sind immer neue Erklärungsmodelle, Krankheitskonzepte und Kategorien, nach denen so lange gesucht wird, bis diese annehmbar sind und passen. Eine neue Modediagnose ist geboren. Hierzu passt der Witz eines Unbekannten:

Ein Mann geht ins Krankenhaus, wochenlang wird nichts gefunden. Schließlich eröffnet ihm der Arzt:" Ich habe eine gute und eine schlechte Nachricht für Sie". Welches ist die schlechte Nachricht, will der Mann wissen. Arzt:" Ich fürchte, Sie haben eine sehr seltene, unheilbare Krankheit." Und was ist die gute Nachricht? Der Arzt erwidert:" Nun ja, wir werden sie nach Ihnen benennen."

In der Not, die verschiedenen psychosomatischen Leiden zu erklären,kommt es schließlich auch mit Unterstützung der Ärzteschaft zur **Neukonzeptualisierung** von Krankheiten und dem Bestreben die Beschwerden als Erkrankung offiziell anerkannt zu bekommen. Zu solchen Neukonzeptualisierungen zähle ich z.B.: Multiple Chemosensitivity (MCS), Chronic Fatigue Syndrome (CFS), Elektrosmogbeeinträchtigung, Sick-Building Syndrom (SBS), Fibromyalgie oder Ganzkörper-Candidiasis. Einige dieser Konzepte haben durchaus eine wissenschaftliche Fundierung erhalten. Ich habe meine Zweifel aber an deren Sinnhaftigkeit. Die Konzepte sind oft übereilt geboren, kurzlebig und werden aufgebauscht vorgetragen. Teilweise eignen sie sich auch gut für Profilierungswünsche, Projektionen, Rettungssehnsüchte oder einfach als **Alibi** für persönliche Lebensunbill und erlittene Kränkungen. Die Betroffenen sehen sich dann von Schuldzuweisungen und der Notwendigkeit zu eigener Anstrengung und Übernahme von Verantwortung entbunden. Ärzte dagegen, die versuchen den Patienten von seinem, ihm unbequemen Krankheitskonzept wegzubringen, sehen sich um die mühevolle Kleinarbeit gebracht, wenn ein Patient triumphierend in der nächsten Sprechstunde mit dem neuesten Zeitungsartikel und Internetausdruck kommt und verkündet, er wisse nun endlich, welche Erkrankung ihn befallen hat

Manches dabei erinnert an vergangene Zeiten, in der Krankheiten einem magischen Schicksal, übersinnlichen, geistigen oder kosmischen Mächten zugeschrieben wurden. Dabei ist jenseits von Rationalität der Phantasie das Feld überlassen, mit irrationalen Attribuisierungen bis hin zur Phantasterei, dem Geistheilertum und der Magie. Wenn es im eigenen Laden aufgrund persönlicher Schwächen und Probleme, nicht mehr läuft, sucht man eben lieber die Ursache bei bösen Mächten oder dem Anderen. Zur Not konstruiert man sich die Realität so, wie man sie sehen möchte. Damit reihen sich manche Konzepte in den Bereich moderner Mythen ein.

Tragisch daran ist, dass die Hilfe für ein seelisches Problem nicht beim „Seelenarzt" sondern an falscher Stelle gesucht wird. Problematisch an diesen Diagnosen ist, dass sich viele verunsicherte Patienten mit chronischen psychosomatischen Leiden geradezu darauf stürzen. Die Existenz so mancher Diagnose trägt dann leider zur Vermeidung und Chronifizierung psychosomatischer Störungen bei. Daher empfehle ich Betroffenen, die fieberhaft nach einer Diagnose suchen, sich der Frage zu widmen, ob es nicht doch in ihrem Leben einen Schmerz oder Konflikt gibt. Seine Bewältigung könnte Ihnen helfen gesund zu werden. Auch die neurobiologischen Erkenntnisse helfen dabei von schwierigen und irreführenden Konzeptualisierungen wegzukommen.

Ernährungsphysiologie und Ernährungsratschläge

Fragen zur Ernährung spielen im psychosomatischen Kontext eine große Rolle. In den psychosomatischen Schulungen wird immer wieder danach gefragt. Den psychosomatischen Patienten interessiert v.a. ob seine Beschwerden etwas mit der Ernährung zu tun haben könnten und ob er zweitens seine belastete Psyche und sein Gehirn unter dem Stichwort **Brainfood** günstig beeinflussen kann. Daher möchte ich noch auf einige häufig gestellte Fragen eingehen, z.B.:

- *Wie hängen die funktionellen Beschwerden mit der Ernährung zusammen?*
- *Sind es die Schadstoffe im Essen, die mich krank machen?*
- *Kann ich durch eine bestimmte Diät funktionelle Magen-Darmbeschwerden bessern?*
- *Gibt es eine diätetische Unterstützung für unser Gehirn? Kann ich dadurch den Transmitterstoffwechsel beeinflussen?*
- *Wie sinnvoll ist Nahrungsergänzung?*

Weitere häufige Fragen:

- *Bei welchen sonstigen Erkrankungen sind diätetische Maßnahmen sinnvoll?*
- *Wie ernähre ich mich überhaupt richtig bzw. gesund?*
- *Wie ernähre ich mich kalorienbewusst?*
- *Problem der kalorienreduzierten Diät?*

Die Grundbausteine der Ernährung

Um diesen Fragen nachgehen zu können benötigt man ein ernährungsphysiologisches Basiswissen. Mit dem Essen werden die drei Grundbausteine der Nahrung **Kohlenhydrate, Eiweiße** und **Fett** bereitgestellt. Sie sind Energieträger die teilweise gegeneinander ausgetauscht werden können. Das Gehirn kann nur Kohlenhydrate verbrennen! Neben der Deckung des körperlichen Energiebedarfs, erfüllen diese weitere spezifische Aufgaben, z.B. als Baustoffe für den Körper. Die Gruppe der **Kohlenhydrate** besteht aus verschiedenen Zukkern und Stärke. Laut DGE (deutsche Gesellschaft für Ernährung) sollte ihr Anteil an der Nahrung über 50% liegen.

Die **Eiweiße** bestehen aus **Aminosäuren**. Mit diesen deckt der Körper seinen Bedarf an lebenswichtigen Proteinen und Peptidhormonen. Von 20 essentiellen Aminosäuren können neun nicht im Körper selbst erzeugt werden, sondern müssen zugeführt werden. Der Eiweißanteil an der Nahrung sollte ca. 20 % oder laut DGE 0,8g/kg KG betragen.

Die **Fette** dienen dem Körper als wichtigste Energiereserve für Notzeiten. Darüber hinaus haben sie wichtige Funktionen als Bestandteile von Zellmembranen und als Ausgangssubstanzen für die Synthese von biologisch wirksamen Substanzen z.B. bestimmten Botenstoffen. Ihr Anteil an der Nahrung sollte laut DGE nicht mehr als 30 % bei körperlich leichter bis mittelschwerer Arbeit (= betrifft den größten Teil der Deutschen) liegen. Die kurzkettigen Fettsäuren werden im Unterschied zu den langkettigen wesentlich schneller aufgeschlossen und in den Körper aufgenommen. Einige Fettsäuren können im Körper nicht aufgebaut werden und müssen daher zugeführt werden, sog. unentbehrliche (früher essentielle) Fettsäuren. Die Höhe des **Cholesterinspiegels** ist wegen seiner Beziehung zur Arteriosklerose wichtig. Der Cholesterinspiegel ist aber weniger von der reinen Fettzufuhr, sondern mehr von anderen Faktoren, wie der sonstigen Nahrungszufuhr, dem Gewicht, dem Geschlecht, dem Alter und insbesondere von einem hohen **Stressniveau** und dem **Bewegungsmangel** abhängig. Auch der negative Ruf des Eigelbs ist hier zu revidieren. Vorrangiges Ziel muss es sein, den Cholesterinspiegel durch **Gewichts- und Stressreduktion** (falls vorhanden) und durch **Bewegung** zu senken. Der Versuch allein über die **Reduktion der Cholesterinzufuhr** in der Nahrung einen normalen Spiegel zu erreichen ist nur begrenzt sinnvoll, da dann über einen Rückkopplungsmechanismus die körpereigene Cholesterinsynthese erhöht wird und der Cholesterinspiegel im Blut wieder steigt. Ein Gesunder verwertet nur einen Bruchteil des Nahrungscholesterins.

Mineralstoffe und Vitamine

Neben den Kohlehydraten, Fetten und Eiweissen sind weitere Nahrungsbestandteile: **Mineralstoffe, Ballaststoffe** und **Vitamine** elementar (lebenswichtig). Bei den Mineralstoffen unterscheidet man die sog. **Mengenelemente** oder **Mineralsalze,** z.B. Natrium, Kalium und Calcium, die in verschiedenen chemischen Verbindungen, z.B. dem Kochsalz (NaCl) dem Körper zugeführt werden und die **Spurenelemente** (Eisen, Jod, Fluor u.a.m.). Sind Spurenelemente im menschlichen Körper durch mangelnde Zufuhr oder Verlust nicht ausreichend verfügbar, entsteht eine spezifische Mangelerkrankung.

Beim Salz kann es nicht nur ein **Zuwenig** sondern auch ein **Zuviel** im Nahrungsangebot geben. Daher empfiehlt sich ein moderater Konsum von 6gr Kochsalz/Tag. 10 gr. Kochsalz ist die Obergrenze für den Gesunden, und 1,4 gr. die Untergrenze. Tendenziell nehmen wir durch Fertignahrung und Fast Food eher zu viel Salz zu uns. Prinzipiell ist es sogar möglich sich durch extreme Salzzufuhr zu töten.

Vitamine sind lebenswichtige Stoffe und spielen auch für das Nervensystem eine große Rolle. Auf die Rolle von **Niacin** und **Folsäure** gehe ich unten noch ein.

Flüssigkeit und Ballaststoffe

Die **Flüssigkeitszufuhr** muss ausreichend sein. Wir brauchen sie wie die Luft zum Atmen. Der tägliche Wasserverlust über die Lungen liegt bei geringer körperlicher Aktivität bei ca. 400 ml, über die Haut bei körperlicher Ruhe und Zimmertemperatur bei 600ml/Tag. Mit dem Stuhlgang gehen 100-200ml verloren. Darüber hinaus wird die Wasserausscheidung über die Niere unter Hormoneinfluss gesteuert und sollte ein Minimum nicht unterschreiten. Das bedeutet dass wir bei gesundem Herz und Niere bei gemäßigtem Klima ist 2-3 Liter täglich zuführen sollten (durch Essen + Trinken). Die absolute Mindest-Trinkmenge ist 1 Liter/Tag! **Ballaststoffe** sind pflanzliche Fasern die aus Kohlenhydraten bestehen, die im Dünndarm nicht enzymatisch abgebaut werden können und folglich den Dickdarm erreichen. Sie fungieren als **Trägermedium** für Nahrungsstoffe und als **Füllstoff**, um das Darmvolumen zu erhöhen. Dadurch tragen sie wesentlich zu einer funktionierenden Verdauung bei und regen den Darm zur Aktivität an (s.u.). In diesem Zusammenhang ist interessant, dass sich eine drastische Änderung der Essgewohnheiten seit der Urzeit ergab. In der Zeit der J̲äger/ Sammler und der A̲ckerbauern ernährten sich die Menschen wesentlich Ballaststoff reicher und Fett ärmer, als der **m̲**oderne **M**ensch in der Industriegesellschaft:

Ballaststoffe:	**J:** 40g/Tag	**A:** 60-120g/Tag	**mM:** 20 g/Tag
Fett:	**J:** 15-20g/Tag	**A:** 10-15 g/Tag	**mM:** 40 g/Tag

Nährstoffmangel und psychische Erkrankung

Zwischen einem **Nährstoffmangel** und **psychischen Erkrankungen** gibt es eindeutige Zusammenhänge. Unsere Nervenzellen ziehen sich Tag und Nacht wichtige Bausteine aus dem Blut und speichern sie in kleinen Bläschen. Hierzu bedarf es eines ausreichenden Angebots an Nährstoffen, v.a. Eiweißstoffen, sonst sind wir ausgelaugt, weil die wichtigen aktivierenden Botenstoffe, nicht mehr aufgebaut werden können. Daher ist das Achten auf eine günstige Nahrungsauswahl zur Unterstützung unseres Nervensystems, speziell für die Nervenzellen, durchaus sinnvoll. Vermehrt wird auch die Hypothese diskutiert, ob nicht eine Mangel- oder Fehlernährung als Ursache für den Ausbruch einer psychischen Erkrankung angesehen werden muss.

Was ist gesunde Ernährung?

Das menschliche Essverhalten ist variantenreich, d.h. es gibt große Unterschiede was Menge und Anzahl der Speisen und die Auswahl der Nahrung angeht. Menschen sind Allesfresser. Der Eskimo muss sich anders ernähren als der Zentralafrikaner, so dass es nie einen verbindlichen Standard geben kann. „Naturvölker" müssen nicht so sehr auf die Nahrungszusammensetzung achten, da ihr Körper sie intuitiv auch immer wieder nach dem gelüsten lässt, was fehlt. Dem „industrialisierten Mensch" wurde häufig schon von Geburt an der natürliche Essinstinkt aberzogen.

Die **Basis der gesunden Ernährung** für uns Mitteleuropäer, bildet eine im Schnitt dreimal am Tag eingenommene Kost, mit einer warmen Mahlzeit pro Tag. Auch geplante und kontrollierte Zwischenmahlzeiten sind gesund und oft empfohlen. Die weithin bekannte Basis stellt die abwechslungsreiche, rohkosthaltige Ernährung (frisches Obst und Gemüse), möglichst regelmäßig und in Ruhe eingenommen, angereichert mit Fleisch- und Fischmahlzeiten, sowie Milchprodukten, dar. Die vegetarische Kost soll gesünder sein, als die fleischhaltige Nahrung, wenn man zusätzlich Milch und Eier zu sich nimmt, sog. ovo-lacto-vegetabile Kost. Ein Eisenmangel, wie immer wieder angenommen, tritt dabei nicht auf.

Klare Fakten gibt es hingegen für die **ungesunde Ernährung**: sie besteht v.a. in einer kalorienreichen Kost und dem Alkohol. Das Übergewicht stellt mittlerweile in den zivilisierten Ländern das größte Gesundheitsproblem dar. Man kann es, abgesehen von wenigen Ausnahmen, als Zivilisationskrankheit bezeichnen. Eine Lösung ist vorerst nicht in Sicht, auch wenn es erste Ansätze sogar auf politischer Ebene gibt, hier gegen zu steuern. Jeder Einzelne ist gefragt sich damit zu beschäftigen.

Sinn der Nahrungsergänzung allgemein

Häufig wird die Frage gestellt, in wie weit die allgemeine Gesundheit über eine Nahrungsergänzung zu verbessern ist. Unsere weitgehend industriell kontrollierte Nahrung in Mitteleuropa enthält ausreichend Vitamine, und Mineralstoffe, so dass kein problematischer Vitamin- oder Mineralstoffmangel mehr auftritt. Daher ist eine spezifische Ergänzung so gut wie nicht nötig. Erforderlich ist dies nur, wenn ein falsches, besonders einseitiges Essverhalten vorliegt. Der Körper trifft durch Speicherung dieser Stoffe oft eine Vorsorge über Monate hinaus und irgendwann wird wieder etwas gegessen, womit der Speicher aufgefüllt wird. Lokale Probleme gab es noch vor Jahren bei der Jodversorgung in Süddeutschland. Daher ist in den Alpen und in Süddeutschland eine **Jod-**Ergän-

zung (z.B. jodiertes Speisesalz) sinnvoll. Daneben kommt dem **Eisenmangel** bei Blutverlusten eine gewisse Bedeutung zu, der durch eisenhaltige Nahrung oder externe Eisengabe auszugleichen ist. Unbestritten ist auch die Zugabe von **Fluor** zur Kariesprophylaxe, v.a. im Kindesalter.
Ein Nachteil unseres modernen Ernährungsstils und der industriellen Fertigung ist aber, dass durch sie der Nahrung der **Ballaststoffanteil** weitgehend entzogen wurde, weil es der Masse dann besser schmeckt. Dies ist den meisten Menschen nicht bekannt. Ballaststoffe sind **pflanzliche Fasern**, die v.a. in Vollkornprodukten, Hülsenfrüchten, Gemüse und Obst enthalten sind. Aufgrund ihres hohen Wasserbindungsvermögens erhöhen sie als Füll- und Quellstoffe das Stuhlvolumen, wodurch die Darmaktivität angeregt, die Passagezeit verkürzt und das Sättigungsgefühl verstärkt wird. Die Ballaststoffe sind das maßgebliche **Regulanz für die Stuhltätigkeit**. Da sie nicht vom Körper aufgenommen werden, bleiben sie als Stuhlinhalt im Darm- bis auf einen kleinen Teil der von den Dickdarmbakterien abgebaut wird- und binden Flüssigkeit an sich. Damit vergrößert sich das Stuhlvolumen, welches der maßgebliche Antrieb für die Bewegungsabläufe am Darm ist. Wenn man auf vorgefertigte Nahrung zurückgreift, ist es sinnvoll Ballaststoffe zu ergänzen. Die mittlere tägliche Ballaststoffzufuhr bei uns beträgt 15g, sollte aber auf Empfehlung der DGE je nach Körpergewicht 30 -40 g betragen. Bei funktionellen Darmbeschwerden (Schmerz, Verstopfung + Durchfall) ist der Ballaststoffanteil aus **therapeutischen Gründen** zu erhöhen, z.B. in Form von Weizenkleie oder Leinsamen. Bei Verstopfung beschleunigen sie den Stuhltransport und bei Durchfall (Pektinkost = geriebener Apfel, zerdrückte Banane!) verlangsamen sie ihn, so dass er bei beiden Formen der Motilitätsstörung (s.u.) wirkt. Für eine optimale Darmfunktion und die günstige Beeinflussung funktioneller Darmbeschwerden ist daher das regelmäßige, ballaststoffreiche Essen in kleineren Portionen, 5-6 Mahlzeiten über den Tag verteilt, inklusive ordentlich Kauen, zu empfehlen. Darüber hinaus binden Ballaststoffe das Cholesterin und senken den **Cholesterinspiegel** im Blut.
Auch für **Omega 3 Fettsäuren** gilt, dass sie in der industriell gefertigten Nahrung zuwenig vorhanden sind. Ihr geringes Vorkommen hängt wohl damit zusammen, dass die Lebensmittelindustrie synthetische, eher ungünstige Fette bevorzugt, weil sie haltbarer sind. Statt den mehrfach ungesättigten Fettsäuren wie Omega-3, werden ungesunde (gesättigte) Fette verzehrt, die v.a. in Fast-Food enthalten sind. 80 Prozent der US-Amerikaner sind hinsichtlich Omega-3-Fettsäuren unterversorgt. Omega-3-FS sind enorm wichtig für den Hirnstoffwechsel (s.u.) und das reifende Gehirn in der Kindheit. Der Forscher *Crawford* sagt: *„Die Kapazität des Gehirns nimmt nicht mehr zu, sondern ab, wenn wir zu wenig davon aufnehmen."* Eine Studie zeigte, dass Achtjährige ihren Altersgenossen in der sprachlichen Entwicklung voraus sind, wenn deren Mütter in der Schwangerschaft mehr als 340 gr. Fisch pro Woche verzehrt haben. Daher muss man sie Fast-Food-Essern empfehlen. Auch der Einsatz zur Arteriosklerose-Vorbeugung findet breiten Konsens. Omega-3 Fettsäuren werden mittlerweile industriell hergestellt und können in Pillenform zugeführt werden. Das Naturprodukt fetter Seefisch (z.B. Lachs oder Forelle) zweimal/Woche ist aber durch den Omega-3 Ersatz nicht zu übertreffen.

Die diätetische Unterstützung für Psyche und Gehirn (Brainfood)

Die Frage ob man die Funktionstüchtigkeit der Nervenzellen durch Nahrungsergänzung verbessern kann, wird auch im Rahmen der Pädagogik und der Psychotherapie oft gestellt, v.a. dann, wenn es um Konzentrations-, Lern- und Änderungsvorgänge geht. Man erhofft sich davon das kognitiv-emotionale Leistungsvermögen zu verbessern. Ob man das schon als **Brainfood** etikettieren will, sei dahin gestellt. Gesunde Ernährung ist wichtig für das körperlich, seelisch-geistige Wohlbefinden, da es auch die Basis für das Gehirn darstellt. Allerdings, wenn mehr Menschen wüssten, wie gut sie ihr Denkvermögen durch Änderung ihres Lebensstils und Essverhaltens, z.B. die ausreichende Zufuhr von frischem Obst und Gemüse, Flüssigkeit, Bewegung, geistige Betätigung, wie Lesen und Musizieren, sowie der Vermeidung von Suchtgiften, steigern könnten, würden Sie vermutlich mehr darauf achten.

Zunächst ist darauf zu achten, dass durch schlechte Ernährung keine **Mangelzustände** entstehen, z.B. Anämie durch Eisenmangel, weil sich die Sauerstoffversorgung des Gehirns verschlechtert. Schlechte Ernährung macht sich schnell an unserer Hirnleistung und Stimmung bemerkbar. Vorrangig ist eine ausreichende **Kohlenhydrat**-(Glukose) und **Wasserzufuhr** (Problem bei Essstörungen). Inzwischen ist sich die Wissenschaft einig, dass ein gemäßigter, stabiler Blutzuckerspiegel für geistige Tätigkeiten am günstigsten ist. Der Kohlenhydratspiegel sollte möglichst konstant gehalten werden, daher sollte man vorsichtig sein mit schnell verfügbaren Kohlenhydraten (Traubenzucker). Diese puschen den Körper nur kurzfristig und sind schnell verbraucht. Ein für das Gehirn **günstiges Frühstück** ist ein kohlenhydratreiches Müsli oder Vollkornbrot. Dadurch baut der Stoffwechsel ein Depot auf, welches den Blutzuckerspiegel den gesamten Vormittag konstant hält. Auch Hühnerei und Früchte sind günstig für das Gehirn, da sie reich an Vitaminen und Mineralstoffen sind.

Im Weiteren ist auf die ausreichende Versorgung der Nervenzelle mit Mineralstoffen (s.o.) zu achten. Bei Kaliummangel kommt es zu Adynamie bis hin zu Lähmungserscheinungen. Bei Magnesiumdefizit kommt es zu neuromuskulärer Übererregbarkeit und Krämpfen. Aufgrund tierexperimenteller Befunde laufen bei Mg-Mangel verstärkt **Stressreaktionen** ab, bzw. können durch Gabe von Mg reduziert werden. Die Empfindlichkeit von Menschen gegenüber Lärmstress steigt mit fallender Mg-Konzentration an. Daher wirkt sich die Gabe von **Nukleinsäuren** und bei hohem Erregungsniveau von **Magnesium** günstig auf unser kognitives und emotionales Leistungsvermögen, Gedächtnis und Vorstellungskraft aus. Die Aminosäure **Tryptophan** wird als unentbehrliche Vorstufe für die Produktion der wichtigen Transmitter Serotonin- und Melatonin (s.o.) benötigt. Daher kann eine Trypt.-arme Diät zu einem Mangel an Serotonin und Melatonin führen. Beide Transmitter sind wichtig für die Stimmung, Entspannung und Schlafbereitschaft. Schokolade, Erdnüsse oder eine kohlenhydratreiche Mahlzeit erhöhen den Tryptophanspiegel, während eine eiweißreiche Mahlzeit zur Tryptophan/ Serotoninerniedrigung führt. Diese Erkenntnis kann zur Unterstützung bei einer Depression genutzt werden, ist aber als alleinige Maßnahme nicht ausreichend. Ein Stimmung aufhellender Effekt lässt sich fast durch alle Süßwaren, wegen der Kohlenhydrate, erzielen. Die Schokolade enthält offenbar zusätzliche Wirkstoffe, die auf das Gehirn wirken. Eine die Depression begleitende Gewichtszunahme, lässt sich teilweise dadurch erklären, dass die Zufuhr von Kohlenhydraten intuitiv als antidepressive Maßnahme eingesetzt wird. Darüber hinaus sind weitere **Aminosäuren** wichtige Baustoffe für das Gehirn.

Daneben haben noch die **B-Vitamine** eine positive Wirkung auf das Gehirn. Sie werden zur Energiebildung (Glucoseverbrennung) in den Zellen sowie zur Bildung von Neurotransmittern (s.o.) benötigt. **B-Vitamine** bewirken zudem in Kombination mit anderen schmerzstillenden Medikamenten tatsächlich eine schnellere Schmerzlinderung und können den Bedarf von Schmerzmitteln verringern. Besonders hervorheben möchte ich die Rolle von **Vit. B3** oder **Niacin** (Synonym Nicotinsäure). Niacin sorgt auch für gesunde Haut und funktionierende Verdauung. Man fand heraus, dass der Mangel an Niacin Depressionen auslösen kann. Ihm werden auch positive Effekte bei der Schmerzverringerung und der Verbesserung der Leistungsfähigkeit zugeschrieben. **Vitamin B_9** (Deutschland, USA), **Vitamin B_{11}** (weltweit) oder **Folsäure** ist enthalten in Vollkornprodukten, grünem Blattgemüse, rote Bete, Spinat, Brokkoli, Karotten, Spargel, Rosenkohl, Tomaten, Eigelb und Nüssen. Die deutsche Bevölkerung nimmt im Durchschnitt nur 60-70% der empfohlenen Tagesdosis an Folsäure zu sich, daher ist die Frage, ob man sie, wie in anderen Ländern,der Nahrung zusetzen sollte.

Weitere für den Hirnstoffwechsel und die Nervenzelle wichtige Substanzen sind **Lecithin, Quercetin, Polyphenole** und **Folsäure**. Wissenschaftler suchen darüber hinaus nach weiteren Substanzen die den Zellstoffwechsel der Nervenzelle positiv unterstützen oder die Zelle vor **Stresseinwirkung** bewahren. **Lecithin** wirkt sich günstig aus, weil es Cholin, die Vorstufe für das wichtige **Acetylcholin** enthält (s.u.). Es ist in Eigelb und in Nüssen vorhanden, wodurch Studentenfutter seinen Namen bekommen hat. V.a. Walnüsse sind hier wertvoll und sollten in den Speiseplan integriert werden. **Quercetin**, enthalten v.a. im Apfel, gehört zu den sog. sekundären Pflanzenstoffen (dies sind keine Nährstoffe). Rotwein ist wegen seiner Polyphenole (**Resveratrol**) gesund.

Die Zufuhr dieser Stoffe beugt degenerativen Hirnerkrankungen v.a. der Alzheimer-Erkrankung vor. Insbesondere beinhaltet ein gestörter Acetylcholinstoffwechsel ein Risiko für die Alzheimer-Erkrankung, durch Schädigung der Nervenzellen. Die genauen Wirkmechanismen sind noch unklar. Insgesamt geht man heute davon aus, dass diese Stoffe die Aufnahme zellschädigender Fettabbauprodukte verhindern und die Gehirnzellen vor **oxidativem Stress** schützen, also eine sog. antioxidative Wirkung auf die Nervenzellen haben und die Blutgefäße vor Fetteinlagerung schützen. Dies vermutlich in Verbindung mit anderen Inhaltsstoffen, z.B. Vit. C. Dies wäre ein wichtiges Argument für eine Ernährung mit Obst und Rotwein (in Maßen!).

Auf der Basis dieses Wissens lässt sich eine Empfehlung für einen optimierten **Wochen-Speiseplan** zur Stärkung des Nervensystems aussprechen (s. Anhang 3).

Gesunde Ernährung und der Umgang mit Ernährungsratschlägen

Viele Fragen drehen sich um gesundheitsbewusstes Essen, Diät und die Gewichtsregulation. Hartnäckig halten sich viele falsche Vorstellungen, Irrtümer und Mythen zum Thema Ernährung und Diät, auch in der Wissenschaft. Daher ist es schwer wissenschaftliche Klarheit bei der Vielzahl der Untersuchungen und Expertenmeinungen zu bekommen. Aber das was dem Gehirn nutzt, nutzt auch sonst dem Körper. Denn nicht nur unsere allgemeine Gesundheit, sondern auch unser kognitives Leistungsvermögen (Lernen) und unsere Psyche leiden unter den Folgen eines ungünstigen Ernährungsverhaltens durch Fastfood, schlechte Fette und kalorienreiches Essen.

Die Gazetten und Bücher sind voll von allen möglichen **Ernährungsratschlägen**: Rohkost, makrobiotisch, vegetarisch und andere Diäten. In dem Gestrüpp an Informationen, ist es schwer sich zurechtzufinden. Oft sind sie als Patient verunsichert, was stimmt denn nun? Vieles davon hält einer rationalen, wissenschaftlich fundierten Betrachtung nicht stand. Bei dem Versuch, sich in diesem Dschungel zu recht zu finden, habe ich mich auf wissenschaftlich fundierte Quellen, beschränkt. Seriöse **Ernährungsratgeber** geben meist wissenschaftliche Quellen an, z.B. *Kasper* [50] oder man orientiert sich im *deutschen Ernährungsberatungsnetz*[51].

Diät bei funktionellen Magen-Darmbeschwerden

Für Probleme bei der Verdauung, wie **Verstopfung, Durchfall**, Blähungen oder andere funktionelle Störungen wird häufig fälschlicherweise eine Fehl- oder Mangelernährung verantwortlich gemacht? Propagiert wird dabei sehr oft, dass nötige **Vitamine** oder Mineralstoffe fehlen, was fast nie der Fall ist. Eine Vitamingabe ist kein rationaler Therapieansatz in der Therapie der funktionellen Störung. Tatsache ist, dass schlechte, unphysiologische **Ernährungsgewohnheiten:** Zu viel, zu wenig, zu hastiges, zu einseitiges Essen zu einer funktionellen Magen-Darmstörungen, ebenso wie zu Essstörungen, führen kann. Darauf wird zu wenig hingewiesen. Reduktionsdiäten können zur Verstärkung einer funktionellen Störung beitragen.

---

[50] *Kasper, Ernährungsmedizin und Diätetik, 10 Auflage, Elsevier 2004*

[51] www.ernährung.de-+

All dies lässt sich aber nicht mit einer Diät regulieren, sondern durch eine Verhaltensänderung, wie ich sie im **Anhang 1** gegeben habe. Die wohl **wichtigste** und unumstrittenste **Ernährungsmaßnahme** in der Behandlung der funktionellen Magen-Darmstörung stellt bei unserer Zivilisationskost die **Zufuhr von Ballaststoffen** dar (s.u.). Wenn chronisch psychosomatische Beschwerden (z.B. nervösen Magen, Reizdarm) vorliegen, kommt es v.a. auf das ruhige, stressfreie, genussvolle und ballaststoffreiche Essen an. Wenn sie diese Grundregeln beachten, werden Sie vermutlich einen Teil ihrer Magen-Darmbeschwerden verbessern, wohl aber nicht ganz. Ausnahmen sind die Lactose-, Sorbit-, Fruktosemalabsorption (s.o.). Fast alle Betroffenen berichten, dass sie bei Stressvermeidung auch bei solchen Störungen weniger Intoleranz-Beschwerden haben. Daneben gibt es alle möglichen, auf die Nahrung bezogenen Ängste, mit der Erfahrung oder Annahme, dass dies oder jenes einem nicht gut tut und dann zu einer Vermeidungsreaktion und zu einer Nahrungsintoleranz (s.u.) führen kann.

Diät bei sonstigen Erkrankungen? Bei welchen ist sie sinnvoll?
Es gibt etliche Erkrankungen, allen voran Diabetes, Leber- und Nierenerkrankungen, bei denen eine strikte, spezifische Diät lebenswichtig ist. Betroffene werden hierüber in der Regel informiert.

Es gibt eine Fülle von Ernährungsratgebern und Büchern, die für fast jedes Leiden eine eigene spezifische Diät oder Nahrungsergänzung propagieren: so bei Krebs, Bluthochdruck, Rheuma etc., etc., nach dem Motto: Ernährung ist die beste Medizin. Viele Ratschläge kommen aus der komplementären Medizin und basieren auf Erfahrungswerten der Patienten und ihrer Therapeuten. Meist fehlen dazu fundierte wissenschaftliche Untersuchungen. Trotzdem kann vieles Sinnvolle darunter sein und sich ein Diätversuch lohnen. Dies sollte aber nicht dazu führen,andere erwiesene Methoden, v.a.eine Psychotherapie, dadurch zu ersetzen oder zu vernachlässigen. Selbst zur Therapie des Übergewichts ist eine alleinige Diät nicht sinnvoll, sondern zeigt erst die Kombination von Psychotherapie, Ernährungsmaßnahmen und Sport die besten Ergebnisse. Einer zusätzlichen **Vitamingabe** werden viele positive Effekte, wie Verbesserung der Immunabwehr, Tumorabwehr, Verlangsamung des Altersprozesses, Potenzförderung u.a.m. zugeschrieben. Studien belegen, dass die zusätzliche Einnahme von Vitaminen weder eine Leistungssteigerung noch eine Befindlichkeitsverbesserung bewirkt, Ausnahme Vit. B bei psychischer oder neuronaler Störung. Erst kürzlich wurde von australischen Forschern nachgewiesen, dass hohe Dosen von **Vitamin C** keinen Einfluss selbst auf den Verlauf einer Erkältung haben. Wenn die Vitaminergänzung gewünscht wird, sollte sie möglichst in Form von Obst und Gemüse erfolgen, wegen des hohen Ballaststoffanteils.

Problem der kalorienreduzierten Diät?
Die **überkalorische Ernährung** ist wohl unser größtes, gesellschaftliches Problem, sie bindet enorme Ressourcen des Gesundheitswesens. Zudem stellen auch die **Diäten zum Abnehmen** ein großes Problem dar. Von sog. Blitz-Diäten ist dringend abzuraten, sie verstärken die funktionelle Störung und ziehen eine spätere Gewichtszunahme, den sog. Jojo-Effekt nach sich, da Abnehmen evolutionsmäßig unerwünscht ist. Ein biologisches Vorsorgeprogramm achtet darauf, dass der Mensch immer genug Reserven für Notzeiten vorhält und auch durch ein entsprechendes Gewicht in der Lage ist sich zu vermehren. Bei Untergewicht klappt die Vermehrung meist nicht mehr. Deshalb ist das Festklammern des Körpers an jedem erworbenen Gramm eine Überlebensstrategie. Hungerzustände bedeuten für den Organismus Stress und Angst, sie stellen einen Notfall dar. Diese werden auch besonders gut gemerkt und mit mehr Hungergefühl beantwortet. Die Gedanken drehen sich dann nur noch um das Essen, was bei der heutigen Verfügbarkeit von Essen zu Übergewicht führt.

Das Abnehmen muss sich daher an den Bedürfnissen des Körpers und der Psyche orientieren, darf nicht zu rasch erfolgen und sollte fachlich unterstützt sein. Empfohlen werden die Umstellung der Ernährungsweise und ein langsames Abnehmen. Ergänzend können sog. Fettbinder verwendet werden, die einen Teil des Nahrungsfettes binden und mit dem Stuhl ausscheiden. Bedenken sie, das Übergewicht oft eine wichtige psychologische/emotionale Funktion hat. Daher sollte sich der deutlich Übergewichtige folgende Fragen stellen:

Was ist mit meinen emotionalen Bedürfnissen? Wo komme ich emotional zu kurz? Habe ich viel Frust und Stress, und was tue ich ausser Essen dagegen? Brauche ich meinen Speckgürtel als Schutz? Fühle ich mich einsam?

Erst wenn man Antworten auf solche und andere Fragen gefunden hat wird man die richtigen Strategien verfolgen und langfristig abnehmen können.

Wie groß ist der Faktor Schadstoffe im Essen?

Dieser Faktor ist durchaus relevant trotz aller Unbedenklichkeitsbeteuerungen aus Industrie und Politik. 75% unserer Lebensmittel stammen nicht mehr vom Bauern, sie sind industriell bearbeitet, aromaverstärkt, homogenisiert, durch Stabilisatoren und Dickungsmittel in Form gehalten. Chemikalien aus industriell produzierter Nahrung werden wohl zunehmend zum Problem. Die Qualität unserer industriell hergestellten Nahrung sinkt, zugleich schadet die Fülle der eingesetzten Zusatzstoffe und hirngängigen Chemikalien unserem Denkorgan und dem Immunsystem. Als besonders problematisch gilt der Geschmacksverstärker **Glutamat** (s.o. Kap.IV). Daneben soll die **Zitronensäure** die Aufnahme von Aluminium im Gehirn fördern und damit das Alzheimer-Risiko erhöhen. Sie ist in zahlreichen Lebensmitteln und auch Süßigkeiten enthalten, von Rama über Fanta bis hin zu Haribo-Gummibärchen. Durch die Fülle künstlicher Zusatzstoffe nehmen die Nahrungsmittelallergien und Intoleranzen zu. Auf jeden Fall ist die nicht oder wenig chemisch aufbereitete Nahrung, der aufbereiteten und mit Zusatzstoffen versehenen Nahrung, vorzuziehen.

Fazit: Richtig Essen will gelernt sein

Die wissenschaftlichen Erkenntnisse der Grundlagenforschung lassen sich durchaus nutzen um unsere Ernährung zu optimieren und etwas für die Steigerung des Konzentrationsvermögens, u.U. die Gedächtnisleistung und Vorstellungskraft zu tun. Ernährungsmaßnahmen können aber weder die Intelligenz verbessern, noch psychische Erkrankungen heilen oder eine Psychotherapie ersetzen. Bei psychischen Störungen ist eine Nahrungsergänzung mit Tryptophan und Vit. B. sinnvoll. Unabhängig davon, wie gut wir bereits jetzt oder in Zukunft die Leistungsfähigkeit unseres Gehirns durch Ernährung beeinflussen können, ist diese aber in erster Linie von anderen Faktoren unseres Lebensstils abhängig. Essen sie weniger, bewegen Sie sich mehr, essen sie mehr Ballaststoffe, am besten in Form von reichlich Obst und Gemüse Vollkornprodukten und Hülsenfrüchten. Meiden sie stark verarbeitete Lebensmittel und misstrauen sie industriell hergestellten Lebensmitteln. Achten sie auf Inhaltsstoffe wie z.B. Glutamat. Das Naturbelassene hat sich Jahrtausende bewährt. Folgen sie ihren Vorlieben und `sündigen´ sie auch mal zwischendurch. Eine Fischmahlzeit (2 mal pro Woche) gehört dazu, ansonsten wäre die Nahrung mit Omega 3 Fettsäuren anzureichern. Lassen sie sich nicht irritieren und gehen Sie auch nach ihrem Gefühl, d.h. machen Sie selbst keine Wissenschaft aus dem Essen. Essen hat auch viel mit Lust zu tun, daher sollte nicht sklavisch auf Kalorienanzahl und Inhalt geachtet werden. Wenn man zwanghaft Richtigessen will und regelmäßig ein Problem damit hat bei Freunden etwas Angebotenes zu essen, spricht man von Orthorexie.

Anhang 1: Therapeutische Maßnahmen zur Verbesserung funktioneller Magen-Darmstörungen

(Bei Reizmagen, Reizdarm, Nahrungsintoleranz und Stuhlgangproblemen)

Die Fülle der therapeutischen Ansatzmöglichkeiten, inklusive vieler bewährter Hausmittel, ist groß und kann hier nicht umfassend reflektiert werden. Es gilt das Prinzip, zusätzliche Schäden auch finanzieller Art, zu vermeiden. Auf dem Markt befinden sich jede Menge selbsternannter Heiler die alle möglichen Rezepturen und Diäten propagieren und dabei vor allem ihren Profit suchen: *Umstellungsdiäten, Entschlackungsdiäten, Antiverstopfungsdiät, Antipilzdiät, u.a.m.* Sind sie kritisch. Folgende Maßnahmen haben sich bei funktionellen Störungen bewährt:

Allgemein gilt:

1. Die Stressreduktion im gesamten Lebensalltag anstreben, so radikal wie möglich
2. Während des Essens auf eine gute Stressabschirmung (auch kein Handy), achten. Das Essen sollte in entspannter Wohlfühlatmosphäre ohne Hektik, Angst, Stress oder Zeitdruck erfolgen.
3. Die Rhythmisierung des Essverhaltens zur Harmonisierung der Darmaktivität. 4-5 kleinere Mahlzeiten, so regelmäßig wie möglich, auf gute Tagesstruktur achten (Biorhythmik).
4. Der Einsatz von Entspannungstechniken, z.B. Biofeedback, Autogenem Training oder Funktioneller Entspannung.
5. In gravierenden Fällen stationäre Behandlung zum Erlernen von Selbstberuhigungsstrategien und zur systematischen Analyse und psychosomatischen Schulung um Angstteufelskreise zu durchbrechen und die starken körperlichen Vorgänge als nicht mehr so bedrohlich zu erleben.

Bei Reizmagen:

1. Überlegen Sie, zu welchem Magentyp sie gehören. Es gibt 2 unterschiedliche Magentypen, der Magenanspannungs-/Inappetenztyp und der Magenaktivierungs-/Säureproduktionstyp. Der erste Typ sollte sich vor dem Essen erst entspannen. Der zweite Typ, der unter Stress Magenaktivität und Säure produziert, sollte eine Kleinigkeit essen (z.B. Obst, möglichst nicht Schokolade), damit sich die Überaktivität am Magen durch die Nahrungszufuhr abbaut.

Bei Nahrungsintoleranz:

1. Intoleranzen können verlernt und dekonditioniert werden.
2. Verringerung der Histaminzufuhr. Die Aminosäure Histamin ist Bestandteil vieler Nahrungsmittel (v.a. Fleisch, Fisch, Käse) und nimmt bei längerer Lagerung zu. Bei Nahrungsintoleranz Informieren sie sich bitte darüber, wie sie die Histaminzufuhr vermindern können.
3. Vermeiden sie Reizstoffe wie Glutamat als Nahrungszusatz. G. wird z.B. als Geschmacksverstärker bei Chips zugesetzt. Es verursacht das Chinarestaurantsyndrom. Lesen sie die Deklaration der Nahrungsinhaltsstoffe.

Bei Reizdarm:

1. Erhöhung der Ballaststoffzufuhr. Zur Therapie sowohl des zu **weichen**, wie des zu **festen** und **seltenen Stuhlgangs** sind vor allem pflanzliche Fasern, Ballaststoffe, auch Flohsamenschalen, bis zu ca.100 gr./Tag erforderlich. Die Ballaststoffzufuhr soll möglichst gut über den Tag verteilt werden (zu jeder Hauptmahlzeit 10-30gr.) und evtl. langsam gesteigert werden, wenn anfangs Beschwerden auftreten bis sich der Darm daran gewöhnt hat.
2. Erhöhung der Flüssigkeitszufuhr und Wärme. Die Ballaststoffzufuhr ist mit genügend Flüssigkeit zu kombinieren, besonders günstig sind 2l heißer Früchtetee täglich, verteilt über den Tag (Einnahme alle 2 h). Schleimhautberuhigende Substanzen, wie Kamille, und Fenchel als Teemischung haben sich sehr bewährt.

Bei Stuhlgangproblemen

1. Bei der Stuhlentleerung ist auf das **Vermeiden von Zeitdruck** zu achten. Der Stuhlgang sollte an einem ruhigen, sicheren, bequemen und sauberen Ort erfolgen. Entspannen sie sich und lesen sie dabei Zeitung.
2. Das **Vermeiden** von besonderer **Anstrengung** (Pressen), der Stuhl soll ohne zusätzlichen Druck entleert werden. Bei Analträgheit zuvor Joggen oder Hüpfen, damit der Stuhl mechanisch in den Enddarm befördert wird.
3. Bei Analproblemen und Hämorrhoidenleiden darf man die **Hygiene** im Analbereich nicht übertreiben. Insbesondere sollte das „Aufschmiergeln" der Schleimhaut durch raues Klopapier vermieden werden. Hier haben sich feuchte Tücher bewährt, z.B. Hakle-Feucht. Beim Wundsein der Schleimhaut und Aufreißen von Hämorrhoidengefäßen mit Blutungen hat sich das Auftragen einer kräftigen Schutzcreme, z.B. Penaten Gold, vor dem Stuhlgang bewährt.

Anhang 2: Beispiel: Aufklärungsgespräch, Angst vor der Psychodiagnose.

Fall: 50 j. selbstständiger Versicherungsmakler, mit chronischem Gelenkschmerzen (alternativ Bauchschmerzen) und organbezogenem Krankheitskonzept. Die organische Abklärung ist erfolgt.

A*rzt: Es könnte ja sein, dass ihre Arthrose (oder ihr Darmpilz, etc.) von der sie bisher ausgehen, durch eine Stressbelastung verstärkt wird.*

*(*Bei der Erörterung des Themas ist es hilfreich z.B. von zusätzlichen Faktoren zu sprechen, die ein Leiden verschlimmern, z.B. eine Stressbelastung).

P*atient: Ich habe doch kein seelisches Problem. Der Schmerz quält mich und die Ärzte finden nichts.*

A.*: Ich kann mir gut vorstellen, was für eine Belastung diese Schmerzen sind. Leider kann ich ihnen diese Beschwerden nicht wegzaubern und durch Medikamente lässt sich das allenfalls für kurze Zeit lindern. Es ist nun mal erwiesen, dass Seele und Körper ganz eng zusammenarbeiten, denken sie daran, wenn jemand traurig über den Tod seines geliebten Haustiers ist und dann zu weinen anfängt. Die Tränen sind körperlicher Ausdruck eines Seelenschmerzes. Auch ist es erwiesen, dass die seelischen Vorgänge biologische Spuren im Gehirn hinterlassen, und dabei Nervensignale entstehen, die diese körperlichen Beschwerden hervorrufen können. Ich würde ihnen dies auch gerne anhand von Anatomiebildern ausführlicher erläutern.*

P.*: Haben sie mal solche Schmerzen wie ich, 8 Stunden am Tag, dann werden sie auch depressiv!*

A.*: Kann sein, aber umgekehrt ist es genauso, wenn ich Angst vor dem Arbeitsplatzverlust habe und davor zu verarmen, kann jeder, inklusive meiner Person, Magenschmerzen und Bluthochdruck kriegen. Ich bin davon überzeugt, dass hinter ihren Schmerzen noch eine andere Stressbelastung stecken könnte, die durch den Schmerz zugedeckt wird oder den Schmerz wach hält, als Botschaft, kümmere dich endlich um diese Angelegenheit.*
*Aus persönlicher Erfahrung kann ich sagen, dass ich so etwas auch kenne. Manchmal stürze ich mich in meine Arbeit um Dinge in meinem privaten Leben (*es muss authentisch sein*!) zu vergessen. Wenn ich mich aber gar nicht mehr damit beschäftige und nur zudecke oder flüchte, macht das im Untergrund solchen Druck, dass es mir nicht gut tut.*

P.*: Aber ich habe doch gar keinen Stress.*

A.*: Es kann sein, dass sie ihre Stressbelastung gar nicht wahrnehmen, mit dem Stress verhält es sich oft so, dass wir ihm zunächst gar nicht und manchmal erst beim gezielten Nachdenken auf die Spur kommen.*

P.: *Sagen Sie bloß nicht, dass ich einen Seelenklempner brauche! Zu so einem Psychofreak gehe ich nicht!*

A.: *Ich merke, dass Sie sich gar nicht vorstellen können oder wollen, dass evtl. mehr ihre Seele, als ihr Körper Unterstützung braucht.*

P.*: Was soll denn dann meine Kumpels und meine Familie von mir denken, ich bin wohl am Ende geistesgestört oder bilde mir alles nur ein.*

A.*: Tatsächlich gibt es in der Bevölkerung noch eine Menge an Vorurteilen bei psychischen Leiden. Heute ist es kein solcher Makel mehr wie früher, als psychische Erkrankung mit Verrücktsein und Geistesgestörtheit gleichgesetzt wurde. Heute reagieren durch den Stress unserer Leistungsgesellschaft auch die `Stärksten´ psychosomatisch, z.B. Filmstars und Politiker, gerade weil sie sich so engagieren.*

P.*: Ja dann sagen sie mir mal, wo bei mir der Stress liegen soll!*

A.*: Das würde ich gerne tun, wenn ich könnte, leider bin ich kein Hellseher. Lassen Sie uns doch einmal 30 min. Zeit nehmen, um über ihr jetziges und früheres Leben zu reden. Vielleicht kommen wir ja beide auf bestimmte Ereignisse, die sie heute noch belasten.*

P.*: Gut, wenn Sie meinen, ich weiß zwar nicht, was das bringen soll, aber eine halbe Stunde Reden wird schon nicht schaden.*

Anhang 3: Optimierter Wochen-Speiseplan zur Stärkung des Nervensystems (Empfehlung)

Flüssigkeit: Tägl. 8x 250 ml Wasser, Mineralwasser oder ungesüßter Tee, ein Glas Rotwein (gesund sind ca. 15 gr. Alkohol/Tag).
Kohlenhydrate: Tägl. 5x30gr, Vollkornbrot oder Getreideflocken, 125 gr. gekochte Nudeln, Reis oder Getreide.
Obst u. Gemüse: Tägl. 125 gr. Gemüse oder Beeren, wahlweise 1/8 l Gemüsesaft oder ein mittelgroßes Stück Obst.
Milchprodukte: Tägl. 2x ¼ l. Milch oder Milchprodukt, wahlweise 50gr. Käse
Hülsenfrüchte: 4x wöchent. 125gr. gekochte Hülsenfrüchte
Fleisch: 3x wöchent. 100gr. mageres Fleisch oder Geflügel, Weidetiere bevorzugen
Fisch: 2x wöchent. 100gr. Fisch, auch fetten Seefisch (Lachs, Makrele, Forelle)
Sonstiges: 1x täglich 15 gr. Nüsse (auch Walnüsse), und 1Esslöffel pflanzliche Öle.
Empfohlene Nahrungsergänzung bei psychischen und psychosomatischen Störungen:
B-Vitamine, Folsäure (Vorsicht bei Herzerkrankungen), Omega 3 Fettsäuren.

Anhang 4: Adressenlisten

Geeignet für die **Schmerztherapie** sind Fachärzte für Psychotherapeutische Medizin und Fachärzte und spezielle mit Schmerztherapeuten. Adressen finden sie im örtlichen Telefonbuch oder Internet oder über die
Deutsche Schmerzliga e. V., Adenauer Allee 18, in 61440 Oberursel, Tel.: 0700-375375375
(Empfohlen sei auch das Buch „Schmerzen: nicht unterdrücken, sondern behandeln" von den Autoren Gerhardt u. Bross aus dem Trias-Verlag, Stuttgart für 9.95 €.)

Weitere Adressen (Internet)

www.wikipedia.de
www. psychotherapiesuche. de www.bundespsychotherapeutenkammer.org
www.therapeuten.de/profile
www.vpk.psychotherapie.org
www.wildwasser.de oder zartbitter.de

Anhang 5: Copyrightnachweise

Copyright Mario Heinritz. Theater Erlangen, Netter image reused with the permission of Elsevier Inc. (Das Netterbild darf mit freundlicher Genehmigung des Elesevier Verlages verwendet werden), *Gray`s Anatomieatlas, Bildnutzung nach den Bedingungen der GNU-Lizenz für freie Dokumentation* GNU Free Documentation License (GFDL / FDL)- http://de.wikipedia.org/wiki/
Weitere Copyrightnachweise finden sich direkt an den Grafiken.

Danksagung

Folgenden Personen, die mich über die Jahre tatkräftig unterstützt und ermutigt haben gilt mein allerherzlichster Dank: Meiner Frau Elisabeth, meinen Kindern Julia und Christian Pummerer. Daneben bin ich folgenden Personen zu besonderem Dank verpflichtet: Fr. Birgit Lay, Fr. Evelyn Hirschmann, Fr. Birgit Scheuerlein (Twinberg Design GmbH Nürnberg), Hr. Peter Bartel, Fr. Marie Reim, Hr. Marco Dirr, Dr. Ernst Robert Langlotz, Hr. Prof. Pontzen, Hr. Dr. Peichl, Hr. Prof. W. Söllner, Hr. Krumwiede, Fr. Dr. Kohl (die 5 letztgenannten vom Klinikum Nürnberg), Hr. Prof. Baenkler, Hr. Prof. Egle, und Fr. K.Oehme, Hr. G.Henze und Hr. L.Wessel vom Theater Erlangen und all den **Patienten** die mir durch ihre Fragen und Anregungen in den psychosomatischen Schulungen wertvolle Hinweise gegeben haben.

Literaturverzeichnis

1. Bahnsen/Mackert, Heilende Kraft, aus Zeitwissen, Zeitverlag Hamburg, 06/2007,
2. Baenkler H.W.,Salicylatintoleranz (Übersichtsarbeit), Deut. Ärzteblatt,Jg.105, Heft 8, S.137-142, 2008
3. Bartens, W., 03, Was hab ich bloß, Droemer 2003
4. Bastian, T.: Eigensinn hält gesund. Psychologie heute 5/2000
5. Bauer, J.: Prinzip Menschlichkeit, Hofmann u. Campe, S. 66 und 160 ff, 2006
6. Bechter/Gaschler: Aufbruch der Killerzellen, Gehirn& Geist (**G& G**) S.34-37, Verlag Spektrum der Wissenschaft, 5/2004
7. Blech J., Der Memory-Code, Spiegelartikel vom 31.3.08
8. Bowlby, J.: Bindung. Eine Analyse der Mutter-Kindbeziehung. München 1975

9. Dornes, M.: Der kompetente Säugling. Die präverbale Entwicklung des Menschen. Frankfurt/M. 1993
10. Dornes, M.: Risiko und Schutzfaktoren für die Neurosenentstehung. For. Psychoanalyse 13´S.119-138,1997
11. Egle et.al., Handbuch, chronischer Schmerz, Schattauer 2003
12. Egle/Hoffmann/Joraschky: Sexueller Missbrauch, Misshandlung, Vernachlässigung, Schattauer, 3.Auflage, Stuttgart 2004
13. Eisenberger et al, Rejection hurts, Science, 2003.
14. Ermann, M., Psychosomat. Medizin und Psychotherapie, Kohlhammer, 4.Aufl.
15. Faulstich, J., Das heilende Bewusstsein, Knaur Verlag 2006
16. Glaser et.al., Stress induced modulation of the immune response...Psychosom.Med. 54, 1992,22-29, 1992
17. Göppel, R.: Ursprünge seelischer Gesundheit, Risiko- und Schutzfaktoren in der kindlichen Entwicklung. Würzburg 1997
18. Gray, Henry. *Anatomy of the Human Body.* Philadelphia: Lea & Febiger, 1918; .com, 2000. www.bartleby.com/107/
19. Heinemann, U., Neurobiologie-Neurobiologische Grundlagen des emotionalen Verhaltens, aus Uexküll (Nr.23) 2003
20. Herrmann (Hrsg.) Funktionelle Erkrankungen, U&S 1996
21. Hüther, G. Bedienungsanleitung für ein menschliches Gehirn, Vandenhoeck&Rupprecht 2001
22. Hüther, G., Sachsse, U., Angst u. stressbedingte Störungen, Psychotherapeut 3, S.170, Springer 2007
23. Jellisen, G& G, 2006
24. Kapfhammer/Gündel (Hrsg.), Psychotherapie der Somatisierungsstörungen, Thieme 2001
25. Kapfhammer, H.P.: Konzept, ätiologische Perspektive und Diagnostik somatoformer Störungen-Psychosom. Konsiliarpsychiatr. 1:85-96, 2007
26. Kasper, Ernährungsmedizin und Diätetik, 10 Auflage, Elsevier 2004
27. Kiefer, I.: Schlau geschlemmt, G& G S.36-43, 05/2007
28. Kraft, U.: Endocannabinoide-Hanf Marke Eigenbau, G& G, S.12-17, 4/2006,
29. Lichtenberg, Forum der Psychoanalyse, 1991
30. Lipowski ZJ., Somatization: The concept and its clinical application. American Journal of Psychiatry 145: 1358-1368, 1988
31. Lynch, J.J,: Das gebrochene Herz, Rowohlt 1979, Basic Book 1977
32. Keupp, H.: Psychologie und Gesundheit-Kindergesundheit und Umwelt. Medizin-Umwelt-Gesellschaft S.15-28, 1/1999
33. Lorenz, R.: Salutogenese. Grundwissen für Psychologen, Mediziner, Gesundheits- und Pflegewissenschaftler. München 2004
34. Marschall, J., Fatales Erbe, G&G, 2008
35. Meinlschmidt/ Heim, Empfindlichkeit für intranasales Oxytocin bei erwachsenen Männern nach früher Trennung von einem Elternteil. Biol. Psychiatry; 61:1109-1111, 2007
36. Moseley et al, A controlled trial of Arthroskopic Surgery for osteoarthritis, New EnglandJournal of medicine 2002; 347 (2): 173-183
37. Newen, A., Zinck, A., wir sind was wir fühlen, G&G, 6/2008
38. Philipps/ Wingate, Funktionelle Darmerkrankungen, Huber Bern 2002
39. Rensing et.al, Mensch im Stress, Elsevier 2006
40. Ottmüller, U.: Kinder kernen Gesundsein. Lebensgeschichtliche Grundlagen von Gesundheit. Vortrag auf dem Gesundheitstag 2000
41. Ornish, D.: Revolution in der Herztherapie, Kreuz Verlag 1992
42. Roth,Gerhard., Fokusartikel: Zum freien Willen 24/2004
43. Roth,G., Das Gehirn und seine Wirklichkeit, Suhrkamp, 2001
44. Roth,G., Fühlen, Denken Handeln, Suhrkamp, 2003
45. Roth,G., Persönlichkeit, Entscheidung und Verhalten, Klett-Cotta 2007
46. Schellenbaum, P.: "Die Wunde der Ungeliebten", dtv Verlag
47. Schweiger U., Peters.A, Das „Selfish-brain-paradigma", Implikationen für die Pschobiologie der Depression. Psychosom.Konsiliardienstpsychiat. 2007;5-9
48. Solms/Turnbull, Das Gehirn und die innere Welt, Walter Verlag 2004
49. Stern, D., Tagebuch eines Babys. Was ein Kind sieht, spürt, fühlt und denkt. München 1991
50. Stern, D., Die Lebenserfahrung des Säuglings, München 1993
51. Straub, R.H., Vernetztes Denken in der biomedizinischen Forschung, V&R, 2006
52. Uexküll, Th.v. (Hrsg.): Psychosomatische Medizin, U&F, 6. Auflage 2003
53. Weaver, I.C. et al.: Epigenetic Programming by Maternal Behaviour. In Neuroscience 7(8), S.874-54, 8/2004

Stichwortverzeichnis